Gary Taubes

Der süße Tod

Gary Taubes

Der süße Tod

Warum *Zucker* süchtig macht, wie er die
Diabetes- und Adipositas-Epidemie verursachte
und was wir dagegen tun können

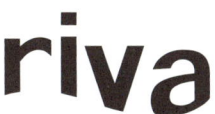

Bibliografische Information der Deutschen Nationalbibliothek
Die Deutsche Nationalbibliothek verzeichnet diese Publikation in der Deutschen
Nationalbibliografie. Detaillierte bibliografische Daten sind im Internet über
http://d-nb.de abrufbar.

Für Fragen und Anregungen
info@rivaverlag.de

1. Auflage 2019
© 2019 by riva Verlag, ein Imprint der Münchner Verlagsgruppe GmbH
Nymphenburger Straße 86
D-80636 München
Tel.: 089 651285-0
Fax: 089 652096

Die amerikanische Originalausgabe erschien 2016 bei Anchor Books, einem Imprint von
Penguin Random House, LLC, unter dem Titel *The Case Against Sugar*. © 2016 by Gary Taubes.
All rights reserved.

This translation published by arrangement with Alfred A. Knopf, an imprint of The Knopf
Doubleday Group, a division of Penguin Random House, LLC.

Übersetzung: Christa Trautner-Suder
Redaktion: Silke Panten
Umschlaggestaltung: Laura Osswald
Umschlagabbildung: shutterstock.com/Evgeny Karandaev – shutterstock.com/EvgeniiAnd
Satz: inpunkt[w]o, Haiger (www.inpunktwo.de)
Druck: CPI books GmbH, Leck
Printed in Germany

ISBN Print 978-3-7423-0645-6
ISBN E-Book (PDF) 978-3-7453-0335-3
ISBN E-Book (EPUB, Mobi) 978-3-7453-0336-0

Weitere Informationen zum Verlag finden Sie unter

www.rivaverlag.de

Beachten Sie auch unsere weiteren Verlage unter www.m-vg.de

Inhalt

Lobende Stimmen zu Gary Taubes'
Der süße Tod

»*Taubes durchsucht die Daten mehrerer Jahrhunderte ... In diesem Buch findet man praktisch alles, was man über Zucker wissen möchte – seine Geschichte, geografische Angaben, die Abhängigkeit, die er verursacht. Am Ende stehen die Leser vor einer Wahl. Wollen Sie weiterhin, wie gehabt Zucker konsumieren, und unter dessen krankmachenden Wirkungen leiden? Oder wollen Sie den Zuckerverzehr reduzieren oder ganz aus Ihrer Ernährung streichen, und damit die Chancen für ein langes und gesundes Leben verbessern?*«

The Seattle Times

»*Ich wüsste keinen anderen Journalisten, der die Diskussion über Ernährung so stark beeinflusst hätte.*«

Michael Pollan, Journalist und Autor im Bereich Ernährung

»*Der süße Tod sollte eine Pflichtlektüre werden, und wäre es nur, um zu verstehen, in welchem Umfang der ›Big Sugar‹ Macht und Einfluss auf die Gesundheit – oder vielleicht genauer gesagt – auf die Krankheit der amerikanischen Bevölkerung hat.*«

Outside

»*Umwerfend ... Taubes hat mit seinem brillanten und gut verständlichen Wissenschaftsjournalismus viele Fans gewonnen.*«

Booklist (Sternchenbewertung)

»[Taubes] liefert ein weiteres überzeugendes Buch ... Faszinierend und aufklärend.«

Library Journal

»[Taubes Werk ist] überzeugend, genauestens erklärt und gründlich recherchiert. Die Leser werden eine Hassliebe für dieses Buch entwickeln, denn es wird sie dazu bringen, neu zu überdenken, welchen Stellenwert Zucker künftig in ihrer Ernährung haben soll.«

Publishers Weekly

»Dank [Taubes] haben wir ein besseres Verständnis dafür, wie wir als Einzelpersonen und als Nation hinsichtlich des Zuckers bessere Entscheidungen treffen können.«

Library Journal

»Die Epidemie der Fettleibigkeit ist eine ständig wachsende Bedrohung für die Gesundheit der amerikanischen Nation. Mit seinen Argumenten gegen den Zucker legt Gary Taubes die häufig hinterlistigen Bemühungen der Zuckerindustrie genau dar, die Gefahren des Zuckers zu verschleiern, so wie wir es früher von Seiten der Tabakindustrie erfahren haben. Das Buch ist eine Pflichtlektüre nicht nur für Eltern, sondern für jeden Amerikaner.«

Katie Couric, Journalistin und UNICEF-Botschafterin für die USA

»Niemand in den USA hat sich intensiver mit dem Zucker beschäftigt und besser verstanden, welche Rolle er in unserer Ernährung spielt, als Gary Taubes. Als Journalist, Ermittler, Wissenschaftler und Anwalt sucht er seinesgleichen. (Zudem versteht er es, sehr gut zu schreiben.) Der süße Tod ist nicht nur eine fantastische Entwicklungsgeschichte, sondern ein zukunftsorientiertes Dokument, das uns dabei helfen kann, intelligenter darüber nachzudenken, wie wir essen wollen (und wie nicht).«

Mark Bittman, Autor von *How to Cook Everything Fast*

Für Gaby, weil sie die Familie zusammenhält.

»Es steht außer Frage, dass wir die größten Zuckerkonsumenten der Welt sind, und viele unserer Krankheiten können einem zu freigiebigem Gebrauch süßer Lebensmittel zugeschrieben werden.«

The New York Times, 22. Mai 1857[1]

»Ich bin nicht bereit, auf meine Zeit hier in diesem Parlament und auf meine Aufgabe zurückzublicken und zur Generation meiner Kinder zu sagen: Es tut mir leid, wir wussten, dass gezuckerte Getränke ein Problem sind; wir wussten, dass sie Krankheiten hervorrufen, aber wir sind den schwierigen Entscheidungen aus dem Weg gegangen und haben nichts unternommen.«

George Osborne, ehemaliger britischer Finanzminister bei seiner Ankündigung einer Steuer auf zuckerhaltige Getränke, 16. März 2016[2]

Anmerkung des Autors

Dieses Buch hat den Zweck, den Zucker – sowohl Rohrzucker einschließlich unserem normalen Haushaltszucker als auch fructosereichen Maissirup – als Hauptursache für die chronischen Krankheiten anzuklagen, die im 21. Jahrhundert unsere wahrscheinlichsten Todesursachen sein werden, oder die unser Sterben zumindest beschleunigen werden. Ziel des Buches ist, zu erklären, warum diese Zucker die Hauptverdächtigen sind und wie wir in die aktuelle Situation geraten sind: Ein Drittel aller Erwachsenen[3] ist fettleibig, zwei Drittel sind übergewichtig, beinahe jeder Siebte ist Diabetiker[4] und jeder Vierte bis Fünfte wird an Krebs sterben[5]. Dennoch sind die Hauptverdächtigen für die ernährungsbedingten Auslöser dieser Krankheiten noch bis ins letzte Jahrzehnt so behandelt worden, als seien sie nicht viel mehr als ein harmloses Vergnügen.

Würde es sich um einen Kriminalfall handeln, wäre *Der süße Tod* das Beweismittel der Anklage.

EINLEITUNG

Warum Diabetes?

———————●———————

»Mary H. – ledig, 26 Jahre alt – kam am 2. August 1893 in die Ambulanz des Massachusetts General Hospital. Sie berichtete, sie habe einen trockenen Mund, würde ›ständig Wasser trinken‹ und müsse nachts drei bis vier Mal aufstehen, um auf die Toilette zu gehen. Sie fühlte sich ›schwach und müde‹. Ihr Appetit wechselte, sie litt unter Verstopfung und Kopfschmerzen mit Schwindel. Nach dem Essen hatte sie häufig Aufstoßen; sie hatte Völlegefühl und ein ›Brennen‹ im Magen. Sie war kurzatmig.[6]«

Elliott Joslins Diabetes-»Fall Nr. 1«, laut den Aufzeichnungen
in der Patientenkartei seiner Klinik

Elliott Joslin war im Sommer 1893 Medizinstudent an der Harvard Medical School und arbeitete als Arzt im Praktikum am Massachusetts General Hospital, als er seine erste Konsultation einer Diabetes-Patientin dokumentierte. Noch war er gut drei Jahrzehnte davon entfernt, der einflussreichste Diabetes-Spezialist des 20. Jahrhunderts zu werden. Die Patientin war Mary Higgins, eine junge Einwanderin, die fünf Jahre zuvor aus Irland gekommen war und in einer Vorstadt von Boston als Hausangestellte arbeitete. Sie hatte »eine schwere Form von Diabetes mellitus«, notierte Joslin, und ihre Nieren begannen bereits unter der Belastung, die »wegen der Erkrankung« auf ihnen lastete, insuffizient zu werden.[7]

Joslins Interesse für Diabetes reichte zurück in seine Studienzeit an der Yale-University, noch vor dem ersten akademischen Grad, jedoch könnte es Higgins gewesen sein, die seine Fixierung auf dieses Thema beschleunigte. Während der nächsten fünf Jahre durchkämmten Joslin und Reginald

Fitz, ein angesehener Pathologe an der Harvard University, »Hunderte von
Bänden«[8] handgeschriebener Fallberichte des Massachusetts General Hospital. Sie suchten nach Informationen, die ein Licht auf die Krankheitsur-
sache werfen konnten und vielleicht einen Behandlungsvorschlag enthielten. Zweimal reiste Joslin nach Europa und besuchte medizinische Zentren
in Deutschland und Österreich, um von den einflussreichsten Diabetes-
Experten der damaligen Zeit zu lernen.

1898, in dem Jahr, in dem Joslin seine Privatpraxis eröffnete, um sich auf
die Diabetes-Behandlung zu spezialisieren, stellten er und Fitz bei der Jahresversammlung der American Medical Association in Denver ihre Analyse der Fallberichte des Massachusetts General Hospital vor. Sie hatten
die Aufzeichnungen über jeden Patienten geprüft, der seit 1824 in diesem
Krankenhaus behandelt worden war. Was sie dabei sahen, war – auch wenn
sie es damals noch nicht erkannten – der Beginn einer Epidemie.

Von den 48 000 Patienten, die im Zeitraum dieses Dreivierteljahrhun-
derts behandelt wurden, war bei insgesamt 172 Diabetes diagnostiziert
worden. Diese Patienten stellten nur 0,3 Prozent aller Fälle am Massachusetts General Hospital dar, Joslin und Fitz erkannten jedoch einen klaren
Trend bei den Einweisungen: Sowohl die Anzahl der Patienten mit Diabetes als auch der Prozentsatz von Patienten mit Diabetes waren beide ständig angestiegen. In den 13 Jahren nach 1885 waren ebenso viele Diabetiker stationär im Massachusetts General Hospital aufgenommen worden
wie in den 61 Jahren zuvor. Joslin und Fitz zogen dafür mehrere Erklärungen in Erwägung, verwarfen jedoch die Möglichkeit, die Krankheit selbst
werde häufiger. Stattdessen erklärten sie die Zunahme diabetischer Patienten mit der »gesundheitsfördernden Tendenz von Diabetikern, sich selbst
unter sorgfältige medizinische Beobachtung zu stellen«.[9] Sie äußerten, es
sei nicht der Fall, dass Jahr für Jahr mehr Bostoner dem Diabetes erliegen,
sondern vielmehr gehe ein großer Anteil der Patienten von sich aus zur Behandlung ins Krankenhaus.

Als Joslin im Januar 1921 einen Artikel über seine klinischen Erfahrungen mit Diabetes in *The Journal of the American Medical Association*
veröffentlichte,[10] hatte sich seine Meinung deutlich geändert. Er sprach
jetzt nicht mehr über die gesundheitsfördernde Tendenz von Diabetikern,
ärztliche Hilfe in Anspruch zu nehmen, sondern verwendete das Wort
»epidemisch«, um zu beschreiben, wovon er Zeuge wurde. »In der breiten
Straße eines gewissen ruhigen Ortes in New England standen einmal drei
Häuser Seite an Seite«, schrieb er, wobei er offenbar seine Heimatstadt Ox-

ford, Massachusetts meinte. »In diese drei Häuser zogen nacheinander vier Frauen und drei Männer – Familienoberhäupter – und diese erlagen, bis auf eine Person, alle einer Diabetes-Erkrankung.«

Joslin behauptete, wären diese Todesfälle durch eine Infektionskrankheit bedingt gewesen – Scharlach vielleicht oder Typhus oder Tuberkulose –, hätten die örtlichen und staatlichen Gesundheitsämter Untersuchungsteams mobilisiert, um die Überträger der Krankheit zu ermitteln und eine weitere Ausbreitung zu verhindern. »Man bedenke«, so schrieb er, »welche Maßnahmen ergriffen worden wären, um die Quelle für den Krankheitsausbruch zu entdecken und einem Wiederauftreten vorzubeugen.« Da Diabetes eine chronische Erkrankung ist und keine Infektionskrankheit, und weil die Todesfälle über Jahre verteilt auftraten und nicht innerhalb weniger Wochen oder Monate, blieben sie unbemerkt. »Sogar die Versicherungsgesellschaften«, so schrieb Joslin, »erfassten die Bedeutsamkeit nicht.«

Wir haben uns daran gewöhnt, über die fortdauernde Epidemie der Fettleibigkeit zu lesen. Vor 50 Jahren war jeder achte amerikanische Erwachsene fettleibig, heute ist es mehr als jeder Dritte.[11] Die Weltgesundheitsorganisation (WHO) berichtet, die Rate der Fettleibigkeit habe sich seit 1980 weltweit verdoppelt.[12] 2014 waren weltweit über eine halbe Milliarde Erwachsene fettleibig und mehr als 40 Millionen Kinder unter fünf Jahren waren übergewichtig oder fettleibig. Wir sind zweifellos dicker geworden, ein Trend, der in den Vereinigten Staaten bis ins 19. Jahrhundert zurückverfolgt werden kann, aber die Diabetes-Epidemie ist ein verblüffenderes und vielsagenderes Phänomen.[13]

Diabetes war Ende des 19. Jahrhunderts, als Joslin seinen ersten Bericht erstellte, keine neue Diagnose, so selten die Krankheit damals auch noch gewesen sein mochte. Bereits im 6. Jahrhundert v. Chr. hatte der hinduistische Arzt Sushruta[14] den typischen süßen Urin bei Diabetes mellitus beschrieben und festgehalten, er trete vor allem bei Übergewichtigen und Vielessern auf. Im 1. Jahrhundert n. Chr. war die Krankheit wohl bereits als »Diabetes« bekannt – dieser griechische Begriff bedeutet »Siphon« oder »Durchfluss« –, als Aretaios von Kappadokien den letzten Verlauf beschrieb, wenn die Erkrankung unbehandelt bleibt: »Der Patient überlebt nicht lange, wenn die Krankheit vollständig ausgebildet ist, da sich der entstehende Marasmus (Abmagerung) sehr schnell vollzieht, ebenso wie der Tod. Das Leben wird schrecklich und schmerzhaft, der Durst wird unbeherrschbar und die großen Trinkmengen werden durch den sehr hohen

Urinabgang mehr als ausgeglichen … Hört der Patient kurz mit dem Trinken auf, trocknen Mund und Körper aus, der Darm scheint stark entzündet zu sein, der Patient fühlt sich elend und unwohl, und stirbt bald, gequält von einem brennenden Durst.«[15]

Bis Mitte des 19. Jahrhunderts blieb Diabetes eine seltene Erkrankung, die in medizinischen Texten und Zeitungsartikeln zwar besprochen wurde, die die Ärzte in ihrer Praxis jedoch selten zu sehen bekamen. Erst 1797 konnte der Chirurg John Rollo von der British Army »An Account of Two Cases of the Diabetes Mellitus« veröffentlichen, einen bahnbrechenden Artikel über zwei Diabetes-Fälle in der Geschichte der Erkrankung. Wie Rollo berichtete, hatte er diese beiden Fälle im Abstand von 19 Jahren beobachtet, obgleich er, wie er schrieb, in den dazwischenliegenden Jahren »eine große Bandbreite an Krankheiten in Amerika, Westindien und England beobachtet hatte«.[16] Wenn die Mortalitätsaufzeichnungen aus Philadelphia im frühen 19. Jahrhundert als Hinweis gelten können, war die Wahrscheinlichkeit, dass die Einwohner der Stadt an Diabetes starben, oder dass Diabetes zumindest mit zur Todesursache beitrug, ebenso hoch, wie ermordet zu werden oder an Milzbrand, Hysterie, Hunger oder Lethargie zu sterben.*[17, 18]

1890 hielt Robert Saundby, der ehemalige Präsident der Edingburgh Royal Medical Society, eine Reihe von Vorlesungen über Diabetes am Royal College of Physicians in London, bei denen er von der Schätzung ausging, dass weniger als einer von 50 000 Patienten an dieser Krankheit starb. Saundby sagte, »Diabetes ist eine dieser selteneren Erkrankungen«, die nur von Ärzten studiert werden können, die in »bevölkerungsreichen Gegenden leben und die umfangreiche Praxis eines großen Krankenhauses haben, aus der sie ihre Fälle beziehen können«. Saundby stellte jedoch fest, dass die Mortalitätsrate durch Diabetes überall in England, in Paris und sogar in New York stieg. (Laut Saundby berichtete in derselben Zeit ein Arzt aus Los Angeles, »er habe in sieben Jahren Praxis keinen einzigen solchen Fall erlebt«.) »Die Wahrheit ist«, sagte Saundby, »dass Diabetes in bestimmten Bevölkerungsklassen dabei ist, eine häufige Krankheit zu werden, insbesondere in den wirtschaftlich besser gestellten Klassen«.[19]

---

* Am Massachusetts General Hospital zeigen dieselben handschriftlichen ärztlichen Aufzeichnungen, die Joslin später analysierte, dass es in 20 der 45 Jahre zwischen 1824 und 1869 keinen einzigen Fall von Diabetes gab. In keinem dieser Jahre gab es mehr als drei Fälle.

Auch der legendäre kanadische Arzt William Osler, der häufig als »Vater der modernen Medizin« bezeichnet wurde, dokumentierte in zahlreichen Ausgaben seines bahnbrechenden Lehrbuchs *The Principles and Practice of Medicine* sowohl die Seltenheit als auch den Anstieg von Diabetes. Osler wurde Teil des Ärzteteams am Johns Hopkins Hospital in Baltimore, als diese Institution 1889 eröffnete. In der ersten Ausgabe seines drei Jahre später veröffentlichten Lehrbuchs berichtete Osler, nur bei zehn der 35 000 Patienten,[20] die seit der Gründung in diesem Krankenhaus behandelt wurden, sei Diabetes diagnostiziert worden. In den folgenden acht Jahren wurden 156 Fälle diagnostiziert.[21] Laut Osler wiesen die Mortalitätsstatistiken auf einen exponentiellen Anstieg bei den Patienten hin, die an der Krankheit starben – deren Zahl verdoppelte sich zwischen 1870 und 1890 nahezu, und im Jahr 1900 verdoppelte sie sich erneut.[22]

Ende der 1920er-Jahre war Joslins Diabetes-Epidemie[23] Thema von Artikeln in Zeitungen und Zeitschriften geworden, während Forscher in den Vereinigten Staaten und in Europa daran arbeiteten, die Häufigkeit der Krankheit in einer Weise genau zu quantifizieren, die einen aussagekräftigen Vergleich von Jahr zu Jahr und von Jahrzehnt zu Jahrzehnt ermöglichen würde. In Kopenhagen beispielsweise stieg die Anzahl behandelter Diabetes-Erkrankungen in den städtischen Krankenhäusern von zehn im Jahr 1890 auf 608 im Jahr 1924 – eine Zunahme um das Sechzigfache.[24] Als der Gesundheitsbeauftragte von New York City, Haven Emerson, und seine Kollegin Louise Larimore 1924 eine Analyse der Mortalitätsstatistiken von Diabetes veröffentlichten, berichteten sie über einen Anstieg um 400 Prozent in einigen amerikanischen Städten seit 1900 – seit dem Bürgerkrieg sogar über einen Anstieg um beinahe 1500 Prozent.[25]

Trotzdem blieb die Krankheit relativ selten. Als Joslin, der mit Louis Dublin und Herbert Marks, zwei Statistikern der Versicherungsgesellschaft Metropolitan Life Insurance Company zusammenarbeitete, im Jahr 1934 die vorhandenen Nachweise prüfte, kam er wieder zu dem Schluss, dass sich Diabetes rasch zu einer häufigen Erkrankung entwickelte, jedoch nur nach dem aktuellen Standard.[26] Vorsichtig schätzte er – basierend auf seiner Meinung nach sorgfältigen Studien, die in New York, Massachusetts und andernorts durchgeführt wurden –, dass nur zwei bis drei von 1000 Amerikanern Diabetes hatten.

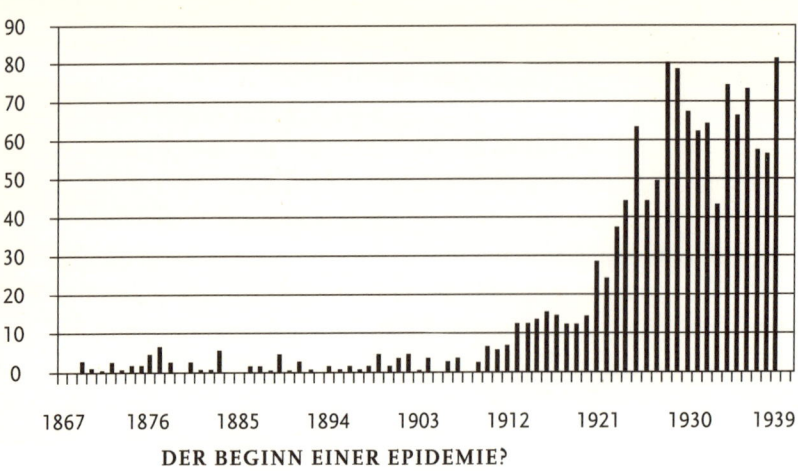

DER BEGINN EINER EPIDEMIE?

Stationäre Behandlungen wegen Diabetes im
Pennsylvania Hospital, Philadelphia

Die Zeiten haben sich sicherlich geändert. 2012, im letzten Jahr, für das die Centers for Disease Control (CDC; Zentren für die Kontrolle von Krankheiten) Schätzungen vorgelegt haben, hatte jeder siebte bis achte Erwachsene in den Vereinigten Staaten Diabetes[27] – 12 bis 14 Prozent, je nach Diagnosekriterien. Weiteren **30 Prozent** wird vorhergesagt, dass sie irgendwann in ihrem Leben Diabetes bekommen werden.[28] Beinahe zwei Millionen Amerikaner erhielten 2012 die Diagnose Diabetes – das entspricht einem Fall jeweils pro 15 bis 16 Sekunden.[29] Unter den Veteranen der US-Army leidet jeder vierte Patient, der in einem Krankenhaus für Kriegsveteranen behandelt wird an Diabetes.[30] In Deutschland sehen die Zahlen ähnlich aus: Laut den Zahlen des Robert Koch-Instituts lebten 2012 bereits 7,2 Prozent der Bevölkerung mit diagnostiziertem Diabetes.[31]

Der Großteil dieser Welle von Diabetikern – vielleicht 95 Prozent – leidet unter dem heute als Typ 2 bekannten Diabetes, einer Form der Erkrankung, die, wie Sushruta vor über 2000 Jahren gesagt hätte, mit Übergewicht und Fettleibigkeit verbunden ist. Ein kleiner Teil, typischerweise Kinder, hat Typ 1. Dies ist die akute Form der Krankheit, die, wenn sie nicht behandelt wird, deutlich schneller zum Tod führt.* Die Häufigkeit

---

* Da Diabetes Typ 2 so viel häufiger vorkommt, beziehe ich mich in diesem Buch, wenn ich von Diabetes spreche, immer auf den Typ 2 oder auf Typ 2 und Typ 1 gemeinsam, soweit nicht anders angegeben.

(Prävalenz) beider Diabetes-Formen, Typ 1 und Typ 2, hat in den letzten 150 Jahren zugenommen. Bei beiden Typen war die Zunahme dramatisch. Ein stark zunehmender Anteil der Patienten, die unter Diabetes leiden, wird an Herzkrankheiten oder Schlaganfall sterben, an einer Nierenerkrankung – Diabetes gilt inzwischen als Ursache für über 40 Prozent der Fälle von Nierenversagen – und diabetischem Koma.[32] Ohne angemessene Behandlung (und gelegentlich sogar mit einer solchen Behandlung) wird sich ihr Sehvermögen verschlechtern (häufig ein erstes Symptom); sie werden unter Nervenschädigungen leiden, ihre Zähne werden faulen und ausfallen; sie werden Geschwüre am Fuß und Wundbrand bekommen und man wird ihnen Gliedmaßen amputieren müssen. Sechs von zehn Beinamputationen bei Erwachsenen erfolgen wegen Diabetes – allein 2010 waren es rund 73 000 Fälle. Heute sind ein Dutzend verschiedener Medikamentengruppen für die Behandlung der Krankheit verfügbar[33] und der Markt für Diabetes-Arzneimittel und Diabetes-Hilfsmittel macht allein in den Vereinigten Staaten jährlich einen Umsatz von mehr als 30 Milliarden Dollar aus.[34] Apothekenketten bieten ihren Kunden inzwischen kostenlose Tests ihres Blutzuckerspiegels an und hoffen, den Kunden, deren Blutzucker sich dabei als grenzwertig oder hoch erweist, Testsets für zu Hause verkaufen zu können.

Die auf der Hand liegenden Fragen sind: Warum haben sich die Dinge so verändert? Wie kam es dazu? Welche Kräfte der Natur oder der Umwelt oder des Lebensstils haben dazu geführt, dass jeder elfte Amerikaner und beinahe jeder vierzehnte Deutsche, ob Kind oder Erwachsener, Diabetes hat?

Eine Möglichkeit, diese Fragen nicht beantworten zu müssen, ist die Unterstellung, historische Tendenzen der Diabetes-Prävalenz seien als Nachweis unzuverlässig. Wer weiß schon, was vor 50 oder 100 Jahren wirklich geschah? Und es ist tatsächlich überraschend schwierig, mit einer gewissen Zuverlässigkeit die sich verändernde Prävalenz einer chronischen Krankheit in der Bevölkerung zu quantifizieren. Fragen wie die Kriterien, anhand derer sie diagnostiziert wird, wie viel Aufmerksamkeit die Ärzte, die Öffentlichkeit und die Medien ihr zuteil werden lassen, die Verfügbarkeit einer Behandlung und wie gut solche Behandlungen wirken, die Lebenserwartung der Bevölkerung und ob die Krankheit mit zunehmendem Alter häufiger auftritt –, sie alle bringen jeden verbindlichen Versuch durcheinander, zuverlässig festzustellen, wie sich das Auftreten einer chronischen Krankheit mit der Zeit tatsächlich verändert hat. Man kann jedoch

darauf wetten, dass die Akten der stationären Patienten dieser Zeit ebenso
wie die Anzahl der Todesfälle, die Diabetes zugeschrieben wurden, völlig
anders ausgesehen hätten, wenn jeder elfte Amerikaner im 19. Jahrhundert
von Diabetes betroffen gewesen wäre. Wie Saundby 1901 schrieb: »Diabetes ist immer eine schwere Erkrankung … Das Leben scheint an einem sei-
denen Faden zu hängen, einem Faden, der häufig durch einen völlig unbe-
deutenden Zwischenfall durchtrennt wird.«[35]

Im letzten Jahrhundert blieb die Beobachtung, dass Diabetes in der
Bevölkerung zunimmt – und sich von einer seltenen Erkrankung zu einer häufigen und inzwischen zu einer Geißel entwickelt hat – ein ständiges Thema in der medizinischen Literatur. 1940 berichtete Russell Wilder,
der führende Diabetologe der Mayo Clinic, die Anzahl stationärer Aufnah-
men wegen Diabetes habe in der Klinik in den zurückliegenden 20 Jahren ständig zugenommen. »Die Häufigkeit der diabetischen Morbidität ist
nicht bekannt«, schrieb er, »aber die Hinweise darauf, dass sie zunimmt,
sind eindeutig.«[36] Zehn Jahre später bezog Joslin sich selbst auf die »er-
schreckende Zunahme von Diabetes«[37], die er inzwischen als eine unver-
meidliche Tatsache des Lebens betrachtete. 1978 ging Kelly West, die führende amerikanische Autorität in der Epidemiologie (dem Studium, wie
Krankheiten sich durch die Bevölkerung verbreiten) von Diabetes davon
aus, diese Krankheit habe im 20. Jahrhundert bereits mehr Menschen das
Leben gekostet als die Kriege zusammen. »Diabetes mellitus ist eines der
größten Probleme des Menschen«, schrieb er und nannte ihn »eine bedeutsame Krankheits- und Todesursache in allen Ländern und allen verbreiteten Rassen.«[38]

Laut West war die genannte epidemische Zunahme von Diabetes kein
örtlich begrenztes Phänomen. An der Wende zum 20. Jahrhundert war
Diabetes in China beispielsweise praktisch unbekannt oder wurde zumindest nicht diagnostiziert. Ein britischer Arzt berichtete, nur einen einzigen
Krankheitsfall bei 24 000 ambulanten Patienten in Nanking gesehen zu
haben, obgleich »diese alle aus den unteren Gesellschaftsschichten stammten«. Ein anderer berichtete über nur zwei Fälle unter 12 000 stationären
Patienten, die in seinem Krankenhaus behandelt wurden.[39] In den 1980er-
Jahren wurde die Prävalenz von Diabetes in der chinesischen Bevölkerung
insgesamt noch immer auf ungefähr 1 Prozent geschätzt. Neuesten Schätzungen zufolge haben 11,6 Prozent der erwachsenen Bevölkerung Diabetes – jeder Neunte, das heißt über 110 Millionen Chinesen insgesamt. Beinahe eine halbe Milliarde Chinesen sollen Prädiabetes haben.[40]

Die Prävalenz von Diabetes und Prädiabetes galt unter den Inuit von Grönland, Kanada und Alaska in den 1960er-Jahren als verschwindend gering:[41] »Von acht Eskimos in Alaska ist bekannt, dass sie Diabetes haben«, berichtete ein Artikel im *Journal of the American Medical Association* 1967.[42] In den 1970er-Jahren war Diabetes noch immer selten, nun dokumentierten Forscher jedoch das zunehmende Auftreten einer prädiabetischen Erkrankung, einer Glucoseintoleranz.[43] In neueren Studien liegen die Diabetes-Raten bei den Inuit bei 9 Prozent – jeder Elfte ist also betroffen. Diese Werte sind ähnlich wie in Kanada und den Vereinigten Staaten insgesamt.[44]

Dieselben epidemischen Muster wurden bei Indianerstämmen in Amerika (insbesondere bei den Pima in Arizona, wie wir später noch besprechen werden) und bei den First Nations, den Ureinwohnern Kanadas beobachtet.[45] Bei vielen dieser Bevölkerungsgruppen hat inzwischen jeder zweite Erwachsene Diabetes. In einigen Fällen – beispielsweise beim Ojibwa-Cree-Volk von Sandy Lake in Nordontario – wurde Diabetes, wenn er überhaupt existierte, noch bis in die 1960er-Jahre nicht diagnostiziert.[46] Als Kelly West 1974 die verfügbaren Daten zu Diabetes bei amerikanischen Indianern untersuchte, kam er zu dem Schluss, dass die Krankheit vor den 1940er-Jahren selten bis nicht vorhanden gewesen war –, sowohl zivile als auch Militärärzte hatten Gesundheitsumfragen durchgeführt. Dennoch dokumentierte Mitte der 1960er-Jahre die Forschung, einschließlich seine eigene, das von den früher nicht betroffenen Bevölkerungsgruppen inzwischen jeder vierte Erwachsene Diabetiker war.[47] (Als Forscher die Anzahl der jährlich bei den Navajo diagnostizierten Fälle von den 1950er-Jahren bis in die 1980er-Jahre kartografierten, sah die Grafik beinahe identisch mit der auf Seite 8 vom Pennsylvania Hospital in Philadelphia aus, die ein Jahrhundert zuvor erstellt worden war.)[48] Ähnliche Muster wurden bei der Bevölkerung in Polynesien, Mikronesien und Melanesien im Südpazifik festgestellt, ebenso bei den Aborigines in Australien, den Maoris in Neuseeland und in Bevölkerungsgruppen im Mittleren Osten, in Asien und Afrika.[49] Überall dort, wo die Bevölkerung beginnt, sich westlich zu ernähren und einen westlichen Lebensstil anzunehmen – wann immer und wo immer sie akkulturiert wird, wie West 1978 bemerkte – folgt eine Diabetes-Epidemie.

Was also ist geschehen? Was geschieht da noch immer? In unserer Ernährung, in unserem Lebensstil oder unserer Umwelt hat sich etwas dramatisch verändert, um diese beispiellose Diabetes-Epidemie auszulösen, aber was? Wie Joslin unter ähnlichen Umständen in einem sehr viel früheren Stadium dieser Epidemie beobachtete, hätten im Fall einer Infektionskrankheit die zuständigen Gesundheitsbehörden, die Krankenversicherungen, die Presse und das ganze Land Antworten gefordert. Die Centers for Disease Control and Prevention (CDC) und die Weltgesundheitsorganisation (WHO) hätten Expertengremien eingesetzt, um jeden Winkel unserer Vermutungen über die Ursache der Erkrankung auszuleuchten und zu prüfen, wo wir deren Ätiologie möglicherweise missverstanden haben. Dies geschah jedoch nicht.

Vor den 1970er-Jahren nannten Gesundheitsbehörden und Klinikärzte, die den gewaltigen Anstieg von Diabetes in der Bevölkerung studierten und kommentierten, häufig den Zuckerkonsum als ihrer Meinung nach Hauptverdächtigen. Man hatte es hier mit einer Störung des Kohlenhydratstoffwechsels zu tun, die zunehmend häufiger wurde, als die Menschen begannen, Zucker – eine Form der Kohlenhydrate – in Mengen zu verzehren, die hundert Jahre vorher, in einigen Fällen auch nur zwanzig oder dreißig Jahre zuvor, noch unvorstellbar waren.

Der Diabetes begann seinen unaufhaltsamen Anstieg, als der Zuckerverzehr in den Vereinigten Staaten und im Vereinigten Königreich zeitgleich mit der industriellen Revolution explosionsartig zunahm, als die Industrie der Konditorwaren, Frühstücksflocken und Erfrischungsgetränke geboren wurde und Schokoladentafeln und Speiseeis zunehmend verfügbar wurden. Als Zucker und zuckerreiche Produkte sich weltweit verbreiteten, verbreitete sich auch der Diabetes. Als Kleinbauern überall in Afrika, Indien, Asien, Mittel- und Südamerika in die Klein- und Großstädte abwanderten, um Lohnarbeiter zu werden und sie ihre Ernährungsgewohnheiten entsprechend änderten – also nicht mehr Getreide, Stärke und Obst aus lokalem Anbau verzehrten, sondern stattdessen gezuckerte Getränke und zuckerreiche Leckereien in den Geschäften und Märkten kauften –, tauchte unvermeidlich auch die Krankheit Diabetes auf. Kelly West sagte 1974 zur neu auftretenden Diabetes-Epidemie in der indianischen Bevölkerung: »Einige waren nomadische Jäger und Fleischesser gewesen … während andere einen Großteil ihrer Kalorien aus Fett bezogen hatten … Der Zuckerkonsum hat bei den meisten, wenn nicht sogar bei allen Indianerstämmen der Vereinigten Staaten zugenommen, bei denen die Diabetes-Raten in letzter Zeit rasant angestiegen sind. Derselbe Zusammenhang wurde bei den Eskimos in Alaska, Kanada und Grönland sowie bei der Bevölkerung Polynesiens beobachtet.«[50]

Und bei den sehr seltenen Gelegenheiten, bei denen der Zuckerkonsum abnahm – wie im Ersten Weltkrieg, als die Regierung den Zucker rationierte und er knapp wurde –, ging auch die Sterblichkeit durch Diabetes ausnahmslos zurück. »Auf den Anstieg und den Rückgang des Zuckerkonsums«, schrieben Haven Emerson und Louise Larimore 1924, »folgt mit schöner Regelmäßigkeit ... ein ähnlicher Anstieg und Rückgang der Sterberaten durch Diabetes.«[51]

Als die Zuckerindustrie 1974 Meinungsforscher anheuerte, um die Einstellung der Ärzte gegenüber Zucker zu untersuchen, gaben die meisten dieser Ärzte an, der Zuckerkonsum beschleunige ihrer Meinung nach das Auftreten von Diabetes.[52] (Ein Werbemanager, der später gefragt wurde, ob seine Kinder ein besonders zuckerreiches Müsli essen würden, für das er die Werbekampagne nach dem Vorbild von Snoopy und dem Roten Baron entworfen hatte, gab zu, dass dies nicht der Fall war: »Man braucht ja eine Insulinspritze, wenn man eine Schüssel davon isst«, sagte er.)[53] 1973 vertrat Jean Mayer von der Harvard School of Public Health, der wohl einflussreichste Ernährungswissenschaftler seiner Zeit, die Meinung, dass Zucker »eine ursächliche Rolle bei Personen spielt, die eine genetische Veranlagung für die Krankheit haben«.[54] Bei einer solchen Aussage drängt sich natürlich die Frage auf, ob irgendjemand die Krankheit bekommt, der dafür *keine* genetische Veranlagung hat (mit den wenigen Ausnahmen von Patienten, die Verletzungen oder Tumore erleiden, von denen die Funktion der Bauchspeicheldrüse beeinträchtigt wird). Dennoch diskutierten Forscher und Ärzte bei wissenschaftlichen Konferenzen über Zucker und andere Süßstoffe, ob Zucker Diabetes verursacht oder nicht oder ob er diese Erkrankung nur bei dafür anfälligen Personen fördert.

Ende der 1970er-Jahre war der Zucker jedoch weitgehend aus der Diskussion verschwunden. Nun wurden Nahrungsfette als Ursache für Herzkrankheiten angeklagt. Ernährungswissenschaftler und Gesundheitsbehörden reagierten darauf mit einer Zurückweisung des Gedankens, Zucker könne für die Krankheiten verantwortlich sein, die mit Herzkrankheiten in Verbindung stehen, wozu sowohl Fettleibigkeit als auch Diabetes zählen.

Zudem hatten die Forscher zwei Annahmen aufgegriffen, die wenig geprüft worden waren und deren Wahrheitsgehalt nicht gesichert ist.[55] Die erste ist, dass Typ-2-Diabetes durch Fettleibigkeit verursacht wird, weil beide Krankheiten sowohl innerhalb der Bevölkerungen als auch bei den

einzelnen Patienten so eng miteinander verknüpft sind. Zudem tritt Fettleibigkeit typischerweise zuerst auf (obgleich mehr als jeder Zehnte, bei
dem Typ-2-Diabetes diagnostiziert wird, weder fettleibig noch übergewichtig ist). Die zweite Vermutung ist laut Weltgesundheitsorganisation:
»Die Grundursache für Fettleibigkeit und Übergewicht ist eine mangelhaf-
te Energiebilanz zwischen verzehrten und verbrauchten Kalorien.«[56] »Das
einzige Problem mit der amerikanischen Ernährung ist«, wie Fred Stare,
der Begründer und Leiter der Fakultät für Ernährung an der Harvard University 1976 im nationalen Fernsehen sagte, »dass wir verdammt noch mal
zu viel essen.«[57] Das übermäßige Essen wurde von einem Rückgang der
körperlichen Aktivität begleitet, der den veränderten Beförderungsarten
und der Technisierung der Arbeit zugeschrieben wurde.

Die Gesundheitsbehörden hielten zur Erklärung der Epidemien von
Fettleibigkeit und Diabetes keine Untersuchungen für nötig, da sie die Ursache für offensichtlich hielten. Versuche, einer Diabetes-Erkrankung in
den Vereinigten Staaten, Europa, Asien und bei der Bevölkerung weltweit
vorzubeugen, zielen beinahe ausnahmslos darauf ab, diese Bevölkerungen
dazu zu bringen, kleinere Portionen zu essen und weniger Kalorien zu sich
zu nehmen, vielleicht noch »fettes Essen« als besonders dichte Kalorienquelle zu meiden und körperlich aktiver zu werden.[58]

Indessen fällt der neueste Anstieg der Diabetes-Epidemie in den Vereinigten Staaten – laut Centers for Disease Control geht es hier um eine Zunahme um 800 Prozent zwischen 1960 und heute[59] – mit einem bedeutsamen Anstieg des Zuckerverbrauchs zusammen. Oder, besser gesagt, mit
einem Anstieg des Verbrauchs von *Zuckern* oder dem, was die US-Lebens-
mittelüberwachungsbehörde FDA (Food and Drug Administration) als
»kalorienreiche Süßungsmittel« bezeichnet: Haushaltszucker (Saccharose)
aus Zuckerrohr oder Zuckerrüben und fructosereicher Maissirup (HFCS
= high fructose corn sirup), einer relativ neuen Erfindung.

Nachdem die Rolle der verschiedenen Zucker und Süßigkeiten ein
Vierteljahrhundert lang ignoriert oder heruntergespielt wurde, argumentieren viele Gesundheitsbehörden inzwischen, dass diese tatsächlich eine
wichtige Ursache für Fettleibigkeit und Diabetes sind und der Verbrauch
mit hohen Steuern belegt oder reglementiert werden sollte. Die Behörden
tun dies jedoch nach wie vor nicht aus dem Grund, weil sie den Zucker für
krankheitsauslösend halten würden, sondern weil sie glauben, Zucker sei-
en »leere Kalorien«, von denen wir viel zu viel essen, weil sie so gut schmecken. Da raffinierter Zucker und fructosereicher Maissirup keinerlei Ei-

weiß, Vitamine, Mineralstoffe, Antioxidantien oder Ballaststoffe enthalten, verdrängen nach dieser Logik diese Zucker andere, nährstoffreichere Elemente aus unserer Ernährung oder fügen ihr einfach zusätzliche, nicht benötigte Kalorien hinzu, die uns dicker machen. Das US-Landwirtschaftsministerium beispielsweise (in seinen neueren »Dietary Guidelines for Americans«, also den Ernährungsrichtlinien für Amerikaner), die Weltgesundheitsorganisation und die American Heart Association sowie weitere Organisationen raten primär aus diesen Gründen zu einer Reduzierung des Zuckerverzehrs.

Das Argument der leeren Kalorien ist für die Lebensmittelindustrie besonders praktisch, die es verständlicherweise vorzieht, nicht einen wichtigen Bestandteil ihrer Produkte – nur zu oft *den* Hauptbestandteil überhaupt – als schädlich verurteilt zu sehen. Die Zuckerindustrie hat eine Schlüsselrolle in der allgemeinen Entlastung des Zuckers gespielt, die in den 1970er-Jahren stattfand, wie ich später erklären werde. Gesundheitsorganisationen wie die American Diabetes Association und die American Heart Association fanden das Argument ebenfalls praktisch, da sie die letzten fünfzig Jahre damit zugebracht hatten, Nahrungsfette für unser Kranksein verantwortlich zu machen, den Zucker hingegen aus der Verantwortung zu entlassen.

Firmen, die zuckerreiche Produkte oder Produkte verkaufen, bei denen die Kalorien alle aus diesen Zuckern stammen, können nach dieser Logik der leeren Kalorien behaupten, dass auch sie für das Gute kämpfen. Sie können beteuern und vielleicht sogar selbst glauben, dass sie die Geißel von Fettleibigkeit und Diabetes in der Kindheit bekämpfen, dass sie ein Teil der Lösung und nicht das Problem sind, und zwar indem sie Kinder darin erziehen, weniger zu essen, mit kleineren Portionen zufrieden zu sein und sich mehr zu bewegen. So taten sich 2009 Coca-Cola, PepsiCo, Mars, Nestlé, Hershey's und ein knappes Dutzend weiterer Firmen mit der Grocery Manufacturers Association (dem Handelsverband der Lebensmittelindustrie), der American Dietetic Association (heute Academy of Nutrition and Dietetics, einer Non-Profit-Organisation aus dem Bereich Ernährung und Diätologie) und den Girl Scouts (den Pfadfinderinnen) der USA zusammen, um die Healthy Weight Commitment Foundation[60] zu gründen. Mit dem Begriff der leeren Kalorien zu arbeiten, ist auch politisch nützlich. Jeder Politiker, der sich um ein öffentliches Amt bemüht, wird kaum davon profitieren, wichtige Wähler aus der Lebensmittelindustrie, insbesondere Firmen mit starker Lobby wie die Zucker- und die Getränkeindustrie, zu verprellen. »Dabei geht es nicht darum, irgendeinen Industriezweig zu dämonisieren«[61], wie Michelle Obama 2010 über ihr breit propagiertes Programm »Let's Move« zum Kampf gegen Fettleibigkeit bei Kindern sagte.

Das vorliegende Buch argumentiert anders: Zucker wie Saccharose und fructosereicher Maissirup sind wesentliche Ursachen für Diabetes und Fettleibigkeit, dabei greift dieselbe einfache Kausalität, die wir anwenden, wenn wir sagen, dass Rauchen Lungenkrebs verursacht. Es liegt nicht daran, dass wir zu viel von diesen Zuckern essen – auch wenn dies allein schon durch die Begriffe »übermäßiger Verzehr« und »überessen« angedeutet wird –, sondern daran, dass diese Zucker einmalige physiologische, metabolische und endokrinologische (z. B. hormonelle) Wirkungen im menschlichen Körper haben, die diese Störungen direkt auslösen. Der prominenteste Vertreter dieser Meinung ist Robert Lustig, ein Kinderendokrinologe der University of California, San Francisco. Nach dieser Logik sind diese Zucker keine kurzfristig, für einige Tage und Wochen wirksamen Toxine, sondern Toxine, die ihre schädlichen Wirkungen über Jahre und Jahrzehnte ausüben, vielleicht sogar von Generation zu Generation. Anders gesagt vererben Mütter das Problem ihren Kindern, und zwar nicht durch die Art und Weise, wie sie sie füttern (auch wenn dies ebenfalls eine Rolle spielt), sondern durch das, was sie selbst essen und wie ihre Ernährung das Milieu in der Gebärmutter verändert, in der sich ihre Kinder entwickeln.

Menschen, die Diabetes bekommen – diejenigen in jeder Bevölkerungsgruppe, die offenbar anfällig, die genetisch dafür veranlagt sind –, wären niemals davon betroffen, wenn sie (und vielleicht ihre Mütter und deren Mütter) in einer Welt ohne Zucker oder zumindest in einer Welt mit sehr viel weniger Zucker leben würden oder gelebt hätten, als dies seit 100 bis 150 Jahren der Fall ist. Diese Zucker sind das, was ein Evolutionsbiologe als den aus der Umwelt oder der Ernährung stammenden Auslöser für die Erkrankung bezeichnen würde: Sie sind der Faktor, der erforderlich ist, um die genetische Veranlagung abzurufen und eine sonst gesunde Ernährung in eine schädliche zu verwandeln. Setzt man solche Zucker in ausreichender Menge der Ernährung einer beliebigen Bevölkerungsgruppe zu, egal, wie hoch der Anteil an pflanzlichen oder tierischen Produkten in ihrer Ernährung ist – wie Kelly West dies 1974 für amerikanische Indianerpopulationen vorschlug –, so wird das Ergebnis letztlich eine Diabetes- und auch Adipositas-Epidemie sein. Wenn dies zutrifft, müssen wir, um

Fortschritte im Kampf gegen diese Erkrankungen zu machen –, um also künftigen neuen Fällen von Fettleibigkeit und Diabetes vorzubeugen und bestehende Epidemien einzudämmen –, zeigen, was diese verschiedenen Zucker und die Firmen, die sie verkaufen, tatsächlich sind.

Die Auswirkungen unserer Anklage von Zucker gehen über Diabetes weit hinaus. Bei Patienten, die fettleibig sind oder Diabetes haben, ist die Wahrscheinlichkeit größer, eine Fettleber zu bekommen, die heute in verwestlichten Bevölkerungen ebenfalls epidemisch ist. Schätzungen der National Institutes of Health (Nationale Gesundheitsinstitute der Vereinigten Staaten) zufolge, leidet heute jeder vierte Amerikaner unter dieser Krankheit, wobei diese nicht mit dem Alkoholkonsum zusammenhängt.[62] In Europa sieht es ähnlich aus: Dem *Deutschen Ärzteblatt* zufolge beträgt die Häufigkeit der nichtalkoholischen Fettleber in der europäischen Bevölkerung schätzungsweise 20 bis 30 Prozent.[63] Wird sie nicht behandelt, kann sie sich zu einer Leberzirrhose weiterentwickeln und schließlich eine Lebertransplantation erforderlich machen. Fettleibige und Diabetiker neigen auch zu Bluthochdruck, ihr Risiko für Herzkrankheiten, Krebs, Schlaganfall und vielleicht auch Demenz und sogar Alzheimer ist ebenfalls erhöht.

Diese chronischen Krankheiten – Krankheiten, die in den heutigen westlichen Gesellschaften letztlich unsere Haupttodesursachen sind –, treten sowohl in den Bevölkerungsgruppen als auch bei den einzelnen Patienten gerne gemeinsam auf. Diabetes, Herzkrankheiten, Krebs, Schlaganfall und Alzheimer sind fünf der zehn wichtigsten Todesursachen in den USA. Einer vorsichtigen Schätzung zufolge kosten sie das medizinische System und unsere Gesellschaft in Form von Arbeits- und Produktionsausfall jährlich eine Billion Dollar.[64]

Gemeinsam spricht man von ihnen häufig als von den westlichen Zivilisationskrankheiten oder den Krankheiten der Verwestlichung. Diese Häufung führte dazu, dass man in der Krebsforschung behauptete, Fettleibigkeit sei eine Ursache für Krebs. Einige Alzheimer-Forscher hat sie dazu gebracht, Alzheimer als den Typ-3-Diabetes zu bezeichnen.[65]

Alle diese Krankheiten werden heute mit einer Erkrankung in Verbindung gebracht, die als »Insulinresistenz« bekannt ist, ein Phänomen, das wir im Einzelnen noch untersuchen werden. Insulinresistenz ist der grundlegende Defekt, der bei Typ-2-Diabetes und vielleicht auch bei Fettleibigkeit vorhanden ist. Es ist daher eine realistische Möglichkeit, dass eine Sache, die eine dieser Krankheiten verursacht – insbesondere Typ-2-Diabetes –, alle diese Krankheiten verursacht. Wissenschaftler würden dies als Nullhypothese bezeichnen, einen Ausgangspunkt für Forschung, Diskussion und Studien. Wenn Zucker und fructosereicher Maissirup die Ursache für Fettleibigkeit, Diabetes und Insulinresistenz sind, sind sie auch der wahrscheinlichste ernährungsbedingte Auslöser für diese anderen Krankheiten. Einfach gesagt: Gäbe es diese Zucker in unserer Ernährung nicht, wäre die Gruppe der damit verbundenen Erkrankungen weit weniger häufig, als dies heute der Fall ist. Dies gilt ebenfalls für andere Störungen, die mit diesen Erkrankungen zusammenhängen wie das Polyzystische Ovarialsyndrom (PCOS), rheumatoide Arthritis, Gicht, Krampfadern, Asthma und entzündliche Darmerkrankungen.

Würde es sich hier um ein strafrechtliches Ermittlungsverfahren handeln, würden die mit dem Fall betrauten Kriminalbeamten von der Annahme ausgehen, dass es einen Hauptverdächtigen gibt, einen wahrscheinlichen Täter, da die Verbrechen (alle zuvor genannten Erkrankungen) so eng miteinander zusammenhängen. Die Möglichkeit mehrerer Täter würden sie nur in Betracht ziehen, wenn sich die Hypothese vom Einzeltäter als unzureichend erweisen würde, um die Hinweise zu erklären. Wissenschaftler kennen dieses wichtige Konzept als »Ockhams Rasiermesser« (Beschränkung auf das Wesentliche). Als Isaac Newton sagte: »Wir sollten für natürliche Dinge nicht mehr Ursachen zulassen als solche, die zugleich wahr und ausreichend sind, um ihren Anschein zu erklären«[66], äußerte er damit dasselbe, was Albert Einstein 300 Jahre später sagte (oder wie er zitiert wurde): »Man sollte alles so einfach wie möglich machen, aber nicht einfacher.«[67] Wir sollten mit der einfachsten Hypothese beginnen, die möglich ist, und nur wenn diese nicht erklären kann, was wir beobachten, sollten wir kompliziertere Erklärungen in Betracht ziehen – in diesem Fall mehrere Ursachen.

Dies entspricht jedoch nicht der Art und Weise, in der medizinische Forscher und Gesundheitsbehörden über diese Krankheiten denken. Obgleich sie daran glauben, dass Fettleibigkeit Diabetes verursacht oder beschleunigt, und dass daher (was ich für eine falsche Annahme halte) beides Krankheiten sind, die durch übermäßiges Essen und eine sitzende Lebensweise hervorgerufen werden, verteidigen sie dennoch ihr Scheitern, die existierenden Epidemien dieser Krankheiten einzudämmen, und begründen dies damit, dass es sich um »multifaktorielle komplexe Störungen« oder »multidimensionale Krankheiten«[68] handelt. Damit wollen sie sagen, dass an der Entstehung und dem Fortschreiten dieser Krankheiten enorm viele Faktoren beteiligt sind, darunter natürlich die genetische Veranlagung, die Epigenetik (die unterschiedlichen Arten, wie Gene in den Zellen ein- und ausgeschaltet werden), wie viel wir essen und uns bewegen, vielleicht auch wie gut wir schlafen, welche Toxine in unserer Umwelt sind, welche Pharmazeutika wir einnehmen, mögliche Viren, die Wirkung von Antibiotika auf unsere Darmbakterien (Dysbiose, wie dies heute üblicherweise genannt wird, oder Ungleichgewicht der Darmflora). Daher wäre es ihnen zufolge naiv, einen einzigen Auslöser oder einen entscheidenden Bestandteil unserer modernen Ernährung zu identifizieren.

Das Gegenargument lautet ganz einfach: Lungenkrebs ist mit Sicherheit ebenfalls eine multifaktorielle komplexe Erkrankung. Die meisten Raucher werden niemals Lungenkrebs bekommen und wenigstens ein Zehntel aller Fälle von Lungenkrebs hat nichts mit dem Rauchen zu tun und dennoch wird – aus guten Gründen – weithin akzeptiert, dass Rauchen *die* primäre Ursache ist.[69] Ob nun Fettleibigkeit und Diabetes sowie die damit zusammenhängenden Krankheiten multifaktorielle komplexe Krankheiten sind oder nicht – es muss irgendetwas geben, was ihre Verbindung mit der modernen westlichen Ernährung und dem westlichen Lebensstil und den Epidemien erklärt, die aktuell und beinahe weltweit allgegenwärtig sind. Was ist es? Es ist klar, dass wir etwas anders machen als vor 50 oder 150 Jahren und unsere Körper und unsere Gesundheit spiegeln dies wider. Warum?

Ziel dieses Buches ist es, die Argumente gegen Zucker klarzulegen, einige irrige Meinungen und Vorurteile zu korrigieren, die die Debatte während der Jahrhunderte begleiten, die sie nun schon anhält, und die Gesichtspunkte und den Kontext zu liefern, die nötig sind, um als Individuum und als Gesellschaft vernünftige Entscheidungen bezüglich des Zuckers treffen zu können. Heute sterben wortwörtlich jede Sekunde Menschen an Krankheiten, die es in Bevölkerungsgruppen nahezu überhaupt nicht gab, die keine moderne westliche Ernährung zu sich nahmen und die nicht nach dem modernen westlichen Lebensstil lebten. Irgendetwas bringt diese Menschen nun vorzeitig um. Dieses Buch wird dokumentieren, dass Zucker der Hauptschuldige ist.

In meinen beiden vorherigen Büchern über Gesundheit und Ernährung habe ich die Beweise besprochen, die mit allen stark verarbeiteten und leicht verdaulichen Kohlenhydraten im Allgemeinen – Getreide und stärkehaltigem Gemüse – sowie Zucker und fructosereichem Maissirup in Verbindung stehen. Ich deutete an, dass es mit diesen Zuckern etwas Einzigartiges auf sich hat, das andere kohlenhydratreiche Lebensmittel dann ebenfalls zu einem Problem werden lässt. Die Behandlung der dadurch verursachten Krankheiten – insbesondere Fettleibigkeit und Diabetes – verlangte daher eine Beschränkung bei einigen oder allen diesen Kohlenhydraten, nicht nur beim Zucker.

Im vorliegenden Buch liegt der Fokus vor allem auf der Rolle von Zucker in unserer Ernährung und der Wahrscheinlichkeit, dass der Unterschied zwischen einer gesunden Ernährung und einer Ernährung, die Fettleibigkeit, Diabetes, Herzkrankheiten, Krebs und andere damit verbundene Krankheiten verursacht, beim Zuckergehalt beginnt. Falls das zutrifft, bedeutet es, dass Bevölkerungsgruppen oder einzelne Menschen letztlich mit einer kohlenhydratreichen Ernährung, sogar mit einer getreidereichen Ernährung angemessen gesund leben können, solange sie relativ wenig Zucker zu sich nehmen. Da der Zuckerverbrauch steigt und die Menschen den Zucker über Jahrzehnte und Generationen zu sich nehmen, verursacht er eine Insulinresistenz und löst die Weiterentwicklung zu Fettleibigkeit, Diabetes und den damit verbundenen weiteren Krankheiten aus. Sobald dieser Prozess beginnt, wird er durch leicht verdauliche kohlenhydratreiche Lebensmittel begünstigt. Wenn dieses Argument zutrifft, besteht der erste Schritt zur Vorbeugung oder Vermeidung dieser Krankheiten darin, Zucker aus der Ernährung wegzulassen.

Dieses Argument dient auch dazu, die Ratschläge des letzten Jahrhunderts zu Fettleibigkeit, Diabetes und Ernährung zu kritisieren, auch wenn sie mit den besten Absichten erteilt worden sein mögen. Obgleich es das ganze Jahrhundert über Beweise dafür gab, dass Zucker eine Ursache für Insulinresistenz, Diabetes und viele, vielleicht sogar alle weiteren, damit verbundenen Krankheiten ist, entschieden sich die Forscher, die in diesen Bereichen arbeiteten, und auch die Gesundheitsorganisationen, die diese Forschung finanzierten, sie zu ignorieren oder zurückzuweisen. Sie taten dies ausnahmslos auf der Basis unbegründeter Annahmen und von Vorurteilen über mögliche andere verantwortliche Faktoren – Nahrungsfett oder den vereinfachten Gedanken, dass uns der Verzehr von zu vielen Kalorien jeglicher Art dick macht. Ich werde hier die Wissenschaft ebenso besprechen wie Fehlurteile, zu denen es dabei kam. Eine Sache ist es, zu behaupten, dass Zucker besonders toxisch ist – und vielleicht mehr Menschen vorzeitig hat sterben lassen, als das Rauchen oder »alle Kriege zusammen«,[70] wie Kelly West über Diabetes sagte. Um damit jedoch überzeugen zu können, müssen wir verstehen, warum diese Schlussfolgerung nicht allgemein bekannt geworden ist.

Dabei werde ich die wissenschaftlichen Schlüsselfragen unter einem dezidiert historischen Gesichtspunkt betrachten. Die Geschichte ist entscheidend für das Verständnis der Wissenschaft und ihrer Fortschritte. In vielen wissenschaftlichen Disziplinen – beispielsweise in der Physik – beinhaltet die wissenschaftliche Lehre auch deren Geschichte. Die Studenten lernen nicht nur, was für wahr gehalten wird und welche Vermutungen auf der Strecke geblieben sind, sondern auf welchen Versuchen und Beweisen dies beruht und auf wessen Autorität und Erfindungsgabe. Die Namen der Physiker, die für die Fortschritte im Verständnis verantwortlich waren – Newton, Einstein, Maxwell (mit seinen elektromagnetischen Wellengleichungen), Heisenberg, Planck und Schrödinger u.a. mit ihrer Arbeit zum Verständnis der Quantennatur des Universums und viele Weitere –, sind ebenso bekannt wie viele historische Gestalten aus der Politik und anderen Bereichen. Die Medizin, zusammen mit verwandten Bereichen wie der Ernährung, wird heute jedoch meist losgelöst von ihrer Geschichte gelehrt. Den Studenten wird beigebracht, was sie glauben sollen, jedoch nicht immer mit der entsprechenden Evidenz, auf der diese Überzeugungen basieren, sodass diese häufig nicht hinterfragt werden können. Anders als dies bei Physikstudenten normalerweise der Fall ist, wird Medizinstudenten nicht beigebracht, alles in Frage zu stellen, was nicht nachweislich die Feuerprobe rigoroser methodischer Tests bestanden hat. Studenten jeder wissenschaftlichen Disziplin müssen jedoch wissen, warum und auf welcher Grundlage sie eine spezielle Anschauung glauben sollen oder nicht. Ohne die Geschichte hinter einer Anschauung zu kennen, lässt sich dies nicht sagen und es gibt keinen Grund, Fragen zu stellen.

So können heutige Autoritäten auf dem Gebiet des Diabetes häufig behaupten, Zucker verursache keinen Diabetes, wobei diese Behauptung auf ihrem geringen oder fehlenden Wissen darüber basiert, wie und auf Grund welcher Evidenz diese Schlussfolgerung letztlich zustande kam. So ist es sogar den Ärzten und Forschern, die zu den größten Verfechtern dieser Behauptung gehörten (oder noch gehören) kaum bekannt, woher die Annahme stammt, dass wir dick werden, weil wir mehr Kalorien zu uns nehmen, als wir verbrauchen. Aus diesem Grund ist auch die Existenz einer konkurrierenden Hypothese wenig bekannt, wonach Fettleibigkeit eine Hormonstörung ist. Und es ist ebenso unbekannt, dass diese Hypothese die Daten und Beobachtungen in einer Art und Weise erklären kann, zu der der Begriff der »Energiebilanz« nicht in der Lage ist.

Durch das Schreiben dieses Buches hoffe ich, die Geschichte hinter der Diskussion darüber, wie unsere Ernährung unser Gewicht und unsere Gesundheit beeinflusst, wiederherstellen zu können, und zwar im Kontext der lebenswichtigen Frage zum Zucker in der Ernährung.

Bevor wir fortfahren, möchte ich noch einige abschließende Punkte klären.

Zuerst möchte ich im Voraus einen wichtigen Sachverhalt einräumen, den die Verfechter des Zuckers in unserer Ernährung immer ansprechen werden. Zuckerindustrie und Versorger mit zuckerreichen Produkten haben recht, wenn sie sagen, dass nach dem heutigen Stand der Wissenschaft nicht definitiv nachweisbar ist, dass Zucker besonders schädlich ist – ein Toxin, das seine schädigende Wirkung über Jahrzehnte ausübt. Die Evidenz ist beim Zucker nicht so klar wie beim Tabak. Das ist kein Versagen der Wissenschaft, sondern eher eine Frage ihrer Grenzen.

Beim Tabak konnten die Wissenschaftler Raucher mit Nichtrauchern vergleichen und nach der unterschiedlichen Häufigkeit einer einzigen Krankheit suchen – dem Lungenkrebs –, die bei Nichtrauchern zumindest sehr selten vorkommt. Solche Studien wurden erstmals Ende der 1940er-Jahre durchgeführt und der Unterschied, der bei diesen Vergleichen beobachtet wurde, war so dramatisch – starke Raucher hatten das zwanzig- bis dreißigfache Risiko im Vergleich zu Probanden, die nie geraucht hatten[71] –, dass es tatsächlich unmöglich war, sich irgendeine andere vernünftige Erklärung als das Rauchen vorzustellen (was die Tabakindustrie dennoch versuchte).

Beim Zucker können die Forscher bestenfalls Personen miteinander vergleichen, die alle gewaltige Zuckermengen zu sich genommen haben, zumindest im Vergleich zum Zuckerverzehr in nichtindustriellen Gesellschaften. Vergleichen sie Zuckerkonsumenten mit Probanden, die keinen Zucker essen, haben sie Personen vor sich, deren Philosophie über gesunde Lebensführung völlig unterschiedlich ist und die sich nicht nur beim Zuckerkonsum in vielerlei Hinsicht deutlich unterscheiden werden. Sie haben zudem Unterschiede in der Häufigkeit von heute nur allzu verbreiteten Krankheiten vor sich, auch wenn die Frage ist, ob diese Krankheiten in einer Welt ohne Zucker auch verbreitet wären. Die Studie von Zuckerkonsumenten im Vergleich zu Menschen, die keinen Zucker konsumieren, umfasst Probleme und Herausforderungen, die es bei Studien von Rauchen und Lungenkrebs einfach nicht gab.

Eine Möglichkeit, dieses Problem zu lösen, ist, Populationen, die keinen oder nur sehr wenig Zugang zu Zucker hatten, mit solchen zu vergleichen, die sehr viel Zucker zur Verfügung hatten – wobei dies häufig dieselben Populationen sind, nur 20, 50 oder 100 Jahre später. Der Unterschied beim Zuckerverzehr ist dennoch nur eine von vielen Differenzen, die die Unterschiede im Gesundheitsstatus erklären können. Man kann mit dieser Methode zwar einen überzeugenden Beweis zusammenstellen (so wie ein guter Staatsanwalt eine überzeugende Anklage aus Indizien zusammenstellen kann), dies reicht jedoch nicht aus, um definitiv festzustellen, was die gesundheitlichen Auswirkungen verursacht, die wir sehen.

Es bleibt abzuwarten, ob wir die Art von Beweisen zusammentragen können, die vor Gericht standhalten und es den Regierungen ermöglichen würden, den Zuckerkonsum zu reglementieren, wie dies bereits beim Tabak und beim Alkohol der Fall ist. Eine andere Frage ist jedoch, ob wir über genügend Evidenz und vernünftige Annahmen verfügen, um uns selbst davon zu überzeugen, Zucker zu meiden, den Verbrauch möglichst gering zu halten und auch unsere Kinder davon zu überzeugen. Auf diese Frage will dieses Buch Antworten finden.

Zweitens muss ich klarstellen, worüber genau wir beim Zucker oder den Zuckern sprechen. Das mag heute offensichtlich erscheinen, war es in der Vergangenheit aber sicher nicht. Die Kontroverse über die Auswirkungen von Zucker auf die Gesundheit die seit mehreren hundert Jahren ständig zunehmen –, ist gespickt mit falschen Aussagen und Schlussfolgerungen, die zu den heutigen Ansichten geführt haben. Häufig, wenn nicht sogar weitgehend, liegt es daran, dass die Personen, die als Autoritäten in diesem Bereich gelten, oft gar nicht wirklich verstanden haben, worüber sie sprachen und daher auch nicht verstanden, wie verschiedene Arten von Zucker – alles Kohlenhydrate – völlig unterschiedliche Auswirkungen auf die menschliche Gesundheit haben können. Diese Verwirrung besteht noch immer und geistert trotz der Fülle von Abhandlungen, die im letzten Jahrzehnt über Zucker und Gesundheit geschrieben wurden, durch einige der einflussreichsten Berichte über Ernährung und Gesundheit.[72]

Biochemisch bezieht sich der Begriff »Zucker« auf eine Gruppe von Kohlenhydratmolekülen, die, wie der Name »Kohlenhydrat« nahelegt, aus Kohlenstoffatomen, Wasserstoff und Sauerstoff bestehen. Die Namen aller dieser Kohlenhydrate enden auf »ose« – Glucose, Galactose, Dextrose, Fructose, Lactose, Saccharose etc. Alle diese Zucker sind wasserlöslich und alle schmecken mehr oder weniger süß. Wenn Ärzte oder Forscher von »Blutzucker« sprechen, meinen sie Glucose, weil diese praktisch den gesamten Zucker bildet, der in unserem Blut zirkuliert.

Der üblichere Gebrauch des Begriffs »Zucker« bezieht sich auf Saccharose (Haushaltszucker), die weiße kristalline Variante, die wir in unseren Kaffee oder Tee geben oder über unser Frühstücksmüsli streuen. Saccharose wiederum besteht zu gleichen Teilen aus Glucose und Fructose, die beiden kleineren Zuckermoleküle (im chemischen Fachjargon Monosaccharide), die gemeinsam das größere Zuckermolekül bilden (ein Disaccharid). Fructose, die von Natur aus in Obst und Honig vorkommt, ist der süßeste dieser Zucker und es ist auch die Fructose, die die Saccharose besonders süß macht. In letzter Zeit haben sich Forscher gefragt, ob Fructose möglicherweise toxisch ist, weil die beträchtliche Menge an Fructose im Haushaltszucker (in der Saccharose) diese von anderen kohlenhydratreichen Lebensmitteln wie Brot oder Kartoffeln unterscheidet, die bei der Verdauung weitgehend nur zu Glucose abgebaut werden. Da wir Fructose nie ohne Glucose zu uns nehmen, muss die richtige Frage jedoch lauten, ob Saccharose, die Kombination zu etwa gleichen Teilen aus Fructose *und* Glucose, toxisch ist, nicht eine davon allein.

Das wäre bereits verwirrend genug, auch ohne die Einführung von fructosereichem Maissirup (HFCS) in den 1970er-Jahren, der in den folgenden zehn Jahren einen bedeutenden Teil des raffinierten Zuckers (also der Saccharose) ersetzte, der in den Vereinigten Staaten konsumiert wurde. Fructosereichen Maissirup gibt es in verschiedenen Zusammensetzungen, die üblichste Form ist als HFCS-55 bekannt, weil sie 55 Prozent Fructose und 45 Prozent Glucose enthält.* Bei der Saccharose beträgt das Verhältnis 50:50. Maissirup wurde tatsächlich als preiswerter Ersatz für Saccharose entwickelt und als Süßungsmittel für Erfrischungsgetränke – vor allem Coca-Cola – genutzt, ohne dass ein Unterschied im Geschmack oder der Süße zu bemerken war.

Das US-amerikanische Landwirtschaftsministerium stuft beide, Saccharose und HFCS, in die Kategorie »kalorienreiche« oder »nahrhafte« Süßungsmittel ein, zusammen mit Honig und Ahornsirup – beides Kombinationen aus Glucose und Fructose –, und unterscheidet sie von künstlichen Süßstoffen wie Saccharin, Aspartam und Sucralose, die quasi kalo-

---

* Dieses Verhältnis wurde in einer Analyse von 2010 in Frage gestellt, die behauptete, der Fructosegehalt läge in einigen beliebten gezuckerten Getränken bei bis zu 65 Prozent (Ventura et al. 2011)

rienfrei sind. Gesundheitsämter bezeichnen Saccharose und HFCS häufig als »zugesetzte Zucker«, um sie von dem Zucker zu unterscheiden, der in Obst und Gemüse (in relativ geringen Mengen) von Natur aus enthalten sein kann.

Da die Einführung von HFCS-55 etwa mit dem Beginn der Epidemie der Fettleibigkeit in den Vereinigten Staaten zusammenfiel, nannten Forscher und Journalisten den HFCS später als deren Ursache, was implizierte, dass er sich irgendwie vom Zucker selbst unterschied.[73] Sofort wurde HFCS als ein besonders schädlicher Aspekt der Ernährung verteufelt – als »der Auslöser für das Misstrauen der Menschen gegenüber industriell verarbeiteten Lebensmitteln«[74], wie es die Ernährungswissenschaftlerin Marion Nestle von der New York University beschrieb; und das scheint häufig noch immer der Fall zu sein. Daher wird in den USA auf Pepsi-Dosen, die mit Saccharose anstatt mit fructosereichem Maissirup gesüßt sind, stolz verkündet, dass sie »natürlichen Zucker« enthalten. Die amerikanische Marke Newman's Own Lemonade, die mit Saccharose gesüßt ist (»Rohrzucker«, wie auf dem Etikett zu lesen ist), verkündet auf der Verpackung, dass sie »keinen fructosereichen Maissirup« enthält. 2010 beantragte der Verband der Mais-Raffinerien bei der FDA, fructosereichen Maissirup auf Lebensmitteletiketten als »Maiszucker« bezeichnen zu dürfen, und versuchte so, diesen Verteufelungsprozess zu umgehen.[75] Die Zuckerindustrie verklagte sie daraufhin sofort, um dies zu verhindern, woraufhin die Mais-Raffinerien Gegenklage erhoben. 2012 wies die FDA den Antrag der Mais-Raffinerien ab – laut FDA ist Zucker »ein festes, getrocknetes und kristallisiertes Süßungsmittel«, was auf HFCS nicht zutrifft – daher ist Letzterer weiterhin klar als Sirup zu identifizieren, der aus Mais hergestellt wird.[76]

Diese gesamte Kontroverse mag zwar insbesondere der Zuckerindustrie (Saccharose) nutzen, sie dient jedoch nur dazu, den Kernpunkt zu verschleiern: Fructosereicher Maissirup ist keine Fructose, ebenso wenig wie Saccharose. (Der Grund für die Bezeichnung »fructosereich« ist, dass beim HFCS der Anteil an Fructose höher ist als der von Glucose. Früherer Maissirup dagegen, der auf das 19. Jahrhundert zurückging, war nie süß genug, um die Vorherrschaft von Saccharose in Speisen und Getränken in Frage zu stellen.) Unser Körper scheint auf Saccharose genauso zu reagieren wie auf HFCS. In einer Rezension relevanter wissenschaftlicher Berichte sagte Luc Tappy, ein Forscher der Universität Lausanne in der Schweiz, der bei Biochemikern, die sich mit Fructose befassen, den weltweit herausragenden Autoritäten in diesem Bereich zugerechnet wird, es gebe »keinen einzigen Hinweis«[77] dafür, dass HFCS schädlicher als die anderen Zucker sei. Die Frage, mit der ich mich im vorliegenden Buch beschäftigen werde, ist, ob beide harmlos oder beide schädlich sind – nicht, ob einer davon schlimmer ist als der andere.

Wie ich den Begriff »Zucker« im Singular oder Plural in diesem Buch verwende, hängt vom jeweiligen Zusammenhang ab. Wenn ich über die Gegenwart spreche, in der Saccharose und fructosereicher Maissirup in gleichem Ausmaß verwendet werden, beziehe ich mich mit »Zucker« (Singular) auf beide. Ist von der Zeit noch vor Einführung von fructosereichem Maissirup Ende der 1970er-Jahre die Rede, ist mit »Zucker« nur die Saccharose gemeint und ich bestimme sie näher, indem ich beschreibe, ob sie aus Zuckerrüben oder Zuckerrohr stammt. Wenn ich mich auf spezifische (Monosaccharide) Zucker beziehe – Fructose, Glucose, Lactose etc. – wird dies aus dem Zusammenhang ebenfalls deutlich.

Die letzte Frage, die noch der Klärung bedarf, ist, welche Menge dieser Zucker (d. h. kalorienreicher Süßungsmittel) wir tatsächlich verzehren und auch früher verzehrt haben. Während der 1970er-Jahre bezogen sich die Zahlen des Pro-Kopf-Verbrauchs nach Angaben von Regierungsorganisationen, Historikern und Journalisten – die entsprechenden Zahlen verwende ich üblicherweise in diesem Buch – auf die ausgelieferten Zuckermengen, wie das US-Landwirtschaftsministerium heute sagt. Dies ist die Menge, die den Verbrauchern (pro Kopf) von der Industrie zur Verfügung gestellt wird. Die Formel ist einfach: Inlandsproduktion plus Importe minus Exporte, geteilt durch die aktuelle Bevölkerungszahl. Die Regierungen übernehmen diese Zahlen für steuerliche, tarifliche und sonstige Zwecke und machen das ziemlich gut.[78] Die Zahlen sind daher (relativ) zuverlässig, genauso wie die Trends auf Basis dieser Zahlen. Beispielsweise können wir davon ausgehen, dass, wenn das US-Landwirtschaftsministerium berichtet, 2014 seien pro Kopf 50 Kilogramm Zucker und HFCS an den Handel geliefert worden; diese Zahl kann aussagekräftig mit den 69 Kilogramm verglichen werden, die 1999 geliefert wurden, als die Lieferungen (und, wie wir annehmen, der Verbrauch) in den Vereinigten Staaten Spitzenwerte erreichte. Beide Zahlen lassen sich mit den paar Dutzend Kilos vergleichen, die vor 200 Jahren pro Kopf ausgeliefert wurden.[79]

Mit Beginn der 1980er-Jahre und nach einem Bericht der FDA, den wir in Kapitel 8 besprechen werden, haben die Behörden häufig versucht, abzuschätzen, wie viel von diesem verfügbaren Zucker tatsächlich konsumiert wird.[80] Immerhin wird vieles weggeworfen, beispielsweise altbackene Backwaren oder schal gewordene Limonade oder Saftreste in einem Glas oder einer Dose. Die Behörden stützen diese Schätzungen primär auf Umfragen, bei denen Personen gebeten werden, sich ins Gedächtnis zu rufen, was sie gegessen und getrunken haben. Die Daten dieser Umfrage sind dafür bekannt, überaus unzuverlässig zu sein, was das US-Landwirtschaftsministerium auch bereitwillig zugibt. (»Die Grenzen einer genauen Bewertung von weggeworfenen Lebensmitteln«, heißt es darin, »legen nahe, dass sich die tatsächlichen Verlustraten von den berücksichtigten Schätzungen unterscheiden.«)[81]

Dennoch berichtet das US-Landwirtschaftsministerium, dass 2014 (aus diesem Jahr stammen zum Zeitpunkt, wo ich dieses Buch schreibe, die aktuellsten verfügbaren Daten) der Durchschnittsamerikaner *nur* 30 Kilogramm von den 50 Kilogramm Saccharose und HFCS konsumierte, die von der Industrie zur Verfügung gestellt wurden – etwas weniger als 60 Prozent.[82] Damit wurde eine angemessen zuverlässige Zahl (50 Kilogramm, die *ausgeliefert* wurden) in eine unzuverlässige Zahl verwandelt (30 Kilogramm, die *konsumiert* wurden). Eine Zahl, die für historische Trends und Vergleiche genutzt werden kann, wurde in eine Zahl verwandelt, auf die das nicht zutrifft.

Die Zuckerindustrie bevorzugt die letztere, kleinere Zahl: »Wir halten in unserem Interesse eine möglichst niedrige Schätzung des Pro-Kopf-Verbrauchs an Süßungsmitteln für vorteilhaft«,[83] wie eine Führungskraft der Zuckerindustrie 2011 in einer E-Mail schrieb. Die kleine Zahl suggeriert, dass wir eigentlich gar nicht so viel Zucker (oder HFCS) essen oder trinken. Dafür gibt es jedoch keinen Vergleichswert. Wir verfügen über keine aussagekräftige Möglichkeit, für zurückliegende Jahrzehnte oder Jahrhunderte die ausgelieferten Zuckermengen anhand weggeworfener Produktmengen entsprechend zu berichten. Ebenso wenig können wir die Zahlen für einen aussagekräftigen Vergleich der Menge anderer Lebensmittel heranziehen, die wir heute vermutlich verzehren, weil diese *angepassten* Zahlen ebenfalls auf unzuverlässigen Umfragen und unbegründeten Vermutungen basieren.

Der Einfachheit halber werde ich mich im Text normalerweise auf die Zuckermenge beziehen, die pro Jahr (1920 waren das in den USA pro Kopf beispielsweise 45 kg) verbraucht wurden, da es in den von mir zitierten Unterlagen so angegeben wurde, auch wenn diese Zahlenangabe sich eigentlich auf die Zuckermenge bezog, die von der Industrie ausgeliefert wurde. Wenn ich mich auf Zahlen beziehe, die angeblich legitime Verbrauchsschätzungen sind, gebe ich dies ausdrücklich an (das Statistik-Portal beispielsweise stellt Zahlen ab 1950 zur Verfügung, wonach der Pro-Kopf-Konsum von Zucker in Deutschland 28,1 Kilogramm betrug)[84]. Es ist eine unübersichtliche Angelegenheit, aber ich werde mich nach Kräften bemühen, mich im Folgenden eindeutig auszudrücken.

KAPITEL 1

Droge oder Lebensmittel?

———————•———————

»Für uns war damals, 1923, der Bonbonladen in Llandaff der Nabel der Welt – wie die Kneipe für den Trinker oder die Kirche für den Bischof. Ohne diesen Mittelpunkt hätte unser Leben wenig Sinn gehabt. ... Süßigkeiten waren für uns das Wichtigste im Leben.«

Roald Dahl, Boy: Schönes und Schreckliches aus meiner Kinderzeit, 1984

»Erinnern Sie sich an einen Augenblick, in dem der Geschmack von Honig und Zucker auf der Zunge Sie in Erstaunen versetzte, Sie berauschte. In einem solchen Süße-Erlebnis zu schwelgen, gelang mir nur aus zweiter Hand, und trotzdem hat es sich mir tief eingeprägt. Ich denke an die erste Bekanntschaft meines Sohnes mit Zucker, nämlich in Gestalt des Zuckergusses auf dem Kuchen zu seinem ersten Geburtstag. Ich kann nur nach Isaacs Miene urteilen (und nach seinem ungestümen Drang, das Erlebnis zu wiederholen), aber es war offensichtlich, dass seine erste Begegnung mit Zucker ihn berauscht hatte, ihn im wahrsten Sinne des Wortes in Ekstase versetzt hatte. Er war außer sich vor Entzücken, war Zeit und Welt entrückt. Zwischen den einzelnen Bissen starrte er mich entgeistert an (er saß auf meinem Schoß, und ich schob ihm gabelweise die Brocken Ambrosia in den sperrangelweit aufgerissenen Mund), als wollte er ausrufen: So was hat eure Welt zu bieten? Dieser Sache werde ich ab heute mein Leben widmen.«

Michael Pollan, Die Botanik der Begierde, 2001

Und wenn Roald Dahl und Michael Pollan recht damit hätten, dass der Geschmack von Zucker auf der Zunge eine Art Rauschmittel darstellen kann, eine Droge? Stellen Sie sich eine Droge vor, die uns berauschen, uns mit Energie vollpumpen kann und die wir oral zu uns nehmen. Wir müssen sie uns nicht spritzen, müssen sie nicht rauchen oder sniffen, um ihre sublimen und beruhigenden Wirkungen zu spüren. Stellen Sie sich vor, dass sie sich mit praktisch jedem Lebensmittel und vor allem mit Flüssigkeiten gut mischen lässt und wenn sie Säuglingen und Kleinkindern gegeben wird, ein so tiefes und intensives Gefühl von Genuss hervorruft, dass das Streben danach zu einer lebenslangen Antriebskraft wird. Ein übermäßiger Konsum dieser Droge mag langfristig Nebenwirkungen haben, kurzfristige gibt es jedoch keine – kein Torkeln oder Taumeln, kein Lallen, keine Ohnmacht oder Abdriften, kein Herzrasen und keine Atemnot. Bei der Verabreichung an Kinder können die Auswirkungen lediglich ausgeprägtere Varianten der scheinbar natürlichen emotionalen Achterbahn der Kindheit sein, vom ersten »Rausch« bis zu Trotzanfällen und Quengeln, die ein paar Stunden später möglicherweise einen Entzug anzeigen (oder auch nicht). Unsere imaginäre Droge macht Kinder mehr als alles andere glücklich, zumindest für die Dauer, während der sie diese zu sich nehmen. Sie beruhigt ihre Not, lindert ihren Schmerz, fokussiert ihre Aufmerksamkeit und lässt sie begeistert und voller Freude sein, bis die Dosis aufgebraucht ist. Der einzige Nachteil ist, dass die Kinder eine weitere Dosis erwarten und sie vielleicht regelmäßig einfordern. Wie lange wird es dann dauern, bis Eltern unsere imaginäre Droge verwenden, um ihre Kinder bei Bedarf zu beruhigen, ihren Schmerz zu lindern, Ausbrüche von Unzufriedenheit vorzubeugen oder sie abzulenken? Und wurde die Droge erst einmal mit Genuss gleichgesetzt, wie lange dauert es dann noch, bis sie verwendet wird, um Geburtstage, ein gewonnenes Fußballspiel oder gute Schulnoten zu feiern? Wie lange noch, bis die Nutzung ein Mittel wird, um Liebe zu kommunizieren und Glück zu feiern? Wie lange noch, bis ein Familientreffen oder Treffen mit Freunden ohne diese Droge nicht mehr vollständig wäre, bis wichtige Feiertage teilweise durch die Nutzung dieser Droge definiert werden, um Genuss zu gewährleisten? Wie lange noch, bis die Benachteiligten dieser Welt mit Freude ihr weniges Geld für diese Droge ausgeben, anstatt für nahrhafte Mahlzeiten für ihre Familien?

Wie lange würde es dauern, bis diese Droge, wie der Anthropologe Sidney W. Mintz über Zucker sagte, »beinahe eine Unverletzlichkeit gegenüber moralischen Angriffen«[85] demonstrieren würde, bis sogar das Schreiben eines Buches wie diesem hier auf der Ernährungsebene so empfunden würde, als würde man uns Weihnachten wegnehmen? Was genau ruft eigentlich beim Verzehr von Zucker und Süßigkeiten, speziell während der Kindheit, so einfach den Vergleich mit einer Droge hervor? Ich habe selbst noch relativ kleine Kinder und glaube, ihre Erziehung wäre eine sehr viel einfachere Aufgabe, wenn Zucker und Süßigkeiten keine Option wären, wenn der Umgang mit ihrem Zuckerkonsum kein ständiges Thema unserer elterlichen Verantwortung wäre. Sogar diejenigen, die den Platz von Zucker und Süßigkeiten in der modernen Ernährung energisch verteidigen – »ein Moment unschuldigen Genusses, Balsam bei den vielen Belastungen des Lebens«,[86] wie der britische Journalist Tim Richardson schrieb –, räumen ein, dass dies nicht bedeutet, Kindern zu erlauben, »jederzeit so viele Süßigkeiten zu essen, wie sie wollen«, und dass »die meisten Eltern den Süßigkeitenkonsum ihrer Kinder rationieren sollten«.

Aber warum ist das nötig? Kinder wünschen sich viele Dinge sehnlichst – Pokémon-Karten, *Star-Wars*-Zubehör, *Anna-und-Elsa*-Rucksäcke – und Kindern schmeckt vieles gut. Was haben Süßigkeiten an sich, was es so besonders erforderlich macht, sie zu rationieren, oder anders gefragt, warum ist der Vergleich mit Drogen, die missbräuchlich konsumiert werden, stichhaltig?

Diese Frage ist nicht nur von akademischem Interesse, weil die Reaktion ganzer Bevölkerungsgruppen auf Zucker tatsächlich identisch mit der Reaktion von Kindern war: Sobald eine Bevölkerungsgruppe mit Zucker in Berührung kommt, konsumiert sie so viel davon, wie sie sich leicht beschaffen kann, auch wenn es natürliche Grenzen durch die jeweilige Kultur und die Haltung gegenüber dem Essen geben kann. Die primären Barrieren für einen höheren Konsum – bis zu dem Punkt, wo eine Bevölkerung fettleibig wird und an Diabetes erkrankt, vielleicht sogar noch darüber hinaus – waren tendenziell die Verfügbarkeit und der Preis. (Zu einer Studie gehörten kanadische Inuit mit Zuckerintoleranz, denen das Enzym fehlte, das benötigt wird, um den Fructose-Anteil von Zucker zu verdauen und die weiterhin zuckerhaltige Getränke und Süßigkeiten zu sich nahmen, obgleich ihnen dies »Bauchschmerzen« bescherte.)[87] Als der Preis für ein Pfund Zucker im Lauf der Jahrhunderte sank – vom Äquivalent von 360 Eiern im 13. Jahrhundert auf zwei Eier in den ersten Jahrzehnten des 20. Jahrhunderts –, stieg der Zuckerkonsum beständig und unaufhaltsam.[88] 1934, als der Absatz von Süßigkeiten während der Gro-

ßen Depression ständig weiter anstieg, kommentierte *The New York Times*:
»Die Depression bewies, dass die Menschen Süßigkeiten wollen und dass
sie, solange sie überhaupt noch Geld haben, diese auch kaufen.«[89] Während der kurzen Perioden, in denen mehr Zucker produziert wurde, als
wir konsumieren konnten, arbeiteten die Zuckerindustrie und die Händler
zuckerreicher Produkte emsig daran, die Nachfrage zu erhöhen, und hatten damit, zumindest bis vor Kurzem, auch Erfolg.

Die entscheidende Frage, über die die Wissenschaftler diskutieren, ist,
wie es der Journalist und Historiker Charles C. Mann elegant formulierte, »ob [Zucker] tatsächlich eine süchtig machende Substanz ist oder ob
sich die Menschen nur so verhalten, als wäre er es«.[90] Diese Frage lässt sich
nicht so einfach beantworten. Sicher haben sich die Menschen und die Bevölkerung so verhalten, als sei Zucker ein Suchtmittel, aber die Wissenschaft liefert dafür keinen endgültigen Beweis. Bis vor Kurzem untersuchten Ernährungswissenschaftler den Zucker unter dem Gesichtspunkt, dass
er ein Nährstoff ist – ein Kohlenhydrat – und sonst nichts. Gelegentlich
stritten sie darüber, ob er möglicherweise bei Diabetes oder Herzkrankheiten eine Rolle spielen könnte, aber nicht darüber, ob er im Gehirn oder
im Körper eine Reaktion auslöst, die dafür sorgt, dass wir Zucker im Übermaß konsumieren wollen. Das war nicht ihr Interessensgebiet.

Die wenigen Neurologen und Psychologen, die sich dafür interessierten, das Phänomen der Lust auf Süßigkeiten zu erforschen oder warum
wir unseren Zuckerkonsum rationieren müssten, taten dies normalerweise unter dem Gesichtspunkt, wie diese Zucker sich im Vergleich zu anderen Drogen verhielten, deren Suchtmechanismen man inzwischen relativ
gut versteht. Neuerdings erhielt dieser Vergleich mehr Aufmerksamkeit,
da das öffentliche Gesundheitswesen darauf achtet, den Zuckerkonsum
von uns als Bevölkerung zu rationieren und es daher als eine Möglichkeit
in Betracht gezogen hat, den Zuckerkonsum zu reglementieren wie Zigaretten – ihn als tatsächlich süchtig machend zu erklären. Zucker ist sehr
wahrscheinlich insofern einzigartig, als er zugleich ein Nährstoff *und* eine
psychoaktive Substanz mit suchterzeugenden Merkmalen ist.

Historiker haben es häufig als angemessen betrachtet, Zucker als Metapher für eine Droge zu nennen. »Es ist wohlbekannt, dass Zucker, vor allem
stark raffinierte Saccharose, besondere physiologische Effekte hervorruft«,[91]
schrieb der verstorbene Sidney Mintz, dessen Buch aus dem Jahr 1985
Sweetness and Power eine von zwei einflussreichen englischsprachigen Geschichten des Zuckers ist, auf das sich andere, neuere Autoren zu dem The-

ma (mich eingeschlossen) stark stützen.* Diese Effekte sind jedoch weder so sichtbar, noch so lange anhaltend wie die von Alkohol oder koffeinhaltigen Getränken, »deren erster Verzehr rasche Veränderungen der Atmung, des Herzschlags, der Hautfarbe usw. auslösen kann«. Mintz argumentierte, Zucker sei primär deshalb jahrhundertelang der religiös begründeten Kritik entgangen, wie sie gegenüber Tee, Kaffee, Rum und sogar Schokolade geäußert wurde, weil er bei allen verdächtigen Verhaltensänderungen, die auftreten können, wenn Kleinkinder Zucker verzehren, nicht die Art von »Hautrötung, Taumel, Schwindel, Euphorie, Veränderung der Stimmlage, schleppender Sprache, sichtlich verstärkter körperlicher Aktivität oder sonstigen Hinweisen verursacht, die mit dem Konsum« dieser anderen Drogen verbunden ist. Wie das vorliegende Buch argumentieren wird, scheint Zucker eine Substanz zu sein, die Genuss zu einem Preis verschafft, der nur schwer unmittelbar zu erkennen und erst Jahre oder Jahrzehnte später vollständig zu zahlen ist. Ohne sichtbare, direkt bemerkbare Folgen, wie Mintz sagt, wurden Fragen zu »langfristigen ernährungsbezogenen oder medizinischen Folgen weder gestellt noch beantwortet«. Die meisten werden heute nie wissen, ob sie auch nur an subtilen Zuckerentzugssymptomen leiden, weil sie nie lange genug ohne Zucker leben, um dies herausfinden zu können.

Mintz und andere Zuckerhistoriker halten den Vergleich mit einer Droge zum Teil deshalb für passend, weil Zucker zu einer Handvoll »Drug Foods«[92] gehört, um den Begriff von Mintz zu verwenden, die aus den Tropen stammten und auf die sich ab dem 16. Jahrhundert europäische Herrschaftsgebiete gründeten. Die anderen waren Tee, Kaffee, Schokolade, Rum und Tabak. Die Geschichte des Zuckers ist mit der Geschichte dieser anderen Drogen eng verbunden. Rum wird natürlich aus Zuckerrohr destilliert, während Tee, Kaffee und Schokolade in ihren Ursprungsregionen ungesüßt konsumiert wurden. Im 17. Jahrhundert jedoch, als Zucker als Süßungsmittel und zu erschwinglichen Preisen zugesetzt wurde, nahm der Konsum dieser Substanzen in Europa explosionsartig zu. Zucker wurde in Europa bereits im 14. Jahrhundert verwendet, um Liköre und Wein zu süßen, sogar Cannabiszubereitungen in Indien und Weine und Sirupe auf Opiumbasis enthielten als wichtigen Bestandteil Zucker.[93]

---

* Das andere ist *The History of Sugar*, veröffentlicht 1949 und 1950 in zwei enzyklopädischen Bänden von Noël Deerr, einem Manager in der Zuckerindustrie, der zum Zuckerhistoriker wurde.

Kolanüsse, die sowohl Koffein als auch Spuren eines leichteren Stimulans namens Theobromin enthalten, wurden im späten 19. Jahrhundert ein allgemein verzehrtes Produkt, zuerst in Frankreich in Form eines Weines mit Cocazusatz (Mariani-Wein) und später als Originalmischung von Kokain und Koffein in Coca-Cola, wobei Zucker zugesetzt wurde, um den bitteren Geschmack dieser beiden anderen Substanzen zu überdecken. Der Verzicht auf Kokain in den ersten Jahren des 20. Jahrhundert schien, wie es ein Journalist 1938 beschrieb, wenig Einfluss zu haben auf die Fähigkeit von Coca-Cola, »der sublimierte Kern all dessen zu werden, wofür Amerika steht«[94]: das weltweit am meisten verkaufte Produkt und nach »okay« das zweithäufigst erkannte Wort.[95] Es ist kein Zufall, dass John Pemberton, der Erfinder von Coca-Cola, morphiumsüchtig war, seit er im Amerikanischen Bürgerkrieg verwundet worden war. Coca-Cola war eines von mehreren patentierten Heilmitteln, die er erfand, um von der härteren Droge wegzukommen. »Genau wie Coca, befähigt Kola die Konsumenten, langes Hungern und Erschöpfung auszuhalten«[96], hieß es in einem Artikel von 1884. »Zwei Drogen, deren physiologische Eigenschaften so ähnlich sind, müssen unweigerlich allgemeine Aufmerksamkeit auf sich ziehen.«

Neben Tabak war und ist Zucker ein entscheidender Inhaltsstoff der Tabakmischung für American-Blend-Zigaretten. Die erste dieser Marken war Camel und wurde 1913 von R. J. Reynolds eingeführt. Es ist diese »Verbindung aus Tabak und Zucker«[97], wie es ein Bericht der Zuckerindustrie 1950 beschrieb, die für den »milden« Geschmack beim Zigarettenrauchen im Vergleich zu Zigarren führt und, was vielleicht noch wichtiger ist, die es den meisten ermöglicht, den Zigarettenrauch zu inhalieren und tief in die Lunge zu ziehen. Genau diese »Inhalierbarkeit« der amerikanischen Tabakmischung in Zigaretten sorgt für ihr starkes Suchtpotenzial – sowie für ihr hohes Risiko, Krebs auszulösen – und führte in der ersten Hälfte des 20. Jahrhunderts zum explosionsartigen Anstieg des Zigarettenrauchens in den Vereinigten Staaten und in Europa. Der Rest der Welt folgte kurz darauf und ebenso natürlich die begleitende Epidemie von Lungenkrebs.

Anders als Alkohol, der die einzige verfügbare psychoaktive Substanz in der Alten Welt war, bevor Zucker, Nikotin und Koffein auftauchten, hatten die drei letztgenannten Substanzen zumindest einige anregende Eigenschaften und boten damit ein völlig anderes Erlebnis, das der Alltagsarbeit zuträglicher war. Sie waren »das Äquivalent zu den Aufputschmitteln des 18. Jahrhunderts«[98], schrieb der schottische Historiker Niall Ferguson. »Zusammen konsumiert, versetzten die neuen Drogen der englischen Gesellschaft einen gewaltigen Kick. Man muss sagen, dass das Empire auf einem gewaltigen Zucker-, Koffein- und Nikotinrausch aufbaute – einem Rausch, den praktisch jeder erleben konnte.«

Mehr als alles andere scheint der Zucker das Leben für viele lebenswert gemacht zu haben (was heute noch gilt), vor allem für Menschen, in deren Leben die Art von Genuss fehlt, die relativer Wohlstand und tägliche Freizeit sonst verschaffen können. Bereits im 12. Jahrhundert beschrieb ein zeitgenössischer Chronist der Kreuzzüge, Albert von Aachen, allein die Gelegenheit, Zucker vom Zuckerrohr zu kosten, den die Kreuzfahrer auf den Feldern des heutigen Israel und Libanon fanden, sei »eine gewisse Kompensation für die erduldeten Strapazen« gewesen. »Die Pilger konnten von der Süße gar nicht genug bekommen«[99], wie er schrieb.

Als Zucker, Tee und Kaffee die Verwandlung des Alltags in Europa und Amerika im 17. und 18. Jahrhundert einleiteten, wurden sie zu Genussmitteln, die sich auch die arbeitenden Klassen leisten konnten. Seit den 1870er-Jahren wurden sie als lebensnotwendig betrachtet. In wirtschaftlich harten Zeiten verzichtete die arme britische Bevölkerung eher auf nahrhafte Produkte, als ihren Zuckerkonsum zu reduzieren, wie der britische Arzt und Forscher Edward Smith damals beobachtete. »Unter Ernährungsgesichtspunkten«, schrieben drei britische Forscher 1970 in einer Analyse der Ergebnisse von Smith' Untersuchung, »wäre es besser gewesen, wenn etwas von dem Geld, das für Zucker ausgegeben wurde, für den Kauf von Brot und Kartoffeln verwendet worden wäre, denn dies hätte den Menschen sehr viel mehr Kalorien zum selben Preis verschafft sowie Proteine, Vitamine und Mineralstoffe, was dem Zucker vollständig fehlt. Tatsächlich ist jedoch festzustellen, dass sich die Vorliebe für die Süße des Zuckers tendenziell festigt. Die Entscheidung, weiterhin beinahe ebenso viel Zucker zu essen wie bisher, während die Menge an Fleisch deutlich reduziert wird, stärkt unsere Überzeugung, dass die Menschen eine Vorliebe für Zucker entwickeln, der nur schwer widerstanden oder die nur schwer überwunden werden kann.«[100]

Zucker war »eine ideale Substanz«[101], sagt Mintz. »Der Zucker diente dazu, ein arbeitsreiches Leben weniger arbeitsreich erscheinen zu lassen. In der Erholungspause erleichterte er den Wechsel zwischen Arbeit und Ruhezeit – oder zumindest schien er diesen zu erleichtern –, und er sorgte für ein rascheres Sättigungs- oder Zufriedenheitsgefühl, als komplexe Kohlenhydrate dies können. Er ließ sich problemlos mit vielen anderen Lebensmitteln kombinieren, mit einigen davon wurde er auch gemeinsam verwendet (Tee und Kekse, Kaffee und Brötchen, Schokolade und Marmeladenbrot) … Kein Wunder, dass er bei den Reichen und Mächtigen so beliebt war, und kein Wunder, dass auch die Armen ihn lieben lernten.« Was Oscar Wilde 1891 über Zigaretten schrieb, als dieser Genuss explosionsartig an Beliebtheit und Verfügbarkeit gewann, könnte ebenso gut über Zucker gesagt werden. Er ist »der perfekte Genuss. Er ist erlesen und lässt einen unbefriedigt. Was könnte man sich mehr wünschen?«[102]

Das Verlangen nach Zucker scheint in unserem Gehirn fest verankert zu sein. Kinder reagieren darauf unverzüglich, von Geburt an (wenn nicht sogar bereits im Uterus). Gebt Babys Zuckerwasser oder pures Wasser zur Auswahl, schrieb der britische Arzt Frederick Slare vor 300 Jahren, und »sie werden das eine gierig austrinken und beim anderen ein Gesicht ziehen. Ebenso werden sie an Kuhmilch erst dann Gefallen finden, wenn diese mit etwas Zucker versüßt wurde, um sie der Süße der Muttermilch anzugleichen.«[103] Slares Beobachtung wurde Anfang der 1970er-Jahre experimentell durch Jacob Steiner bestätigt, einen Professor für orale Biologie an der Hebräischen Universität von Jerusalem. Steiner untersuchte und fotografierte den Gesichtsausdruck von Neugeborenen, denen etwas Zuckerwasser gegeben wurde, noch bevor sie Muttermilch oder irgendeine andere Nahrung erhalten hatten. Das Ergebnis war, wie er schrieb, »eine ausgeprägte Entspannung des Gesichts, die einem Ausdruck von ›Befriedigung‹ glich, häufig begleitet ›von einem leichten Lächeln‹, auf das fast immer ein gieriges Lecken der Oberlippe und eine Saugbewegung folgte«.[104] Als Steiner den Versuch mit einer bitteren Lösung wiederholte, spuckten die Neugeborenen diese aus.

Dies erhebt die Frage, warum der Mensch sich zum Schleckermäulchen entwickelte, was auf der Zunge und im Gaumen und bis hinunter in die Speiseröhre komplizierte Rezeptoren verlangt, die selbst die Anwesenheit winziger Zuckermengen aufspüren können und diesen Geschmack über Nerven an das limbische System im Gehirn melden.[105] Ernährungswissenschaftler antworten üblicherweise, in der Natur würde ein süßer Geschmack entweder kalorienreiche Früchte oder Muttermilch anzeigen (wegen der Lactose, einem relativ süßen Kohlenhydrat, das bis zu 40 Prozent der Kalorien von Muttermilch ausmachen kann). Demnach würde ein hochempfindliches System für das Erkennen solcher Nahrungsmittel und die Unterscheidung vom Geschmack von Giftstoffen, die wir als bitter erkennen, einen deutlichen evolutionären Vorteil darstellen. Wenn jedoch die Dichte an Kalorien oder Nährstoffen die Antwort ist, müssen Ernährungswissenschaftler und Evolutionsbiologen erklären, warum wir nicht auch den Geschmack von Fetten als süß empfinden. Sie haben doppelt so viele Kalorien pro Gramm wie Zucker (und mehr als die Hälfte der Kalorien von Muttermilch stammen aus Fett).

Eine häufig vorgebrachte These, um zu erklären, warum die Engländer die weltweit größten Zuckerkonsumenten wurden und dies auch noch im frühen 20. Jahrhundert blieben, ist neben der Tatsache, dass sie das weltweit produktivste Netzwerk zuckerproduzierender Kolonien hatten, der Umstand, dass es ihnen an einheimischen saftigen Obstsorten fehlte und sie daher zuvor wenig Gelegenheit hatten, sich an Süßes zu gewöhnen, wie dies bei den Bevölkerungen des Mittelmeerraums der Fall war. Daher war der süße Geschmack für die Engländer eher etwas Neues und ihre erste Erfahrung mit Zucker verursachte, so die Annahme, ein bevölkerungsweites Erstaunen.[106] Nach dieser Argumentation folgten die Amerikaner den Briten als Zuckerkonsumenten so dicht auf den Fersen, weil die amerikanischen Staaten, die ursprünglichen Dreizehn Kolonien, von den Engländern besiedelt wurden, die ihre Gelüste auf Süßes mitbrachten. Dieselbe Erklärung trifft auf die Australier zu, die in den ersten Jahrzehnten des 20. Jahrhunderts die Briten als Zuckerkonsumenten eingeholt hatten.[107]

Das alles ist jedoch ebenso Spekulation wie die Ansicht, die psychoaktiven Aspekte des Zuckerkonsums hätten einen evolutionären Vorteil verschafft. Der Geschmack von Zucker tröstet bei Kummer und besänftigt daher »Äußerungen von Kummer«[108] bei Säuglingen und Kleinkindern. Der Verzehr von Zucker ermöglicht es Erwachsenen, trotz Schmerz und Erschöpfung zu arbeiten und Nüchternschmerzen zu lindern.[109] Dass Zucker bei Säuglingen und Kleinkindern als Schmerzkiller wirkt oder sie zumindest stark ablenkt, beweist sein Einsatz bei Beschneidungszeremonien – sogar in Krankenhäusern einen Tag nach der Geburt –, um das Neugeborene zu trösten und zu beruhigen. Wenn Zucker also den Säugling oder das Kleinkind nur ablenkt und weder ein aktives Schmerzmittel ist noch psychoaktiv für einen Genuss sorgt, der den Schmerz überwindet, wie es bei dieser Sichtweise postuliert wird, müssen wir erklären, warum er in klinischen Studien Säuglinge und Kleinkinder wirksamer in ihrem Kummer tröstet als die mütterliche Brust oder die Muttermilch.[110]

Viele Tiere reagieren positiv auf Zucker – sie sind Schleckermäulchen – aber nicht alle. Auf Katzen trifft es beispielsweise nicht zu, sie sind obligate Fleischfresser (in der Natur fressen sie nur andere Tiere).[111] Auf Hühner trifft es nicht zu, ebenso wenig auf Gürteltiere, Wale, Seelöwen, einige Fische und die Vogelgattung der Kuhstärlinge. Trotz der allgemein üblichen Nutzung von Ratten in der Erforschung einer Zuckerabhängigkeit ziehen einige Rassen der Laborratte Maltose – das Kohlenhydrat im Bier – dem Zucker vor. Rinder andererseits lassen sich gerne mit Zucker mästen, eine Beobachtung, die im späten 19. Jahrhundert gemacht wurde, als der Zuckerpreis weit genug fiel, sodass Bauern es sich leisten konnten, Zucker zu verfüttern.[112] In einer 1952 veröffentlichten Studie berichteten Agrarwissenschaftler, dass sie Rinder dazu bringen konnten, ansonsten verschmähte Pflanzen zu fressen, indem sie diese Pflanzen mit Zucker oder Melasse besprühten (die Rinder bevorzugten Letztere) – ihnen mit anderen Worten einen Zuckerguss verpassten.[113] »In mehreren Fällen«, berichteten die Forscher, »fanden die Rinder schnell heraus, was vorging und folgten der Sprühdose erwartungsvoll.« Die Rinder reagierten auf künstliche Süßstoffe genauso, was nahe legt, dass »die Rinder alles mochten, was süß war, ob es nun einen Nährwert hatte oder nicht«. Durch das Süßen mit Zucker »können wir selbst dem ungenießbarsten Müll eine falsche Schmackhaftigkeit verleihen«[114], wie es eine Abhandlung in The New York Times 1884 berichtete.

Die eigentliche Forschungsliteratur zu der Frage, ob Zucker süchtig macht und daher die Ernährungsvariante einer missbräuchlich konsumierten Droge darstellt, ist überraschend dürftig.[115] Bis in die 1970er-Jahre und weitgehend auch noch danach haben die Mainstream-Experten diese Frage für die menschliche Gesundheit als nicht besonders relevant betrachtet. Die sehr begrenzte Forschung ermöglicht es uns, zu beschreiben, was passiert, wenn Ratten und Affen Zucker konsumieren, aber wir sind nicht wie sie und sie sind nicht wir. Die entscheidenden Experimente werden aus offensichtlichen ethischen Gründen selten, wenn überhaupt, bei Menschen und sicher nicht mit Kindern durchgeführt: Wir können nicht vergleichen, wie sie beispielsweise auf Zucker, Kokain und Heroin reagieren, um zu bestimmen, welche Substanz stärker süchtig macht.

Zucker ruft dieselben Reaktionen wie Nikotin, Kokain, Heroin und Alkohol in der Gehirnregion hervor, die als »Belohnungszentrum« bekannt ist – fachsprachlich im Nucleus accumbens. Suchtforscher sind zu der Ansicht gelangt, dass Verhaltensweisen, die für das Überleben einer Art erforderlich sind – insbesondere Essen und Sex – in diesem Teil des Gehirns als lustvoll erlebt werden und wir sie daher immer und immer wiederholen. Zucker regt die Freisetzung derselben Neurotransmitter an – insbesondere von Dopamin –, durch die die starken Wirkungen dieser anderen Drogen vermittelt werden. Da Drogen auf diese Weise wirken, hat es der

Mensch gelernt, die wesentlichen Inhaltsstoffe in konzentrierte Formen zu bringen, die den Rausch noch steigern. Cocablätter beispielsweise wirken leicht anregend, wenn sie gekaut werden, jedoch stark süchtig machend, wenn sie zu Kokain aufbereitet werden und sogar noch stärker, wenn sie durch das Rauchen eines Cracks direkt in die Lunge gelangen. Auch beim Zucker wurde die ursprüngliche Form raffiniert, um seinen Rausch zu erhöhen und seine Wirkungen zu konzentrieren, einmal als Nährstoff, der Energie liefert, aber auch als chemische Substanz, die den Genuss im Gehirn anregt.

Je mehr wir diese Substanzen verwenden, desto weniger Dopamin produziert das Gehirn von allein und desto mehr gewöhnen sich unsere Gehirnzellen an das Dopamin, das produziert *wird* – die Anzahl an »Dopamin-Rezeptoren« nimmt ab. Das Ergebnis ist ein Phänomen, das als Dopamin-Downregulation bekannt ist: Wir brauchen mehr von der Droge, um dasselbe Glücksgefühl zu erzielen, während natürliche Genüsse wie Sex und Essen uns zunehmend weniger befriedigen. Die Frage ist nur, was eine Substanz, die im Belohnungszentrum wirkt und ein intensives Glücksgefühl auslöst, ohne süchtig zu machen, von einer Substanz unterscheidet, die zu beidem führt, zu Befriedigung und Sucht. Überschreitet Zucker diese Trennlinie? Wir können beispielsweise Spaß am Sex haben und ihn intensiv genießen, ohne sexsüchtig zu sein. Der Kauf neuer Schuhe wird bei vielen ebenfalls eine Dopaminreaktion im Belohnungszentrum des Gehirns auslösen, ohne jedoch süchtig zu machen.

Ratten, denen bei Experimenten Zuckerwasser gegeben wird, finden dieses deutlich angenehmer als Kokain – sogar wenn sie kokainsüchtig sind – und auch angenehmer als Heroin (wobei es den Ratten dabei schwerer fällt, eine Wahl zu treffen). Wird eine Ratte über Monate süchtig nach intravenösen Kokain-Bolusinjektionen gemacht und bietet man ihr dann, wie der französische Forscher Serge Ahmed berichtet hat, eine Zuckerlösung oder die tägliche Kokaindosis zur Auswahl an, wechselt die Ratte innerhalb von zwei Tagen auf die Zuckerlösung. Laut Ahmed kann die Bevorzugung des süßen Geschmacks gegenüber dem Kokain darin begründet sein, dass Neurone im Belohnungsschaltkreis, die besonders auf süßen Geschmack reagieren, vierzehn Mal häufiger vertreten sind. Diese allgemeine Feststellung wurde bei Affen reproduziert.[116]

Diese Tierstudien validieren die vereinzelte Erfahrung von Drogensüchtigen und Alkoholikern und die Beobachtungen von denen, die eine Sucht sowohl untersuchen als auch behandeln: Demnach sind Süßigkeiten und gezuckerte Getränke wertvolle Hilfsmittel – »nüchterne Genüsse« –, um Süchtige von härteren Drogen zu entwöhnen, wobei vielleicht von einer Sucht oder einer Dopamin-stimulierenden Substanz auf eine andere übergegangen wird, wenn auch auf eine relativ harmlosere. »Es bestehen kaum Zweifel, dass Zucker das körperliche Verlangen nach Alkohol mildern kann«[117], wie der Neurologe James Leonard Corning vor über hundert Jahren beobachtete. Die zwölf Schritte umfassende Bibel der Anonymen Alkoholiker – das sogenannte Blaue Buch – empfiehlt den Verzehr von Süßigkeiten und Zucker anstelle von Alkohol, wenn das Verlangen nach Alkohol spürbar wird.[118] Der Pro-Kopf-Verbrauch von Süßigkeiten verdoppelte sich tatsächlich mit Beginn der Prohibition 1919, als die Amerikaner anscheinend massenweise vom Alkohol zu Süßigkeiten übergingen. Der Verbrauch an Speiseeis zeigte zeitgleich mit der Prohibition eine »gewaltige Zunahme«[119]. 1920 erreichte der Zuckerkonsum in den Vereinigten Staaten Rekordhöhen, während Brauereien in Süßwarenfabriken umfunktioniert wurden. »Der Ruin des Spirituosengeschäftes«, schrieb *The New York Times*, »wird durch die Produktion von Süßigkeiten, Speiseeis und Sirup aufgefangen.«[120] Fünf Jahre später deuteten britische Behörden an, diese gewaltige Zunahme des Speiseeisverzehrs »aufgrund der Prohibition sei der Gesundheit abträglich«, worauf jedoch ein amerikanischer College-Präsident entgegnete, der Tausch habe sich offensichtlich gelohnt, denn er »habe nie von einem Mann gehört, der übermäßige Mengen Zuckerwerk gegessen und anschließend zu Hause seine Frau geschlagen habe«.[121]

Dies alles lohnt sich zu berücksichtigen, wenn wir darüber nachdenken, wie unaufhaltsam Zucker und Süßigkeiten unsere Ernährung allmählich sättigten und unser Leben beherrschten, da weltweit die jährliche Zuckerproduktion ab dem 17. Jahrhundert exponentiell zunahm.[122] Die jährlich verzehrte Zuckermenge pro Kopf stieg in England im 18. Jahrhundert um mehr als das Vierfache von 1,8 auf 8,2 Kilogramm und vervierfachte sich im 19. Jahrhundert erneut. In den Vereinigten Staaten nahm der jährliche Zuckerverzehr im 19. Jahrhundert um das Sechzehnfache zu.[123] Auch in Deutschland war der Verbrauch von Zucker bis zum Beginn des 19. Jahrhunderts auf 1,1 Kilogramm pro Kopf gestiegen – eine Verzwanzigfachung im Vergleich zum 16. Jahrhundert.[124]

Zu Beginn des 20. Jahrhunderts hatte der Zucker sich überall in unsere Esserlebnisse eingeschlichen – er wurde zum Frühstück, Mittagessen, Abendessen und bei Zwischenmahlzeiten verzehrt. Ernährungsexperten wiesen bereits auf etwas anscheinend Offensichtliches hin, dass nämlich der gestiegene Verbrauch das Ergebnis zumindest einer Art Abhängigkeit war – »die Entwicklung der Gelüste auf Zucker, die, wie alle anderen Gelüste – beispielsweise auf Alkohol – durch Belohnung zunehmen.«[125]

Wieder hundert Jahre später ist Zucker ein Inhaltsstoff geworden, der sich in Fertignahrung und abgepackten Lebensmitteln nur durch eine konzertierte und entschiedene Anstrengung vermeiden lässt, denn er ist überall: nicht nur in offensichtlich süßen Lebensmitteln – Schokoriegeln, Keksen, Speiseeis, Schokolade, Limonaden, Säften und Energydrinks, gesüßten Eistees, Marmeladen, Gelees und Frühstücksmüslis (kalten wie warmen) –, sondern auch in Erdnussbutter, Salatdressings, Ketchup, Barbecue-Saucen, Dosensuppen, Aufschnitt, Frühstücksfleisch, Bacon, Würstchen, Brezeln, Chips, gerösteten Erdnüssen, Spaghetti-Saucen, Dosentomaten und Brot. Ab den 1980er-Jahren bemühten sich die Hersteller von Produkten, die als besonders gesund beworben wurden, weil sie fettarm waren oder vor allem wenig gesättigtes Fett enthielten (ganz zu schweigen von glutenfrei, ohne Glutamat oder Geschmacksverstärker, frei von Transfetten), diese Fettkalorien durch Zucker zu ersetzen, um sie ebenso schmackhaft oder noch leckerer zu machen, wobei der Zucker häufig hinter einem der mehr als fünfzig Namen versteckt wurde, unter denen die Fructose-Glucose-Kombination von Zucker und fructosereichem Maissirup gefunden werden kann. Fett wurde aus Schokoriegeln entfernt, Zucker dafür zugefügt oder zumindest beibehalten, sodass daraus Gesundheitskost wurde. Aus Joghurt wurde Fett entfernt und dafür Zucker zugesetzt und es wurden daraus Snacks, Frühstück und Mittagessen, die der Herzgesundheit zuträglich sein sollten. Man hätte meinen können, die Lebensmittelindustrie sei gemeinsam zu dem Schluss gekommen, oder ihre zahlreichen Fokusgruppen hätten die Botschaft verbreitet, ein Produkt, das nicht zumindest leicht gesüßt sei, würde von unseren modernen Gaumen als unangemessen abgelehnt und wir würden stattdessen das gesüßte Produkt eines Konkurrenten kaufen.

Unterdessen wurden Zucker und Süßigkeiten gleichbedeutend mit Liebe und Zuneigung, was sich auch in der Sprache zeigt, mit der wir diese kommunizieren – im Deutschen mit »Süßer« oder »Zuckermaus« ebenso wie im Englischen mit »Sweetie«, »Sweetheart« oder »Honey« und allen möglichen Kombinationen und Varianten. Zucker und Süßigkeiten gehörten als wichtiger Teil zu Feiertagen und Erfolgen, ob groß oder klein. Für diejenigen, die sich nicht mit einem Glas Wein belohnen (und auch viele, die dies tun), sind es Schokoriegel, Desserts, Eis oder eine Cola, die ihnen den Tag versüßen. Für die Eltern unter uns sind Zucker und Süßigkeiten Hilfsmittel geworden, mit denen wir arbeiten, um Erfolge unserer Kinder zu belohnen, ihnen unsere Liebe und unseren Stolz auf sie zu zeigen, um sie zu motivieren und zu locken. Süßigkeiten sind zur Währung der Kindheit und der Erziehung geworden.

Die übliche Tendenz ist auch hier wieder, als einzigen Motor für diesen Wandel den leckeren Geschmack von Zucker und Süßigkeiten zu sehen. Wir können dies die Hypothese der »Erfrischungspause« in der Zuckergeschichte nennen. Die alternative Sichtweise ist, dass der Zucker unsere Ernährung erobert hat, weil das erste Schmecken von Zucker, ob heute bei einem Säugling oder vor hunderten von Jahren bei einem Erwachsenen, wie es Michael Pollan formulierte, im wahrsten Sinn des Wortes ein Erstaunen, eine Art Rausch ist. Es ist der Zündfunke für lebenslange Gelüste, nicht identisch mit denen auf andere Drogen, aber analog dazu. Da Zucker ein Nährstoff ist und die offensichtlichen Folgen seines Verzehrs, verglichen mit denen von Nikotin, Koffein und Alkohol, relativ harmlos sind – zumindest kurzfristig und beim Verzehr kleiner Mengen –, blieb er, wie Sidney Mintz sagt, gegen moralische, ethische oder religiöse Angriffe nahezu gefeit. Selbst seine Angriffe auf die Gesundheit brachten ihn nicht in Misskredit.

Ernährungswissenschaftler haben unsere chronischen Krankheiten praktisch jedem Faktor unserer Ernährung oder Umwelt angelastet – Fetten und Cholesterin, Eiweiß und Fleisch, Gluten und Glykoproteinen, Wachstumshormonen und Östrogenen und Antibiotika, dem Fehlen von Ballaststoffen, Vitaminen und Mineralstoffen und natürlich dem Salz, industriell verarbeiteten Lebensmitteln im Allgemeinen, zu reichlichem Essen und einer sitzenden Lebensweise – bevor sie überhaupt nur einräumten, Zucker könne möglicherweise eine einzigartige Rolle spielen, abgesehen davon, dass er uns alle dazu bringt, verdammt noch mal, zuviel zu essen (wie es Fred Stare von der Harvard University vor vierzig Jahren formulierte).[126] Als daher im Lauf der Jahre einige wenige, gut informierte Experten tatsächlich ihre Glaubwürdigkeit riskierten, indem sie behaupteten, Zucker sei für diese Krankheiten verantwortlich, hatten ihre Worte wenig Einfluss auf die Überzeugungen ihrer Kollegen oder die Essgewohnheiten einer Bevölkerung, die es sich angewöhnt hatte, auf Zucker und Süßigkeiten als Belohnung für die Mühen des Alltags zu setzen.

KAPITEL 2

Die ersten zehntausend Jahre

———————•———————

»Herr Delacroix, ein ebenso liebenswürdiger wie fruchtbarer Schriftsteller, beklagte sich eines Tages in Versailles über den Preis des Zuckers, der damals über fünf Franken das Pfund kostete. ›Ach‹, sagte er mit weicher, gefühlvoller Stimme, ›wenn je der Zucker wieder auf dreißig Sous zu stehen kommt, so werde ich kein ander Wasser mehr trinken als Zuckerwasser.‹ Sein Wunsch ist erhört worden.«

Jean Anthelme Brillat-Savarin *Physiologie des Geschmacks*, 1825

Zucker ist ein Kraftstoff für Pflanzen und wird in allen gefunden – in einigen jedoch in höherer Menge als in anderen. Man kann darauf wetten, dass der Mensch zu irgendeinem Zeitpunkt versucht hat, aus praktisch jeder Substanz oder Pflanze, die merklich süß schmeckte und versprach, ihren Zucker in nennenswerter Menge abzugeben, Zucker zu extrahieren. Honig wurde überall in Europa und Asien verzehrt, bis er vom Zucker verdrängt wurde, und als die europäischen Siedler in der Neuen Welt ankamen und dort keinen Honig vorfanden, führten sie Honigbienen ein, die von den amerikanischen Ureinwohnern als die »Fliegen des weißen Mannes«[127] bezeichnet wurden. Vor der Ankunft der Europäer verwendeten die amerikanischen Ureinwohner Ahornsirup als Süßungsmittel und machten die Siedler mit diesem Geschmack vertraut.[128] (Thomas Jefferson war ein Befürworter des Ahornsirups, weil dieser Sklavenarbeit unnötig machte. »Der Ahornzucker«, schrieb er, »liefert einen Zucker, der dem Besten des Zuckerrohrs gleichkommt, er liefert ihn in großer Menge und benötigt keine weitere Arbeit als die, die von Frauen und Mädchen geleistet werden kann … Welcher Segen.«)[129] Weder Ahornsirup noch Honig können jedoch zum Süßen kalter Getränke verwendet oder gut mit Kaffee gemischt werden. Sie lassen sich auch nicht in ausreichenden Mengen produzieren, um mit dem Zucker zu konkurrieren. Wir verwenden beide noch, aber in begrenzten Mengen und mit begrenzten Einsatzmöglichkeiten.

Selbst Sorghumhirse, ein Süßgras der Alten Welt, das in Afrika als Viehfutter verwendet und von den dortigen Dorfbewohnern wegen seiner Süße gekaut wurde, verbreitete sich Ende des 19. Jahrhunderts als potenzielle Zuckerquelle in Konkurrenz zu Rohr- und Rübenzucker.[130] Das US-Landwirtschaftsministerium griff es auf und »entfachte eine Begeisterung, die einem Wahn gleichkam«[131], Trockenheiten und Insektenplagen setzten dem jedoch ein Ende. Rohrzucker, später Rübenzucker und inzwischen fructosereicher Maissirup trugen den Sieg davon, da sie Süßungsmittel waren, die sich für eine wirtschaftliche Massenproduktion eigneten und ausreichende Mengen lieferten, um eine nahezu grenzenlose Nachfrage zu befriedigen.

Anthropologen glauben, dass das Zuckerrohr erstmals vor etwa 10 000 Jahren in Neuguinea angebaut wurde.[132] Dass es bereits damals verehrt wurde, beweisen Schöpfungsmythen Neuguineas, in denen die menschliche Rasse aus der sexuellen Begegnung des ersten Menschen mit einer Stange Zuckerrohr auftaucht.[133] Fachlich gesehen ist die Pflanze ein Gras, das 3,5 bis 4,5 Meter hoch wird und deren etwa 15 Zentimeter dicke Stängel Saft enthalten. Auf tropischen Böden wächst das Zuckerrohr aus Ablegern des Stängels und reift innerhalb von einem bis eineinhalb Jahren. Der Saft des Zuckerrohrs, zumindest die heutige Sorte, ist überwiegend wässerig und enthält 17 Prozent Zucker. Dadurch entwickelt das Zuckerrohr beim Kauen eine Süße, die jedoch nicht sehr intensiv ist. Anthropologen vermuten, dass die ersten Bauern das Zuckerrohr wegen seiner Süße anbauten, die beim Kauen der Stängel entstand, *und* wegen der Energie, die es lieferte. Bereits lange bevor die Kunst des Raffinationsprozesses entwickelt wurde, hatte sich der Anbau von Zuckerrohr bereits auf Indien, China, die Philippinen und Indonesien ausgedehnt.

Ohne Raffination ist der Saft des Zuckerrohrs nur für den örtlichen Verbrauch geeignet. Innerhalb eines Tages nach dem Schneiden beginnen die Stängel zu gären und zu verfaulen. Der Saft kann jedoch aus dem Zuckerrohr gepresst oder gedrückt oder durch Zerstoßen gewonnen werden und dann, wie Bauern in Nordindien um 500 v. Chr. entdeckten, durch wiederholtes Erhitzen und Abkühlen in Rohzucker verwandelt werden – durch eine »Reihe von Fest-Flüssig-Arbeitsgängen«.[134] Der Zucker kristallisiert, während die Flüssigkeit verdampft. Ein Endprodukt dabei ist die Melasse, eine zähflüssige braune Flüssigkeit. Ein weiteres Endprodukt, das größeren Zeit- und Arbeitsaufwand erfordert, ist der trockene Kristallzucker, dessen Farbe von Braun bis Weiß reicht. Je stärker der Zucker raffiniert wird, desto weißer und reiner ist das Endprodukt.

Beim Anbau mit den Mitteln der modernen Technologie kann Zuckerrohr (wie die Zuckerindustrie und Ernährungswissenschaftler wiederholt bei ihrer Verteidigung des Zuckers im 20. Jahrhundert vorbrachten) mehr Kalorien pro Anbaufläche erzeugen, um die Bevölkerung zu ernähren, als jedes andere Tier oder jede andere Pflanze.[135] Der trockene Kristallzucker kann jahrelang gelagert werden, lässt sich gut transportieren und kann ohne Erhitzen und Kochen verzehrt werden. Und, anders als Honig oder Ahornsirup, hat er keinen Eigengeschmack oder Nachgeschmack. Raffinierter Zucker ist farblos und geruchlos. Er ist nichts anderes als Süße in kristallisierter Form. Im Gegensatz zum Salz ist er die einzige reine chemische Substanz, die der Mensch verzehrt. Und er liefert pro Gramm vier Kalorien.[136]

Zucker ist für die Nahrungszubereitung außerordentlich nützlich, selbst dann, wenn nicht unbedingt die Süße das erwünschte Ergebnis ist, und genau das ist der Grund, warum Zucker unter seinen vielen verschiedenen Bezeichnungen und Formen heute in den modernen verarbeiteten Lebensmitteln allgegenwärtig ist.[137] Zucker macht Früchte und Beeren haltbar, indem er das Wachstum von Mikroorganismen hemmt, die diese sonst verderben lassen würden. Dadurch ermöglichte der preiswerte Zucker die Revolution bei Marmeladen und Gelees, die Mitte des 19. Jahrhunderts einsetzte (eine von vielen Revolutionen bei zuckerreichen Nahrungsmitteln, die zeitgleich begannen, wie wir in Kürze besprechen werden). Zucker hemmt Schimmel und Bakterien in Kondensmilch und anderen Flüssigkeiten, indem er den sogenannten osmotischen Druck der Flüssigkeit erhöht. Er reduziert den strengen Geschmack des Salzes, das zum Pökeln und Haltbarmachen von Fleisch verwendet wird (und das Salz verstärkt die Süße des Zuckers). Zucker ist ein ideales Treibmittel für Hefe und damit für das Gehenlassen von Brotteig. Das Karamellisieren des Zuckers liefert die hellbraune Farbe der Brotkruste. Löst man Zucker in Wasser auf, gibt er dem Wasser nicht nur Süße, sondern macht es auch dickflüssiger und erzeugt dadurch den »Körper« und das, was Nahrungswissenschaftler als »Cremigkeit« von Limonade oder Saft bezeichnen. Als Würzmittel verstärkt er die im Nahrungsmittel bereits vorhandenen Aromen, schwächt bitteren Geschmack ab und verbessert die Konsistenz.

Dies alles war sicherlich sekundär gegenüber der Süße und der Nah-
rungsversorgung und vielleicht noch neben jeglichem medizinischen Gebrauch, als der Zucker 2000 Jahre später seinen Siegeszug durch die Welt
antrat. Buddhistische Missionare brachten ihn aus Indien nach China und
Japan. Muslimische Forschungsreisende entdeckten den Zucker in China und brachten ihn über Persien nach Arabien, kurz bevor im 7. Jahrhundert, nach Mohammeds Tod, die Ausbreitung der Muslime begann.
Es wird erzählt, Chosrau I., Kaiser von Persien, habe in einem Garten ein
junges Mädchen um ein Glas Wasser gebeten und sie habe ihm eine Tasse
Zuckerrohrsaft gegeben, der mit Schnee gekühlt war. Chosrau bat sofort
darum, die Tasse erneut gefüllt zu bekommen, und dachte darüber nach,
wie er den Garten für sich bekommen könnte. »Ich muss diese Menschen
an einen anderen Ort bringen und diesen Garten selbst übernehmen«[138],
sagte er zu sich. Ob er dies tat oder nicht, Chosrau wird auf jeden Fall zugeschrieben, das Zuckerrohr nach Persien gebracht zu haben. Das Muslimische Reich sorgte nachfolgend für die Verbreitung des Zuckerrohran-
baus im Mittelmeerraum – auf Malta, Sizilien, Zypern, in Südspanien und
Nord- und Ostafrika.

Im 10. Jahrhundert lagen die beiden großen zuckerproduzierenden Regionen außerhalb Indiens und Chinas an der Spitze des Persischen Golfs
im Delta von Tigris und Euphrat sowie im Niltal in Ägypten. Die Ägypter entwickelten als Erste die Raffinationstechniken, die seither mehr oder
weniger angewendet werden. In dieser Zeit kam es beim Zuckerverbrauch
zu Rekorden von bis zu 450 Kilogramm pro *Tag* in den königlichen Haus-
halten ägyptischer Wesire und Kalifen und bei Festessen zum Ramadan,
bei denen 75 Tonnen Zucker bei einem einzigen Fest verbraucht wurden,
vieles davon zur Gestaltung von Tischdekorationen, die entweder direkt
verzehrt oder nach dem Festmahl an die Bettler der Gegend verteilt wurden.[139]

Mit den Kreuzzügen im 11. Jahrhundert begann der Zucker, auch Nordeuropa zu infiltrieren. Als die ersten Kreuzfahrer zurückkehrten, erzählten
sie Geschichten über die Zuckerrohrfelder, die sie gesehen hatten, und über
Einheimische, die, wie Albert von Aachen berichtete, »begeistert an diesen
Rohren saugten, sich an deren wohltuenden Säften ergötzten und anscheinend gar nicht genug von diesem Genuss bekommen konnten«.[140] Von da
an beaufsichtigten die Kreuzfahrer die Zuckerproduktion in den Regionen,
die sie erobert hatten. Zucker war »ein höchst wertvolles Produkt, er war
für den Gebrauch und die Gesundheit der Menschheit dringend nötig«[141],

wie ein zeitgenössischer Chronist schrieb. Als Kreuzfahrer mit einem heftigen Verlangen nach Zucker nach Hause zurückkehrten, begannen die italienischen Stadtstaaten, auf Land- und Seewegen Zucker nach Nordeuropa und auf die Britischen Inseln zu transportieren.[142] Zucker taucht in den Küchenausgaben von Heinrich II. am Ende des 12. Jahrhunderts auf und wird dort als Gewürz geführt. Dies ist eine der ersten Erwähnungen des Gebrauchs von Zucker überhaupt in Britannien. 1288 verwendete der Haushalt von Eduard I. mehr als 2800 Kilogramm Zucker.[143]

Der Zucker verbreitete sich in Europa primär als Heilmittel – wie Jahrhunderte später Tee, Kaffee, Tabak und Schokolade –, als dekoratives Element, Gewürz und Konservierungsstoff. (Der krankheitsanfällige Sohn von Eduard I., der ständig an Erkältungen litt, erhielt als Teil seiner Behandlung Zucker und Zuckerstangen – »ohne Nutzen, denn er starb früh«.[144]) Im 13. Jahrhundert sagte Thomas von Aquin, der Verzehr von Zucker müsse während der Fastenzeit nicht verboten werden, da Zucker nicht »mit der Absicht gegessen wird, sich zu ernähren, sondern eher zur Förderung der Verdauung. Daher wird durch Zucker das Fasten nicht mehr gebrochen als durch irgendeine andere Medizin«.[145] Während der folgenden 500 Jahre wurde Zucker aus medizinischen Gründen ebenso viel konsumiert wie aus anderen Gründen. »Er war für praktisch jeden Körperteil gut, für die sehr Jungen, die sehr Alten, für Kranke und für Gesunde«, schrieb der britische Historiker James Walvin. »Er heilte und beugte Krankheiten vor, er labte die Erschöpften und stärkte die Schwachen.«[146]

Als der Zuckerpreis langsam fiel, nahm sein Verbrauch als Süßungsmittel und Lebensmittel zu. Er wurde nicht mehr in Apotheken verkauft, »die ihn ausschließlich für Kranke vorrätig hielten«, um nun »aus Völlerei verschlungen zu werden«.[147] Im 14. Jahrhundert tauchte Zucker in Kochrezepten auf. Im 15. Jahrhundert war er eine unverzichtbare Zutat in den Küchen derer, die wohlhabend genug waren, um ihn sich leisten zu können. »Kein Nahrungsmittel widersetzt sich sozusagen dem Zucker«, beschrieb es ein italienischer Feinschmecker der damaligen Zeit, eine Meinung, die von der Existenz mehrerer Rezepte der mittelalterlichen englischen Küche für Austern unterstützt wird, die mit Zucker bestreut wurden. »Zucker verdirbt kein Gericht«[148], war Mitte des 16. Jahrhunderts eine deutsche Abwandlung dieses Gedankens.

Barrieren für einen gesteigerten Zuckerverzehr waren, wie bereits weiter oben erwähnt, seine Kosten und seine Verfügbarkeit, die wiederum vom jeweiligen Land und den Arbeitskräften abhing. Das Zuckerrohr selbst kann nur in den Tropen oder in deren Nähe angebaut werden, es braucht Wärme und entweder eine längere Regenzeit oder ausgedehnte Bewässerung, um ihm das benötigte Wasser zu liefern. Überall, wo sich in der Alten Welt Zuckerrohr anbauen ließ, wurde es angebaut, aber diese Anbauflächen waren begrenzt. Das Anpflanzen, Ernten und Raffinieren des Zuckers und dessen Verkauf in ausreichenden Mengen andernorts als auf lokalen Märkten war keine Arbeit, die einzelne Kleinbauern leisten konnten. Dazu brauchte man Mühlen, um den Saft aus dem Rohr zu extrahieren, Kessel und große Mengen Holz, um den Saft zu kochen, Töpfe für das Kristallisieren, Container für das Transportieren und Lagern sowie Transportmittel und Verkehrsverbindungen.

Die Arbeit selbst war entsetzlich, wie Charles C. Mann beschrieb – »es mussten unter der tropischen Sonne Macheten in das harte rußverschmierte Zuckerrohr geschlagen werden, [wobei die Feldarbeiter] von Kopf bis Fuß mit einer klebrigen Mischung aus Staub, Asche und Zuckerrohrsaft bespritzt wurden«[149], ganz zu schweigen von der Arbeit an den Mühlen und den höllenähnlichen Raffinerien oder »Zuckerfabriken«, wie sie damals genannt wurden. Es war schwierig, Menschen zu finden, die arm und verzweifelt genug waren, um diese Arbeiten zu übernehmen.

Da es keine andere Wahl gab, brachten Sklaven die Lösung. Allein schon diese enge Verknüpfung zwischen Sklaverei und Zucker demonstriert, welche Abscheulichkeiten unsere Vorfahren für ihre süßen Gelüste, ihren Zuckerrausch und das Geld, das sich damit verdienen ließ, zu tolerieren und zu begehen bereit waren.

Zucker und Sklaverei gingen seit frühester Zeit Hand in Hand.[150] Als Muslime im 7. Jahrhundert begannen, im Mittleren Osten Zuckerrohr anzubauen, importierten sie schwarze Sklaven aus Ostafrika, die auf den Feldern arbeiten mussten. Sklaven wurden offenbar überall in der Zuckerindustrie des Mittelmeerraums eingesetzt und arbeiteten häufig neben bäuerlichen Arbeitskräften. Als Anfang des 15. Jahrhunderts zuerst Portugal und dann auch Spanien nach und nach Schiffe entlang der afrikanischen Küste entsendeten und das Zeitalter der Entdeckungen einläuteten, begannen sie gleichzeitig, mit schwarzen Sklaven zu handeln und sie in den Zuckerplantagen der neu besiedelten Inseln im nahen Atlantik arbeiten zu lassen – auf Madeira, den Azoren, den Kapverdischen Inseln, São Tomé, Principe und Annobón sowie auf den Kanarischen Inseln.

Kolumbus war der Erste, der Zucker in die Neue Welt brachte, und zwar auf seiner zweiten Reise 1493, nachdem er zuvor auf den Kanarischen Inseln gewesen war, wo er sowohl Zuckerrohrpflanzen als auch »Feldexperten für deren Anbau« mitnahm.[151] Auf den fruchtbaren Böden von Hispaniola (heute Haiti und Dominikanische Republik) wuchs das Zuckerrohr in biblischem Tempo – es keimte innerhalb von sieben Tagen, wie Kolumbus berichtete. Die Pflanzer selbst jedoch wurden krank und starben, genau wie die indianischen Sklaven, die man dort arbeiten ließ. 1506 wurde Zuckerrohr von den Kanarischen Inseln wieder nach Hispaniola gebracht und jeder Einwohner, der »eine Zuckermühle errichtete, sollte 500 Achtrealenstücke in Gold als Leihgabe erhalten«. Zehn Jahre später wurden Zuckerhüte als Geschenk für den Kaiser zurück nach Spanien geschickt. 1525 war der Handel »so lukrativ, dass Zucker zusammen mit Kleinoden und Perlen in Flotten verschifft wurde«.

Kolumbus' Steuermann Pinzón brachte 1499 auf seiner Entdeckungsreise Zucker nach Brasilien und die portugiesischen Siedler in Brasilien etablierten die erste lebensfähige Zuckerindustrie in der Neuen Welt.[152] Ab 1526 wurde Zucker in einer Fabrik raffiniert und nach Portugal zurücktransportiert, was den Zucker zur ersten landwirtschaftlichen Ware werden ließ, die in kommerziellen Mengen aus der Neuen in die Alte Welt transportiert wurde. Im 16. Jahrhundert beherrschte der brasilianische Zucker den Handel. Im gesamten Land entstanden Zuckerfabriken. Ende des Jahrhunderts exportierten sie jedes Jahr mindestens 4,5 Tonnen Zucker zurück nach Europa - einigen Schätzungen zufolge ein Vielfaches davon.

Die ersten spanischen Eroberer Mexikos brachten Anfang des 16. Jahrhundert ebenfalls Zucker mit. Auf ihrem Marsch durch die Region gründeten sie eine aufkeimende Zuckerindustrie. Cortés selbst wird nicht nur die Eroberung des Aztekenreiches zugeschrieben (mit der beachtlichen Hilfe der Pocken und weiterer Infektionskrankheiten), sondern auch die Errichtung von zwei der ersten Zuckermühlen auf dem Kontinent. Als Gonzalo Fernández de Oviedo 1552 sein Werk zur Geschichte der Eroberung Mexikos veröffentlichte, behauptete er, die noch neue mexikanische Zuckerindustrie sei in der Lage, genügend Zucker zu produzieren, »um die gesamte Christenheit zu versorgen«.[153] Die Eroberer stießen auch auf Eingeborene, die Schokolade tranken, wenn auch ungesüßt und mit Chili gewürzt. Den Spaniern schmeckte das Getränk nicht – »man schüttet es besser nach draußen zu den Schweinen, als es von Menschen trinken zu lassen«[154] –, aber Cortés schickte dennoch 1527 Kakaobohnen als Geschenk an Kaiser Karl V. Ende des Jahrhunderts mischten spanische Aristokraten ihre Schokolade mit Zucker und tranken morgens und nachmittags gesüßte heiße Schokolade.

Sowohl die Spanier als auch die Portugiesen nutzten die Eingeborenen Amerikas als Arbeiter auf ihren Zuckerplantagen, jedoch dezimierten die harte Arbeit und Epidemien, die aus Europa und Afrika eingeschleppt wurden, diese Bevölkerungsgruppen. Daher transportierte man afrikanische Sklaven zum Arbeiten auf den Plantagen in die Neue Welt. Als Franzosen und Briten im 17. Jahrhundert Kolonien in der Karibik errichteten, stiegen auch sie ins Zuckergeschäft ein, das von der Arbeit afrikanischer Sklaven abhängig war, die die mörderische Ernte des Zuckerrohrs auf ihren Plantagen leisten mussten.

Die Briten hatten in den 1640er-Jahren versucht, in ihrer ersten ständigen Kolonie in der Neuen Welt – in Jamestown, Virginia – Zuckerrohr anzubauen, aber das Klima war dafür ungeeignet.[155] Erfolg hatten die Briten in den 1640er-Jahren auf Barbados und später Jamaika erst, nachdem holländische Flüchtlinge aus Brasilien – Veteranen der Zuckerindustrie – Zuckerrohr mitbrachten und den Briten beibrachten, wie es angebaut und wie der Zucker raffiniert wird.[156*] Die Anzahl an Sklaven auf Barbados, der reichsten der Zuckerinseln, bis Jamaika sie von diesem Platz verdrängte, stieg von einer Handvoll Anfang des 17. Jahrhunderts auf über 46 000 im Jahr 1683. In den 1830er-Jahren, als die britischen Sklavenbefreier dem Sklavenhandel endlich ein Ende setzten, waren rund zwölfeinhalb Millionen Afrikaner als Sklaven in die Neue Welt gebracht worden.[157] Zwei Drittel von ihnen arbeiteten und starben beim Anbau und der Raffination von Zucker.

Vom 17. bis zum 19. Jahrhundert war Zucker wirtschaftlich und politisch das Äquivalent zum Erdöl im 20. Jahrhundert. Es war der Rohstoff, dessentwegen Kriege geführt, Imperien errichtet und Vermögen angehäuft und verloren wurden. 1775 stellte »König Zucker« oder das »weiße Gold«, wie es genannt wurde, beinahe ein Fünftel aller britischen Importe, fünf Mal mehr als Tabak.[158] Wie der Wissenschaftshistoriker Robert Proctor über Tabak und Besteuerung schrieb, war das Ergebnis eine »zweite Sucht«[159] – sowohl die britische als auch die US-amerikanische Regierung wurden wegen der Einnahmen, die sie durch deren Besteuerung erzielen konnten, energische Förderer der Zuckerindustrie. Zucker war ein ideales Besteuerungsobjekt:[160] Die Produktion war auf die tropischen Kolonien be-

---

* Deerr (1949, S. 106–108) zufolge hatten die Holländer nach einem zehnjährigen Kampf, der 1635 endete, zunächst den Norden Brasiliens erobert, ihre Motivation waren dabei die Gewinne gewesen, die durch den dortigen Zuckerrohranbau gemacht werden konnten. 1654 wurden sie von den Portugiesen vertrieben und diese holländischen Flüchtlinge ließen sich dann auf Barbados und Jamaika nieder.

schränkt, daher konnten die Importe kontrolliert werden und es bestand eine allgemeine Nachfrage; Zucker wurde jedoch (noch) nicht als lebensnotwendig angesehen. (Dasselbe galt für Tee. Das Süßen von Tee und die aufkeimende Teeindustrie in Indien beflügelten in dieser Zeit auch den Zuckerkonsum im gesamten Britischen Empire). Die britische Regierung begann Ende des 17. Jahrhunderts, Zuckerimporte aus der Karibik zusammen mit dem Tabak zu besteuern. Die Amerikaner folgten diesem Beispiel hundert Jahre später nach der Revolution und nachdem ihnen klar geworden war, wie viel Geld sich durch den Zucker beschaffen ließ, um einem noch jungen Land auf die Beine zu helfen.

Für die Zuckerinseln in der Karibik war die Zuckerproduktion so einträglich, dass es lohnend erschien, fast ausschließlich Zuckerrohr anzubauen und alles andere, was zum Leben benötigt wurde, zu importieren. Daraufhin florierten die amerikanischen Kolonien, da sie alles Notwendige an Grundnahrungsmitteln liefern konnten, die von den Zuckerkolonien nicht selbst produziert wurden. Der primäre Grund, warum die britische Westindien-Kompanie in den 1660er-Jahren begann, den Holländern New York City (damals Neu-Amsterdam) streitig zu machen, war, dass sie einen Hafen auf dem amerikanischen Festland benötigte – ein Zwischenlager – »von dem aus sie Sklaven und Lebensmittel im Austausch gegen Rohzucker und Melasse bekommen konnte«.[161] Als die Holländer der Übernahme New Yorks durch die Briten 1667 zustimmten, erhielten sie im Austausch dafür Niederländisch Guayana (heute Suriname) und seine damals wertvolleren Zuckerplantagen. Erst in den 1790er-Jahren waren die Amerikaner erfolgreich darin, Zuckerrohr anzupflanzen – in Louisiana –, obgleich bereits Zuckerraffinerien, die Rohzucker aus der Karibik in raffinierten Zucker verwandelten, entlang der gesamten Nordostküste florierten. 1810 waren landesweit 33 Raffinerien aktiv, 1860 gab es allein in New York bereits 18 davon.[162]

Viele der wohlhabendsten New Yorker Familien machten ihr Vermögen anfangs mit der Zuckerraffination, als Süßwarenhersteller und als Zwischenhändler im Atlantischen Dreieckshandel, der Zucker und Melasse in den Norden von New York transportierte, Rum nach Afrika schickte und Sklaven zurück in die Karibik brachte, während er zugleich die Zuckerinseln in der Karibik direkt mit Nahrungsmitteln und Seevorräten versorgte, »ohne die die westindischen Plantagen nicht hätten überleben können«.[163] Die Entscheidung der Briten von 1764, die Steuer auf Melasse in den Kolonien zu erhöhen, trug dazu bei, die revolutionären Gefühle anzustacheln, die zur Unabhängigkeit führen sollten. »Ich wüsste nicht, warum wir uns schämen sollten einzugestehen, dass Melasse ein wichtiger Faktor der amerikanischen Unabhängigkeit war«, schrieb John Adams 1775. »Viele große Ereignisse haben sich aus viel kleineren Ursachen entwickelt.«[164]

Sidney Mintz hat elegant beschrieben, dass die frühe Geschichte des Zuckers einen Bogen vom »Luxus der Könige zu einem königlichen Luxus der einfachen Bürger«[165] beschrieben hat. Diese Wandlung wurde im Vereinigten Königreich Anfang des 19. Jahrhunderts vollzogen, als der Zuckerverbrauch pro Kopf sich 9 Kilogramm pro Jahr annäherte. Die folgenden Jahrzehnte sollten den Zucker in ein Produkt verwandeln, das ebenso lebensnotwendig wurde wie Brot. Diese Phase der Verwandlung war in England 1874 besonders ausgeprägt, als die Regierung schließlich die Einfuhrzölle aufhob, und zwar aufgrund der Tatsache, dass Zucker, wie es ein Parlamentsmitglied beschrieb, »die Wonne der Kindheit und der Trost des Alters geworden war« und außerdem »äußerst nahrhaft und gesund ist«[166]. Daher sollten nach dieser Logik die Armen ebenso viel Recht haben, ihn zu konsumieren, wie die Reichen. Als der US-Kongress 1890 über dieselbe Frage debattierte – ob er die Steuer auf importierten Zucker wieder aufheben sollte, wozu es nie kam –, vermerkte *The New York Times*, dass die Regierung allein in den 1880er-Jahren über eine halbe Milliarde Dollar durch die Besteuerung von Zucker eingenommen hatte.[167]

Letztlich sorgten zwei Faktoren für den Wandel, der den Zucker von einem Luxus für Wohlhabende zu einem Vergnügen für alle machte. Ein Faktor war die Entwicklung der Zuckerrübenindustrie, die eine Zuckerquelle darstellte, die außerhalb der Tropen in gemäßigten Klimazonen angebaut werden konnte.[168] Für die Vereinigten Staaten bedeutete dies einen gut 3000 Kilometer breiten Streifen von Nord nach Süd, der sich von Küste zu Küste erstreckte. In Europa und Asien bedeutete dies eine heimische Versorgung mit Zucker für all jene Länder – insbesondere Deutschland, Österreich und Russland –, die keinen Zugang zu den Tropen oder zu tropischen Kolonien hatten.

Deutschen Chemikern war es bereits in den 1740er-Jahren gelungen, aus ausgewählten weißen Rüben Zucker zu extrahieren und diesen zu raffinieren, sie hatten es jedoch nicht geschafft, daraus Profit zu schlagen. (»Seine wissenschaftlichen Fähigkeiten waren nicht mit Geschäftssinn gepaart«,[169] schrieb Noël Deerr in *The History of Sugar* über den Ersten dieser deutschen Zuckerrübenunternehmer.). Als 1811 die britische Blockade Europas während der Napoleonischen Kriege Frankreich von der Zuckerversorgung abschnitt, gelang es einem französischen Naturforscher und Banker namens Benjamin Delessert, Zucker auf eine Art und Weise aus Rüben zu raffinieren, die ihn finanziell nicht ruinierte. Berühmt ist Napoleons Reise zu Delesserts Zuckerfabrik, wo er ihm die Medaille der Ehrenlegion verlieh. In einer Rede vor der französischen Handelskammer sagte Napoleon, die Engländer könnten ihren Rohrzucker nun »in die Themse kippen«,[170] weil sie ihn auf dem Kontinent nicht mehr würden verkaufen können. Napoleon wies 80 000 Morgen – also 200 Quadratkilometer – Ackerland für den Anbau von Zuckerrüben aus und richtete Fachzentren ein, in denen die Kunst und die Vermarktung der Zuckerrübenproduktion gelehrt wurden. Innerhalb von drei Jahren produzierten allein in Frankreich mehr als 300 Fabriken Rübenzucker.

Napoleons Zuckerrübenrevolution geriet mit seiner Niederlage 1814 und dem Ende der Kontinentalblockade durch die Briten vorübergehend ins Stocken. Als der billige Zucker aus der Karibik wieder nach Europa kam, konnten die Hersteller von Rübenzucker mit den niedrigeren Preisen nicht konkurrieren. Die Abschaffung der Sklaverei durch die Engländer in den 1830er-Jahren und der darauferfolgende vorübergehende Zusammenbruch der karibischen Zuckerrohrindustrie gab den europäischen Rübenzuckerproduzenten erneut Gelegenheit, die Industrie wieder in Schwung zu bringen. Ende der 1850er-Jahre stellte der Rübenzucker aus Europa und Russland mehr als 15 Prozent der Weltzuckerproduktion.[171] 1880 hatte der Rübenzucker den Rohrzucker überholt und die Gesamtmenge aller Zuckerarten, die raffiniert und weltweit verbraucht wurden, hatte sich innerhalb von 40 Jahren mehr als verfünffacht.

Als das US-Landwirtschaftsministerium 1862 gegründet wurde, war seine Triebkraft, mehr als alles andere, die Zuckerrübenproduktion zu stärken.*[172] Zu seinen ersten Amtshandlungen gehörte die Analyse der verschiedenen Rübenarten auf ihren Zuckergehalt. Sechs Jahre später behauptete der Landwirtschaftsbeauftragte, nur weil die US-Regierung die neu aufkommende Zuckerrübenindustrie unterstützt habe, könne sie nun »zu den Industriezweigen gezählt werden, die ein Segen für die Welt sind«.[173]

---

* Die Agrarwissenschaft spielte in der Tat eine entscheidende Rolle für die Zuckerindustrie. Deborah Jean Warner zufolge, einer Kuratorin des National Museum of American History und Autorin von Sweet Stuff, war Rübenzucker das erste landwirtschaftliche Unterfangen, das sich auf wissenschaftliches Fachwissen stützte, um höhere Gewinne zu erzielen und eine Qualitätskontrolle anzustreben, und als die American Chemical Society 1876 gegründet wurde, waren die meisten Gründungsmitglieder Zuckerchemiker (Warner 2011, S. 19).

Der zweite Faktor bei der Verwandlung von Zucker in ein Grundnahrungsmittel – in eine Lebensnotwendigkeit – war die Technologie. Die industrielle Revolution, die 1765 durch Watts Dampfmaschine eröffnet worden war, veränderte die Produktion und Raffination von Zucker, wie praktisch auch jeden anderen Industriezweig des 19. Jahrhunderts. Ab den 1920er-Jahren[174] produzierten die Zuckerraffinerien an einem einzigen Tag so viel Zucker – mehrere Millionen Kilogramm –, wie die Raffinerien in den 1820er-Jahren in zehn Jahren geschafft hätten.[175]

Als der Zucker so billig wurde, dass jeder ihn sich leisten konnte, veränderte sich auch die Art unseres Zuckerkonsums.[176] Wir süßten nun heiße Getränke mit Zucker und verwendeten ihn in Backwaren aus Weizen oder streuten ihn über verschiedene Speisen. Marmeladen und Gelees wurden nun zwei Lebensmittel, die der preiswerte Zucker allgegenwärtig machte, da man Obst nun am Ende der Saison konservieren konnte, sodass es das ganze Jahr über als (natürlich gesüßtes) Nahrungsmittel zur Verfügung stand. Zudem tauchte Mitte des 19. Jahrhunderts zum ersten Mal in der Geschichte das Dessert als weiterer Gang einer Mahlzeit auf und damit die Erwartung, als Abschluss eines Mittag- oder Abendessens käme etwas Süßes auf den Tisch. Auch die Arbeitspause in der Industrie kam auf und eine neue Generation von Fabrikarbeitern lernte, eine Kombination aus Nikotin, Koffein und Zucker zu sich zu nehmen. Zigaretten, Kaffee und Tee sowie gesüßte Kekse oder Süßigkeiten konnten für wenig Geld überall gekauft werden.

Die Lebensmittelunternehmer dieser Epoche, die aus den nun verfügbaren industriellen Hilfsmitteln Vorteile zogen, erschufen völlig neue Lebensmittel, die in Massenproduktion hergestellt und überall in bisher nie dagewesenen Mengen verkauft werden konnten. In den 1840er-Jahren schrieb Mark Twain über seine Jugend auf dem Land in Missouri, dass sowohl Zucker als auch Melasse im Dorfladen aus Fässern lose verkauft worden seien.[177] Was in Twains anschaulicher Aufzählung der Waren, die es im Dorfladen seines Onkels in seiner Heimatstadt Florida, Missouri, zu kaufen gab, auffallend fehlte, waren alle Arten von Lebensmitteln oder Getränken aus Massenproduktion, in denen wir heute Zucker zu uns nehmen: Es gab keine Süßigkeiten, kein Speiseeis, keine Schokoladentafeln, abgepackte Kuchen oder Kekse, Limonaden oder Säfte. Diese wurden praktisch alle im nächsten halben Jahrhundert erfunden, genau wie die Industriezweige, in denen sie als Massenware produziert wurden, genau wie die Eisenbahnen, die sie landesweit transportierten, wie die Flaschen und Verpackungen, die dafür erforderlich waren, wie die Etiketten auf den Packungen und

die Werbemethoden sowie die unternehmerischen Fähigkeiten (wenn keine Naturbegabung vorlag), die für ihre Vermarktung nötig waren und die
das sicherstellten, was wir heute als Markentreue bezeichnen würden. Dabei waren Frauen und Kinder die erste Zielgruppe als natürliche Konsumenten von Süßigkeiten. Ab der Mitte des 19. Jahrhunderts war Zucker die
Währung der Kindheit geworden.

Zahlreiche Industriezweige trugen ebenfalls zu unserem ständig wachsenden Zuckerverbrauch bei, indem sie Zucker in Lebensmittelzuberei-
tungen verwendeten, allerdings aus anderen Gründen als der Süßung. Das
Mahlen von Getreide beispielsweise gehörte zu den vielen technologischen
Revolutionen im 19. Jahrhundert und als das Mehl in den Mühlen immer
reiner und weißer gemahlen wurde, sahen sogar die Mehlkäfer nur noch
wenig Vorteil darin, es zu fressen. Bäcker fügten Zucker hinzu, um die
Hefe immer schneller und schneller aufgehen zu lassen und das sonst ge-
schmacklose Mehl schmackhafter zu machen.[178] Während der verschiedenen Jahrzehnte des 20. Jahrhunderts nahm der Zuckergehalt im Brot beständig zu und befriedigte die ständig anspruchsvoller werdenden süßen
Gelüste (Wie *Sugar: A User's Guide* 1990 erklärte, kann Weißbrot – das
»Wonder Bread« der amerikanischen Kindheit beispielsweise – einen Zuckergehalt von mehr als 10 Prozent aufweisen gegenüber den rund 2 Prozent in europäischen Brotsorten).[179]

Insbesondere vier Industriezweige tauchten in den 1840er-Jahren auf,
um direkt zur Zuckersättigung unserer Ernährung und unseres Lebens
beizutragen, indem sie Lebensmittel und Getränke produzierten und ver-
markteten, in denen Zucker der primäre oder zumindest ein typischer Inhaltsstoff war. Diese Lebensmittel und Getränke erreichten für den Zucker,
was Zigaretten für den Tabak erreichten (und sollten letztlich Kinder als
Zielgruppe haben). Fruchtsäfte, Sportdrinks und insbesondere Frühstücksmüslis tauchten auf dem Markt auf und ihre Beliebtheit nahm 100 Jahre
später, in den Jahrzehnten nach dem Zweiten Weltkrieg, explosionsartig zu.

Süßigkeiten

1847 lancierte ein Apotheker aus Boston namens Oliver Chase die moderne Süßwarenindustrie mit seiner Erfindung einer Maschine, die perfekt geformte Pastillen zu Tausenden am Fließband herstellte. Die durch
eine Handkurbel bedienten Maschinen, wie die von Chase, wurden später

mit Pferdekraft, anschließend als Dampfmaschine und schließlich elektrisch betrieben. Lokal produzierte, in Handarbeit hergestellte Süßigkeiten für die Reichen wurden Leckereien in Massenproduktion für die gesamte Nation. Der Süßwarenladen – »ein Schaufenster des gewachsenen Ansehens«, wie es die Historikerin Wendy A. Woloson in *Refined Tastes* erklärte – verwandelte sich in den Süßigkeitenshop, »eine Anlaufstelle für die Kinder des frühen amerikanischen Kapitalismus«.[180] 1876, als die Stadt Philadelphia Gastgeber der Ausstellung zur Hundertjahrfeier war, stellten 20 Firmen Süßigkeiten aus Massenproduktion aus, die durch Spezialmaschinen produziert wurden.[181] 1903 schätzte *The New York Times* allein in den USA den jährlichen Umsatz der Süßwarenindustrie auf 150 Millionen Dollar, ausgehend von »praktisch null« ein Vierteljahrhundert zuvor.[182]

Schokolade[183]

Auch die Schokoladentafel stammt aus den 1840er-Jahren, als Schweizer Süßwarenhersteller – die Brüder Lindt – herausfanden, wie Schokoladenpulver zu einer Tafel verfestigt werden konnte, die sich für Massenproduktion, Verpackung und Transport eignete. Bis dahin hatte man Schokolade als Heißgetränk konsumiert, nur französische Spitzen-Confiseure hatten das Geheimnis gekannt, essbare Schokolade in fester Form herzustellen. Ende des Jahrhunderts wurden automatisierte Maschinen, die einzelne Tafeln verpackten, in Fabriken überall in den Vereinigten Staaten betrieben und, neben anderen, hatte Milton Hershey damit begonnen, Schokolade mit Milch zu mischen, um sie süßer zu machen, ihr ein zarteres Aroma zu verleihen und sie dadurch für Kinder verlockender zu machen. Ein bemerkenswerter Anteil der klassischen amerikanischen Schokoladenprodukte des 20. Jahrhunderts und von heute wurde zwischen 1886 (Clark Bar) und Anfang der 1930er-Jahre erstmals entwickelt und massenproduziert – Tootsie Rolls (1896), Hershey's Milk Chocolate Bar (1900), Hershey's Kisses (1906), Toblerone (1908), Heath Bar (1914), Oh Henry! (1920), Baby Ruth (1921), Mounds und Milky Way (1923), Mr. Goodbar (1925), Milk Duds (1926), Reese's Peanut Butter Cups (1928), Snickers (1930), Tootsie Roll Pops (1931) und die Riegel Mars und 3 Musketeers (1932).[184] Auch die Geschichte einiger deutscher Schokoladenhersteller reicht bis zum Beginn des 20. Jahrhunderts zurück: Feodora (1910), Ritter (1912), Rausch (1918) oder Hachez Braune Blätter (1923) sind bis heute erfolgreich.*

---

* Siehe unter den Websites der einzelnen Firmen

Speiseeis[185]

Speiseeis war eine Leckerei der Wohlhabenden, seit es Ende des 17. Jahrhunderts – die offenbar in Italien – erfunden wurde. Mitte des 18. Jahrhunderts war es in den Vereinigten Staaten noch so selten, dass der Verzehr als ein Ereignis galt, das eine Erwähnung in der Zeitung verdiente. Um ein weit verbreiteter Erfolg zu werden, brauchte es neben billigem Zucker entweder eine zuverlässige Eisversorgung oder eine Kühltruhe, in der Eis hergestellt und aufbewahrt werden konnte. Die Industrie für natürliches Eis – sie gewann im Winter Eis aus Seen, Teichen und Flüssen im Norden und lagerte dieses das Jahr über ein – nahm im 19. Jahrhundert einen explosionsartigen Aufschwung. Die erste Speiseeis-Gefriertruhe wurde 1843 von einer Tüftlerin aus Philadelphia namens Nancy Johnson erfunden.

Die Speiseeisproduktion in großem Stil begann mit Jacob Fussell, einem Milchhändler aus Maryland, der im Sommer 1851 auf einer übergroßen Menge Sahne saß, für die er keine Käufer fand. Er fügte der Sahne Zucker hinzu, fror sie als Speiseeis ein und verkaufte sie für 25 Cent pro Liter, wobei die Nachfrage überwältigend war. Fussell stieg daraufhin in die Massenproduktion ein, eröffnete Speiseeisfabriken zuerst in Pennsylvania bei seiner Sahnequelle, dann in Baltimore bei seinen Kunden und anschließend in Washington, Boston und New York. In England begann ein italienischer Konditor namens Carlo Gatti Ende der 1850er-Jahre erstmals mit der Massenproduktion von Speiseeis.

Die Herstellung von Speiseeis dürfte die einzige kulinarische Begabung gewesen sein, in der die Vereinigten Staaten weltweit führend waren. In den 1870er-Jahren fügten Drogisten dem Sodawasser*, das sie seit 40 Jahren in ihren Geschäften verkauften (anfangs ohne Geschmack, später mit Aromen und Süßungsmitteln), Speiseeis hinzu. Das Ergebnis war, wie Woloson sagt, »nicht nur eine neue Leckerei – Eiscreme-Soda –, sondern auch eine neue Einrichtung – der Eiscreme-Soda-Brunnen.«[186] 1892 wurde der Eisbecher erfunden, 1904 traten die Eiswaffeln auf der Weltausstellung in Saint Louis ihren Siegeszug an**, 1919 folgte Eskimo Pie (ein Eis am Stiel), 1920 Good Humor Bar (eine weitere Marke für Eis am Stiel) und 1923

---

*   Sodawasser war 1767 von Joseph Priestley erfunden worden.

** Von den verschiedenen Entstehungsgeschichten lautet eine, die ernst zu nehmen ist, dass der Waffelhersteller Ernest Hamwi auf der Messe einen Stand neben einem Speiseeishändler hatte, dem die Becher ausgingen, in denen er sein Eis verkaufte. Hamwi rollte daraufhin seine Waffeln zu kegelförmigen Tüten, in die das Eis gefüllt wurde – der Rest ist Geschichte. (Quinzio 2009, S. 159; Pendergrast 1993, S. 13.)

Popsicles (ein Wassereis am Stiel).[187] Das deutsche Unternehmen Langnese wurde 1936 gegründet und ist mittlerweile eines der größten Eiscremewerke in Europa.

Softdrinks

Und dann waren da die Limonaden. Dr. Pepper, Coca-Cola und Pepsi kamen alle in den 1880er-Jahren auf den Markt. Ein Chef von Coca-Cola[188] beschrieb die beiden letztgenannten als »großartige Konkurrenten«,[189] die die Industrie beherrschten und um die Verbreitung ihrer Produkte – aromatisiertes, koffeinhaltiges Zuckerwasser – in den entlegensten Winkeln der Welt konkurrierten.

Softdrinks waren ursprünglich Varianten patentierter Arzneimittel, die sich in der zweiten Hälfte des 19. Jahrhunderts zu einem lukrativen Industriezweig entwickelten. Coca-Cola war die Idee von John Pemberton, einem Hersteller patentierter Arzneimittel aus Atlanta. Er hatte die Eingebung, zu der Rezeptur von Mariani-Wein – einem überaus beliebten französischen Wein (zu seinen Anhängern zählten Thomas Edison, H. G. Wells, Präsident William McKinley und sechs französische Präsidenten), der mit pulverisierten Blättern des Cocastrauchs (Kokain) aufgegossen war; eine weitere beliebte Zutat patentierter Arzneimittel waren Kolanüsse, sowie kohlensäurehaltiges Wasser aus Sodabrunnen. Pemberton eliminierte 1885 den Wein aus der Rezeptur, als einige Countys in Georgia dafür stimmten, den Verkauf von Alkohol zu verbieten. Um die natürliche Bitterkeit von Kola und den Cocablättern zu überdecken, fügte er nun Zucker hinzu. Er warb für die Mischung als »köstliches, belebendes, erfrischendes und stärkendes Getränk … ein hochwertiges Brain Tonic und eine Kur für alle nervösen Störungen – Migräne, Neuralgien, Hysterie, Melancholie etc.«[190]

1891 verkaufte Pemberton die Rechte an Coca-Cola für 2300 Dollar an Asa Candler, einen ehemaligen Drugstore-Angestellten und ebenfalls Hersteller patentierter Arzneimittel. Dieser schuf ein Vertriebsnetzwerk, das innerhalb von vier Jahren dafür sorgte, dass das Produkt in jedem Bundesstaat des Landes in den Sodabrunnen verfügbar war und innerhalb weiterer zwei Jahre auch in Kanada und Mexiko. 1902, als es eine nationale Debatte über die abhängig machende Eigenschaft von Kokain gab, hatte Candler es stillschweigend aus Coca-Cola eliminiert. Dies schien den Absatz nicht zu beeinträchtigen. Coca-Cola gab 100 000 Dollar pro Jahr für Werbung aus. Als Asas Bruder John Candler gefragt wurde, wo überall für Coca-Cola geworben würde, antwortete dieser: »Ich wüsste nichts, wo *nicht* dafür geworben wird.«[191] 1913 hatte die Firma ihr Werbebudget auf über eine Million Dollar pro Jahr erhöht und bewarb Coca-Cola auf über einhundert Millionen Objekten wie Thermometern, Pappfiguren, Streichholzschachteln, Schreibunterlagen und Baseballkarten. Pepsi-Cola (das ursprünglich »Brad's Drink« hieß) folgte 13 Jahre später als Coca-Cola und war, wie der Name nun sagte, ein direkter Konkurrent, dessen Wachstumskurve exponentiell stieg. Der Absatz von Pepsi-Cola-Sirup verzehnfachte sich zwischen 1904 und 1907, Ende 1908 verfügte Pepsi über 250 Abfüllbetriebe in 24 Staaten.[192]

Der einzige Rückschlag für den weltweit ständig zunehmenden Zuckerkonsum war der Erste Weltkrieg und dieser Rückschlag war nur vorübergehend. Der Krieg in Europa nahm ein Drittel der Zuckerversorgung der Welt aus dem Umlauf – die europäische und die russische Zuckerrübenindustrie. Die kubanischen und die amerikanischen Betriebe steigerten ihre Produktionskapazitäten, um das Defizit auszugleichen, genau wie die Zuckerindustrie in nahezu 50 anderen Ländern in aller Welt.[193] Die Rationierung während des Krieges wurde anschließend von den größten jährlichen Verbrauchszunahmen abgelöst, die die Vereinigten Staaten je gesehen hatten. Nur in Europa kehrte der Zuckerverbrauch nur langsam auf das Vorkriegsniveau zurück. »Die Menschen in Europa naschen nicht mehr so gerne«, wie ein Manager der Zuckerindustrie gegenüber einem Reporter der *New York Times* 1921 äußerte. »Sie haben im Krieg gelernt, ohne Zucker auszukommen. Sie kommen weitgehend noch immer ohne Zucker zurecht, einige aus Notwendigkeit, andere freiwillig. Es wird eine intensive Kampagne nötig sein, um Europa wieder auf den früheren Zuckerverbrauch zurückzubringen.«[194]

Von diesem Zeitpunkt an verkaufte die Zuckerindustrie in den Vereinigten Staaten jährlich erstmals in der Geschichte mehr als 45 Kilogramm Zucker pro Kopf und die Amerikaner konsumierten über drei Milliarden Flaschen Softdrinks pro Jahr. Journalisten, Historiker und Manager der Zuckerindustrie staunten über die Erfolge des vorherigen Jahrhunderts, als sowohl die Zuckerproduktion als auch der Zuckerkonsum angekurbelt worden waren und sich die Art der amerikanischen Lebensmittelversorgung verändert hatte.[195]

KAPITEL 3

Die enge Verbindung von Tabak und Zucker

———————●———————

*»Eine solche Erhebung ist nicht nur relevant, weil der Zigarettenkonsum
in den Vereinigten Staaten ein Allzeithoch erreicht hat, sondern auch,
weil die American-Blend-Zigaretten, das Ergebnis der Verbindung
von Tabak und Zucker, nun weltweit rasch an Beliebtheit gewinnt.«*

»Tobacco and Sugar«

Sugar Research Foundation, Inc., Oktober 1950[196]

Dieses Buch befasst sich damit, welche Folgen der Verzehr signifikanter
Mengen Zucker – in Speisen oder Getränken – wahrscheinlich für die
menschliche Gesundheit hat. Die industrielle Revolution führte in der
ersten Hälfte des 20. Jahrhunderts jedoch noch zu einer weiteren bedeutsamen Veränderung der menschlichen Gewohnheiten, die nachweisbare
Auswirkungen auf unsere Gesundheit hatte – zum explosionsartigen Erfolg und der weltweiten Verbreitung der Zigaretten aus American-Blend-
Tabak und damit, wie ich besprochen habe, der Epidemie von Lungenkrebs, die das Rauchen von Zigaretten nachweislich verursacht.[197]

So wie Diabetes vor der industriellen Revolution und dem steilen Anstieg des daraus folgenden Zuckerkonsums eine überaus seltene Erkrankung (oder zumindest seltene Diagnose) war, war Lungenkrebs eine überaus seltene Erkrankung, bis die Zigaretten an Beliebtheit gewannen und
aus einer seltenen Erkrankung schließlich eine Geißel wurde. Vor 1900
wurden in den Vereinigten Staaten insgesamt nur 150 Fälle von Lungenkrebs diagnostiziert. 1914, ein Jahr nachdem R. J. Reynolds Camel auf den

Markt gebracht hatte – die erste Zigarettenmarke, die aus verschiedenen Tabaksorten zusammengemischt war – und im ersten Jahr, in dem Lungenkrebs offiziell als Todesursache in den Vereinigten Staaten aufgeführt wurde, diagnostizierte man 400 Fälle. 1930 hatte sich diese Zahl versiebenfacht. 1945 starben mehr als 12 000 Amerikaner an Lungenkrebs. 2005, als die Epidemie möglicherweise ihren Höhepunkt erreicht hatte, erlagen mehr als 163 000 Amerikaner dieser Krankheit. In Deutschland starben im Jahr 2007 mehr als 41 000 Menschen an Lungenkrebs und fast 80 Prozent dieser Todesfälle waren durch Tabak verursacht.[198]

Eine Sache, über die wenig gesprochen wurde – obgleich Robert Proctor von der Stanford University sie in *Golden Holocaust*, seiner monumentalen Enthüllungsgeschichte über die Zigarettenindustrie von 2011 erzählt – ist, dass Zucker bei dieser Epidemie eine absolut entscheidende Rolle spielte und noch immer spielt. Proctor stützt sich in dieser Geschichte vielfach, ebenso wie ich, auf einen Bericht von 1950, »Sugar and Tobacco«, der für den internen Gebrauch von der Sugar Research Foundation (SRF) der Zuckerindustrie erstellt wurde.* »Diese Funktion des Zuckers in Tabakblättern ist faszinierend«, sagte Proctor, »und sie wird außerhalb der Tabaklabors für Studien am Menschen nicht genügend gewürdigt.«[199]

Diejenigen, die sofort die Möglichkeit zurückweisen, Zucker für sich allein könne für mehr vorzeitige Todesfälle verantwortlich sein als Zigaretten, sollten bedenken, dass die Zigaretten ohne Zucker weit weniger schädlich gewesen wären und weit weniger abhängig gemacht hätten. Wie Wightman Garner, ein ehemaliger Chef der für Tabak zuständigen Abteilung im US-Landwirtschaftsministerium (USDA), dem Autor des SRF-Berichts 1950 (als das USDA noch stolz auf die Erfolge der Tabakindustrie sein konnte) erzählte, »hätten die American-Blend-Zigaretten und damit die Tabakindustrie in den Vereinigten Staaten ohne den Zucker keine so gigantische Entwicklung hingelegt, wie dies in der ersten Hälfte dieses Jahrhunderts der Fall war«.[200]

Bis ins frühe 20. Jahrhundert rauchten die Amerikaner überwiegend Zigarren oder Pfeifen, wobei sie den Rauch bei beiden selten inhalierten, oder sie kauten »Plug«-Tabak, wie er damals hieß. Die Zigaretten überholten die Zigarren und Pfeifen erst Mitte der 1920er-Jahre (ermittelt anhand der verbrauchten Tabakmengen), was teilweise durch die Verteilung

---

* Der Bericht würdigte Beiträge von Dutzenden Forschern und Verwaltungsbeamten, von denen viele aus dem US-Landwirtschaftsministerium stammten.

von Zigaretten an die Millionen junger amerikanischer Männer beflügelt wurde, die im Ersten Weltkrieg kämpften, und teilweise durch die ständig zunehmende Beliebtheit der American-Blend-Zigaretten. Innerhalb von zwei Jahren nach der Einführung durch R. J. Reynolds war Camel die meistverkaufte Zigarette in Amerika, innerhalb von acht Jahren waren 40 Prozent aller verkauften Zigaretten Camel. In den 1930er-Jahren verkauften die Zigarettenhersteller in den Vereinigten Staaten fast ausschließlich Zigaretten aus Tabakmischungen und die American-Blend-Zigarette war dabei, weltweit führend zu werden – ein Erfolg, zu dem genau wie bei Coca-Cola und Pepsi, der Zweite Weltkrieg unermesslich viel beitrug.[201]

Der entscheidende Faktor, der sowohl die Abhängigkeit als auch den Krebs fördert ist, dass der Zigarettenrauch leicht inhaliert werden kann. Wird das Nikotin tief in die Lungen gezogen, kann es zusammen mit Sauerstoff auf einer Körperinnenfläche absorbiert werden, die schätzungsweise etwa die halbe Größe eines Tennisplatzes ausmacht. (Allenfalls 5 Prozent des Nikotins im Tabakrauch werden im Mund absorbiert, wie in Wightman Garners Buch *The Production of Tobacco* von 1946 zu lesen ist. »Wird der Rauch inhaliert, wird ein viel größerer Anteil des Nikotins absorbiert.«[202]) Diese riesige Fläche bietet aber auch die enorme Gelegenheit, dass gesunde Zellen von krebserregenden Stoffen ins Visier genommen und in bösartige Zellen verwandelt werden. Daher ist für den Krebsprozess auch entscheidend wichtig, was das Erlebnis des Zigarettenrauchens so angenehm und so abhängig macht – was für die »Nikotinbefriedigung« sorgt, wie Tabakforscher dies später nannten. Die Zigarettenindustrie hätte auch Zigaretten herstellen können, deren Rauch sich schwerer inhalieren lässt, bemerkt Proctor, dann würde das Nikotin weniger abhängig machen, aber dann hätte sie weniger Zigaretten verkauft und sich weniger Raucher geangelt.[203]

American-Blend-Zigaretten sind, wie der Name sagt, eine Mischung aus vielen Tabakarten – etwa 70 Prozent des Inhalts sind luftgetrockneter Kentucky- oder »Burley«-Tabak und heißluftgetrockneter Virginia-Tabak. Die Heißlufttrocknung stellte in den 1860er- und 1870er-Jahren die größte technische Revolution in der Tabakindustrie dar und machte das Inhalieren möglich, wie Proctor berichtet. Dies führt ihn zu der Aussage, die »Heißlufttrocknung könne die tödlichste Erfindung in der Geschichte der modernen Fertigung sein. Schießpulver und Atomwaffen haben weit weniger Menschen getötet«.[204]

Für die Heißlufttrocknung werden die geernteten Tabakblätter über Eisenrohre gehängt, die die Umgebungsluft schrittweise auf höhere Temperaturen erwärmen. Der Vorgang wird fast eine Woche lang fortgeführt, während dieser Zeit fixiert die Hitze zuerst die Farbe der Tabakblätter und trocknet diese anschließend, während die Enzyme in den Blättern abgebaut werden, die sonst den in ihnen enthaltenen Zucker abbauen würden. Tabak, der anfangs einen relativ hohen Kohlenhydratgehalt hat (bis zu 50 Prozent des Trockengewichts), jedoch wenig Zucker enthält (3 Prozent), weist am Ende 22 Prozent Zucker auf, insbesondere Saccharose. Die »engste Parallele« zu dem, was während der Heißlufttrocknung in den Tabakblättern geschieht, ist, wie der SRF-Bericht von 1950 vermerkt, »die massive Umwandlung von Stärke in Saccharose«[205], die erfolgt, wenn Bananen geerntet werden und nachreifen.

Der Zuckergehalt der heißluftgetrockneten Tabakblätter ist der Schlüssel für das Inhalieren. Der hohe Zuckergehalt führt dazu, dass der Tabakrauch eher sauer als basisch ist – Chemiker würden sagen, er hat einen niedrigen pH-Wert. Basischer Rauch reizt die Schleimhautmembrane und regt die Hustenreaktion an. Saurer Rauch kann inhaliert werden, ohne dass etwas davon geschieht. Wie deutsche Forscher in den 1930er-Jahren feststellten, können die meisten Menschen den basischen Rauch von Pfeifen- oder Zigarrentabak nicht inhalieren, den sauren Rauch des zuckerreichen heißgetrockneten Tabaks in Zigaretten jedoch sehr gut.[206] Dies ist damit die erste von zwei Funktionen, die der Zucker in Zigaretten aus Tabakmischungen hat und die für das Inhalieren und die Abhängigkeit entscheidend wichtig sind.

Bevor Camel auf den Markt kam, wurden Zigaretten fast ausschließlich aus heißluftgetrocknetem Tabak hergestellt. Der Rauch konnte zwar inhaliert werden, hatte jedoch einen relativ niedrigen Nikotingehalt und das Nikotin wurde von den Lungen nicht so leicht absorbiert. Je mehr Zucker natürlicherweise im Tabak vorhanden ist, desto niedriger ist der Nikotingehalt und desto weniger gut wird das Nikotin absorbiert. Insofern war die Befriedigung durch das Zigarettenrauchen ebenfalls gering, bevor Camel herauskam, zumindest im Vergleich zum Rauchen von Zigarren oder Pfeifen oder zum Kauen von Plug-Tabak, die alle überwiegend luftgetrockneten Burley-Tabak verwendeten. Das Verlangen eines Raucherneulings, das Rauchen beizubehalten oder häufig zu rauchen, war ebenfalls gering.

1911 löste der Supreme Court, das höchste US-amerikanische Gericht, die American Tobacco Company – bekannt als Tobacco Trust – mit der Begründung auf, es handle sich dabei um ein Monopol und verletze damit den Sherman Antitrust Act. Nach der Entscheidung wurde der Tobac-

co Trust in vier kleinere Firmen aufgespalten. Eine davon war die Firma
R. J. Reynolds, die bisher Kautabak verkauft hatte und nun ins Zigaretten-
geschäft einstieg. Für die Camel-Zigaretten verwendete R. J. Reynolds eine
Tabakmischung aus luftgetrocknetem Burley, der auch für den Kautabak
verwendet wurde, und traditionell für Zigaretten verwendetem heißluftgetrocknetem Virginia (sowie etwas sonnengetrockneten orientalischen
Tabak, vom Zuckergehalt her ein Mittelding zwischen Burley- und Virginia-Tabak, und kleine Mengen anderer Tabakarten).

Die Lufttrocknung von Burley-Tabak führt zu einem relativ nikotinrei-
chen Tabak, dessen Nikotin leichter absorbiert wird als der von Virginia-
Tabak, der Rauch selbst ist jedoch basisch und daher schwer zu inhalieren.
Was noch wichtiger ist: Nach der Lufttrocknung hat Burley praktisch keinen Zuckergehalt mehr, was Wightman Garner 1946 als eine seiner »stö-
renden Eigenschaften«[207] beschrieb. 1913 jedoch war dieses Problem von
den Herstellern von Plug-Tabak gelöst worden und der Burley-Tabak, der
für Camel-Zigaretten verwendet wurde, war bereits das, was Proctor passend als »gezuckerten«[208] Tabak beschrieb.

Die Blätter des Burley-Tabaks sind porös und absorbierend, eine Qua-
lität, an der die ersten Tabakbauern in Missouri und Kentucky erkannten,
dass Burley-Blätter Zucker leicht aufnehmen können. Diese Tabakbauern
hatten damit begonnen, ihren Tabak nach der Trocknung in einem Verfahren zu süßen, bei dem sie die Blätter in eine »Zuckersoße« tauchten,
sie also in einer konzentrierten Zuckerlösung beizten, die normalerweise
Honig, Ahornsirup, Melasse, Fruchtsirup, Süßholz und weitere Süßstoffe
enthielt.* Laut der Sugar Research Foundation »verbessert Zucker den Geschmack aromatischer Substanzen genauso wie bei zubereiteten und verarbeiteten Lebensmitteln«.[209] Burley-Tabak kann durch das Beizen bis zu
50 Prozent seines Eigengewichts an Zucker absorbieren und die Hersteller
von Kautabak zogen daraus ihren Vorteil, indem sie die Produkte sowohl
süßer machten, als auch Geld sparten, weil der Zucker billiger war als der
Tabak. (Die Bauern, die Virginia-Tabak anbauten, gaben die Schuld für
die Konkurrenz durch den mit Zucker gebeizten Tabak dem »widernatür-
lichen Geschmack der Yankees, die sich um den Tabak wenig kümmerten,
Süßes jedoch innig liebten«.[210])

---

* Als gesüßter Kautabak in den 1830er-Jahren erstmals kommerziell hergestellt wurde, verkaufte er sich in »sensationellem Tempo«, wie die Historikerin Nannie May Tilley von der
Duke University 1972 schrieb. Die Tabakbauern, die die Wegbereiter dieses Verfahrens waren, »häuften innerhalb weniger Jahre ein Vermögen an«. (Tilley 1972, S. 512.)

Genau diesen mit Zucker getränkten Burley-Tabak mischte R. J. Reynolds in die Camel-Zigaretten, eine Entscheidung, die der SRF-Bericht entweder einen Akt der »Notwendigkeit nannte [die Firma hatte hauptsächlich Lagerbestände von luftgetrockneten Tabaken, die für die Herstellung von Plug verwendet wurden] oder einen Geniestreich, der künftige Trends bei Nachfrage und Konsum vorwegnahm«.[211] Wie auch immer, wenn es das explizite Ziel war, die Nikotinzufuhr in die menschliche Lunge zu maximieren – und damit, bedauerlicherweise auch die Zufuhr an krebserregenden Stoffen –, hätten sie wohl keine bessere Möglichkeit dafür finden können. Alle amerikanischen Zigarettenhersteller folgten ihnen auf dem Fuß.

1929 beizten US-amerikanische Tabakbauern den Burley-Tabak mit fast 23 000 Tonnen Zucker pro Jahr und verwendeten diesen in mehr als 120 Milliarden Zigaretten.[*212] Der Zucker glich den von Natur aus basischen Tabakrauch aus, maximierte die Inhalierbarkeit und führte der Lunge mehr Nikotin zu. Die Zucker im Tabak »karamellisieren« zudem, wenn sie verbrennen (fachlich gesehen während des Vorgangs der Pyrolyse) und die Karamellisierung des Rauchs liefert einen süßen Geschmack und einen angenehmen Geruch, der die Zigaretten für Raucherinnen und auch Jugendliche attraktiver machte. (»Dieser Vorgang [der Karamellisierung] trägt zum Aroma und Rauchgenuss von Zigaretten ebenso viel bei wie zur breiten Palette der Konditor- und Backwaren«[213], wie der SRF-Bericht vermerkt.)

Seit den 1970er-Jahren studieren Toxikologen und Krebsforscher die Auswirkung von Zucker im Zigarettenrauch und bestätigen die Beobachtungen des Berichts der Sugar Research Foundation von 1950. Wie Toxikologen in den Niederlanden 2006 erklärten: »Die Akzeptanz des Aktivrauchs [des direkt inhalierten Rauchs] durch die Verbraucher ist proportional zum Zuckergehalt des Tabaks.«[214] Diese Forscher wiesen noch auf einen interessanten, wenn auch bedauerlichen Aspekt des sauren Rauchs hin, der sich aus dem zuckerhaltigen Tabak ergibt, der für Zigaretten verwendet wird: Der Säuregehalt des Rauchs nimmt zu, je weiter die Zigarette bis zu ihrem Ende geraucht wird, dies gilt auch für die von Chemikern als »Säurepufferfähigkeit« bezeichnete Eigenschaft, die wiederum das Nikotin schlechter

---

* 1939 wurden laut einem Bericht der Sugar Research Foundation 40 Prozent der Gesamtmenge an Ahornsirup, die in den Vereinigten Staaten produziert wurde und »praktisch alle« aus Kanada importierten Mengen zum Beizen von Tabak verwendet (Weiss 1950, S. 39).

absorbierbar macht.[215] Das heißt, je weiter eine Zigarette herunterbrennt, desto mehr nimmt die Nikotinbefriedigung ab und der Raucher neigt dazu, länger und fester an der Zigarette zu ziehen, um dies zu kompensieren. Somit ist der Drang, am tiefsten zu inhalieren am größten, wenn der Teer- und Karzinogengehalt des Rauches ebenfalls am größten ist. Beim luftgetrockneten Tabak in Zigarren gilt das Gegenteil. Bei ihnen wird der Rauch allmählich basischer, wodurch die Absorbierbarkeit des Nikotins zunimmt und der Drang zu inhalieren nachlässt.

Als die Sugar Research Foundation 1950 ihren Bericht über Zucker und Tabak erstellte, vier Jahre, nachdem Wightman Garner vom US-Landwirtschaftsministerium die Schlüsselrolle bestätigt hatte, die der Zucker für das explosionsartige Wachstum der Zigarettenindustrie spielte, hatte keine der beiden Institutionen einen Grund oder zumindest keinen ausreichenden Grund, die verheerenden Folgen in Betracht zu ziehen. Beide überlegten, wie die Zuckerindustrie weiterhin vom bemerkenswerten Wachstum der Zigarettenindustrie profitieren könnte. Laut SRF-Bericht »setzte diese spektakuläre Entwicklung einer möglichen Ausweitung des Zuckereinsatzes in Tabakprodukten, speziell in Zigaretten, keine Grenzen. Während dies sicher weitgehend von der künftigen Nachfrage nach American-Blend-Zigaretten im In- und Ausland abhängen wird, besteht auch die Möglichkeit, Rohr- und Rübenzucker in größerem Ausmaß zu verwenden, um den Zuckermangel in Tabakarten auszugleichen, die in Zigaretten mit Tabakmischungen verwendet werden«.[216] 14 Jahre später sollte der bahnbrechende Bericht des operativen Leiters der amerikanischen Gesundheitsbehörde über das Rauchen und die Gesundheit eine offizielle Verbindung zwischen dem Zigarettenrauchen und Lungenkrebs herstellen, die der Zuckerindustrie Grund gab, ihre Position zu überdenken. Dennoch war es, wie der SRF-Bericht korrekt behauptete, die »Verbindung von Tabak und Zucker«, die sowohl den erstaunlichen Erfolg amerikanischer Zigaretten weltweit als auch die darauffolgende Epidemie von Lungenkrebs ermöglichte.

KAPITEL 4

Ein sonderbares Übel

———————————•———————————

1937 machte C. W. Barron, der damalige Eigentümer von *The Wall Street Journal*, die plakative Beobachtung, dass wir, wenn wir Geld auf dem Aktienmarkt verdienen wollen, in Firmen investieren sollten, die uns mit unseren Lastern versorgen. »In harten Zeiten geben [die Verbraucher] vieles an Gütern des täglichen Bedarfs auf«, sagte er, »aber das Letzte, was sie aufgeben werden, sind ihre Laster.«[217]

George Orwell machte im selben Jahr in einem völlig anderen Zusammenhang eine ähnliche Beobachtung bei seiner Dokumentation des trostlosen Lebens der britischen Arbeiterklasse in seinem Buch *Der Weg nach Wigan Pier*. In einem Jahrzehnt, in dem es zu einer nie dagewesenen Depression kam, beobachtete Orwell, dass der Umsatz von »billigen Luxuswaren«, wie er sie nannte, steil angestiegen war. »Das ist schon ein sonderbares Übel«, schrieb er. »Ein Millionär mag es vielleicht genießen, zum Frühstück nur Orangensaft und Knäckebrot zu essen, ein Arbeitsloser nicht … Wenn Sie arbeitslos sind, was auch bedeutet unterernährt, zermürbt, gelangweilt und elend, wollen Sie kein fades gesundes Frühstück. Sie wollen etwas, was ein bisschen ›leckerer‹ ist. Es gibt immer preiswerte und angenehme Dinge, die Sie in Versuchung bringen.«[218]

Allein schon diese Beobachtung mag die Unempfindlichkeit der Zuckerindustrie ausreichend erklären, egal wie hart die Zeiten sind, und sie mag auch erklären, wie »depressionssicher« Süßigkeiten, Speiseeis und Softdrinks sind.[219] Der jährliche Pro-Kopf-Verbrauch an Zucker war zum Höhepunkt der Großen Depression um 7 Kilogramm *höher*, als er 1920 gewesen war.[220] Der Süßigkeitenverbrauch stieg während der Depression ständig weiter an. Coca-Cola florierte ebenso wie Pepsi, allerdings erst, nachdem es 1931 Bankrott gegangen war. Ein Investor, der die Coca-Cola-Aktien im Sommer 1929 zum Höchstpreis erwarb, während des Börsencrashes und der nachfolgenden Depression behielt und 1938 zum niedrigsten Preis verkaufte, machte, wie *Barron's* damals berichtete, immer noch einen Gewinn von 225 Prozent.[221] Während der Depression berichtete Schrafft's Restaurantkette in New York City über Gäste, »die zum Frühstück eher Coca-Cola und ein Brötchen oder sogar nur Coca-Cola bestellten«,[222] anstatt eine nahrhaftere Mahlzeit, die sie vielleicht gegessen hätten, wenn sie mehr Geld gehabt hätten.

Im vorletzten Jahr des 20. Jahrhunderts war eine Tatsache über den Zucker gewiss: Der Verbrauch stieg, wenn auch nicht jedes Jahr, dann doch im Lauf der Zeit. Zucker hat eine Gemeinsamkeit mit den landwirtschaftlichen Produkten, bei denen Nachfrage und Versorgung relativ immun gegenüber dem Preis sind – Wirtschaftsfachleute sprechen von »Preisunelastizität«.[223] Wie die Wirtschaftswissenschaftler Stephen Marks und Keith Maskus bemerkten, führen steigende Preise in diesen Fällen nicht zu weniger Konsum, sie führen zu einer höheren Produktion und schließlich zu größeren Umsätzen der Hersteller. Aber auch sinkende Preise führen zu größerer Nachfrage und höherer Produktion. Produktion und Konsum steigen ständig.

In der Zuckerindustrie beginnen diese Kreisläufe immer mit Produktionsdefiziten.[224] Unwetter oder Trockenheiten in den Tropen stören die Zuckerrohrproduktion, Kriege in Europa und Asien haben die Zuckerrübenproduktion unterbrochen oder den Handel eingeschränkt. Es ist weniger Zucker verfügbar, daher steigen die Preise. Die Lagerreserven sind rasch aufgebraucht. Die Öffentlichkeit verlangt mehr Zucker. Wie Earl Babst, ein Präsident der American Sugar Refining Company über das Schreckgespenst der Zuckerrationierung im Ersten Weltkrieg sagte, war das Ergebnis »eine heftige und abnorme Nachfrage«.[225] Andere Produzenten in aller Welt gleichen solche Defizite durch die Anpflanzung von mehr Zuckerrohr oder Zuckerrüben aus, bauen mehr Zuckerfabriken und erhöhen die Raffinationskapazitäten, um den Zucker zu verarbeiten. Je mehr Zucker diese Produzenten anbauen, raffinieren und verkaufen können, desto größer ihre Gewinne.

Sobald die zerstörten Zuckerfelder wieder nutzbar sind, übersteigt jedoch das Angebot die Nachfrage. Und da das Zuckerrohr noch sechs Jahre nach der Anpflanzung Zucker produziert, wird dieser von den Bauern geerntet, bis sie für die Ernte mehr bezahlen müssen, als sie durch den Verkauf einnehmen. Der geerntete Zucker wird in den Raffinerien weiter raffiniert. Das Ergebnis ist eine Zuckerschwemme nach der Unterbrechung, die die Preise abstürzen lässt. Das war »die ungesunde wirtschaftliche Gegebenheit und ruchlose Politik«, wie das *Time Magazine* es 1945 formulierte, die zu einer Industrie führte, die »zwischen den Kriegen zu viel und während der Kriege zu wenig Zucker produzierte.«[226] Zuckerproduzenten und Raffiniergesellschaften sind von Natur aus für den Gedanken unzugänglich, weniger zu produzieren, um die Preise zu zügeln. Die Zuckerfelder, ob Zuckerrüben oder Zuckerrohr, sind normalerweise für den alternativen Anbau anderer Nutzpflanzen nicht geeignet.

Die Industrie reagiert auf das Steigen und Fallen der Preise ausnahmslos durch Lobbyarbeit bei den Regierungen, um eine Politik zu erreichen – Importquoten und Subventionen –, die die Produzenten vor Einnahmeverlusten schützen und ihnen dabei erlaubt, das Ernten und Verarbeiten des gesamten Zuckers fortzusetzen. Die Industrie arbeitet zudem eifrig daran, den Zuckerkonsum global zu erhöhen, sie sucht nach neuen industriellen Nutzungsmöglichkeiten für Zucker und wirbt in der Öffentlichkeit direkt für Zucker. Zu dieser Strategie gehört es, Länder, die wenig Zucker importieren und verwenden, zu einer Steigerung ihres Verbrauchs anzuregen – beispielsweise China, wie 1931 empfohlen wurde.[227]

Als der US-Kongress Mitte der 1930er-Jahre den Sugar Act, also das Zuckergesetz verabschiedete, das mit Änderungen 40 Jahre in Kraft bleiben sollte,[228] war die heimische Zuckerindustrie so weit verteilt – Rübenzucker in den Staaten des Nordens, der Mitte und des Westens, Rohrzucker im Süden, Raffinerien an den Küsten, Industriezweige für Süßigkeiten, Speiseeis und Limonaden –, dass Präsident Franklin Roosevelt die Zuckerlobby laut *The New York Times* »den mächtigsten Interessenverband [nannte], der zu seinen Lebzeiten je in der Landeshauptstadt aufgetaucht sei«.[229] Der Sugar Act garantierte tatsächlich, dass die Produktion und Raffination von Zucker in den Vereinigten Staaten immer ein einträgliches Geschäft bleiben würde. Er setzte den Preis für Rohzucker fest (normalerweise höher, wenn auch nicht deutlich, als die Preise auf dem Weltmarkt), setzte der heimischen Produktion Grenzen und legte Quoten für die Importe fest. Der Sugar Act sah auch Subventionen für die Produzenten vor, entweder für Zucker, den sie nicht produzierten, oder für Zucker, den sie nicht verkaufen konnten – mit den Worten der *Times* »Unterstützungszahlungen für heimische Produzenten«.[230] Das Ergebnis war, dass die Verbraucher immer mehr für den Zucker bezahlten, als dies ohne Quoten und Stützpreise der Fall gewesen wäre. Und dennoch hinderte sie dies nicht daran, Zucker zu kaufen.

Technische Fortschritte kamen der Zuckerindustrie weiterhin zugute. Zuckerreiche Produkte wurden den Verbrauchern immer noch leichter zugänglich. Verkaufsautomaten – »elektrische Kühlboxen« – tauchten in den 1930er-Jahren auf und der Preis für Kühlschränke sank so stark, dass sie bald zu den Standard-Haushaltsgeräten zählten. 1935 konnten Kühlschränke für deutlich unter 200 Dollar gekauft werden und allein in diesem Jahr wurden eineinhalb Millionen Geräte verkauft.[231] Erstmals in der Geschichte konnten die Verbraucher eisgekühlte Softdrinks und Speiseeis genießen, ohne dafür das Haus verlassen zu müssen. Coca-Cola und Pepsi fingen an, ihre Produkte in den Märkten in Sechserpacks und Kartons für den heimischen Gebrauch zu verkaufen und Werbekampagnen zu entwickeln, die speziell auf Frauen und Kinder abzielten.[232] In den sechs Jahren vor Amerikas Eintritt in den Zweiten Weltkrieg vervierfachte sich der Absatz von Softdrinks in den Vereinigten Staaten nahezu – von 200 Millionen auf 750 Millionen Kisten pro Jahr.[233]

Der Krieg sorgte für einen Rückschlag, aber, wie im Ersten Weltkrieg, war dieser nur vorübergehend. 1942 begann die Rationierung von Zucker, als die Zuckerindustrie in Asien, Europa und im Südpazifik keinen Zucker mehr in den Westen lieferte und die Melasse in den Vereinigten Staaten zweckentfremdet wurde, um Industriealkohol für Kriegsanstrengungen herzustellen (primär für synthetischen Gummi und Sprengstoffe). Ein Hurrikan und eine Dürre in Kuba brachten die kubanische Zuckerrohrindustrie zum Erliegen, auf die sich die Vereinigten Staaten für einen Großteil ihres Zuckerkonsums verließen. 1945 sollten die amerikanischen Zivilisten mit einem Zuckerverbrauch zurechtkommen, wie es ihn seit den 1870er-Jahren nicht mehr gegeben hatte – mit nur 32 Kilogramm pro Jahr.[234] Ein Wirtschaftsfachmann nannte dies »die schlimmste Zuckerknappheit der Geschichte«.[235]

Der Zuckermangel für die Zivilbevölkerung verschlimmerte sich durch die gewaltige Zuckerzuteilung an die elf Millionen Soldaten der Streitkräfte – einer Erhebung des Kongresses von 1945 zufolge waren dies für die US-Army jährlich 100 Kilogramm pro Kopf. Das war das Doppelte dessen, was die Soldaten vor dem Krieg als Zivilpersonen gegessen hatten, und mehr als das Dreifache der Menge, die den Nichtkämpfern an der Heimatfront zugeteilt wurde. Selbst den Ermittlern des Kongresses erschien dies übermäßig viel, sie schritten jedoch nicht ein, um sich nicht den Vorwurf einzuhandeln, den Kriegsanstrengungen zu schaden. »Es erscheint zumutbar«, empfahl das Komitee, »dass einige zuständige Offiziere der amerikanischen Streitkräfte alle Gebietskommandanten über die Zuckerknappheit bei der Zivilbevölkerung informieren und um ihre Kooperation bitten, mit Zucker auf jede mögliche Weise sparsam umzugehen.«[236]

Gegen Ende des Krieges priesen die Behörden den Wert von Zucker und Süßigkeiten als Stimulanzien an, um »unsere Krieger … in der Schlacht erfolgreicher zu machen«[237], und allein die Armee kaufte für die Truppen mehr als 45 000 Tonnen Süßigkeiten pro Jahr.[238] Sowohl die K-Ration mit ihren drei täglichen Mahlzeiten als auch die D-Ration für den Notfall hatten Schokoladetafeln enthalten, die erste auch »süße Fruchtriegel«. Einer Analyse der Navy zufolge bildeten Schokoriegel 40 Prozent der Lebensmittel, die Soldaten noch zusätzlich zu ihrer zuckerreichen Ration dazukauften. »Wir haben die Bedeutung dieser Riegel für die Ernährung der Männer tendenziell unterschätzt«,[239] berichtete der Ernährungswissenschaftler Clive McCay von der Cornell University, der während der Kriegsjahre als Kommandant am Medizinischen Forschungsinstitut der Marine diente. Die Süßwarenindustrie zog aus allen diesen Fakten sofort ihre Vorteile, indem sie eine Werbekampagne startete, die Süßigkeiten auf der Grundlage ihres »Wertes als Kampfnahrung« anpries. Wie The New York Times vermutete, war es das Ziel dieser Kampagne, »die gängige Fehlinformation zu korrigieren, wonach Süßigkeiten dick machen und die Zähne faulen lassen«.[240]

Coca-Cola und Pepsi leisteten ihren Beitrag zu den Kriegsanstrengungen durch die einfache Verfügbarkeit ihrer Produkte für die Soldaten weltweit. Pepsi umging das Rationierungsproblem, indem es bei Kriegsbeginn Zucker hortete und im Kriegsverlauf direkt Sirup aus Mexiko importierte. Die Firma richtete für die Soldaten Pepsi-Cola-Zentren ein, die noch bis nach Mitternacht geöffnet hatten und im ersten Betriebsjahr zwei Millionen Soldaten versorgten.[241]

Coca-Cola erreichte eine Ausnahme von der Zuckerrationierung für Coke, das ans Militär verkauft wurde. Coca-Cola verfolgte die offizielle Politik, den Soldaten Coke in aller Welt für 5 Cent pro Flasche zu verkaufen, unabhängig davon, welche Kosten der Firma entstanden. Zur Unterstützung bei dieser Aufgabe und als Vorbereitung auf die Nachkriegsjahre richtete die Firma weltweit 64 Abfüllanlagen ein, wobei sie in einigen davon deutsche und japanische Kriegsgefangene arbeiten ließ.[242] Die unveröffentlichte Firmengeschichte dichtete dieser Politik an, »Freunde und Verbraucher für den Eigenbedarf von 11 000 000 GIs« zu gewinnen und »im Ausland einen Probe- und Expansionsjob zu erledigen, der [sonst] 25 Jahre gedauert und Millionen Dollar gekostet hätte«. [243]* Als die Firma drei Jahre nach Kriegsende ihr erstes internationales Abkommen schloss, beschrieb einer der Manager dessen Zweck als den Beginn der Anstrengung, die nötig ist, um »die zwei Milliarden Kunden zu bedienen, die nur darauf warten, dass wir unser Produkt zu ihnen bringen«. »Wenn wir an Kommunismus denken«, war bei der Konferenz auf einer Tafel zu lesen, »denken wir an den Eisernen Vorhang. ABER wenn die DORTIGE BEVÖLKERUNG an Demokratie denkt, denkt sie an Coca-Cola.« [244]

Als das *Time Magazine* 1950 Coca-Cola auf seinem Cover zeigte – wobei das Coke-Symbol eine durstige Weltkugel liebevoll mit Coca-Cola fütterte –, stammte ein Drittel der Firmengewinne bereits aus dem Auslandsgeschäft.[245] Und Pepsi holte natürlich schnell auf. Sein Umsatz im Ausland stieg in den 1950er-Jahren, als die Firma 200 Abfüllanlagen außerhalb der Vereinigten Staaten eröffnete, um das Fünffache.[246] 1959 wurde Vizepräsident Richard Nixon in Moskau mit dem Sowjetischen Premierminister Nikita Chruschtschow fotografiert, beide hatten eine Pepsi-Flasche in der Hand.[247]

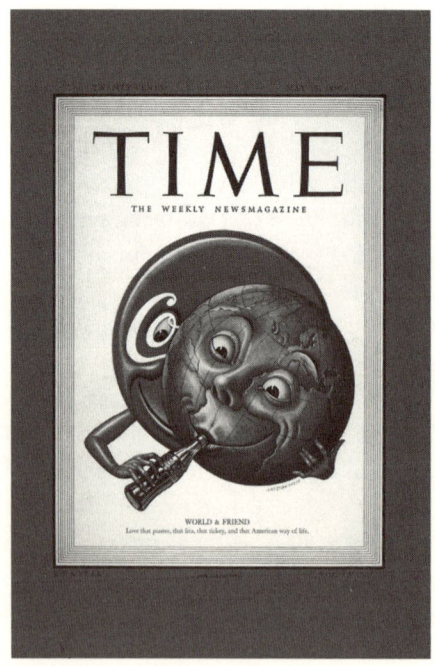

---

*   Nach dem Krieg bemerkte ein Angestellter von Coca-Cola, der in Osteuropa arbeitete, dass Coke bei den örtlichen Frauen als Anreiz für Sex gleich an zweiter Stelle nach Hershey-Riegeln kam (Pendergrast 1993, S. 210).

Während der Zuckerkonsum in den Nachkriegsjahren wieder sprunghaft anstieg, veränderte sich die Art unseres Konsums erneut. Die Umsät-
ze bei Softdrinks, Süßigkeiten und Speiseeis erreichten regelmäßig neue
Höchstwerte – allein der Verzehr von Speiseeis verdoppelte sich zwischen
1940 und 1956 –,[248] aber nun wurde Zucker auch noch ein wichtiger Faktor
des Frühstücks, zuerst in Fruchtsäften und dann in zuckerreichen Frühstücksmüslis.

Dosensäfte zum Frühstück waren während der Prohibition erstmals
auf Anregung von Weinbauern aufgetaucht, die ihre Produkte nicht mehr
als Wein verkaufen konnten, sowie von Orangenbauern in Kalifornien und
Florida, die in Jahren mit überdurchschnittlich guter Ernte durch einen
Orangenüberschuss belastet waren.[249] 1920 begann eine Kooperative kali-
fornischer Orangenbauern (die ihre Produkte unter dem heute bekannten
Markennamen Sunkist vertrieben), die »neue Ernährung«, wie sie von Ernährungswissenschaftlern genannt wurde – aus dem Bewusstsein heraus,
wie wichtig Vitamine zur Vorbeugung von Mangelerkrankungen sind –,
für sich zu nutzen und ihre Produkte als gesunde Möglichkeit zu bewerben, genügend Vitamine aufzunehmen, insbesondere Vitamin C – eine
Aussage, die wir auch heute noch hören.

Viele Verbraucher hatten sich während der Depression daran gewöhnt,
Fruchtsäfte anstelle von Alkohol zu trinken. Die »krönende Errungen-
schaft« in der Fruchtsaftgeschichte und »vielleicht ein entscheidender Moment für das amerikanische Frühstück« war jedoch, laut *The Oxford Encyclopedia of Food and Drink in America*, die Erfindung eines tiefgefrorenen
Konzentrats, finanziert von der amerikanischen Bundesregierung in den
Jahren nach dem Zweiten Weltkrieg.[250] Minute Maid war 1948 das erste
Produkt dieser Art. Mitte der 1950er-Jahre gab es auch gekühlten Orangensaft. 1980 tranken die Amerikaner nach einer Schätzung des US-amerika-
nischen Landwirtschaftsministeriums (USDA) mehr als 28 Liter Fruchtsaft
pro Jahr und Ende der 1990er-Jahre, als dieser Trend seinen Höhepunkt erreichte (wie der Zuckerverbrauch auch), waren es mehr als 34 Liter – das
entsprach einer zusätzlich getrunkenen Menge von 3,5 Kilogramm Zucker
pro Jahr.[251] Diese zuckerreichen Säfte tauchten in den offiziellen Schätzungen des USDA über den Zuckerverbrauch nicht auf.

Fruchtsäfte ließen sich, wie die Obstindustrie dies auch tat, problemlos
als gesunde Zusätze zur amerikanischen Ernährung vermarkten und die
Ernährungswissenschaftler der Unternehmen spielten dabei mit. Bei den
Frühstücksmüslis, die das amerikanische Frühstück in den 1950er-Jah-

ren weiter veränderten, war dies nicht der Fall.[252] Die Ernährungswissenschaftler der Firmen überlegten sehr genau. Sie konnten das Auftauchen
von mit Zucker überzogenen Frühstücksflocken vielleicht ein halbes Jahrhundert hinausschieben, dann wurden sie von den Marktkräften überwältigt. In den 1960er-Jahren hatte sich das Frühstück der Kinder in eine morgendliche Variation von Schokoriegel oder Dessert verwandelt – vielleicht
mit einem geringeren Fettgehalt, aber mit mehr Zucker denn je. Die Firmen boten alle möglichen Begründungen für die Herstellung von Frühstücksflocken an, die in einigen Fällen mehr als 50 Prozent Zucker enthielten, und warben schonungslos bei Kindern dafür. Kaum hatte eine Firma
für Frühstücksmüsli die Barriere der Vorsüßung durchbrochen, folgten die
anderen, um überleben zu können – so zumindest ihre Rechtfertigung.

Die Branche für getrocknete Frühstücksflocken hatte ihre Wurzeln in
Battle Creek, Michigan, und in der Bewegung der Gesundheitskost des
späten 19. Jahrhunderts. Die Wegbereiter waren John Harvey Kellogg, ein
Arzt und Anhänger der Siebenten-Tags-Adventisten, und sein Konkurrent
und ehemaliger Patient C. W. Post.[253] Beide betrieben nach ihren Worten
»Sanatorien« für Wohlhabende mit Verdauungsstörungen,* und beide waren davon überzeugt, der Weg zu Gesundheit und Glück führe über den
Verdauungstrakt. Um mit Kelloggs Worten zu sprechen: »Die Ursachen
für Verdauungsstörungen sind für mehr Todesfälle verantwortlich als alle
anderen Ursachen zusammen.«[254] Auf die Idee von verdauungsfördernden
Frühstücksflocken kam Kellogg angeblich in einer nächtlichen Eingebung
und bereits am nächsten Morgen machte er sich an die Arbeit. Post schlug
ihn jedoch mit seinen Grape Nuts, mit denen er bis 1900 das damals größte und am schnellsten rechtmäßig erworbene Vermögen in Amerika verdient hatte.

Die Grape Nuts von Post wurden ursprünglich mit Melasse und Maltose aus Gerstenmehl hergestellt, aber ohne Rohr- oder Rübenzucker. Auch
Kelloggs erste Cornflakes waren zuckerfrei. Kellogg hatte jedoch seinen
jüngeren Bruder, Will Keith Kellogg, mit der Weiterentwicklung beauftragt und während der ältere Kellogg 1902 in Europa unterwegs war, fügte
der Jüngere den gerösteten Cornflakes Zucker hinzu, um den Geschmack
und die Flockenherstellung zu verbessern. Es wird erzählt, John Harvey
sei bei seiner Rückkehr außer sich gewesen vor Zorn – »er empfand Zu-

---

*   Zu den vielen berühmten Patienten von Kellogg gehörten J. C. Penney, Montgomery Ward,
     John D. Rockefeller, Eleanor Roosevelt und Johnny Weissmüller.

cker als ungesund und sprach sich vehement gegen seine Nutzung aus«,[255] wie in der Geschichte *Cerealizing America* von 1995 erzählt wird. Die Verbraucher waren jedoch anderer Meinung und der Zucker – eine relativ unbedeutende Menge – blieb. Als zwei Jahre später Quaker Oats deutlich gesüßte Frühstücksflocken auf der Weltausstellung 1904 in St. Louis verteilten, betrachtete die Firma, ebenso wie die Verbraucher, diese als Süßigkeit und beschloss, sie nicht auf den Markt zu bringen. Dabei ging sie von der Annahme aus, »Amerikas Vorliebe für Süßes sei nur ein kurzlebiger Trend«.[256] Dies erwies sich als nicht ganz richtig.

Es dauerte 35 Jahre, bis getrocknetes Getreide, eine Gesundheitskost, sich erfolgreich in gezuckerte Flocken verwandelte, eine äußerst gewinnbringende Frühstückssüßigkeit. Alles begann mit einem Branchenfremden – Jim Rex, einem Händler für Heizungsanlagen aus Philadelphia – und einem Gedankengang, der im Kontext der heutigen Anti-Zucker-Stimmung nahezu unverständlich erscheint. Wie in *Cerealizing America* berichtet wird, saß Rex eines Tages beim Frühstück und sah seinen Kindern dabei zu, wie sie löffelweise Zucker auf ihre Puffweizenflocken schaufelten. »Angeekelt von diesem Zuckerexzess begann Rex zu überlegen, wie er seine Kinder dazu bringen könnte, ihre Frühstücksflocken ohne Griff in die Zuckerdose zu essen. Die Lösung kam ihm als blitzartige Inspiration. Warum nicht Frühstücksflocken entwickeln, die ›bereits gezuckert‹ sind?«[257]

Das Ergebnis, Ranger Joe, waren die ersten mit Zucker überzogenen vorgesüßten Frühstücksflocken, die in Amerika verkauft wurden. Rex vertrieb sie in örtlichen Märkten. Es gelang ihm jedoch nicht, das technische Problem zu lösen, dass die Flocken wegen des Zuckerüberzugs in der Packung zusammenklebten – sie »verwandelten sich in Backsteine«,[258] wie es ein Manager der Cerealien-Branche später formulierte. Nach nur neun Monaten auf dem Markt verkaufte Rex seine Firma an einen anderen lokalen Unternehmer, der sie wiederum 1949 an die National Biscuit Company (heute Nabisco) verkaufte. Zu diesem Zeitpunkt plante Post Cereals bereits, landesweit ein Konkurrenzprodukt einzuführen, Sugar Crisp.

Dann begann Post damit, rational zu begründen, wie eine Firma, die sich als Hersteller gesunder Lebensmittel positioniert hatte, es rechtfertigen konnte, Frühstücksflocken zu verkaufen, die mit Zucker überzogen waren. Die Logik von Jim Rex wiederholend, argumentierten die Manager damit, vorgesüßte Cerealien würden tatsächlich weniger Zucker enthalten, als Kinder von sich aus darüber streuen würden. Durch die Zugabe von Zucker »tauschte Post lediglich die Getreidekohlenhydrate durch Zuckerkohlenhydrate aus und behauptete, Stärke und Zucker würden identisch verstoffwechselt«.[259] Biochemiker hatten bereits nachgewiesen, dass dies nicht stimmte, was jedoch weitgehend unbekannt war. Post argumentierte jedenfalls, der »Nährwert des Produktes«[260] bleibe unverändert, nur würden Zuckerkalorien die Getreidekalorien ersetzen. Sugar Crisp (heute Golden Crisp) verkaufte sich sensationell gut und zwang die restliche Branche zu einer Aufholjagd. Nabisco löste Ranger Joe landesweit rasch ab und hieß nun Wheat and Rice Honeys. Kellogg's brachte 1950 Sugar Corn Pops auf den Markt, obgleich der Großteil der Firmenaktien noch immer im Besitz der W. K. Kellogg Foundation waren, »einer gemeinnützigen Organisation, die sich der Förderung der Gesundheit und Bildung von Kindern«[261] verschrieben hatte.

Kellogg's machte sich daran, eine überzuckerte Version seiner Kult-Cornflakes zu produzieren, als »wäre dies ihre Rettung«,[262] und brachte 1952 die Sugar Frosted Flakes auf den Markt, ein Jahr später die Sugar Smacks, ein direktes Konkurrenzprodukt zu Posts Sugar Crisp. Kellogg's misslang es, überzuckerte Haferflocken zu produzieren, und man wandte sich stattdessen der Schokolade zu. Die Firmenlogik, erneut von Ernährungswissenschaftlern gesteuert, lautete, dass »diese ganze Süße nicht das Beste für Kinder ist [und] zartbittere Schokolade gut und gesund sei und ihnen nicht schaden würde«.[263] Das Ergebnis waren die Cocoa Krispies. Als sich die erste zartbittere Version nicht gut verkaufte, fügte die Firma sogar noch mehr Zucker hinzu. »Die neuen Frühstücksflocken waren«, wie es ein Kellogg's-Vertreter formulierte, »unter Ernährungsgesichtspunkten ein Flop, unter Vertriebsgesichtspunkten eine Goldgrube«.[264]

Die Manager von General Mills sorgten sich über die »möglichen diätetischen Auswirkungen«[265] von überzuckerten Frühstücksflocken und die hausinternen Ernährungswissenschaftler verzögerten den Auftritt der Firma auf dem Markt der vorgesüßten Cerealien um Jahre, wurden aber schließlich überstimmt. Das Marketingteam von General Mills argumentierte, die Firma würde nicht überleben, wenn sie nicht in den Wettbewerb einsteigen würde. 1953 brachte General Mills die Sugar Smiles auf den Markt, eine Mischung aus Wheaties und mit Zucker überzogenen Kix. 1956 hatte die Firma drei weitere Sorten Frühstücksflocken auf den Markt gebracht, die mit Zucker überzogen waren – Sugar Jets, Trix und Cocoa Puffs.

Während der nächsten 20 Jahre entwickelte die Frühstücksflocken-Industrie Dutzende von Müslis, die mit Zucker überzogen waren und bei denen teilweise die Hälfte der Kalorien aus Zucker stammte. Die bedeutendsten Werbefachleute des Landes erfanden nicht nur animierte Figuren, um Kindern die Frühstücksflocken zu verkaufen – Tony der Tiger, Mister Magoo, Hucky und Yogi Bär, Sugar Bear und Linus Lionheart, Familie Feuerstein, Rocky und Bullwinkle –, sondern widmeten dieser Aufgabe ganze TV-Shows am Samstagvormittag.

Diese Firmen gaben riesige Summen für das Marketing jedes Frühstücksflocken-Produkts aus – 600 Millionen Dollar insgesamt in einem einzigen Jahr Ende der 1960er-Jahre, als der Verbraucherschützer Ralph Nader sich mit der Branche anlegte.[266] Jedes neue Müsliprodukt, das Erfolg hatte, brachte viele Nachahmer hervor, während die Branche in den 1960er-Jahren offen für den Süßigkeitencharakter der Produkte warb: »Es schmeckt wie eine Süßigkeit mit Ahornsirup«, sagte Marky Maypos Vater 1956 über Maypo, um seinen Sohn zu animieren, sie zu essen.[267] Über Cocoa Krispies sagte die Werbung, sie würden schmecken »wie ein Schokoladen-Milchshake, nur knusprig«.[268] Industriemanager rechtfertigten, unterstützt durch Ernährungswissenschaftler – am bekanntesten Fred Stare, der Gründer und Direktor der Ernährungsfakultät an der Harvard University – den Verkauf von mit Zucker überzogenen Frühstücksflocken als ein Hilfsmittel, um Kinder zum Milchtrinken zu bewegen oder als Teil eines »gesunden Frühstücks«. Die Zeitschrift *Consumer Report* dürfte diese Logik perfekt aufgegriffen haben, als sie 1986 behauptete: »Der Verzehr solcher Cerealien sorgt sicher für eine bessere Ernährung als gar kein Frühstück.«[269]

Auch heute noch wird genau diese Logik verwendet, wenn Ernährungswissenschaftler und Gesundheitsbehörden argumentieren, man sollte Kindern erlauben, gezuckerte Schokoladenmilch zu trinken, da die Vorteile, die Vitamine und Mineralstoffe aus der Milch zu bekommen, jede Gefahr durch das Trinken von Zucker aufwiegen würden. Diese Argumentation stützt sich auf eine Auffassung der Ernährungswissenschaft, die auf die »neue Ernährung« der 1920er-Jahre zurückgeht, und noch immer steht die offensichtliche Frage im Raum, ob dies stimmt oder nicht oder ob es auch nur annähernd zutrifft.

KAPITEL 5

Die frühe (schlechte) wissenschaftliche Lehre

———————————•———————————

»Ungeachtet der Ärzte erklären wir, dass die Menschen leiden, wenn Zucker teuer ist. Wenn wir alle gezwungen sind, uns die vielen kleinen Belohnungen für unsere launischen Gaumen zu versagen, fühlen wir uns sehr unwohl.«

The New York Times, 1856[270]

»Die meisten Menschen wissen, dass Zucker ein gutes Lebensmittel ist. Manche Menschen wissen, wie viele Kalorien ein Fudge hat. Wenige Menschen wissen, dass Zucker einer Gewichtsabnahme nicht förderlich ist.«

J. J. Willaman, University of Minnesota, 1928[271]

In den ersten Jahrzehnten des 20. Jahrhunderts konnte man in medizinischen Zeitschriften und Zeitungen Ärzte finden, die den Zucker für viele Krankheiten verantwortlich machten, die mit dem dramatischen Anstieg des Zuckerkonsums einherzugehen schienen. Die größte Aufmerksamkeit erlangte der Diabetes, da sich das Bewusstsein für eine offensichtliche Diabetes-Epidemie verbreitete. Rheuma, Gallensteine, Gelbsucht, Lebererkrankungen, Entzündungen, Verdauungsstörungen mit Blähungen, Schlaflosigkeit, Zahnfäule, Geschwüre und Darmerkrankungen, neurologische Störungen (oder zumindest eine »nervöse Labilität«), Krebs und »die menschliche Rasse zu einem degenerierten Volk zu machen« – alles wurde dem Zucker angelastet und dies aus offenkundigen Gründen.[272] »Kein anderes Element in der menschlichen Ernährung hat so sprunghaft zugenommen«, schrieb der Arzt Alexander Gibson aus Los Angeles 1917 in *The Medical Summary*. »Die Vielesser der elisabethanischen Zeit, als ein Pfund Zucker eine Guinee kostete, konsumierten in einem Monat weniger Zucker, als ein modernes Schulkind mit ›Dauerlutschern‹ für ein paar Pennys an einem Tag zu sich nimmt. Die Schwäche für Zucker hat tatsächlich jedes andere Stimulans überholt, sogar Tabak, Kaffee, Tee und Alkohol.«[273]

Diskussionen über den Wert von Zucker, über die Risiken und Vorteile des Verzehrs großer Mengen, wurden von der Ernährungswissenschaft geprägt, die noch in den Kinderschuhen steckte. Normalerweise macht die Wissenschaft Fortschritte, wenn neue Technologien erfunden oder angewendet werden, die es den Forschern erlauben, neue Informationen zu gewinnen und somit neue Fragen über das untersuchte Phänomen zu stellen und zu beantworten. Im Bereich der Ernährung und deren Beziehung zu chronischen Krankheiten geschah dies jedoch nie. Es tauchten neue Technologien auf und führten wie erwartet zu neuen Erkenntnissen, aber diese Erkenntnisse hatten keinen Einfluss darauf, wie Ernährungswissenschaftler und sogar Forscher, die Adipositas und Diabetes untersuchten, das Problem durch Zucker wahrnahmen. Die Denkweise der 1920er-Jahre blieb fest verankert und wir leben seither mit den Konsequenzen. Zu verstehen, wie und warum dies so war, ist entscheidend wichtig, um die Risiken und Vorteile des Zuckerverzehrs zu verstehen.[274]

Die Wurzeln der modernen Ernährungswissenschaft gehen zurück auf Frankreich Ende des 18. Jahrhunderts und fallen mit der Geburt der modernen Chemie zusammen, als eine Handvoll heute legendärer Wissenschaftler anfing, die Beziehung zu erforschen zwischen der Luft, die wir atmen, den Nahrungsmitteln, die wir essen, und was es tatsächlich bedeutet, lebendig zu sein – die chemischen Reaktionen also, die das Leben selbst darstellen. Als sich die Ernährungswissenschaft in der letzten Hälfte des 19. Jahrhunderts von der Chemie entfernte, verlagerte sich der Schwerpunkt der Forschung nach Deutschland, wo im Detail erarbeitet wurde, wie Organismen Eiweiß, Fett und Kohlenhydrate als Kraftstoff verbrennen. (»Die Menge an Informationen, die [die Deutschen] innerhalb vergleichsweise weniger Jahre erwarben, ist bemerkenswert«[275], schrieb der amerikanische Ernährungswissenschaftler Wilbur Atwater 1888). Dortige Wissenschaftler studierten den Stoffwechsel und die Atmung von Mensch und Tier unter verschiedenen Ernährungsbedingungen, wobei sie die Energiebilanz des menschlichen Körpers untersuchten – was über die Atmung und das Essen dem Körper zugeführt wurde und was über den Atem und als Wärme oder Ausscheidungen den Körper wieder verließ.

Dies waren die unübersehbaren ersten Fragen, die sie sich stellten und die Arbeit der Forscher wurde – wie dies in der Wissenschaft immer der Fall ist – von den verfügbaren Hilfsmitteln bestimmt. Historiker datierten die Geburt der *modernen* Ernährungswissenschaft später auf die 1860er-Jahre, als deutsche Forscher Pionierarbeit für den Einsatz von zimmergroßen Vorrichtungen leisteten, die als Kalorimeter bezeichnet wurden und es ermöglichten, genau zu messen, wie viel Energie ein Mensch oder ein Tier unter verschiedenen Ernährungsbedingungen und bei verschiedener körperlicher Aktivität verbrauchte. Anfang des 20. Jahrhunderts bestimmten Ernährungsforscher den Energiebedarf von Kindern, Soldaten und Athleten. Sie untersuchten, wie Nahrungsmittel dazu beitragen, einen Körper stark werden zu lassen, und woraus eine gesunde Ernährung besteht – wie viele Kalorien gebraucht werden, wie viel Eiweiß und welche Vitamine und Mineralstoffe. Sie untersuchten, was geschieht, wenn wichtige Vitamine und Mineralstoffe in der Ernährung fehlen, und identifizierten Mangelerkrankungen, die geheilt werden konnten, wenn diese fehlenden Stoffe der Ernährung wieder hinzugefügt wurden. Das war die »neue Ernährung« der damaligen Zeit und bildete seither die Grundlage der Ernährungsweisheit.

Als jedoch Ärzte und Gesundheitsbehörden anfingen, Fragen über die Auswirkungen verschiedener Kohlenhydrate und Zucker auf die menschliche Gesundheit zu stellen, konnte diese Forschung herzlich wenig zu etwas anderem als dem Energiestoffwechsel sagen. Der Einfluss von Nahrungsmitteln auf das, was man damals als »innere Sekretionen« bezeichnete – auf Hormone wie Insulin und das Wachstumshormon –, war ebenso unbekannt wie der Einfluss auf andere pathologische Bedingungen als die durch Vitamin- oder Mineralstoffmangel verursachten. Diese Themen mussten erst noch untersucht werden.

Erst 1960 veröffentlichten Forscher Details einer Technik, die als Radioimmunassay bezeichnet wurde. Sie ermöglichte eine genaue Messung der Hormonspiegel im Blutkreislauf und läutete wiederum die moderne Ära der Endokrinologie ein, die Hormone und hormonbedingte Krankheiten untersucht.[276] Das Ergebnis war, dass die Ernährungswissenschaftler in ihrem Denken über die Ernährung im Sinne ihrer Auswirkungen auf die »Energiebilanz« (die Energie, die vom menschlichen Körper konsumiert, und die Energie, die vom Körper abgegeben wird) einen Vorsprung von 90 Jahren hatten gegenüber den Fragen bezüglich der inneren Sekretionen, der Hormone, durch die so grundlegende Eigenschaften reguliert werden wie die Fettmenge, die wir in unseren Zellen anhäufen und die »Aufteilung« oder »Verteilung« der Kraftstoffe, die wir konsumieren, ob wir sie nun als Fett, Kohlenhydrat (Glykogen) oder Eiweiß speichern oder als Kraftstoff verbrennen.

Dieser Vorsprung von 90 Jahren sollte entscheidend wichtig dafür werden, wie Ernährungswissenschaftler und medizinische Forscher das Risiko-/Nutzenverhältnis des Zuckerkonsums interpretierten, und es beeinflusst auch heute noch die Ansichten zu diesen Fragen und Problemen. Wenn Ernährungswissenschaftler sagen, dass Zucker »leere Kalorien« sind, definieren sie das Problem, das der Zucker stellt, anhand der Wissenschaft des frühen 20. Jahrhunderts – im Sinne der Energiemenge (Kalorien) und Vitamine und Mineralstoffe (keine Kalorien), die sie enthalten, sie ignorieren jedoch die Forschung und den gesamten Bereich der nachfolgenden medizinischen Wissenschaft. Ärzte wie Eliott Joslin, die über den Einfluss der Hormone auf Krankheitszustände nachdachten – insbesondere über Insulin und dessen Einfluss auf Diabetes –, verstanden nur wenig oder gar nichts davon, wie Nahrungsmittel diese Hormone beeinflussen. Dies fiel in den Zuständigkeitsbereich der Ernährungswissenschaftler und diesen fehlten die Hilfsmittel oder, offen gesagt, das Bewusstsein dafür, diesen Fragen überhaupt Aufmerksamkeit zu schenken.

Ernährungswissenschaftler am Ende des 19. und Anfang des 20. Jahrhunderts begannen zu verstehen, dass Zucker Eigenschaften hat, die ihn von anderen Kohlenhydraten unterscheidet, sie verstanden jedoch nicht, welches Ausmaß diese Eigenschaften über den Energiegehalt und den Gehalt an Vitaminen und Mineralstoffen hinaus hatten, oder warum diese für Adipositas, Diabetes oder damit zusammenhängende Krankheiten relevant sein könnten. Die Chemiker und Ernährungswissenschaftler, die den Stoffwechsel dieser Kohlenhydrate im Labor oder bei Versuchstieren untersuchten, waren keine Ärzte; sie behandelten keine Patienten und dachten nicht über die Bedeutung ihrer Arbeit für die öffentliche Gesundheit nach. Die amerikanischen Ärzte, die Adipositas und Diabetes behandelten, wandten nicht die kritische und gründlich-präzise wissenschaftliche Denkweise an und dennoch waren es ihre Ansichten, die das herkömmliche Denken über die Beziehung zwischen Zucker und Krankheit prägten.

Zu einer Zeit, in der die Ärzte in Amerika erstmals mit dem Anstieg diabetischer Patienten konfrontiert wurden, bestand in den Vereinigten

Staaten wenig Verbindung zwischen der Medizin und der Wissenschaft, auch wenn sich dies 1893 mit der Gründung der Johns Hopkins Medical School zu ändern begann.[277] Ärzte, die sich für wissenschaftliche Forschung interessierten, darunter auch Joslin, reisten nach Europa, um von den dortigen Experten zu lernen. Die Ärzteschulen selbst jedoch verlangten von den Ärzten kein Studium der Wissenschaften, nicht einmal ein wissenschaftliches Verständnis. Erst im Jahr 1900 verlangte eine einzige Ärzteschule in den Vereinigten Staaten – Johns Hopkins – von den Bewerbern einen College-Abschluss. Laut einem Bericht der Carnegie Foundation von 1910 über die medizinische Ausbildung in Amerika, verlangten viele Schulen nicht einmal, dass ihre Studenten vier Jahre High School absolviert hatten. Primäre Kriterien für die Aufnahme waren Fähigkeit und Bereitschaft, das Schulgeld zu bezahlen. Keine dieser Ärzteschulen unterstützte die Forschung. 1871, als Henry Percival Bowditch von der Harvard University das wohl erste Universitätslabor des Landes für experimentelle Medizin einrichtete, befand es sich auf einem Dachboden und Bowditchs Vater finanzierte einen Teil der Ausstattung.[278] Die Amerikaner dieser Zeit verwandelten die Welt der Technik und der Industrie, aber nicht die Medizinwissenschaft.

Europäische Forscher und Kliniker waren es, die in allen Bereichen der Wissenschaft, die für das Verständnis von Adipositas und Diabetes relevant waren – wie Ernährung, Stoffwechsel, Endokrinologie und Genetik –, Pionierarbeit leisteten und diesen Forschungssektor bis zum Zweiten Weltkrieg dominierten. Diese Europäer kamen zu grundlegend anderen Schlussfolgerungen über die Entstehung von Adipositas und folglich auch Diabetes. Die europäischen Forschungsgemeinschaften verschwanden durch den Krieg jedoch und mit ihnen verflüchtigten sich auch die europäischen Auffassungen. Später sollten europäische Wissenschaftler wie der Nobelpreisträger für Physik und Biochemie Hans Krebs 1967 über den Bedarf für wissenschaftliche Spitzenzentren schreiben, wo junge Forscher im wahrsten Sinn des Wortes am Labortisch großer Wissenschaftler in die Lehre gehen könnten, die wiederum ihre Fertigkeiten und das kritische Denken bei anderen bedeutenden Wissenschaftlern gelernt hätten. Krebs schrieb: »Wissenschaftler werden weniger geboren als gemacht.«[279] Eine derartige Kultur der Wissenschaft und solche Spitzenzentren fehlten leider in der Medizin in den Vereinigten Staaten. Amerikanische Ärzte, die wissenschaftliche Untersuchungen verfolgten, mussten sich diese wohl oder übel aus den Fingern saugen.

Das Dilemma, vor das uns der Zucker stellt, ist klar – zumindest rückblickend. Es war vor über 2000 Jahren präzise geschildert worden, als hinduistische Ärzte feststellten, dass Zucker »die Ernährung *und* [Hervorhebung vom Autor] die Korpulenz fördert«.[280] Dass der Zucker bemerkenswerte Nährstoffqualitäten hat, akzeptierten die Ernährungswissenschaftler später als gegeben. Die Geschichte des Zuckers deutet darauf hin, dass er auch medizinische Qualitäten hat. Aber werden diejenigen, die dick werden, dies nur durch den Verzehr übermäßiger Zuckermengen, wie einige behaupten, oder durch ein einmaliges Merkmal des Zuckers?

Die Wurzeln der modernen Diskussion über Zucker und Krankheiten können bis in die frühen 1670er-Jahre zurückverfolgt werden, als der Zucker erstmals aus den Kolonien in der Karibik nach England kam (das dürfte natürlich kein Zufall gewesen sein) und die Gewohnheit aufkam, gezuckerten Tee zu trinken. Thomas Willis, der ärztliche Berater des Herzogs von York und von König Karl II. bemerkte eine Zunahme der Diabeteshäufigkeit bei den Patienten, die in seine Praxis kamen. »Pissing evil (Der Feind im Urin)«[281] nannte er die Krankheit und wurde der erste europäische Arzt, der den süßen Geschmack des Urins von Diabetikern diagnostizierte – »wunderbar süß wie Zucker oder Honig«.[282] Willis war es auch, der den Begriff »mellitus« (»vom Honig«) an den Krankheitsnamen hängte.* Willis schrieb den Diabetes, den er bei seinen wohlhabenden Londoner Patienten sah, einer »kranken Lebensweise zu und hauptsächlich dem eifrigen und maßlosen Trinken von Apfelwein, Bier oder saurem Wein«. Dennoch »lehnte er mit Zucker Eingemachtes oder sehr stark mit Zucker Gewürztes ausdrücklich ab ...[und urteilte], die Erfindung des Zuckers und dessen maßloser Gebrauch hätten sehr stark zum bedeutenden Anstieg von Skorbut in diesem späten Zeitalter beigetragen«.[283]

Willis' Anprangerung des Zuckers führte dazu, dass auch der Botaniker John Ray eine Kritik am Zucker äußerte, der »die Leichtgläubigen ängstigen«[284] konnte, wie der Arzt Fred Slare 1715, also 40 Jahre später notierte. (Wissen-

---

* Willis' Aussage bildet eine Ausnahme zu der Beobachtung, Diabetes sei vor dem 20. Jahrhundert eine überaus seltene Krankheit gewesen. In seiner posthum erschienenen Abhandlung *Diabetes or the Pissing Evil* schrieb Willis: »Wir begegnen genügend Beispielen dieser Krankheit, ich möchte fast sagen, wir begegnen ihr täglich.« (Willis 1679) Dies könnte eine Übertreibung gewesen sein, wie Robert Tattersall, ein emeritierter Professor für klinischen Diabetes an der University of Nottingham im Vereinigten Königreich und Autor von *Diabetes: The Biography* vorbrachte (Robert Tattersall, persönliche E-Mail, 1. Juli 2013). Es könnte auch die Tatsache widerspiegeln, dass Willis' Patienten wohlhabend und Mitglieder des Königshauses waren und daher mit größter Wahrscheinlichkeit davon betroffen waren.

schaftliche Debatten kamen im Zeitalter vor dem Internet deutlich langsamer voran.) Slares energische Verteidigung des Zuckers – seine »Verteidigung des Zuckers gegen den Angriff von Dr. Willis, von weiteren Ärzten und verbreiteten Vorurteilen« – sollte erneut das Dilemma perfekt aufgreifen, vor das der Zucker die Menschen stellte und das den Rahmen für kommende Debatten liefern sollte.

Kleinkindern »ihren Zucker zu unterschlagen, ist etwas sehr Grausames, wenn nicht gar eine zum Himmel schreiende Sünde«, schrieb Slare,[285] bevor er Einzelerfahrungen von Personen beschrieb, die beide für ihre Zeit übermäßig viel Zucker aßen, wie sein Großvater, der 100 Jahre alt wurde und der Duke of Beaufort, der mit 71 starb (Beaufort aß offensichtlich für jedes Zeitalter übermäßig viel Zucker – 40 Jahre lang täglich ein halbes Kilogramm).* Slare erzählte auch über seine eigene Erfahrung, die er als lehrreich empfand: Er sei »beinahe 67« und bei ausgezeichneter Gesundheit, wie er schrieb, obgleich er mit großen Zuckermengen sündige. »Ich schreibe ohne Brille und kann Kleingedrucktes lesen, ich kann zehn oder 15 Meilen problemlos gehen und 30 oder 40 Meilen pro Tag reiten.« Was vielleicht noch wichtiger war: Er hatte etwa 80 seiner Kollegen vom Royal College of Physicians überlebt, von denen viele »erbitterte Feinde«[286] des Zuckers gewesen waren. (Diese Art von Argument – ähnlich wie die Aussage, dass Onkel Max pro Tag zwei Schachteln Zigaretten rauchte und 100 Jahre alt wurde, ergo Zigaretten keinen Lungenkrebs verursachen –, war auch in jeder folgenden Debatte über den Zucker üblich.)

Slare bemerkte auch, »das Schlechteste vom Schaum und den Sedimenten«[287] der Zuckerraffinerien Westindiens werde erfolgreich für die Schweinemast verwendet – aus Slares Sicht eine gute Sache. Er fügte seiner Absolution für den Zucker als Ernährungsübel einen einzigen Vorbehalt an. Da er zu einer Zeit schrieb, als Zucker noch ein Luxusprodukt war, dessen jährlicher Verbrauch in England auf weniger als 2 Kilogramm pro Kopf geschätzt wurde[288] oder weniger als ein Zwanzigstel dessen, was er 200 Jahre später betragen sollte, mahnte er dennoch, Frauen, die auf ihre »guten Proportionen« stolz seien, jedoch dazu neigten, »zu dick zu werden«, sollten Zucker besser meiden, da er »einen so hohen Nährwert habe, dass sie möglicherweise davon dicker würden, als ihnen lieb ist«.[289]

---

* Slare fand es bemerkenswert, dass die inneren Organe des Duke of Beaufort bei der Autopsie ausgezeichnet in Form waren und er noch seine eigenen Zähne besaß. (Slare, 1715, S. 59) Offenbar glaubte der Duke an ein verbreitetes Sprichwort: »Was Äpfel und Pflaumen haltbar macht, wird auch Leber und Lungen schützen.« Slare hielt die Eingeweide und Zähne des Dukes für den Beweis für die Richtigkeit dieser Aussage.

Dennoch, in einer Zeit, in der eine schlechte Ernährung und Unter-ernährung überall in Europa vorhanden waren, wurde die Fähigkeit des Zuckers, Mageren oder Ausgemergelten etwas Fett auf die Knochen zu bringen, verbreitet als eine seiner günstigen Eigenschaften wahrgenom-men. Alte Menschen konnten nicht nur viele Jahre von »kaum mehr als Zucker« leben, wie der britische Arzt Benjamin Moseley 1799 in seinem Traktat zu dem Thema schrieb, sondern Zucker hat »in Tee, Milch und Bier verzehrt viele magere Menschen dicker werden lassen und ihre Vi-talität verbessert«.[290] Moseley könnte es auch gewesen sein, der, nachdem er 18 Jahre auf den Westindischen Inseln gearbeitet hatte, erstmals darauf hinwies, dass Sklaven dick davon wurden, wenn sie während der Ernte den Saft des Zuckerrohrs heraussaugten, eine Beobachtung, die bis zum Anfang des 20. Jahrhunderts in medizinischen Schriften wiederholt wurde. Der Saft des Zuckerrohrs konnte nicht nur kränkliche, von Würmern befallene Säuglinge und Kleinkinder von Sklaven heilen, wie Moseley schrieb – »Ge-ben Sie einem Negersäugling ein Stück Zuckerrohr, an dem es saugen kann, so wird ihm die dürftige Milch seiner Mutter fade erscheinen.«[291] – sondern es heilte auch Erwachsene. »Ich habe häufig alte, verschorfte, abgemagerte Neger gesehen, die zur Erntezeit, scheinbar halbtot, aus den Gewächshäu-sern krochen und nachdem sie den ganzen Tag lang an Zuckerrohr gesaugt hatten, bald wieder kräftig, dick und geschmeidig waren.«[292]

1865 wies Abel Jordão, Professor an der medizinischen Fakultät von Lissabon und ein führender europäischer Experte für Diabetes darauf hin, diese Fähigkeit des Zuckers, Magere dick werden zu lassen, könne die Ver-bindung zwischen Adipositas und Diabetes erklären. Während die meis-ten Ärzte wie vor allem Joslin zu der Ansicht kamen, dass Adipositas zu Diabetes führt, vertrat Jordão die Ansicht, eine Art prädiabetischer Zu-stand, hervorgerufen durch den Verzehr von zu viel Zucker, könne Adi-positas verursachen. Wenn Tiere gemästet werden konnten, indem man ihnen Zucker und Stärke verabreichte, so argumentierte er, ergab es einen Sinn, dass Menschen dick wurden, wenn sie zu viel Zucker in ihrem Blut-kreislauf hatten, was bei Diabetes der Fall war. »Eine kräftige adipöse Kon-stitution ist nicht die Ursache, sondern die Auswirkung der Beschwerden«, erklärte Jordão. »Ich habe einige Fälle gesehen, in denen schlanke Perso-nen, die anfingen, dicker zu werden, von Diabetes betroffen wurden.«[293] Als Charles Brigham, damals Medizinstudent an der Harvard University und später ein angesehener Chirurg, eine preisgekrönte Doktorarbeit über Diabetes schrieb, die 1868 veröffentlicht wurde, führte er Jordãos Denkweise weiter aus und wiederholte auch Slares Vorbehalt, nun jedoch aus der entgegengesetzten Perspektive. Brigham schrieb: »Auf der Grundlage desselben Prinzips, durch Zucker dicker zu werden, haben es sich viele Angehörige des schönen Geschlechts, die sich für das skelettartige Aussehen ihrer Schultern und Arme schämten, wenn diese unbedeckt waren, angewöhnt, in der Hoffnung auf eine Verbesserung häufig ein Glas eau sucrée [Zuckerwasser] zu trinken.«[294]

Die wenigen Ernährungsforscher und Lebensmittelchemiker, die den Zucker und andere Kohlenhydrate untersuchten, konzentrierten ihre Aufmerksamkeit fast ausschließlich auf die Ernährungsqualitäten des Zuckers, die nur anhand dessen bestimmt wurden, was damals messbar war. 1900 hatten sie die verschiedenen Zuckertypen beschrieben, die in der Natur zu finden sind – Glucose und Fructose beispielsweise, die damals als Dextrose bzw. Levulose bekannt waren –, und wie sie in den komplexeren Zuckern kombiniert waren, also beispielsweise Lactose in Milch oder Saccharose aus Rüben und Zuckerrohr. Forscher berichteten, die Muskeln würden diese Zucker als Brennstoff nutzen, und zwar sehr wirksam. (Häufig, wenn nicht sogar üblicherweise, verwechselten sie den Zucker, den wir zu uns nehmen – Saccharose, bestehend aus Fructose und Glucose –, mit der Glucose des Blutzuckers). Anders als Eiweiß, von dem Stickstoff übrig bleibt, der im Urin ausgeschieden wird, produzieren die Kohlenhydrate Energie »ohne jeden Abfall und hinterlassen keine Rückstände«.[295] Und auch wenn Kohlenhydrate nicht wie Eiweiß zum Muskelaufbau beitragen, scheint der Körper sie bevorzugt als Kraftstoff zu nutzen und dabei das Eiweiß zu schonen.

Harold Higgins, der am in Boston ansässigen Carnegie Institute of Washington arbeitete, maß 1916, wie schnell unser Körper diese verschiedenen Zucker verstoffwechselt – wie schnell sie uns tatsächlich Energie liefern, was als »Nährwert«[296] eines Nahrungsmittels galt. Higgins berichtete, dass wir Fructose und Saccharose schneller verstoffwechseln als andere Zuckerarten. Diese Feststellung wurde die biochemische Grundlage der Annahme, wonach Zucker »schnelle Energie« liefert, womit die Zuckerindustrie später warb.

Higgins' Laboruntersuchungen bestätigten auch die Beobachtung, dass Zucker das hatte, was der britische Arzt Willoughby Gardner 1901 im *British Medical Journal* als »unerwartete stimulierende Eigenschaften«[297] bezeichnete. Diese Beobachtung unterschied Zucker von anderen Kohlenhydraten und legte nahe, dass er im wahrsten Sinn des Wortes ein Stimulans ist – die Version des späten 19. und frühen 20. Jahrhunderts einer leistungssteigernden Droge. Wie Gardner schrieb, hatten deutsche Forscher »verschiedene Männer sowohl mit schwacher als auch starker Muskulatur« getestet und kamen zu dem Schluss, dass 30 Gramm Zucker ausreichten, um innerhalb von 45 Minuten »die Arbeitskraft von Muskeln, die so ermüdet waren, dass sie zuvor kaum verwertbare Ergebnisse erbrachten«, wiederherzustellen. Zucker schien diesen Männern zu helfen, eine »außerordentliche Muskelarbeit« zu leisten, und die Deutschen spekulierten, der Zucker könne das Nervensystem direkt beeinflussen, um »das Gefühl der Müdigkeit zu überwinden«.

Andere Forscher stellten in ihren Experimenten ähnliche Auswirkungen fest und diese Beobachtungen unterstützten Berichte aus Feldstudien, wonach Holzfäller, alpine Kletterer und Polarforscher dazu übergegangen waren, Zucker anstelle von Brandy oder anderem Alkohol zu verwenden, um gegen ihre Müdigkeit anzukämpfen. Pariser Droschkengesellschaften hatten begonnen, ihre Pferde mit Zucker zu füttern, um ihnen Energie zu verschaffen und ihre Vitalität wiederherzustellen.[298] Der legendäre britische Bergsteiger George Mallory sagte, bei seinem Versuch 1922, den Mount Everest zu besteigen, sei es ihm gelungen, dem Gipfel bis auf 600 Meter nahe zu kommen, indem er während der letzten Tage des Aufstiegs von Zucker lebte: beinahe ausschließlich von Zitronendrops, Pfefferminzbonbons und Schokolade. »In großer Höhe hat niemand Kraft übrig, um sie für den unnötigen Verdauungsvorgang zu vergeuden«, sagte Mallory. »Zucker … kann schnell verdaut und leicht in Muskelenergie umgewandelt werden. Er hat zudem eine dringend benötigte stimulierende Wirkung.«[299]

Gardner zufolge hatte der Deutsche Reichstag 1897 über den Wert von Zucker als Nahrungsmittel debattiert und beschlossen, ihn bei deutschen Soldaten zu testen. Der Versuch wurde während der Herbstmanöver im folgenden Jahr durchgeführt. »Die Ergebnisse sprachen eindeutig für die Zuckeresser«, schrieb Gardner. Die Soldaten, deren Rationen Zucker enthielten, nahmen zu, »was bei ihren Kameraden nicht der Fall war, sie erfreuten sich einer besseren Gesundheit und konnten die harten Aufgaben mit sehr viel weniger Qualen aushalten … Als Ergebnis dieser Versuche wurde beschlossen, die Zuckerration für die deutschen Soldaten auf 60 Gramm pro Tag zu erhöhen«.[300] (Da es sich bei dieser Menge beinahe um das Doppelte dessen handelte, was britische Soldaten erhielten – 37 Gramm – schien es für Gardner darauf hinzudeuten, dass die Briten nun militärisch deutlich im Nachteil waren.)

Holländische Experten sprachen sich für ein »Zuckertraining« bei Ausdauersportlern aus und mehrere Ruderclubs – darunter der Berliner Ruderclub – übernahmen die Praxis, für damalige Verhältnisse große Zuckermengen zu verzehren und wurden dadurch »nicht ›verbraucht‹ oder übertrainiert«.[301] Mitte der 1920er-Jahre, in einer Zeit, als Ruderregatten so beliebt waren wie Profi-Baseball oder jeder andere Sport, ahmten Rudercoaches an der Harvard University und der Yale University die Europäer nach und testeten Zucker bei ihren Ruderern – Marmeladen, Gelees, Zuckerstücke und sogar ein »Pfund Pfefferminzbonbons« (ein »absurdes«[302] Gerücht, wie der Harvard-Coach sagte: eine solche Menge »würde einen Jungen krank machen«).*

1925 berichteten Forscher der Harvard University in *The Journal of the American Medical Association*, Läufer beim Boston Marathon hätten am Ende des Laufs sehr niedrige Blutzuckerwerte – ähnlich wie ein Diabetiker, schrieben sie, dem »eine Überdosis Insulin« verabreicht wurde – und diese Symptome hätten bei anderen Läufern verbessert werden können, indem sie vor dem Lauf viele Kohlenhydrate zu sich nahmen und während des Laufens »Glucose-Süßigkeiten« aßen und »an den Stationen entlang der Strecke mit Tee versorgt wurden, der große Mengen Zucker enthielt«.[303] Dieser Bericht veranlasste Redakteure der britischen Zeitschrift *The Lancet*, sich über die Amerikaner lustig zu machen, weil diese nicht wussten, was alle anderen bereits Jahre zuvor gelernt hatten: »Das Merkwürdigste ist, dass weder den Autoren noch den Teilnehmern von Harvard klar gewesen zu sein scheint, dass der Verzehr von Zucker in einer beliebigen Form weithin dafür bekannt ist, Ermüdung vorzubeugen und zu beheben … Zuckerkuchen sind bei einer Teeeinladung von Sportlern eine absolute Notwendigkeit.«[304]

Unter diesem Gesichtspunkt der schnellen Energiezufuhr und Müdigkeitsbekämpfung schien Zucker ein so wertvoller Teil der Ernährung zu sein, dass das US-Landwirtschaftsministerium behauptete, Zucker »scheine für Kinder wegen ihrer großen Aktivität ein besonders passendes Nah-

---

* Im November 1924 verabreichte man dem Fußballteam der Yale University in einem Spiel gegen die University of Pennsylvania Zucker »bei dem Versuch, ihre körperliche Energie zu steigern«. Yale verlor fünf zu eins, was einen Yale-Professor für angewandte Physiologie dazu veranlasste, *The New York Times* zu erzählen, die Ergebnisse des Versuchs »seien bemerkenswert, jedoch nicht überzeugend«. (Anon. 1924)

rungsmittel zu sein«.[305] Nach dieser Logik, wie Gardner im *British Medical Journal* äußerte, arbeitete »das beliebte Vorurteil gegenüber Zucker«[306] zum Nachteil heranwachsender Jungen und Mädchen, nicht zu ihrem Vorteil. Es überrascht nicht, dass die Süßwarenindustrie dieser Ansicht zustimmte.

Bis in die 1920er-Jahre wurde diese Diskussion über den Nährwert von Zucker weiterhin von einer üblichen Nebenbemerkung begleitet, dass Zucker dick macht und daher Fettleibige – eigentlich jeder, der daran arbeiten müsste, schlank zu bleiben – am besten beraten wären, Zucker zu meiden. Wie Gardner in seiner Beurteilung im *British Medical Journal* schrieb, ist Zucker sicher »einer der wertvollsten Posten der Ernährung«[307] und dennoch von denen, die für Adipositas, Diabetes oder Gicht anfällig sind, zu meiden »wie Gift«.

Dies war die herkömmliche Denkweise geworden. Nachdem der künstliche Süßstoff Saccharin von Chemikern der Johns Hopkins University 1878 in Steinkohlenteer-Derivaten entdeckt worden war und in den folgenden zehn Jahren zu einem Handelsprodukt wurde, war es medizinischen Experten sofort klar, dass »es ganz oder teilweise den Zucker in der Ernährung«[308] von Personen mit Adipositas und Diabetes und vielleicht auch mit Lebererkrankung und Gicht würde ersetzen können. Als 1929 Delegierte des Völkerbundes in Genf zusammenkamen, um über die wirtschaftlichen Probleme ihrer Länder zu diskutieren, war eines der Themen die schädliche Auswirkung auf ihre nationalen Zuckerindustrien, die sich aus »einer weltweit wachsenden Abstinenz von Frauen ergab«, die den Zucker mieden, »um ihre schlanke Figur zu behalten«.[309] Inzwischen verkaufte die American Cigarette Company Lucky Strike – die Zigarette, die als in Zucker marinierter Plug-Tabak begann und 1930 Camel überholte, um die beliebteste Zigarette des Landes zu werden – als »eine großartige Alternative zu dick machenden Süßigkeiten«.[310]

Als Ende des 19. Jahrhundert die Diabetesflut langsam anstieg, begannen Ärzte und Gesundheitsbehörden, die Möglichkeit in Betracht zu ziehen, Zucker könne dafür verantwortlich sein. Da die Krankheit aber noch immer relativ selten war, gab es auch nicht sehr viele Ärzte, die auf ihre Behandlung spezialisiert waren und sinnvoll über ihre Ursache nachdachten. Elliott Joslin gehörte zu den Ersten in den Vereinigten Staaten, die sich auf Diabetes spezialisierten, und begann damals gerade erst seine berufliche Laufbahn. Auf Joslin folgte Frederick Allen, der an der Harvard Medical

School mit diabetischen Tieren und am Rockefeller Institute for Medical Research mit menschlichen Patienten geforscht hatte.

1913 veröffentlichte Allen ein Lehrbuch über Diabetes – *Studies Concerning Glycosuria and Diabetes** –, in dem er Beobachtungen aus Studien bei Menschen und Tieren, von Biochemikern und sogar aus Geschichtsbüchern zusammentrug. Allens Lehrbuch enthielt auch eine ausführliche Diskussion über die Möglichkeit, Diabetes könne durch Zucker verursacht werden, und er war überzeugt, dies müsse aus einem offensichtlichen Grund besprochen werden: »Der Zuckerkonsum nimmt zweifellos zu«, schrieb Allen. »Es wird allgemein anerkannt, dass Diabetes zunimmt, und zu einem beträchtlichen Teil kommt er bei den Rassen und Gesellschaftsklassen am häufigsten vor, die den meisten Zucker verzehren.«[311]

Allen unterteilte die europäischen Experten in drei Lehrmeinungen über einen möglichen kausalen Zusammenhang zwischen Zucker und Diabetes. Einige, wie der Deutsche Carl von Noorden, Autor einiger mehrbändiger Lehrbücher über Diabetes, Stoffwechselstörungen und Ernährung, wiesen diesen Gedanken klar zurück. Einige, wie der deutsche Internist Bernhard Naunyn (den Joslin als junger Arzt aufgesucht hatte, um etwas über die Krankheit zu lernen), hielten den Beweis, dass Zucker Diabetes verursacht, für zweifelhaft. Diese Ärzte wollten den Zucker nicht dafür verantwortlich machen, tatsächlich Diabetes zu verursachen, räumten jedoch ein, wie Allen schrieb, dass »große Mengen süßer Nahrungsmittel und die Maltose im Bier«[312] das Auftreten der Krankheit begünstigen. Andere, vor allem der französische Experte Raphaël Lépine, waren von der ursächlichen Wirkung des Zuckers überzeugt und nannten als Beweis, dass Diabetes unter Arbeitern in Zuckerfabriken verdächtig häufig vorkomme.

Wie Allen jedoch bemerkte, passte oft nicht zusammen (wie dies auch heute der Fall ist), was Ärzte über Zucker und Diabetes sagten und wie sie handelten. Die Mehrheit dieser Fachleute schien zu glauben, dass Zucker als Ursache für die Krankheit tatsächlich nur eine kleine oder gar keine Rolle spielte. Dennoch waren sie »offen für Anschuldigungen gegenüber dem Zucker«,[313] als sich die Möglichkeit herauskristallisierte, dass er diabetische Komplikationen verschlimmern könnte. Nahezu alle diese Ärzte jedoch, einschließlich derselben skeptischen Experten, sagten ihren diabetischen Patienten, sie sollten keinen Zucker essen, was darauf hindeutete,

---

* »Glykosurie« bedeutet ein Übermaß an Zucker (Glucose) im Urin.

dass sie tatsächlich dachten, Zucker sei schädlich. »Die Ärzteschaft stimmt diesem Gedanken in der Praxis völlig zu«, schrieb Allen. Falls Zucker den Diabetes verschlimmern könnte, notierte er, was diese nahezu allgemeine Einschränkung von Zucker in der Ernährung von Diabetikern andeutete, dann bestand sicher auch die Möglichkeit, dass er bei ansonsten scheinbar gesunden Personen das Auftreten der Krankheit verursachen könnte.

Allens Ansicht war stark von einer Diskussion über »Diabetes in den Tropen« beeinflusst worden, die beim Jahrestreffen 1907 der British Medical Association geführt wurde. Einflussreiche britische und indische Ärzte, die auf dem indischen Subkontinent arbeiteten, hatten die hohe und offenbar zunehmende Prävalenz von Diabetes unter den »untätigen und trägen Reichen« in der dortigen Bevölkerung besprochen, insbesondere unter den »bengalischen Gentlemen«, deren »tägliche Ernährung … hauptsächlich aus Reis, Mehl, Hülsenfrüchten und Zucker besteht«.[314]

»Es besteht nicht der Hauch eines Zweifels, dass mit den Fortschritten der Zivilisation, hoher Bildung und zunehmendem Reichtum und Wohlstand des Volkes unter britischer Herrschaft die Anzahl der Fälle von Diabetes enorm zugenommen hat«, beobachtete Rai Koilas Chunder Bose, ein Dozent an der Universität von Kalkutta, der feststellte, dass vielleicht jeder Zehnte der »bengalischen Gentlemen der wohlhabenden Klasse« an der Krankheit litt. Bose fügte hinzu, hinduistische Ärzte hätten Diabetes bereits im 6. Jahrhundert diagnostiziert und den honigfarbenen Urin bemerkt – umgeben von »Ameisenschwärmen« –, während sie beobachteten, dass es sich um eine Krankheit handelte, »unter der vor allem die Reichen leiden und die durch den übermäßigen Genuss von Reis, Mehl und Zucker ausgelöst wird«. Allen fand diesen Punkt besonders überzeugend. Schließlich stellten diese frühen hinduistischen Ärzte eine Verbindung zwischen Diabetes und dem Verzehr von Kohlenhydraten und Zucker her, und zwar mehr als 1000 Jahre vor der Erfindung der organischen Chemie und deren Enthüllungen, dass Zucker, Reis und Mehl Kohlenhydrate sind und dass Kohlenhydrate »bei der Verdauung in Zucker verwandelt werden, der im Urin auftaucht«. »Diese eindeutige Beschuldigung der hauptsächlich aus Kohlenhydraten bestehenden Nahrung«, schrieb Allen, »ist daher unbelastet von vorgefassten chemischen Vorstellungen und basiert auf reiner klinischer Beobachtung, wenn nicht auf reinem Zufall.«[315]

Unklar dabei war, was genau die ernährungsbedingten Auslöser für Diabetes waren: alle Kohlenhydrate, nur raffiniertes Getreide (wie weißer Reis und Weißmehl) und Zucker, Zucker allein, vielleicht die Völlerei selbst – oder war es sogar ein anderer Faktor, der die Wohlhabenden für Diabetes anfällig machte und die Armen schützte. Die Diskussion beim Treffen der British Medical Association ergab eindeutig, dass arme Arbeiter mit einer kohlenhydratreichen Ernährung leben konnten, ohne Diabetes zu bekommen, während die wohlhabenden Inder (und selbst reiche Chinesen und Ägypter, wie einige Ärzte bei der Konferenz bemerkten), die sich kohlenhydratreich ernährten, leicht dem Diabetes erlagen und dies in ständig steigender Zahl. Was war bei ihrer Ernährung und ihrem Lebensstil anders? »Sofern die unbekannte Ursache für Diabetes nicht vorhanden ist«, schrieb Allen, »kann ein Mensch zeitlebens reichlich Kohlenhydrate verzehren und niemals Diabetes bekommen.« Einige Ärzte bei der britischen Konferenz hatten vorgebracht, diese unbekannte Ursache sei der mentale Stress oder die »nervöse Belastung« des Berufslebens – eines Arztes oder Rechtsanwalts – verglichen mit dem relativ einfachen Leben eines Arbeiters (was der britische Arzt Benjamin Ward Richardson in seinem Buch *Diseases of Modern Life* 1876 als Ursache für Diabetes genannt hatte); andere waren der Meinung, es sei das untätige Leben der Wohlhabenden und ihre Abneigung gegenüber körperlicher Aktivität, die die Krankheit ausbrechen ließ. Wieder andere dachten, es liege an Völlerei oder vielleicht am Alkohol. Zucker selbst wurde, wie Allen bemerkte, regelmäßig als mögliche Ursache genannt.

Allen hielt es für wahrscheinlich, dass Menschen mit einer gewissen angeborenen Fähigkeit zur Welt kommen, die Kohlenhydrate in ihrer Ernährung zu verarbeiten und als Energiequelle zu nutzen. Übersteigen die verzehrten Kohlenhydrate diese Fähigkeit, passiert der Überschuss den Körper ungenutzt und wird im Urin ausgeschieden – daher die »Glykosurie« oder der Zucker im Urin, der damals das wichtigste diagnostische Symptom für die Krankheit war. Vielleicht überforderte der Zuckerverzehr diesen Vorgang bei manchen, aber nicht bei allen Menschen, und schwere körperliche Arbeit konnte diesem Effekt möglicherweise entgegenwirken.[316] »Ein armer Arbeiter kann vielleicht nach Lust und Laune Stärke essen«, vermutete Allen, »und in aller Sicherheit über die daraus entstehende Glucose verfügen, wegen des langsameren Verdauungsprozesses und der Stärkeumwandlung im Vergleich zu freiem Zucker und wegen der größeren Effizienz der Verbrennung durch die Muskeln aufgrund der körperlichen Arbeit. Ist jemand wohlhabend, pflegt eine sitzende Lebensweise und liebt süße Speisen, kann er ohne besondere Veranlagung einen manifesten Diabetes entwickeln.«[317]

Mitte der 1920er-Jahre waren die zunehmenden Mortalitätsraten durch Diabetes in den Vereinigten Staaten Thema in Zeitungen und Zeitschriften geworden. Joslin, die Metropolitan Life Insurance Company[318] und der Gesundheitsbeauftragte des Staates New York[319] berichteten alle öffentlich über das, was Joslin nun eine Epidemie nannte. Als Haven Emerson, Leiter der Fakultät für öffentliche Gesundheit an der Columbia University, und seine Kollegin Louise Larimore auf zwei Konferenzen 1924 lang und breit darüber diskutierten – bei den Jahreskonferenzen der American Association of Physicians und der American Medical Association –, hielten sie die Zunahme des Zuckerkonsums, der parallel zur zunehmenden Häufigkeit von Diabetes erfolgte, für den Hauptverdächtigen.

Das sollte sich ändern. In den folgenden 30 Jahren sollte eine Reihe von falschen Auffassungen, die von ein paar wenigen, sehr einflussreichen Diabetesfachleuten, angeführt von Joslin selbst, verbreitet wurden, dazu führen, Zucker beinahe vollständig als EINE Ursache für Diabetes zu entlasten, geschweige denn als DIE Hauptursache für die ständige steigende Zahl von Diabetesfällen. Das Argument, wonach Zucker ein Grund für Adipositas und Diabetes ist, wurde in den 1970er-Jahren wieder aufgegriffen, damals waren jedoch Kliniker, die Diabetes untersuchten und behandelten, kaum einbezogen.

Eine häufige Tatsache in der Geschichte der medizinischen Forschung ist, dass eine kleine Anzahl einflussreicher Experten, häufig sogar nur eine Einzelperson, die Meinung zu einem Thema komplett beherrschen können. In der Wissenschaft wird jungen Forschern beigebracht, Experten anzuzweifeln und allen Lehren gegenüber skeptisch zu sein, was in der Medizin jedoch nicht der Fall ist, wo die Meinung von Autoritätspersonen übermäßiges Gewicht hat. Besonders schädlich kann dies sein, wenn dieser Wissenschaftsbereich noch in den Kinderschuhen steckt und nur wenige Forscher nach Antworten suchen. In den Vereinigten Staaten wurde Joslin diese einflussreiche Einzelfigur im Bereich Diabetes und seine Meinungen zu dem Thema wurden häufig als Evangelium behandelt. Mitte der 1920er-Jahre hatte Joslin Allen als führende Autorität für Diabetes in den Vereinigten Staaten weit hinter sich gelassen und sein Lehrbuch *The Treatment of Diabetes Mellitus* sollte die Bibel in diesem Bereich werden. Die erste Ausgabe veröffentlichte er 1916, basierend auf allem, was er von den 1000 Patienten gelernt hatte, die er in seiner Klinik behandelt hatte. Er und seine Kollegen aktualisierten das Buch bis zu seinem Tod 1962

im Alter von 92 Jahren neun Mal.* Da Joslin in jeder neuen Ausgabe seines Lehrbuchs wiederholte, dass Zucker nicht die Ursache für Diabetes ist,
wurde seine Meinung schließlich von allen in diesem Bereich als Wahrheit
akzeptiert.[320]

Allen Erzählungen zufolge war Joslin ein bemerkenswert engagierter
Arzt, der immer zum Besten seiner Patienten arbeitete. Nachdem Forscher
der University of Toronto 1921 das Insulin entdeckt hatten, wurde Joslins
Klinik zum Wegbereiter von dessen Nutzung in den Vereinigten Staaten
und er, wie auch viele andere Ärzte, kamen rasch zu der Auffassung, dass
Insulin es den diabetischen Patienten ermöglichte, von der Last einer starken Einschränkung der Kohlenhydrate befreit zu werden, die bis dahin
zur Kontrolle der Krankheit als nötig gegolten hatte. Vielleicht noch bemerkenswerter war, dass jugendliche Diabetiker mit der akuten Form der
Krankheit (heute als Typ 1 bekannt) von der qualvollen, einer Hungerdiät
nahe kommenden Ernährung befreit wurden, deren Wegbereiter Allen gewesen war und auf die sich seine Reputation gegründet hatte. Mit Insulin
konnten sowohl ältere als auch jüngere Diabetiker Kohlenhydrate essen,
ihren Blutzucker unter Kontrolle halten und ein relativ normales Leben
führen. Joslins Kollegin Priscilla White, die sich in seiner Klinik auf die Behandlung diabetischer Kinder spezialisiert hatte, sollte später sagen: »Kein
Kind kann ohne eine Kugel Eis einmal pro Woche aufwachsen«[321], und Insulin machte diese Art Genuss möglich.

Joslin erkannte, welchen Wert Zucker für Athleten hat, als seine Kollegen von der Harvard University 1925 über Marathonläufer berichtet hatten (worüber sich die Redakteure der Zeitschrift *Lancet* amüsiert hatten).**
Er gestand auch ein, dass der Verzehr von Zucker in Form von Süßigkeiten beispielsweise den niedrigen Blutzuckerspiegel (Hypoglykämie) oder
sogar ein diabetisches Koma sofort umkehren könne, das das Ergebnis
einer zeitlich schlecht geplanten oder falsch dosierten Insulininjektion
ist.[322] (»Eine Orange ist für ein Kind weniger verlockend als zwei oder drei
Stückchen Zucker oder eine Süßigkeit«,[323] äußerte Joslin belehrend in der
Ausgabe seines Lehrbuchs von 1923). Joslin glaubte, Zucker sei ein wert-

---

*   Die letzte Ausgabe – die vierzehnte mit 1224 Seiten – wurde 2005 veröffentlicht. (Kahn et al. 2005)

**   In einer öffentlichen Vorlesung über Diabetes 1925 machte es sich Joslin *The New York Times*
        zufolge zur Aufgabe, zu versichern, dass Zucker, den man ermüdeten Athleten gibt, neue
        Kraft gibt: »Schokoladentafeln für Marathonläufer und gezuckerter Tee für Fußballspieler
        könnte zu neuen Rekorden führen«, erklärte er. (Anon. 1925d.)

voller Bestandteil der Ernährung, und hielt es daher für unwahrscheinlich, dass er die Ursache einer chronischen Krankheit sein könnte.

Joslin verstand einfach nicht, dass die Kohlenhydrate im Zucker einmalige Eigenschaften haben, die andere Kohlenhydrate nicht haben. Er war Arzt, kein Ernährungswissenschaftler, auch wenn er ein Jahr lang an der Yale University Biochemie studiert hatte. Er argumentierte, alle Kohlenhydrate seien tatsächlich gleich – Stärke, Getreide, Zucker. Joslin war der Erste der vielen einflussreichen medizinischen Experten, die buchstäblich nicht wussten, worüber sie sprachen, wenn sie sich über Zucker äußerten. Seine Überzeugungen und seine letztlich erfolgreiche Verteidigung von Zucker in der Ernährung gründeten sich weitgehend auf diese irrige Meinung.

Bereits 1917 führte Joslin die Japaner als einzigen Grund an, um den Gedanken in Frage zu stellen, dass Zucker Diabetes verursacht. In seinem Lehrbuch arbeitete er weiter mit diesem Argument, das er häufig mit denselben Worten während der nächsten 40 Jahre verwendete. »Ein hoher Prozentsatz an Kohlenhydraten in der Ernährung scheint tatsächlich nicht für Diabetes anfällig zu machen«, hatte er geschrieben. »So leben die Japaner mit einer Ernährung, die weitgehend aus Reis und Gerste besteht, soweit es Statistiken jedoch zeigen, ist die Krankheit in diesem Land nicht nur weniger häufig, sondern nimmt auch einen leichteren Verlauf.« Er räumte ein, dass die steigende Todesrate durch Diabetes in den Vereinigten Staaten mit dem zunehmenden Zuckerkonsum zusammenfiel, und in den ersten Ausgaben seines Lehrbuchs gab es sogar eine Tabelle, die zeigte, wie der Zuckerkonsum Schritt für Schritt mit der Sterblichkeit durch Diabetes zunahm. »Eine so deutliche Veränderung in der Ernährung einer Nation ist bemerkenswert und verdient Aufmerksamkeit«, vermerkte er. Die nahe liegende Schlussfolgerung wäre die *Annahme*, dass beides »miteinander zusammenhängt«, fügte er hinzu, aber die japanische Erfahrung sprach für etwas anderes: »Zum Glück scheinen uns die Ernährungsgewohnheiten und die Statistiken über Diabetes in Japan vor diesem Fehler zu bewahren.«[*][324]

---

[*] Dies war eine natürliche Mutmaßung, die häufig von Ärzten angestellt wurde, die ebenfalls in asiatischen Ländern arbeiteten: Isidor Snapper beispielsweise, der die Jahre des Zweiten Weltkriegs in China verbrachte, berichtete, dass Diabetes unter den wohlhabenden Chinesen zu einer häufigen Krankheit geworden sei, bei Armen jedoch nur sehr selten vorkäme. »Wie es scheint, muss die extrem kalorienarme Ernährung, die hauptsächlich aus Kohlenhydraten, frischen oder eingesalzenen Gemüsen und Sojabohnenmehl besteht, einen stark abschwächenden Einfluss auf Diabetes gehabt haben.« (Snapper 1960, S. 374)

Joslin schob die Schuld für die Diabetes-Epidemie anstelle von Zucker hauptsächlich zwei Faktoren zu. Am deutlichsten war es die Fettleibigkeit wegen der engen Verbindung zwischen beiden Krankheiten. Da die meisten erwachsenen Diabetiker dick waren, nahm Joslin an, dass sie durch ihre Fettleibigkeit zu Diabetikern würden, und er glaubte, dass sie in erster Linie dick wurden, weil sie zu viel aßen und sich zu wenig bewegten. (1925 hielt Joslin eine Vorlesung, in der er eine Teilschuld für Diabetes der Erfindung und Verbreitung des Automobils gab, die dazu führte, dass die meisten Menschen mehr saßen als zuvor und daher, wie er glaubte, dicker wurden).[325]

Joslin kam auch zu der Überzeugung, Diabetes werde durch eine fettreiche Ernährung verursacht, was seine Annahme untermauerte, Zucker könne freigesprochen werden. Es war überall »ein Übermaß an Fett, ein Übermaß an Körperfett, Adipositas, ein Übermaß an Fett in der Nahrung und ein Übermaß an Fett im Blut«, schrieb er 1927. »Mit einem Übermaß an Fett beginnt Diabetes und an einem Übermaß an Fett sterben Diabetiker …«[326] Diese Lektion gab auch Cyril Long weiter, ein herausragender Diabetologe und Dekan der Yale School of Medicine. »Während es die populäre Anschauung gibt, dass ein erhöhter Zuckerkonsum mit der steigenden Zahl an Diabeteserkrankungen zusammenhängt«, schrieb Long, »kann man mit großer Sicherheit sagen, dass ein übermäßiger Kohlenhydratkonsum für sich genommen keine direkte Ursache für die Krankheit ist.« Longs Ansicht war inspiriert von der Vermutung, dass Fett in der Ernährung der wahrscheinlichere Verdächtige sei.[327]

Ärzte, die sich auf die Behandlung von Diabetes spezialisierten, gingen davon aus, dass Formulierungen in medizinischen Lehrbüchern wie »mit großer Sicherheit« sich auf überzeugende Beweise stützten, was jedoch nicht der Fall war. Longs Meinung gründete sich beinahe ausschließlich auf die Aussage eines anderen, sehr einflussreichen Diabetes-Forschers, Harold Himsworth vom University College Hospital in London und Himsworth Aussage wiederum gründete sich ebenso sehr auf seine eigene Arbeit wie auf die von Joslin.

Genau wie Joslin hatte Himsworth eine glanzvolle Karriere in der Medizin. 1948 wurde er zum Sekretär des British Medical Research Council ernannt (vergleichbar mit den National Institutes of Health in den Vereinigten Staaten), diese Funktion behielt er zwanzig Jahre bei. Er war 1931 erst Mitte Zwanzig, als er äußerte, eine relativ kohlenhydratreiche Ernährung sei für Diabetiker ideal, was implizierte, eine fettreiche Ernährung könne eine Ursache für die Krankheit sein. »Zucker muss verabreicht werden«, um das diabetische ·Koma zu behandeln, erklärte Himsworth und damit erschien es logisch, dass Zucker und andere Kohlenhydrate (Glucose) für die Ernährung von Diabetikern wertvoll seien.[328]

Später berichtete Himsworth, dass die Diabetesraten in westlichen Ländern parallel zu einer allgemeinen Zunahme des Fettverzehrs und einer Abnahme von Kohlenhydraten gestiegen waren.* Außerdem übernahm er die Überzeugung anderer Forscher, wonach der Verzehr von Kohlenhydraten dazu beitrage, die Fähigkeit eines Menschen aufzubauen, kohlenhydratreiche Nahrung zu vertragen, und dass der Verzehr der für Diabetiker normalerweise empfohlenen fettreichen Ernährung das Gegenteil bewirke. »Daher erscheint es als die wirksamste Möglichkeit, die Auftretenshäufigkeit von Diabetes mellitus bei den Personen zu reduzieren, die eine Veranlagung für die Entwicklung dieser Krankheit haben, indem sie zum Verzehr einer kohlenhydratreichen Ernährung ermuntert werden und ihnen davon abgeraten wird, ihren Appetit mit anderen Nahrungsmittelarten zu befriedigen«, schrieb er.[329]

In seinen Lehrbüchern und seinen Artikeln beschrieb Joslin die »sorgfältig zusammengetragenen« Daten von Himsworth, die Fett als Ursache für Diabetes implizierten und den Zucker damit entlasteten. (Long beschrieb Himsworth' »sehr signifikante Beobachtungen«, die zu diesen Schlussfolgerungen führten). Himsworth wiederum zitierte Joslin als höchste Autorität für die Ansicht, dass Zucker nicht die Ursache für Diabetes sei, Fett dies jedoch sein könnte. Bis in die 1930er- und 1940er-Jahre konstruierten beide das wissenschaftliche Pendant zu einem Kartenhaus, um ihre Überzeugungen zu unterstützen, wobei jeder die Beobachtungen des anderen als Beweis nannte, nur um im Gegenzug ebenfalls als Unterstützer für diesen Beweis genannt zu werden. Letztlich gründeten beide ihre Schlussfolgerungen weitgehend auf die falsche Annahme, dass Zucker und andere Kohlenhydrate in ihrer chemischen Zusammensetzung gleichwertig sind,

---

* Um damit argumentieren zu können, dass Fett die Ursache für Diabetes ist, musste Himsworth die Hinweise verwerfen, dass Bevölkerungsgruppen wie die Inuit oder die Massai, die sich sehr fettreich ernähren, auch sehr niedrige Diabetesraten hatten, zumindest zu der Zeit, als Himsworth seine Behauptungen aufstellte. Zu diesem Zweck behauptete er beharrlich, die Hinweise bezüglich der Massai seien »so dürftig«, dass man sie ignorieren könne. Zudem missverstand er zwei Artikel – einen über die Inuit auf Baffin Island (Heinbecker 1928) und eine über das »Fischervolk« (Mitchell 1930) von Labrador – um zu behaupten, die Inuit würden, entgegen aller gegenteiligen Hinweise, tatsächlich eine kohlenhydratreiche Ernährung zu sich nehmen. (Himsworth 1935)

und dass damit auch ihre Auswirkung auf den menschlichen Körper gleich ist. Beide kamen immer und immer wieder auf die japanische Erfahrung als Schlüsselelement zurück. Hier sah man eine Nation, die sehr wenig Fett und eine beachtliche Menge an Kohlenhydraten zu sich nahm, und wo es sehr wenige Diabetesfälle gab. Joslin nahm diese Tatsache als überzeugenden Beweis dafür, dass eine kohlenhydratreiche Ernährung vorteilhaft sei, Himsworth verwendete sie, um zu argumentieren, dass eine fettreiche Ernährung Diabetes verursache. Beide entlasteten damit den Zucker.[330]

Weder Himsworth noch Joslin bemühten sich offenbar um die Frage, warum die Japaner weniger Zucker verzehrten als die Amerikaner und die Briten – was jedoch der Fall war. Erst 1963 entsprach der Pro-Kopf-Verzehr von Zucker in Japan in etwa der Menge, die in England und den Vereinigten Staaten bereits 100 Jahre früher verzehrt wurde, als auch in diesen Ländern Diabetes noch eine sehr seltene Krankheit war. Die Erfahrungen in Japan hätten herangezogen werden können, um die Verbindung zwischen Zucker und Diabetes zu unterstützen, während Joslin und Himsworth sie dazu heranzogen, um diese Verbindung zurückzuweisen.[331]

Einer der vielen bemerkenswerten Aspekte dieser Geschichte ist, dass Himsworth, nachdem Joslin seine Fetthypothese zu Diabetes als ausreichend überzeugend befunden hatte, um sie als unbestrittene Wahrheit zu akzeptieren, diese selbst verwarf. In einer Vorlesung 1949 vor dem British Royal College of Physicians, beschrieb Himsworth das Problem mit dieser Hypothese als ein Paradoxon: Obgleich Bevölkerungsgruppen, die mehr Fett verzehrten, tendenziell mehr Diabeteserkrankungen aufwiesen, »hat der Verzehr von Fett keinen schädlichen Einfluss auf die Zuckerverträglichkeit, und fettreiche Ernährungsformen reduzieren tatsächlich die Empfindlichkeit von Tieren gegenüber Wirkstoffen, die Diabetes auslösen«. Einfach gesagt bedeutete dies, je mehr Fett die Labortiere als Ersatz für Kohlenhydrate fraßen, desto schwieriger war es, sie diabetisch werden zu lassen. Nun wies Himsworth darauf hin, eine fettreiche Ernährung sei letztlich möglicherweise doch nicht der Schuldige und es gäbe vielleicht »andere, wichtigere abhängige Variablen«, die mit dem Fett in der Ernährung einhergehen. Er nannte die Gesamtkalorienzahl als eine Möglichkeit, also einen übermäßigen Verzehr aller Arten von Nahrungsmitteln – wegen der Verbindung zwischen Diabetes und Adipositas und weil »bei der Ernährung der Einzelnen, wenn auch nicht unbedingt in nationalen Nahrungsmittelstatistiken, Fett und Kalorien sich tendenziell immer gemeinsam verändern«. Himsworth vermied es jedoch, den Zucker zu erwähnen, eine weitere abhängige Variante, die sowohl in nationalen Nahrungsmittelstatistiken *als auch* bei der Ernährung der Einzelnen mit Fett und den Kalorien zusammen beobachtet wird.[332]

Mit Joslin in den Vereinigten Staaten und Himsworth im Vereinigten Königreich, die behaupteten, es sei nicht der Zucker, der Diabetes verursacht, erhielt diese Aussage die Aura einer unbestrittenen Wahrheit. In der Ausgabe von Joslins Lehrbuch von 1971, die neun Jahre nach seinem Tod von seinen Kollegen unter dem neuen Titel *Joslin's Diabetes Mellitus* herausgegeben wurde, war das Thema, ob der Verzehr von Zucker Diabetes verursacht oder nicht, völlig verschwunden. Gerade als andere Ärzte und Ernährungswissenschaftler in aller Welt erneut anfingen, auf Zucker als offensichtliche Ursache für Adipositas, Diabetes und nun auch Herzkrankheiten hinzuweisen, unterstellten Diabetesforscher in den Vereinigten Staaten a priori, die Möglichkeit sei es nicht mehr wert, dass man sich ernsthaft mit ihr beschäftige. Vielmehr argumentierten sie, Adipositas sei die Ursache und nahmen anstatt des Zuckers Völlerei und körperliche Trägheit sowie *alle* Kalorien gemeinsam ins Visier.[333]

KAPITEL 6

Das unerschöpfliche Geschenk

———————•———————

»Diabetes ist weitgehend eine nachteilige Folge von Fettleibigkeit und je ausgeprägter die Fettleibigkeit, desto wahrscheinlicher werden diese Folgen von der Natur noch verstärkt. Je eher dies von den Ärzten und Laien erkannt wird, desto eher wird man die zunehmende Häufigkeit von Diabetes untersuchen.«[334]

Elliott Joslin, 1921

»18 KALORIEN! In einem Teelöffel Zucker ... Schon beim Anziehen am Morgen verbrauchen Sie mehr Kalorien!«[335]

Werbung der Sugar Information, Inc., 1962

Bevor wir wieder auf den Zucker zurückkommen, müssen wir noch eine längere Exkursion in die Wissenschaft unternehmen. Seit den 1930er-Jahren haben sich Ernährungswissenschaftler, um dies kurz zusammenzu-fassen, zwei Meinungen zu eigen gemacht, die letztlich unsere Ansichten über gesunde Ernährung bestimmt haben. Diese Meinungen wurden zu Grundpfeilern, auf denen das Fundament der Ernährungsweisheit über den Einfluss von Nahrungsmitteln – einschließlich Zucker – auf Adiposi-tas, Diabetes, Herzkrankheiten und weitere chronische Krankheiten ruhte. Beide waren das Ergebnis des damaligen Stands der Wissenschaft, beide wurden falsch verstanden und beide sollten unser Verständnis über die Beziehung zwischen Ernährung und Krankheit und folglich die öffentliche Gesundheit schwer schädigen.

Die erste Meinung war, dass das Fett in unserer Ernährung die chronischen Krankheiten verursacht, die tendenziell den vorzeitigen Tod der Menschen in den modernen westlichen Gesellschaften herbeiführen. So argumentierte Himsworth und zu dieser Überzeugung kam auch Joslin in den 1930er-Jahren über den Diabetes. Bis in die 1960er-Jahre hatte sich diese Ansicht unter den Forschern verbreitet, die nach Auslösern für Herzkrankheit und Adipositas (wegen der Kaloriendichte im Fett) und schließlich auch Krebs und Alzheimer in der Ernährung suchten.

Sehr einfach gesagt, ergab sich dieser Fokus auf Fette in der Ernährung – insbesondere aus Butter, Eiern, Milchprodukten und fettem Fleisch – aus einem Begriff, der heute als Ernährungswandel bekannt ist: Sobald eine Bevölkerung wohlhabender und in ihren Essgewohnheiten und ihrem Lebensstil städtischer, »verwestlichter« wird, erlebt sie eine erhöhte Prävalenz dieser chronischen Krankheiten. Nahezu ausnahmslos beinhaltet die veränderte Ernährung mehr Fett (und mehr Fleisch) und weniger Kohlenhydrate.

Das trifft jedoch nicht immer zu, was als entscheidender Faktor in den sich daraus ergebenden Debatten über Ernährung hätte berücksichtigt werden müssen. Die Inuit beispielsweise oder eine ländliche Bevölkerung wie die Massai in Kenia, oder südpazifische Inselbewohner wie auf dem neuseeländischen Protektorat Tokelau verzehrten im Lauf ihres hier relevanten Ernährungswandels weniger Fett (und in einigen Fällen weniger Fleisch), und dennoch kam es auch bei ihnen zu mehr Fettleibigkeit, Diabetes und Herzkrankheiten (und auch Krebs). Diese Bevölkerungen sind die Gegenbeispiele, die nahelegen, dass die Hypothese der Nahrungsfette falsch ist. Dasselbe gilt für Bevölkerungen wie die Franzosen und die Schweizer, die sich fettreich und auch mit viel gesättigtem Fett ernähren, aber eine bemerkenswert hohe Lebenserwartung und gute Gesundheit haben. Etablierte Forscher über Ernährung und chronische Krankheiten ignorierten diese Bevölkerungen komplett oder führten von Fall zu Fall Erklärungen dafür an (beispielsweise das französische Paradoxon), warum deren Erfahrungen nicht relevant seien.

Dass ausnahmslos *alle* Bevölkerungen signifikant mehr Zucker verzehren, wenn sie wohlhabend und stärker verwestlicht werden, wurde gelegentlich, wie von Joslin zu Beginn seiner Karriere, als konkurrierende Hypothese betrachtet. Bis vor Kurzem jedoch wurde sie normalerweise zurückgewiesen mit der Begründung, dass (1) die einflussreichsten Fachleute Nahrungsfette als das Problem sehen und (2) alle Kohlenhydrate, ob Stärke oder Zucker, dieselben Auswirkungen auf den menschlichen Körper und damit auch auf chronische Krankheitszustände haben, wie Joslin und Himsworth glaubten. Nach dieser Logik wurden Bevölkerungen, die sich fettarm und kohlenhydratreich ernährten und einen geringen Grad an Fettleibigkeit und Diabetes hatten (wie die Japaner) als endgültiger Beweis dafür herangezogen, dass Fette das Problem sind und Zucker harmlos ist.

Die Meinung, die den zweiten Grundpfeiler der modernen Ernährungsweisheit bildet, ist sehr viel grundlegender und hat letztlich sehr viel mehr Einfluss auf die Entwicklung der Wissenschaft gehabt, sie beherrscht noch immer das Denken über das Zuckerproblem. Damit hat diese Meinung auch deutlich mehr Schaden angerichtet. Für die Zuckerindustrie war sie das unerschöpfliche Geschenk, die ultimative Verteidigung gegen alle Argumente und Nachweise, dass Zucker einzigartig toxisch ist. Gemeint ist die Vorstellung, dass wir fettleibig oder übergewichtig werden, weil wir mehr Kalorien zu uns nehmen, als wir verbrauchen oder ausscheiden. Mit dieser Ansicht sehen Forscher und Gesundheitsbehörden die Fettleibigkeit als eine Störung der »Energiebilanz«, eine Ansicht, die sich im herkömmlichen Denken so eingenistet und so stark verbreitet hat, dass Argumente für das Gegenteil normalerweise als Quacksalberei, wenn nicht gar als Leugnung der physikalischen Gesetze abgetan werden.

Nach dieser Logik der Energiebilanz von Kalorienzufuhr und Kalorienverbrauch haben die Nahrungsmittel, die wir zu uns nehmen, ausschließlich durch ihren Energiegehalt – ihre Kalorien – Einfluss auf unser Körpergewicht und unser Körperfett. Dies ist die einzige Variable, die zählt. Wir werden dicker, weil wir zu viel essen – wir nehmen mehr Kalorien zu uns, als wir verbrauchen – und diese einfache Wahrheit wurde, und wird noch immer, als das Einzige betrachtet, was nötig ist, um die Fettleibigkeit und ihre Häufigkeit in der Bevölkerung zu erklären. Dieses Denken macht den radikal unterschiedlichen Einfluss quasi irrelevant, den verschiedene Makronährstoffe – der Gehalt von Nahrungsmitteln an Eiweiß, Fett und Kohlenhydraten – auf den Stoffwechsel und die Hormone und Enzyme haben, die regulieren, was unser Körper mit diesen Nahrungsmitteln macht: ob sie als Kraftstoff verbrannt, zum Wiederaufbau von Geweben und Organen verwendet oder als Fett gespeichert werden.

Nach dieser Logik der Energiebilanz impliziert die enge Verbindung zwischen Adipositas, Diabetes und Herzkrankheit keine tiefgreifenden Enthüllungen, die über zugrunde liegende Hormon- oder Stoffwechselstörungen zu erkunden wären.[336] Vielmehr besagt sie, dass durch eine Kombination aus Völlerei und Trägheit Adipositas gesteuert und Diabetes und Herzkrankheiten verschlimmert werden. Sie impliziert, dass allen diesen Krankheiten vorgebeugt werden kann oder unsere Wahrscheinlichkeit, daran zu erkranken, minimiert werden kann, wenn der Einzelne – oder ganze Bevölkerungen – gewillt sind, maßvoll zu essen und sich vielleicht körperlich mehr zu betätigen, wie man es bei schlanken Menschen als natürliche Gegebenheit voraussetzt. Trotz reichlich vorhandener Gründe, diese Logik infrage zu stellen, und, wie wir sehen werden, einer ganzen Europäischen Schule für klinische Forschung, die zu der Überzeugung kam, sie als unsinnig zu betrachten, wurde sie von Experten in Medizin und Ernährung gerne als Evangelium betrachtet. Adipositas wird durch diese unausgeglichene Kalorienbilanz verursacht und Diabetes ist, wie Joslin es vor beinahe 100 Jahren sagte, weitgehend eine nachteilige Folge der Fettleibigkeit. Zügelt man die *Verhaltensweisen* von Völlerei (Shakespeares Falstaff wird häufig als pädagogisches Beispiel herangezogen) und Trägheit (eine weitere Todsünde), so werden alle diese Krankheiten erneut ausgesprochen selten werden.

Diese Logik diente in der Öffentlichkeit auch dazu, Zucker als Übeltäter bei Adipositas oder Diabetes zu entlasten. Dadurch, dass der Energie- oder Kaloriengehalt als das Instrument genannt wurde, durch das Nahrungsmittel das Körpergewicht beeinflussen, wurde impliziert, dass eine Kalorie aus Zucker nicht mehr und nicht weniger in der Lage ist, Adipositas und damit auch Diabetes zu verursachen, als eine Kalorie aus Brokkoli oder Olivenöl oder Eiern oder einem sonstigen Nahrungsmittel. In den 1960er-Jahren war die Wendung »eine Kalorie ist eine Kalorie« ein Mantra der Gemeinschaft der Ernährungs-und-Adipositas-Forschung und wurde heraufbeschworen, um genau so zu argumentieren (wie es heute noch der Fall ist).

Die Zuckerindustrie machte sich diese Ansicht als den Glaubenssatz ihrer Organisation zu eigen – »Was MACHT WENIGER DICK?« fragte eine Werbung für Domino Sugar 1953: »Drei Teelöffel reiner Domino Sugar enthalten weniger Kalorien als ein mittelgroßer Apfel.«[337] Durch die Logik der Energiebilanz wird Zucker schlimmstenfalls als harmlos betrachtet und vielleicht sogar, wie die Zuckerindustrie argumentieren würde, als ideales Nahrungsmittel zum Abnehmen. Diese Ansicht entstand aus der Annahme, dass Adipositas durch Überessen verursacht wird und alle Kalorien gleich sind, woraus die Zuckerindustrie jeden Vorteil zog. Daher ist es so wichtig, die Entwicklung dieser Denkweise zu verstehen, wie es

dazu kam, dass sie als Dogma akzeptiert wurde, welche Folgen und Män-
gel sie hat.

Die Vorstellung der Energiebilanz stammt letztlich aus der einfachen
Beobachtung, dass Fettleibige tendenziell mehr Hunger haben als Schlanke und körperlich weniger aktiv sind und dass dies zwei Abweichungen
von normaler Energiezufuhr und normalem Energieverbrauch sind: Völlerei und Trägheit. Diese Vorstellung wurde anfangs, im frühen 20. Jahrhundert, als Erklärung für Adipositas angeführt, als Ernährungsforscher
darauf konzentriert waren, mit ihren Kalorimetern den Energiegehalt von
Nahrungsmitteln und den Energieverbrauch des Menschen bei körperlicher Aktivität sorgfältig quantitativ zu bestimmen. In Bezug auf Lebewesen galt damals die Anwendung der Gesetze der Thermodynamik und insbesondere des Energieerhalts – der Nachweis, dass alle Kalorien, die wir
zu uns nehmen, entweder als Kraftstoff verbrannt oder gespeichert oder
ausgeschieden werden – als ein Triumph der Ernährungswissenschaft des
späten 19. Jahrhunderts. Forscher in den Bereichen Ernährung und Stoffwechsel griffen Kalorien und Energie bereitwillig als Währungseinheiten
für ihre Forschung auf. Als Ärzte begannen, Spekulationen über die Ursache von Adipositas anzustellen, gingen sie genauso vor.

Der erste Kliniker, der diese Offenbarungen zur Thermodynamik auf-
griff und auf das sehr menschliche Problem der Fettleibigkeit anwandte,
war der deutsche Diabetesspezialist Carl von Noorden. 1907 führte er an,
»die Aufnahme einer Nahrungsmenge, die größer ist, als vom Körper benötigt, führt zu einer Anhäufung von Fett und damit zu Fettleibigkeit, sollte das Missverhältnis über einen längeren Zeitraum fortbestehen«.[338]

Noordens Vorstellungen fanden auch in den Vereinigten Staaten wei-
te Verbreitung und etablierten sich vor allem durch die Arbeit von Louis
Newburgh, einen Arzt der University of Michigan, der sich dabei auf eine
von ihm als grundlegende Wahrheit empfundene Aussage stützte: »Alle
fettleibigen Personen sind in einer grundsätzlichen Hinsicht gleich – sie
überessen sich im wahrsten Sinn des Wortes.« Newburgh nahm an, das
Überessen sei die Ursache von Fettleibigkeit, und machte für die Störung
eine Kombination aus »anormalem Appetit« (übermäßiger Energiezufuhr)
und einem »niedrigeren Abfluss von Energie« (unzureichendem Energieverbrauch) verantwortlich.[339] Was fettleibige Patienten betraf, die trotz
dieses Verständnisses fettleibig blieben, vermutete Newburgh als Ursache »verschiedene menschliche Schwächen wie Völlerei und Ignoranz«.[340]
(Newburgh selbst war überaus schlank.) Newburgh widersetzte sich dem

Gedanken entschieden, wonach andere körperliche Störungen bei Adipositas eine Rolle spielen könnten. 1939 wurde ihm in seiner Biografie der University of Michigan bereits die Entdeckung zugeschrieben, dass »das komplette Gewichtsproblem mit der Regulierung der Kalorienzufuhr und des Kalorienverbrauchs zu tun hat«, und »griff abschließend die allgemein vertretene Theorie an, wonach Adipositas das Ergebnis eines grundlegenden Defektes sei«.[341]

Die Frage eines grundlegenden Defektes ließ sich jedoch nicht so leicht abweisen. Hierzu mussten Beobachtungen deutscher und österreichischer klinischer Forscher abgewiesen werden, die zu dem Schluss gekommen waren, Adipositas könne nur durch die Existenz eines solchen Defektes vernünftig erklärt werden – speziell eines Defektes in den Hormonen und Enzymen, die dazu dienten, die Aufnahme von Fett in die Zellen und die Abgabe von Fett aus den Zellen zu kontrollieren. Newburgh lehnte diese hormonelle Erklärung ab, da er glaubte, Maßlosigkeit als Ursache für Adipositas identifiziert zu haben.

Gustav von Bergmann, ein Zeitgenosse Noordens und in Deutschland die führende Autorität für innere Medizin*, kritisierte Noordens Anschauungen (und damit stillschweigend die von Newburgh) als unsinnig. Eine positive Energiebilanz – es wird mehr Energie zugeführt als verbraucht – entsteht, wenn *irgendein* System wächst, wie Bergmann darlegte: Dabei wird Masse angehäuft. Eine positive Energiebilanz war keine Erklärung, sondern eher eine Beschreibung und zugleich eine Tautologie: von der Logik her so, als würde man sagen, dass ein Raum überfüllt ist, weil mehr Menschen hereinkommen, als hinausgehen.** Es war eine Feststellung, die beschrieb, *was* geschah, aber nicht, *warum* es geschah. Es erscheint ebenso unlogisch, würde man sagen, dass Kinder größer werden, weil sie zu viel essen oder sich zu wenig körperlich bewegen, oder dass sie klein bleiben, weil sie körperlich zu aktiv sind, schrieb Bergmann. »Was der Körper braucht, um zu wachsen, findet er immer, und was er braucht, um dick zu werden, selbst wenn es das Zehnfache davon ist, spart er sich von der Jahresbilanz der Nahrung ab.«[342]

---

*   Die höchste Ehre der Deutschen Gesellschaft für Innere Medizin ist es heute, mit der Gustav-von-Bergmann-Medaille ausgezeichnet zu werden.

**   1968 trug der Ernährungswissenschaftler Jean Mayer von der Harvard University dasselbe vor, nur mit einer anderen Metapher: »Fettleibigkeit einem ›Übressen‹ zuzuschreiben«, schrieb er, »ist so sinnvoll, wie den Alkoholismus ›übermäßigem Trinken‹ zuzuschreiben.« (Mayer 1968, S. 7.)

Die Frage, die Bergmann implizit stellte, war, warum der Überschuss an Kalorien im Fettgewebe eingeschlossen und nicht als Energie verbraucht oder für andere notwendige biologische Zwecke verwendet wird. Er fragte sich, ob es damit zu tun haben könnte, wie das Fettgewebe reguliert wird oder wie die Verstoffwechslung der Kraftstoffe funktioniert.

Zweck einer wissenschaftlichen Hypothese ist es, eine Erklärung für etwas anzubieten, was wir beobachten. Insofern bestimmt sich ihr Wert daran, wie viel sie erklären oder vorhersagen kann. Der Gedanke, dass Adipositas durch eine übermäßige Kalorienzufuhr verursacht wird, erklärte laut Bergmann gar nichts.

Adipositas hat eine genetische Komponente. Eineiige Zwillinge sind schließlich nicht nur in Bezug auf ihre Gesichtszüge, ihre Größe und Haarfarbe identisch, sondern auch in Bezug auf ihren Körpertyp – die Menge an Fett, die sie ansammeln und wo sich dieses Fett ablagert. Körpertypen stimmen in Familien überein so wie Haar- und Augenfarbe und andere Merkmale. 1929 bestätigte der Endokrinologe Julius Bauer von der Universität Wien das Offensichtliche, als er über die Fallgeschichten von 275 fettleibigen Patienten berichtete, wobei er festgestellt hatte, dass drei von vier Patienten zumindest einen fettleibigen Elternteil hatten.[343] (2004 beschrieb der Molekularbiologe Jeffrey Friedman von der Rockefeller University den Einfluss der Gene auf Fettleibigkeit als »gleichwertig zu dem auf die Körpergröße und größer als praktisch jeden anderen Einfluss, den er untersucht hatte«.[344])

Newburgh war unverhohlen skeptisch, dass Gene die Fettansammlung direkt bestimmen könnten, geschweige denn, ob wir eine Veranlagung für Fettleibigkeit haben oder nicht. Er räumte ein, »ein guter oder geringer Appetit könne vererbt sein«, behauptete dann jedoch, »eine realistischere Erklärung« sei eine Familientradition, riesige Portionen leckerer Gerichte auf den Tisch zu bringen – »appetitlich angerichtet und so reichlich, dass der Tisch unter der Last ächzt«, wie Newburgh es ausdrückte.[345] Dicke Eltern kochten für ihre Kinder zu viel, daher aßen die Kinder zu viel und wurden ebenfalls dick. Joslin glaubte offenbar dasselbe: dass Kinder fettleibiger Eltern ihre Veranlagung zur Fettleibigkeit aufgrund der weitergegebenen Essgewohnheiten erwerben und nicht über die Gene.[346]

Julius Bauer andererseits hatte seine berufliche Karriere damit zugebracht, Genetik und Endokrinologie zu studieren und über deren Anwendung auf die innere Medizin nachzudenken, einen Bereich, auf dem er Bahnbrechendes geleistet hatte mit seiner Monographie von 1917 *Die kon-*

stitutionelle Disposition zu inneren Krankheiten. Er bemerkte, diese abweisende Haltung demonstriere ein bemerkenswert naives Verständnis der Rolle, welche die Gene spielen und wie sich genetische Eigenschaften in lebenden Organismen manifestieren.[347] »Die für Adipositas verantwortlichen Gene«, erklärte Bauer, müssen »auf die lokale Tendenz des Fettgewebes einwirken, Fett anzusammeln, sowie auf die endokrinen Drüsen und die Nervenzentren, die die [Fettansammlung] regulieren und die Stoffwechselfunktionen sowie die allgemeinen Gefühle beherrschen, die die Nahrungsaufnahme und den Energieverbrauch bestimmen. Die Tatsachen lassen sich nur durch ein breiteres Konzept zufriedenstellend erklären.«[348]

Bergmann, Bauer und weitere europäische Experten wollten unter anderem wissen, warum Männer dazu neigen, Fett oberhalb der Taille zu speichern (der berühmte Bierbauch) und Frauen unterhalb der Taille. Was hat eine unausgeglichene Kalorienbilanz – was Newburgh einen anormalen Appetit nannte – damit zu tun? Warum nehmen Mädchen in der Pubertät an sehr spezifischen Stellen zu – Hüften und Brüste –, während Jungen normalerweise Fett verlieren und mehr Muskeln aufbauen? Warum nehmen Frauen zu, wenn sie schwanger sind, und zwar wieder unterhalb der Taille, nicht am Bauch? (Zu sagen, dass die werdende Mutter für zwei isst – oder für mehr als zwei –, wie es modern wurde und blieb, ist keine Erklärung, sondern nur eine weitere Beobachtung).

Warum neigen Frauen dazu, in der Menopause oder wenn ihnen die Eierstöcke entfernt wurden zuzunehmen? Endokrinologen wie Bauer, die dieses »wohlbekannte Phänomen«[349] bei Tieren untersuchten, diskutierten über die offenkundige Rolle, die weibliche Sexualhormone bei der Hemmung einer Fettansammlung spielen *müssen*. Newburgh kannte die Tierforschung nicht, als er genau dieses Phänomen bei einer Frau ihrer Neigung zuschrieb, sich selbst zu verwöhnen: »Wahrscheinlich weiß sie nicht oder es ist ihr nur vage klar«, schrieb Newburgh, »dass die Süßigkeiten, die sie auf den Bridge-Partys knabbert, die sie so genießt, seit sie im Ruhestand ist, ihren Anteil an ihrem Körperumfang haben.«[350]

Solche Beobachtungen sagten den europäischen klinischen Forschern, die sich in den 1920er- und 1930er-Jahren Gedanken über Adipositas machten, dass die Hormone zu den entscheidenden biologischen Faktoren gehören mussten, die die Fettansammlung regulieren, und, was vielleicht noch wichtiger war, dass die Kalorienbilanz und ein anormaler Appetit keine sinnvolle Erklärung lieferten. »Das Energiekonzept ist in diesem Bereich sicher nicht anwendbar«, schrieb Erich Grafe, Direktor der Universitäts-

klinik für Medizin und Neurologie in Würzburg, in seinem Lehrbuch von
1933 über die unterschiedliche Fettverteilung bei beiden Geschlechtern.
Doppelkinn, dicke Knöchel, große Brüste oder selbst die typischen Fettab-
lagerungen am Gesäß, die bei den Frauen einiger afrikanischer Stämme als
Steatopygie (Fettsteiß) bekannt sind, waren alles Beispiele, die Bauer und
andere für die lokale Ansammlung von übermäßig viel Fett anführten und
auf die, wie Grafe sagte, der Energiebegriff nicht anwendbar war.[351]

In einer Reihe von Artikeln, die Bauer ab Ende der 1920er-Jahre schrieb,
übernahm er Bergmanns Ansicht und argumentierte, Fettleibigkeit sei eindeutig das Ergebnis einer Dysregulation der biologischen Faktoren, die
normalerweise die Fettansammlung unter Kontrolle halten. Aus irgendeinem Grund speichern die Fettzellen das Übermaß an Kalorien als Fett und
lassen nicht zu, dass es entweicht oder, falls dies doch der Fall ist, vom übri-
gen Körper als Energie genutzt werden kann. Würden Fettzellen von diesen
biologischen Faktoren gesteuert oder angewiesen, überschüssige Kalorien
als Fett zu horten, würde dies anderen Organen und Zellen die lebensnot-
wendige Energie rauben, was Hunger oder Lethargie nach sich ziehen würde. Dies wären Folgen des Dickwerdens, nicht dessen Ursachen.[352] Bauer
verglich das Fettgewebe einer fettleibigen Person mit dem eines »bösartigen
Tumors oder … dem Fötus, dem Uterus oder den Brüsten einer Schwangeren«, jeweils mit einer eigenständigen Agenda, daher würden sie Kraft-
stoffkalorien aus dem zirkulierenden Blut aufnehmen und diese horten,
unabhängig davon, wie viel die Person essen würde oder körperlich aktiv
wäre. Bei Fettleibigkeit, schrieb Bauer, »herrscht eine Art Anarchie, das adipöse Gewebe führt ein Eigenleben und passt nicht in das genau geregelte
Management des gesamten Organismus«.[353]

1938 schrieb Russel Wilder, der führende Experte für Diabetes und
Adipositas an der Mayo Clinic und künftige Direktor des Food and Nutrition Board der National Academy of Sciences, diese deutsch-österrei-
chische Hypothese »verdient aufmerksame Beachtung«, und »die Tatsache, nach einer Mahlzeit dem Blutkreislauf sogar noch etwas mehr Fett
als üblich zu entziehen, könne sehr wohl sowohl für das verzögert ein-
setzende Sättigungsgefühl als auch die häufig abnorme Vorliebe für Kohlenhydrate verantwortlich sein, denen man bei fettleibigen Personen begegnet … Eine leichte Tendenz in diese Richtung würde im Lauf der Zeit
tiefgreifende Auswirkungen haben«.[354] Der Endokrinologe Hugo Rony
von der Northwestern University versicherte 1940 in der ersten akademischen Abhandlung, die in den Vereinigten Staaten über Adipositas ge-

schrieben wurde, diese Hypothese werde von den europäischen Experten »mehr oder weniger vollständig akzeptiert«.[355] Und dann verschwand sie gewissermaßen von der Bildfläche.

Als die deutschen und österreichischen medizinischen Forschungsgemeinschaften mit Hitlers Aufstieg und den Zerstörungen des Zweiten Weltkriegs verschwanden, löste sich auch die Vorstellung von Fettleibigkeit als hormonelle Regulationsstörung praktisch in Luft auf. Das wichtigste deutsche Lehrbuch für Endokrinologie und innere Medizin der 1950er-Jahre enthielt noch eine Diskussion über diese Auffassung; dieses Lehrbuch wurde jedoch bedeutsamerweise nie ins Englische übersetzt, denn die Verkehrssprache der medizinischen Wissenschaft, die vor dem Krieg Deutsch gewesen war, wechselte nach dem Krieg zu Englisch. Deutschsprachige Zeitungen aus der Vorkriegszeit und damit die besten wissenschaftlichen Ansichten dieser Zeit in allen Disziplinen, die sowohl für Adipositas als auch Diabetes relevant waren – wie Stoffwechsel, Endokrinologie, Ernährung und Genetik –, wurden nicht mehr gelesen und auch nicht als Referenzwerke angegeben.[356] In den Vereinigten Staaten, die nun auf Jahrzehnte hinaus die medizinische Forschung beherrschen sollten, griffen Ärzte, die in ihren Kliniken fettleibige Patienten behandelten, und Forscher, die im Labor Adipositas untersuchten, die Vorstellungen von Louis Newburgh als dokumentierte Tatsachen auf. »Newburghs Arbeit zeigte dies eindeutig«, sagten sie in ihren Seminaren, und auf jede Andeutung, Adipositas könne durch etwas anderes als einen anormalen Appetit verursacht werden, entgegneten sie, »Newburgh hat dies bereits beantwortet«.[357] Anschließend gab die Nachkriegsgeneration ihre Überzeugung an die folgenden Generationen weiter.

Diese Sichtweise wäre vielleicht verständlicher gewesen, wenn es zwei Entwicklungen nicht gegeben hätte. Zum einen widerlegten Tierstudien zu Adipositas übereinstimmend Newburghs Argumente und unterstützten die Europäische Denkschule. Das erste dieser Modelle wurde Ende der 1930er-Jahre identifiziert und diese Modelle bestätigten bemerkenswert übereinstimmend die Ansicht von Bauer und Bergmann über eine hormonelle Steuerung von Adipositas. Die fettleibigen Versuchstiere zeigten häufig, was Newburgh als anormalen Appetit beschrieben hätte – wenn sie fetter wurden, schienen sie, anders formuliert, übermäßig hungrig zu sein und fraßen größere Mengen Futter. Sie wurden jedoch ebenfalls fettleibig oder zumindest deutlich dicker, selbst wenn sie nicht mehr fraßen. Dies galt für praktisch jedes Tiermodell, bei dem Forscher untersuchen wollten, was geschieht, wenn es den Tieren nicht erlaubt wurde, ihre Futtermenge zu vergrößern oder mehr zu fressen als ihre schlanken Wurfgeschwister. Einige dieser Tiere blieben übermäßig fett, selbst wenn sie sich zu Tode hungerten. Was auch immer der Defekt sein mochte, der bei diesen Tieren zu der Fettansammlung führte, es war offensichtlich nicht das Ergebnis von übermäßigem Fressen oder anormalem Appetit. Irgendetwas musste die Fettzellen dazu bringen, Kalorien als Fett zu speichern oder die Fähigkeit des Tieres unterdrücken, Fett als Kraftstoff zu verbrennen. Vielleicht traf sogar beides zu.[358]

Gelegentlich schenkten Forscher, die sich mit Adipositas befassten – wie George Cahill, in den 1960er-Jahren ein führender Experte für Diabetes, Stoffwechsel und Adipositas an der Harvard University –, dieser Forschung Aufmerksamkeit und kamen zu dem Schluss, dass Tiere sich natürlich so entwickelt haben müssten, dass sie ihr Fettgewebe sorgfältig regulieren und dass in diesem System eine Regulationsstörung vorliegen müsste, damit Adipositas entstehen kann. Cahill hielt dies beim Menschen jedoch für irrelevant: Ein solches Regulationssystem »ist wahrscheinlich auch beim Menschen vorhanden, wird durch sein Denkvermögen jedoch stark unterdrückt«.[359]

Das Zweite war 1960 die Entwicklung einer neuen Technologie, die es Forschern erstmals ermöglichte, den Hormonspiegel im Blut genau zu messen. Es handelte sich um die Erfindung von Rosalyn Yalow, einer Medizinphysikerin, und dem Arzt Solomon Berson und wurde als Radioimmunassay bezeichnet.[360] Als Yalow 1977 den Nobelpreis für diese Arbeit erhielt (Berson lebte zu dieser Zeit nicht mehr, um ihn gemeinsam mit ihr verliehen zu bekommen), beschrieb es die Nobelstiftung sehr treffend als »eine Revolution in der biologischen und medizinischen Forschung«.[361] Wer sich für Adipositas interessierte, konnte nun endlich die Fragen beantworten, über die Europäische Kliniker vor dem Zweiten Weltkrieg nur hatten spekulieren können: Welche Hormone regulieren die Fettspeicherung in den Fettzellen und die Nutzung von Fett als Kraftstoff durch den restlichen Körper?

Die ersten Antworten gab es mit den ersten Veröffentlichungen aus Yalows und Bersons Labor und wurden von anderen rasch bestätigt. Wie sich herausstellte, sind praktisch alle Hormone daran beteiligt, Fett aus den Fettzellen zu mobilisieren, sodass es als Kraftstoff verwendet werden kann. Hormone signalisieren unserem Körper, zu handeln – zu fliehen oder zu kämpfen, sich zu vermehren, zu wachsen –, und sie signalisieren auch den

Fettzellen, den nötigen Kraftstoff für diese Aktionen zur Verfügung zu stellen. Das einzige Hormon, das hiervon eine wichtige Ausnahme macht, ist Insulin, dasselbe Hormon, von dem Forscher noch Anfang der 1960er-Jahre angenommen hatten, es wäre in allen Diabetes-Fällen nur in unzureichenden Mengen vorhanden. Wie Yalow und Berson berichteten, kann man sich Insulin als den Manager vorstellen, der organisiert, wie der Körper den Kraftstoff, den er aufnimmt, nutzt oder »aufteilt«.[362]

Wenn der Spiegel an Blutzucker (Glucose) steigt, produziert die Bauchspeicheldrüse als Reaktion darauf Insulin, dieses signalisiert den Muskelzellen, mehr Glucose aufzunehmen und zu verbrennen. Insulin signalisiert zudem den Fettzellen, Fett aufzunehmen und zu speichern. Erst wenn die steigende Flut von Blutzucker abebbt, gehen auch die Insulinspiegel zurück. An diesem Punkt geben die Fettzellen ihren gespeicherten Kraftstoff (in Form von Fettsäuren) ins Blut ab und die Muskelzellen und Organe verbrennen nun Fett anstelle von Glucose. Der Blutzucker wird innerhalb eines gesunden Bereichs gehalten und das Fett gelangt nach Bedarf in die Zellen hinein oder wird von ihnen freigesetzt. Der einzige biologische Faktor, der benötigt wird, um Fett aus den Fettzellen herauszubringen und als Kraftstoff nutzen zu können, ist, wie Yalow und Berson 1965 feststellten, »der negative Stimulus eines Insulinmangels«. Diese Erkenntnisse über die verschiedenen Insulinwirkungen veranlassten Yalow und Berson, es als das »am stärksten lipogen wirksame«[363], also fettbildende Hormon zu bezeichnen. Und dieses lipogene Signal muss abgeschwächt, deutlich verändert werden, damit die Fettzellen ihr gespeichertes Fett abgeben und der Körper es als Kraftstoff nutzen kann.

Aus den ersten Arbeiten von Yalow und Berson ergab sich eine zweite Erkenntnis: Typ 2-Diabetiker und Fettleibige neigen beide dazu, erhöhte Blutzuckerspiegel *und* abnorm hohe Insulinspiegel im Blut zu haben. Diabetes-Experten wie Joslin hatten vermutet, dass allen Diabetikern – ob sie die leichte Form (Typ 2) hatten, die mit dem Alter und mit Übergewicht zusammenhängt, oder die akute Form (Typ 1), die normalerweise bei Kindern auftritt – Insulin fehlte, und dass ihr Blutzucker aus diesem Grund nicht kontrolliert werden konnte. Immerhin konnten beide Diabetes-Typen, zumindest vorübergehend, erfolgreich mit Insulin behandelt werden.[364]

Der Österreicher Wilhelm Falta, ein Wegbereiter der Endokrinologie, und später auch Harold Himsworth im Vereinigten Königreich, hatten berichtet, dass ältere und dickere Diabetiker gegenüber der Insulinwirkung resistent zu sein schienen,[365] Diabetes-Experten hatten der Bedeutung dieser Beobachtung jedoch wenig Aufmerksamkeit geschenkt. Die Tatsache, dass Typ-2-Diabetiker erhöhte Insulinspiegel hatten, wie Yalow und Berson nun berichteten, und dennoch weiterhin hohe Blutzuckerspiegel hatten, bedeutete, dass ihre Zellen gegenüber der üblicherweise blutzuckersenkenden Wirkung von Insulin resistent waren. Als andere Forscher, die mit dem Radioimmunassay von Yalow und Berson arbeiteten, diese Beobachtung schnell bestätigten, war klar, dass das, was wir heute als Typ-2-Diabetes bezeichnen, keine Erkrankung im Sinne eines Insulinmangels ist (wie bei Typ 1) – zumindest anfangs –, sondern eine Insulinresistenz. Dem Typ-2-Diabetes geht ein Übermaß an Insulin im Blut voraus, was wiederum als Kompensation des Körpers gesehen werden kann, der gegenüber der Insulinwirkung resistent ist.

Das war nur eine der entscheidend wichtigen Erkenntnisse aus dieser Arbeit. Die zweite ergab sich aus der Beobachtung, dass Fettleibige auch hohe Blutzuckerwerte und hohe Insulinwerte hatten (was Yalow und Berson als »Hyperinsulinismus« bezeichneten, auch wenn es heute üblicherweise als »Hyperinsulinämie« bekannt ist). Wenn Insulin also ein lipogenes Hormon ist – wenn es die Fettanhäufung steuert – und Fettleibige hohe Insulinspiegel hatten, lag dies möglicherweise daran, dass sie fettleibig waren. Die Beziehung zwischen Fettleibigkeit und Typ-2-Diabetes war vielleicht auch nicht so einfach, wie Joslin und andere Diabetes-Forscher vermuteten oder es konnte zumindest der Kausalitätsweg möglicherweise ein völlig anderer sein. Vielleicht verursachte nicht Adipositas einen Diabetes, sondern derselbe zugrunde liegende physiologische Defekt – nämlich die Insulinresistenz und damit der Hyperinsulinismus – verursachte möglicherweise beides. »Wir akzeptieren im Allgemeinen, dass Adipositas eine Prädisposition für Diabetes darstellt, aber ist nicht vielleicht ein leichter Diabetes eine Prädisposition für Adipositas?«,[366] schrieben Yalow und Berson 1965 (wobei sie wiederholten, was der portugiesische Arzt Abel Jordão bereits 100 Jahre zuvor behauptet hatte). »Da Insulin ein höchst lipogener Wirkstoff ist, würde chronischer Hyperinsulinismus die Ansammlung von Körperfett begünstigen.«[367]

Wenn dies zutraf, und unter biologischem Gesichtspunkt ergab es sicher einen Sinn, mussten die medizinischen Forscher und Ernährungswissenschaftler die lebenswichtige Frage beantworten: Was verursacht eine Insulinresistenz und damit erhöhte Insulinspiegel?

Es konnten Völlerei und Trägheit sein, wie Newburgh wohl argumentiert hätte, und es konnte die Fettleibigkeit selbst sein, wovon Adipositas-Forscher rasch überzeugt waren. Adipositas-Forscher in den Vereinigten Staaten hatten seit den 1930er-Jahren, wenn nicht noch früher, eine hormonelle Hypothese als Adipositas-Ursache zurückgewiesen. Durch die Vermutung, Hyperinsulinämie und Insulinresistenz würden durch Adipositas verursacht, konnten sie weiterhin glauben, dass Adipositas selbst nur dadurch verursacht wird, dass mehr Kalorien aufgenommen als verbraucht werden. Diese Denkweise ließ viele Probleme ungelöst und ungeklärt – beispielsweise eine Insulinresistenz und Hyperinsulinämie bei schlanken Menschen –, wurde aber dennoch weithin akzeptiert.

Eine andere Möglichkeit ist, dass diese erhöhten Insulinspiegel und die Insulinresistenz selbst durch den Kohlenhydratgehalt unserer Ernährung und besonders vielleicht durch Zucker verursacht wurden. Insulin wird als Reaktion auf steigenden Blutzucker produziert und steigender Blutzucker ist eine Reaktion auf eine kohlenhydratreiche Mahlzeit. Es war eine einfache Hypothese zur Erklärung einer einfachen Beobachtung, dass dieses System irgendwie so dysreguliert werden konnte, dass zu viel Insulin produziert wurde, was wiederum die exzessive Lipogenese – also Fettbildung – verursachte. Dies würde auch eine Beobachtung unterstützen, die seit 1000 Jahren gemacht wurde: dass nämlich Zucker schnelle Energie liefern kann, bei Menschen mit entsprechender Veranlagung aber auch zu Korpulenz führen kann.

Diese Erkenntnisse führten beide direkt und indirekt zu der Ansicht, dass eine kohlenhydratarme Ernährung – vor allem eine zuckerarme Ernährung – einzigartig wirksam sein würde, um Fettleibige schlanker werden zu lassen. Mitte der 1960er-Jahre kamen solche kohlenhydratarmen Diäten, die normalerweise sehr fettreich waren, in Mode. Propagiert wurden sie von Ärzten, nicht von Wissenschaftlern, gelegentlich in Form äußerst erfolgreicher Diätbücher. Ernährungswissenschaftler, allen voran Fred Stare und Jean Mayer von der Harvard University, waren davon alarmiert und verurteilten diese Diäten als gefährliche Modeerscheinungen (wegen ihres hohen Gehalts an Fett, insbesondere gesättigtem Fett). Sie deuteten an, diese Arzt-Autoren würden versuchen, Fettleibige mit dem falschen Argument zu beschwindeln, dass sie schlank werden könnten, ohne die Mühen auf sich nehmen zu müssen, ihren anormalen Appetit zu zügeln. »Es ist eine medizinische Tatsache, dass kein normaler Mensch abnehmen kann, ohne seinen übermäßigen Kalorienverzehr einzuschränken«[368], wie *The New York Times* 1965 erklärte.

Dieser Streit fand bis Mitte der 1970er-Jahre statt, mit den akademischen Ernährungswissenschaftlern und Adipositas-Forschern auf der einen Seite und auf der anderen Seite den Ärzten, die zu Buchautoren geworden waren. Die Adipositas-Forscher glaubten in den 1960er-Jahren, Adipositas sei tatsächlich eine Essstörung – Newburghs »anormaler Appetit« –, und die laufende Revolution in der Endokrinologie, die durch die Erfindung des Radioimmunassay von Yalow und Berson beflügelt wurde, tat wenig, um sie eines Besseren zu belehren. Viele der einflussreichsten Adipositas-Forscher waren Psychologen und ein Großteil ihrer Forschung widmete sich der Untersuchung, warum es Fettleibigen nicht gelang, ihren Appetit ausreichend zu zügeln – in Maßen zu essen –, und wie man sie dazu bringen könnte, dies besser zu machen. Die Ernährungswissenschaftler folgten, sie fokussierten sich auf die Frage, ob Nahrungsfett wegen seiner Kaloriendichte Herzkrankheiten und vielleicht auch Adipositas verursacht. (1 Gramm Eiweiß oder 1 Gramm Kohlenhydrat hat 4 Kalorien, 1 Gramm Fett hat beinahe 9 Kalorien). Dabei wiesen sie weiterhin jede Schlussfolgerung zurück, dass Zucker über seinen Kaloriengehalt hinaus ein Potenzial als Dickmacher haben könnte. Dass Zucker die Ursache einer Insulinresistenz sein könnte – *etwas* schließlich war es –, würden sie noch Jahrzehnte lang nicht auf ihrem Radarschirm haben.

Die Zuckerindustrie würde weiterhin ihre Vorteil aus dieser herkömmlichen Ernährungsweisheit ziehen, indem sie ihr Produkt – wie seit den 1920er-Jahren – auf der Grundlage verteidigte, dass eine Kalorie aus Zucker nicht dicker macht und nicht mehr in der Lage ist, Diabetes zu verursachen, als eine Kalorie aus einem anderen Nahrungsmittel. Solange Adipositas als eine Essstörung galt, war dies eine absolut legitime Annahme, ein Geschenk der Ernährungswissenschaftler und Adipositas-Forscher mit den besten Absichten an die Zuckerindustrie.

1956, als die Zuckerindustrie sich auf eine offensive Werbekampagne für 750 000 US-Dollar einließ, um »Berichte zu widerlegen, wonach Zucker dick macht«[369], stützten sie sich dabei auf die scheinbar fundierte wissenschaftliche Basis, dass Kalorien, »die als Energie verbraucht werden, niemals als Fett gespeichert werden können«.[370] Ein Foto von Präsident Dwight Eisenhower, der seinen Kaffee mit dem künstlichen Süßstoff Saccharin süßte, hatte die Kampagne herausgefordert. Laut Zeitungsberichten hatte ihm sein Arzt geraten, Zucker zu meiden, wenn er schlank bleiben wolle. (»Zucker durch Foto besiegt«[371], lautete die Überschrift in *The New York Times*). »Zucker ist weder ein ›Nahrungsmittel zum Abnehmen‹ noch ein ›dickmachendes Nahrungsmittel‹«, antwortete die Werbung der Industrie. »So etwas gibt es nicht. *Jedes* Nahrungsmittel liefert Kalorien und es besteht kein Unterschied zwischen den Kalorien, die aus Zucker oder einem Steak oder Grapefruit oder Speiseeis stammen.«[372]

Beinahe 60 Jahre später, als die *Times* 2015 berichtete, Hochschulforscher würden nach der Pfeife von Coca-Cola tanzen, indem sie von der Firma Geld annahmen, um ein Global Energy Balance Network (GEBN) zu finanzieren und »die Schuld für Adipositas von einer schlechten Ernährung abzuwenden«, war es noch immer dieses Argument, das die Forscher zu ihrer Verteidigung vorbrachten: »Etablierten Wissenschaftlern ist klar, dass Adipositas durch einen Kalorienüberschuss aufgrund von übermäßigem Essen oder zu wenig körperlicher Bewegung verursacht wird.«[373] Und jeder, der das nicht wusste, war entweder ein Quacksalber oder vertrat bestenfalls eine »Außenseitermeinung«.[374] Von den Mitgliedern des GEBN wurde erwartet, dass sie »Champions der Energiebilanz« seien und »die Wissenschaft dazu bringen würden, das Bewusstsein für eine Lösung der Adipositas-Epidemie zu finden, die sich auf eine ausgewogene Energiebilanz stützt.[375] Die »Energiebilanz«, hieß es auf der GEBN-Website, »wird noch nicht vollständig verstanden, aber es gibt starke Hinweise darauf, dass sie bei einem mäßigen bis hohen Grad körperlicher Aktivität (beim Führen eines aktiven Lebensstils und Essen von mehr Kalorien) leichter aufrechtzuerhalten ist«.[376] Als natürliche Folge galt es noch immer nicht als Problem, zu viel Coca-Cola zu trinken oder zu viel Zucker zu verzehren oder überhaupt von irgendetwas zu viel zu sich zu nehmen. Vielmehr ging es darum, körperlich nicht aktiv genug zu sein, um diese Kalorien zu verbrauchen – eine natürliche Folge der Ansicht von der Energiebilanz. Für die Zuckerindustrie und die Lebensmittelversorger von zuckerreichen Speisen und Getränken, darunter Coca-Cola, entpuppte sich diese bemerkenswert resiliente und dennoch erstaunlich naive, jahrhundertealte Auffassung davon, warum einige Menschen dick werden (oder dick geboren werden) und andere nicht, als ein unerschöpfliches Geschenk.

KAPITEL 7

Big Sugar

———————•———————

»Wenn jeder Amerikaner dazu gebracht werden könnte, nur einen zusätzlichen Kaffeelöffel Zucker in seinen Frühstückskaffee zu geben, würde der Verbrauch in den USA um 2 000 000 000 Pfund jährlich steigen ...«[377]

Forbes, 1. Oktober 1955

Als die Zuckerindustrie 1928 das Sugar Institute gründete, ihren ersten Wirtschaftsverband, geschah das nicht, weil Ernährungswissenschaftler den Zucker angegriffen hätten, sondern vielmehr, um sich der Zuckerschwemme zu widmen, die über die US-Märkte hereinbrach. Zu viel Zucker bedeutete niedrigere Preise und das, was *The New York Times* als »mörderischen Wettbewerb«[378] unter Großhändlern und Raffineriebetrieben bezeichnete. Ein Teil der Aufgabe des Sugar Institute bestand darin, einen neuen Ethikkodex zu fördern, der alle in dieser Branche zur Zusammenarbeit bewegen sollte. Zudem sollte er in der Öffentlichkeit direkt für die Freuden und Vorteile des Essens und Trinkens von Zucker werben, da eine Zunahme des Zuckerverzehrs eine gute Möglichkeit war, Angebot und Nachfrage in Einklang zu bringen.

Während der folgenden drei Jahre platzierte das Sugar Institute regelmäßig Werbeanzeigen in Zeitungen und Zeitschriften und warb darin für Zucker als gesundes Nahrungsmittel – das 1930er-Jahre-Äquivalent zu heutigen Kampagnen für Probiotika oder Multivitamine. Im Winter und Frühling pries die Werbung des Sugar Institute Zucker als ein Mittel an, um das Immunsystem zu stärken und Erkältungen vorzubeugen[379], im Sommer als Aufwertung eisgekühlter Getränke zur Erfrischung.[380] Im Herbst war Zucker die Lösung gegen die Nachmittagsmüdigkeit: »Neue wissenschaftliche Untersuchungen haben nachgewiesen, dass der Verzehr süßer Kekse, von ein paar Süßigkeiten, einem Becher Speiseeis oder einem süßen Getränk – sogar von einem Glas Wasser, das mit Zucker gesüßt ist – erstaunlich schnell belebt.«[381]

1931 verklagte jedoch das Justizministerium das Sugar Institute, weil es versuche, das Problem des mörderischen Wettbewerbs zu lösen, indem es mit »repressiven Methoden«[382] Preise festsetze. Der Fall kam in New York City vor Gericht und dieses entschied gegen die Zuckerindustrie. Die Zuckerindustrie legte beim Obersten Gerichtshof ohne Erfolg Widerspruch ein. Dieses Gericht urteilte, das Sugar Institute habe mit 45 illegalen Praktiken Gewinne für alle Mitglieder erwirtschaftet.[383] 1936 wurde das Sugar Instutite aufgelöst.[384]

Mit dem Zweiten Weltkrieg kam eine neue Krise. Ernährungswissenschaftler hatten das letzte halbe Jahrhundert damit zugebracht, die Rolle von Vitaminen und Mineralstoffen bei Mangelerkrankungen zu untersuchen – Skorbut, Pellagra, Beriberi und anderen. Diese Forschung zur »neuen Ernährung« hatte eine Reihe von Studien zur Folge, die berichteten, eine überraschend hohe Anzahl der Amerikaner leide unter Mangelernährung, ihre Ernährung liefere ihnen nicht die für ihre Gesundheit notwendigen Vitamine und Mineralstoffe.[385] Als 1940 der Wehrdienst eingeführt wurde, wurden 40 Prozent der ersten Million einberufener Männer aus medizinischen Gründen abgelehnt, dabei stand ausgedehnte Karies an erster Stelle. Neben weiteren Regierungsschritten zog dies die Einrichtung des Food and Nutrition Board des National Research Council nach sich. Dieses veröffentlichte erstmals empfohlene Tagesdosen für Kalorien, Eiweiß und acht weitere Nährstoffe, von denen, abgesehen von den Kalorien, in Zucker nichts zu finden war. Der Leiter des Food and Nutrition Board, Russell Wilder von der Mayo Clinic erklärte, dass Zucker »von allen Nahrungsmitteln ohne Frage das schlechteste [sei]«.[386] Zwei Jahre später, als das Food and Nutrition Board und das US-Landwirtschaftsministerium die Nahrungspyramide mit den »Basic Seven«, also den sieben Grundgruppen veröffentlichten – »*Essen Sie im Interesse Ihrer Gesundheit   täglich … aus jeder dieser Gruppen etwas.*«[387] –, war Zucker dort nirgends zu finden.

Die zunehmende Wahrnehmung von Zucker als »leere Kalorien«, ohne jegliches Eiweiß und ohne essenzielle Vitamine und Mineralstoffe, gab der Regierung ein geeignetes Mittel an die Hand, die Amerikaner auf ein Leben mit der Rationierung von Zucker einzustimmen, die der Krieg mit sich bringen sollte. Durch ihre Äußerungen, Zucker habe in einer gesunden Ernährung nichts verloren, vereinten sich Ernährungswissenschaftler und Regierungsbehörden zu »Food Faddists«, sinngemäß »Naturköstlern«, wie es die Zuckerindustrie bezeichnete. Ein Dokument der Zuckerindustrie beschrieb diese Äußerungen als »Zuckerguss für die bittere Pille der Rationierung«, eine clevere und zutreffende Formulierung. Was die Industrie als Angriff auf ihre Existenzgrundlage verstand – »ein heftiges Propaganda-Trommelfeuer gegen Zucker« –, begann 1942 mit einer Regierungsbroschüre, die in Vorbereitung der Rationierung herausgegeben wurde. Diese stellte die Frage: »WIE VIEL ZUCKER BRAUCHEN SIE?«, und beantwortete sie einstimmig mit: »GAR KEINEN! … Nahrungsexperten sagen, dass Sie wirklich überhaupt keinen Zucker *brauchen*.«[388]

Die American Medical Association (AMA) veröffentlichte einen Bericht ihres Council on Foods and Nutrition, der den Zucker als einen »vitaminarmen« Bestandteil der Ernährung beschrieb, der zu Mangelerkrankungen führen könne, indem er vitaminreichen Nahrungsmitteln den Platz wegnimmt. Das AMA-Gremium räumte ein, Zucker könne bestenfalls als harmlos gelten, wenn er zusammen mit nahrhaften Lebensmitteln – beispielsweise Milch und Eiern – verzehrt wird, aber selbst dann würde er das gesüßte Lebensmittel »mit Kalorien verwässern«. Der Bericht kam zu dem Schluss, man solle »alle praktischen Maßnahmen ergreifen, um den Zuckerkonsum überall dort zu begrenzen, wo er nicht mit signifikanten Anteilen anderer Lebensmittel mit hohem Nährwert kombiniert werden kann«.[389] Als die Zuckerrationierung 1942 in Kraft trat, waren andere Experten hinsichtlich des Wertes von Zucker in der Ernährung sogar noch unverblümter. »Beklagen Sie sich nicht über die Zuckerrationierung«, äußerte Louis Newburgh gegenüber einem Reporter. »Es wäre ein Segen, wenn es überhaupt keinen Zucker gäbe.«[390]

In internen Dokumenten wiesen Manager der Zuckerindustrie darauf hin, sie hätten es ganz einfach versäumt, die Regierungsbeamten über die »wahre Geschichte« des Zuckers aufzuklären. Nun müssten sie den Schaden wiedergutmachen, bevor Gewohnheiten, die während der Zuckerrationierung der Kriegsjahre entstünden, auf die Nachkriegsjahre übertragen würden. »Kaffee ohne Zucker heute wird in vielen Fällen zu Kaffee ohne Zucker auch während der Nachkriegszeit führen«[391], warnte ein interner Bericht der Industrie.

1943 bildete die Industrie eine neue gemeinnützige Organisation, die Sugar Research Foundation (SRF), um die Dinge richtigzustellen.* Grundgedanke und Strategie der SRF – »ein Programmvorschlag für die Zuckerrohr- und die Zuckerrübenindustrie« – wurden in einem von Ody Lamborn verfassten Dokument beschrieben. Lamborn war Präsident der Kaffee- und Zuckerbörse von New York und deren erster geschäftsführender Direktor. »Was passiert, wenn die Schleusentore bei Kriegsende wieder geöffnet werden?«, fragte er in seinem Dokument. »Man wird sogleich sehen, dass es wichtig ist, die amerikanische Öffentlichkeit nicht gegen ein unschätzbares und nahezu unverzichtbares Lebensmittel aufzustacheln – den Zucker.«[392]

Die SRF richtete ihren Fokus darauf, die Öffentlichkeit über die Verdienste des Zuckers zu unterrichten und gleichzeitig eine Forschung zu finanzieren, die »alle bekannten Fakten über den Zucker und seine Auswirkungen auf den menschlichen Organismus und dessen Zuckerbedarf zusammenträgt«. Zu den Mitgliedern gehörten Zuckerproduzenten, Raffinationsbetriebe und die Zucker verarbeitende Industrie. Diese Firmen lieferten die nötigen finanziellen Mittel von rund einer Million Dollar pro Jahr. Ein Modell, das Lamborn und die Zuckerindustrie anstrebten, war etwas in der Art der Börse, wie sie von kalifornischen Obstbauern gegründet worden war, um Orangen und Orangensaft zu verkaufen – »Wer kennt Sunkist-Orangen nicht?« –, und was private Industriebetriebe wie Heinz und Campbell mit ihren bundesweit vertriebenen Markenprodukten erreichten. Die Sugar Research Foundation wollte sich, wie es ihrem Namen gebührte, auf keine der fragwürdigen Aktivitäten einlassen, die zum Sturz des Sugar Institute geführt hatten. Vielmehr konzentrierte sich die Stiftung auf die einzige große Herausforderung, der sich der gesamte Industriezweig gegenübersah: »die Verteidigung des Zuckers als Lebensmittel und die Ausweitung der Nachkriegsmärkte für Zucker«.

Das Dilemma dieser Organisation traf auf alle derartigen, von der Industrie finanzierten Forschungsprogramme zu und am deutlichsten auf die der Tabakindustrie: Wie kann die Nutzung eines Produktes – in diesem Fall des Zuckers – verteidigt und gefördert werden, während gleichzeitig eine Forschung finanziert wird, die vordergründig alle bekannten Fakten über das Produkt und seine Auswirkungen auf die menschliche Gesund-

---

* Dies ist dieselbe SRF, die 1950 den spektakulären Erfolg der engen Verbindung zwischen Zucker und Tabak besprechen sollte.

heit zusammentragen soll? Da diese Forschung möglicherweise über die problematischen Aspekte des Zuckers aufklären würde, war es möglich, dass beide Ziele sich als gegenseitig ausschließend erweisen würden. Manager der Zuckerindustrie konnten hoffen, dies würde nie eintreten, aber eine Garantie gab es dafür nicht. Sollten Ergebnisse dieser Forschung »die Verteidigung des Zuckers« in irgendeiner Weise infrage stellen, müsste die Organisation einen Weg finden, ihre Forschung und ihr Bildungsprogramm so »hinzudrehen«, dass die Ergebnisse in einem anderen Licht erscheinen würden.

Bis 1951 hatte die Sugar Research Foundation, die nun umbenannt wurde in Sugar Association Inc. (SAI), 3 Millionen Dollar in Forschungsstipendien auf höchstem akademischem Niveau investiert – von Princeton und Harvard an der Ostküste bis zum California Institute of Technology an der Westküste.[393] In einer Zeit, in der akademische Forscher ermuntert wurden, eng mit der Industrie zusammenzuarbeiten, gingen die SRF/SAI-Zuwendungen an einige der herausragendsten Forscher in den Bereichen Ernährung, Kohlenhydratchemie und Stoffwechsel. Das Programm war außergewöhnlich und die Stipendien wurden regelmäßig in *Science* und anderen einflussreichen wissenschaftlichen Zeitungen ausgeschrieben.[394] Die erste Vergabe ging an das Massachusetts Institute of Technology (MIT): 125 000 Dollar für eine fünfjährige Forschung über den Kohlenhydratstoffwechsel. Die MIT-Forscher suchten nach neuen industriellen Einsatzmöglichkeiten für Zucker, während sie eine Generation junger Wissenschaftler in der Kohlenhydratchemie schulten. MIT kündigte das Stipendium zusammen mit der Neuigkeit an, dass Robert Hockett, ein Assistenzprofessor für Chemie, sich von der Universität beurlauben lassen würde, um wissenschaftlicher Leiter der SRF/SAI zu werden.[395] Später gab der Präsident der MIT seiner Hoffnung Ausdruck, die Zusammenarbeit mit der Zuckerindustrie werde ein Modell für das künftige Zusammenwirken von Industrie und Universitäten, was sich auch weitgehend erfüllte.[396]

Von den vielen Forschern, die von der Zuckerindustrie während der Kriegsjahre unterstützt wurden, sollten zwei – Ancel Keys von der University of Minnesota, und Fred Stare, der Gründer der Fakultät für Ernährung an der Harvard University – lebenslange Freunde der Industrie werden. Stare und Keys spielten in den 1960er- und 1970er-Jahren entscheidende Rollen, als sie den Platz des Zuckers im Rahmen einer gesunden Ernährung verteidigten und Einwände gegen die Ansicht vorbrachten, Zucker könne eine Ursache für chronische Krankheiten sein.[397]

Anfang der 1950er-Jahre begann die SAI, an vielerlei Fronten PR-Kämpfe zu führen. Wenn den Amerikanern gesagt wurde, Zucker verursache Karies (der Fachbegriff für Zahnfäule und Löcher in den Zähnen), fand die SAI mit Hilfe der von ihr unterstützten Forscher eine Möglichkeit, einen Nachweis dafür vorzulegen, wonach die Amerikaner dumm wären, wenn sie weniger Zucker konsumieren würden. Als Fettleibigkeit ein Problem wurde, was rasch der Fall war, und die Amerikaner sich künstlichen Süßstoffen zuwandten, griff die SAI künstliche Süßstoffe direkt an. Die Tabakindustrie setzte in den 1960er-Jahren ähnliche Strategien gegen die Kampagnen des öffentlichen Gesundheitswesens gegen das Rauchen ein und einige der Akteure, die ihr Fachwissen über Zucker eingebracht hatten – besonders bemerkenswert Robert Hockett –, übernahmen später dieselben Aufgaben für die Tabakindustrie.*

Löcher in den Zähnen und Zahnfäule wurden seit Jahrhunderten direkt und seit Jahrtausenden indirekt mit Zucker in Verbindung gebracht. Im 14. Jahrhundert v. Chr. beispielsweise fragte Aristoteles, was es mit den Feigen auf sich habe, einer besonders zuckerreichen Frucht, die die Zähne schädigt.[398] Als der Zucker im 16. Jahrhundert ein Grundnahrungsmittel der Mitglieder des britischen Königshauses geworden war, machte ein Deutscher, der nach London gereist war, die berühmte Bemerkung, die Zähne von Queen Elizabeth seien ganz schwarz gewesen und dies sei »ein Defekt, für den die Engländer wegen ihres zu großen Gebrauchs von Zucker anfällig zu sein schienen«.[399] Er fügte an, die Armen in England erschienen gesünder als die Reichen, weil Zucker ein Luxus sei, den die Armen sich nicht leisten könnten. Zucker »lässt die Zähne faulen und schwarz aussehen und verursacht obendrein oft noch einen abscheulich stinkenden Atem«, hieß es in einem Text aus dem 17. Jahrhundert. »Daher achtet darauf, dass insbesondere junge Menschen sich davor hüten, zu viel davon zu sich zu nehmen.«[400] Diese Ansicht durchzieht seither alle Bereiche der Medizin.

---

* Anfang der 1970er-Jahre war Hockett als wissenschaftlicher Direktor für den Council for Tobacco Research im Dienst. In dieser Rolle musste er mit dem Dilemma umgehen, Forschung zu finanzieren und gleichzeitig für den Konsum des Produktes zu werben. In diesem Zusammenhang drohte er mindestens einem Forscher mit einem Ende der finanziellen Unterstützung, sollte er die Interpretation der Ergebnisse nicht so hindern, dass es weniger offensichtlich würde, dass Zigarettenrauch krebserregend ist. (Hockett: Sourcewatch, auf http://www.sourcewatch.org/index.php/Robert_Casad_Hockett.)

Dennoch blieb die Prävalenz von Karies bis Mitte des 19. Jahrhunderts relativ niedrig, begann dann jedoch, explosionsartig zuzunehmen.[*][401] In den 1890er-Jahren lehnte die Britische Armee einen »erschreckend hohen Prozentsatz von Rekruten«[402] wegen ihrer schlechten Zähne ab. In den 1930er-Jahren dokumentierten Forscher beidseits des Atlantiks hohe Kariesraten unter den Armen und Mangelernährten. »In Lancashire müßte man unter den Arbeitern lange suchen, bis man jemanden mit guten eigenen Zähnen sähe«, schrieb George Orwell 1937 in *Der Weg nach Wigan Pier*. Und tatsächlich hatten nur noch wenige nach ihrer Kindheit ihre echten Zähne. »In Wigan erzählten verschiedene Leute, sie fänden es am besten, die Zähne so früh wie möglich ›loszuwerden‹. ›Zähne sind einfach eine Plage‹, sagte mir eine Frau.«[403]

1939 veröffentlichte Weston Price, ein Zahnarzt in Cleveland und Vorsitzender des Forschungskomitees der American Dental Association, seine bahnbrechende Studie zur Zahngesundheit in aller Welt mit dem Titel *Nutrition and Physical Degeneration*. Wie Price berichtete und andere Forscher bestätigten, hatten isolierte Bevölkerungsgruppen – beispielsweise in Bergdörfern in der Schweiz, Hirtenvölker in Zentralafrika, die Inuit und First Nations Nordamerikas, Inselbewohner des Südpazifiks – nahezu keine Löcher in den Zähnen und behielten ihre Zähne zeitlebens, solange sie sich traditionell ernährten und Zucker und Weißmehl mieden, die in der Ernährung der Vereinigten Staaten und Europas vorherrschend geworden waren.[404] »Es ist richtig, dass Karies kein bedeutendes gesundheitliches und wirtschaftliches Risiko war, bevor raffinierter Zucker verfügbar wurde«, schrieb der Chemiker L. S. Fosdick von der Northwestern University 1952. »Selbst heute noch ist Karies in Ländern, in denen raffinierter Zucker ein Luxus ist, keine Krankheit von Bedeutung.«[405]

Die unmittelbare Ursache für Karies war seit dem späten 19. Jahrhundert offensichtlich – Bakterien, die im Mund leben. Sobald Zucker anwesend ist, »finden diese Bakterien einen angenehmen Lebensort«[406], wie es Fosdick formulierte, und produzieren ein saures Milieu, das den Zähnen ihren Schmelz raubt. Dieser Effekt erfolgt vorübergehend nach jeder Mahlzeit. Je öfter pro Tag wir unsere Bakterien füttern, desto öfter pro Tag werden die Zähne angegriffen. Je mehr zuckerreiche oder kohlenhydratreiche Zwischenmahlzeiten wir tagsüber zu uns nehmen, desto mehr »kariogene« Episoden gibt es. Es war bekannt, dass sofortiges Zähneputzen nach den

---

[*]   Es ist wohl kein Zufall, dass dieses Muster auffallend ähnlich ist wie beim Diabetes.

Mahlzeiten Karies relativ gut vorbeugen kann, jedoch nicht annähernd so gut wie das völlige Meiden von Zucker. In den 1930er-Jahren waren Zahnärzte dazu übergegangen, eine Ernährung mit minimalen Zuckermengen als gutes Mittel der Prävention zu empfehlen, das auch bei Kindern wirkte, die sonst möglicherweise mangelernährt gewesen wären.[407]

Die vorliegenden wissenschaftlichen Daten ließen nur einen bedeutsamen Streitpunkt zu, der der Zuckerindustrie zur Verteidigung diente. *Es könnte sein*, dass Zucker nicht schlimmer ist als alle anderen leicht verdaulichen kohlenhydratreichen Nahrungsmittel, insbesondere Weißmehl und Stärke. Glucose war dafür bekannt, dieselben säureproduzierenden Bakterien zu füttern, wie dies auch Saccharose oder Fructose allein bewirkten. Zwei der ersten Stipendien, die die SRF vergab, waren an Forscher der University of Iowa und der Harvard University gegangen (an Fred Stare und seinen Kollegen Leroy Johnson). Sie sollten den Zusammenhang zwischen Zucker und Kariesbildung neu untersuchen.[408] 1950 räumte die Sugar Association, Inc. in internen Dokumenten ein, dass Kohlenhydrate einschließlich Zucker eine kausale Rolle bei Karies spielen und dass Zuckerarten, die in Wasser leicht löslich sind – Saccharose und Glucose – dabei eine größere Rolle spielen könnten als Stärke, auch wenn dieser Punkt noch zur Debatte stand.[409]

Aus Sicht der Zuckerindustrie bestand das Problem darin, dass die Zahnärzte sich um diese Unklarheit nicht zu kümmern schienen und Kindern einfach sagten, sie sollten Zucker meiden. Daher war es laut dem Jahresbericht der SAI von 1950 das »ultimative Ziel« der Forschung der Zuckerindustrie, »wirksame Möglichkeiten zu entdecken, um Karies durch andere Methoden zu kontrollieren als durch eine Einschränkung der Kohlenhydrataufnahme«. In der Öffentlichkeit argumentierte der Verband, raffinierter Zucker sei nichts Einzigartiges, sehr viele Lebensmittel müssten eingeschränkt werden, wenn Prävention das Ziel sei.[410] In diesem Fall, schrieb Robert Hockett, der Präsident der SAI, »verfehlen tragischerweise die meisten Empfehlungen das Ziel sehr weit«.[411] Ein Ansatz, der von den Amerikanern verlangen würde, alle Kohlenhydrate einzuschränken, »hat wenig Aussicht auf Erfolg«[412] und sollte daher unterbleiben. Vielmehr sollte, wie es die Zuckerindustrie tat, mehr in die Forschung investiert werden, um bessere Möglichkeiten zu finden, Karies landesweit vorzubeugen – vielleicht durch Impfstoffe, die den kariogenen Bakterien entgegenwirkten. Inzwischen argumentierte die Industrie, der einzige gute Rat, den Zahnärzte geben könnten und geben sollten, sei, »nach jeder Mahlzeit sofort die Zähne zu putzen oder möglichst schnell nach dem Verzehr jeglicher Nahrung den Mund einfach mit Wasser zu spülen, was erheblich dazu beitrage, die Zahnfäule in Schach zu halten«.[413]

Eine ähnliche Taktik übernahm die Zuckerindustrie in Bezug auf Adipositas. Hier argumentierte sie, alle Nahrungsmittel sollten eingeschränkt werden, nicht nur der Zucker – schließlich war eine Kalorie eine Kalorie – wenn auch ohne die Schlussfolgerung, dass eine solche Taktik mit Sicherheit scheitern würde.

Zufall oder nicht – die 1950er-Jahre wurden das Jahrzehnt, in dem die Amerikaner massenweise begannen, Diäten zu machen – oder in dem zumindest die Medien begannen, dem Thema Aufmerksamkeit zu schenken und in dem kalorienarme Lebensmittelprodukte als eigene Kategorie explosionsartig zunahmen. »Millionen Amerikaner – Männer und Frauen – sind im Kampf gegen den Bauchspeck gefangen«, wie es im *Time Magazine* 1953 hieß. Die American Medical Association »hatte Adipositas als Amerikas Gesundheitsproblem Nr. 1 beschrieben«[414] und festgestellt, dass die 34 Millionen übergewichtiger Amerikaner (laut einer Gallup-Umfrage) ein höheres Sterberisiko hatten als die schlanken. Am Ende des Jahrzehnts berichtete *The New York Times* über »die große Diätneurose der Amerikaner«, während sie feststellte, dass jeder fünfte Amerikaner inzwischen »übergewichtig« war (definiert als 10 Prozent über ihrem »Wunschgewicht«) und dass jeder dritte Amerikaner – laut einer weiteren Gallup-Umfrage – eine Diät plante oder diese bereits hinter sich hatte (und, was offenbar unvermeidlich war, das dabei verlorene Gewicht anschließend wieder zugenommen hatte).[415]

Die Diätindustrie wuchs explosionsartig und die Zuckerindustrie nahm dies als direkte Bedrohung ihrer Lebensfähigkeit wahr. 1952 waren rund 50 000 Kästen »kalorienarmer« Softdrinks verkauft worden, wobei zuckerfreie Softdrinks primär als ein Produkt für Diabetiker galten. 1959 wurden 15 Millionen Kästen davon verkauft, was noch immer ein winziger Prozentsatz des Softdrink-Marktes war, der Anteil nahm jedoch jedes Jahr weiter zu.[416]

Die Hersteller von Softdrinks konnten – wie Coca-Cola und Pepsi dies rasch taten – durch eine Entwicklung eigener Diät-Softdrinks darauf reagieren, aber die Zuckerindustrie hatte eine solche Option nicht. Ihre einzige Möglichkeit, ihren Markt zu schützen, war, in die Offensive zu gehen, zuerst durch eine Verteidigung der Rolle des Zuckers in einer gesunden Ernährung, ja sogar als Diätmittel, dann durch einen direkten Angriff auf die Konkurrenz – die künstlichen Süßstoffe –, wie dies in den 1960er-Jahren erfolgte.

1951 startete die American Sugar Refining Company eine intensive Werbekampagne – Ziel waren 900 Millionen Anzeigen in 300 Tageszeitungen, Sonntagsbeilagen und landwirtschaftlichen Zeitungen. Darin wurde betont, wie wichtig es insbesondere für Kinder sei, von der in reinem Zucker enthaltenen Energie zu profitieren.[417] Drei Jahre später übernahm die Sugar Association diese Aufgabe über ihre PR-Schiene, die Sugar Information, Inc. Diese widmete sich nun der Kommunikation der Aussage, dass Zucker in *jeder* Ernährung ein unverzichtbares Nahrungsmittel sei.[418] Die Sugar Association stellte für die dreijährige Werbeaktion – eine »Bildungskampagne« – 1,8 Millionen Dollar zur Verfügung und engagierte für die Gestaltung die legendäre Werbeagentur Leo Burnett aus Chicago.*

Während Ärzte von den medizinischen Fakultäten in Harvard[419], Cornell[420] und Stanford[421] nun in medizinischen Zeitungen Diäten gegen Adipositas veröffentlichten, die dafür plädierten, Zucker und Süßigkeiten völlig zu meiden, wie es auch in einem medizinischen Lehrbuch der Fall war,[422] war die Zuckerindustrie laut *Times* fest entschlossen, die Öffentlichkeit davon zu überzeugen, dass ihr Produkt alles andere als dick machte. Die Sugar Information, Inc., zog hierzu, mit Unterstützung von Leo Burnett, Vorteil aus zwei von den Ernährungswissenschaftlern selbst geäußerten Annahmen. Die Erste lautete, wie bereits besprochen, Adipositas werde generell durch einen übermäßigen Verzehr von Kalorien jeglicher Art verursacht. Falls dies zutraf, war Zucker in dieser Hinsicht nichts Besonderes. Es war, wie die Werbung der Zuckerindustrie nun verkündete, »weder ein ›schlank machendes‹ noch ein ›dick machendes‹ Nahrungsmittel«.[423] Die zweite Annahme basierte auf dem Gedanken, dass Hunger entweder eine Reaktion auf einen niedrigen Blutzuckerwert oder auf die verminderte Nutzung von Glucose als Kraftstoff durch das Zentralnervensystem ist. (Letzteres war ein Gedanke von Jean Mayer[424], der in Fred Stares Fakultät an der Harvard University arbeitete und, zumindest teilweise, von der Sugar Association finanziell unterstützt wurde[425]). Beide Annahmen wurden in Versuchen wiederholt entkräftet[426] und blieben weitere 20 Jahre lang bestenfalls umstritten. Ernährungswissenschaftler neigten und nei-

---

* Burnetts Agentur war unter anderem bekannt geworden durch Jolly Green Giant, Tony der Tiger, den Pillsbury Doughboy und den Marlboro Man. 1998 führte das *Time Magazine* Burnett, den »Verkaufssultan«, unter den 100 einflussreichsten Persönlichkeiten des 20. Jahrhunderts auf. (Ewen 1998)

gen jedoch dazu, an ihren einmal übernommenen Hypothesen festzuhalten, ungeachtet aller Evidenz, die sich dagegen angesammelt haben mag. Anhand dieser Annahmen wurde weiterhin behauptet, Lebensmittel, die den Blutzucker rasch steigen lassen können oder die schnell verstoffwechselt werden – was beides auf Zucker zutrifft –, würden Hunger und damit ein Überessen besonders wirksam unterbinden.

Die Zuckerindustrie zog aus beiden Annahmen Kapital, was besonders gut gelang, weil diese logisch *erschienen*: Da Zucker pro Teelöffel nur 16 Kalorien enthält* (eine Menge, die von der Sugar Information, Inc., vielleicht gewählt worden war, weil Kaffee oder Tee meist teelöffelweise gesüßt wird) und da er so schnell verstoffwechselt wird, »zügelt er den Appetit schneller als jedes andere Lebensmittel. Schneller sogar als größere Portionen vieler anderer Lebensmittel, die *deutlich mehr Kalorien* haben«. Nach der Logik der Zuckerindustrie wird durch das Essen von Zucker zwischen den Mahlzeiten »dem Hunger die Schärfe genommen [und] er trägt dazu bei, eine der Hauptursachen für Übergewicht zu besiegen – das *Überessen*.«[427] Nachfolgend das Argument in Form von Frage und Antwort in einer Werbung der Sugar Information, Inc., die 1957 in *The Washington Post* geschaltet wurde:

F: Wie kann Zucker Ihnen helfen, weniger zu essen?

A: Sie werden sich vielleicht erinnern, dass Ihre Mutter, als Sie noch klein waren, Ihnen nicht erlaubt hat, vor einer Mahlzeit einen Keks oder eine Süßigkeit zu essen, weil sie dann Ihre Mahlzeit nicht mehr aufessen konnten. Vielleicht kannte Ihre Mutter die wissenschaftlichen Gründe dafür nicht, aber es ist eine Tatsache, *dass kein anderes Lebensmittel den Appetit schneller zügelt als Zucker* … Wenn Sie versuchen wollen, weniger zu essen, kann eine kleine Süßigkeit kurz vor dem Essen Sie davon abhalten, bei der Mahlzeit viel mehr Kalorien zu sich zu nehmen, als Sie brauchen.[428]

Da ein zunehmender Prozentsatz der Bevölkerung übergewichtig und in der Folge fettleibig wurde und sich die Schlankheitsdiäten tatsächlich zu einer nationalen Obsession entwickelten, erfüllte die Werbung mit ihrer fragwürdigen Logik die Aufgabe, das unmittelbare Problem anzugehen,

---

* In der Werbung der Zuckerindustrie wurden gelegentlich 18 Kalorien angegeben.

dem sich eine Industrie gegenüber sah, die sowohl die Produktion als auch den Verzehr von Zucker maximieren sollte. Anfang der 1960er-Jahre gelangten die Manager der Sugar Association jedoch zu der Überzeugung, es sei eine direktere Taktik nötig, um die wachsende Bedrohung ihrer Existenz durch den Gebrauch künstlicher Süßstoffe – vor allem Saccharin und Cyclamat – als Zuckerersatz zu bekämpfen. Diese künstlichen Süßstoffe gewannen nicht nur eine nie dagewesene Akzeptanz bei gewichtsbewussten Verbrauchern, sondern waren auch preiswerter als Zucker. Dieser Wettbewerbsvorteil mag die Reaktion der Zuckerindustrie mehr als jeder andere Faktor angetrieben haben und führte dazu, dass Cyclamat innerhalb von zehn Jahren völlig vom US-Markt verschwand und Saccharin, wenn nicht sogar alle künstlichen Süßstoffe, vielleicht unwiderruflich als potenziell krebserregend verschrien waren.[429]

Dieser besondere Konflikt hatte, wie viele Konflikte mit dem Zucker, eine lange Geschichte. Saccharin war 1879 als Derivat von Steinkohlenteer entdeckt worden und wurde als Alternative zum Zucker vermarktet, die auch noch billiger war.[430] Saccharin war mehr als 500-mal süßer als Zucker und war für ein Zehntel des Preises erhältlich. Es hatte den zusätzlichen Vorteil, den Körper scheinbar ohne Verstoffwechslung zu passieren, was es ideal für Diabetiker machte, die von ihren Ärzten gesagt bekamen, sie sollten Zucker meiden, und für Fettleibige, die vielleicht versuchten, ihre Kalorien zu begrenzen oder Kohlenhydrate zu meiden. »Zum ersten Mal in der Geschichte wurde ein Lebensmittel nicht für seinen Nährwert geschätzt, sondern dafür, überhaupt keinen Nährwert zu haben.«[431]

Damals wie heute war Saccharin umstritten. Der Hauptpunkt des Konflikts zeigte sich bereits 1907, als es zwischen Präsident Theodore Roosevelt und Harvey Wiley, dem Chef-Chemiker des Bureau of Chemistry im US-Landwirtschaftsministerium (USDA) zu einem sehr kurzen Streit über die Risiken und Vorteile kam.[432] Damals hatte der Pure Food and Drugs Act, das Gesetz über reine Lebens- und Arzneimittel, den Kongress soeben passiert, das erste bedeutende Gesetz zum Verbraucherschutz in den Vereinigten Staaten. Es war stark motiviert durch Wileys Bemühungen, die Amerikaner vor der Verfälschung verarbeiteter Lebensmittel mit gefährlichen chemischen Konservierungsstoffen und vor patentierten Medikamenten zu schützen, die suchterzeugende und gefährliche Substanzen enthielten. Der Pure Food and Drugs Act war das erste einer Reihe von Gesetzen, die 1930 dazu führten, dass das Bureau of Chemistry des USDA neu organisiert und zur Food and Drug Administration (FDA) wurde, wie wir sie heute kennen.

Wiley war davon überzeugt, dass Saccharin für den Verzehr durch den Menschen nicht sicher sei (seine eigene Forschung konnte das Gegenteil offensichtlich nicht nachweisen) und, wie er Roosevelt gegenüber argumentierte, würde jeder Verbraucher, der ein mit Saccharin gesüßtes Produkt kaufte, getäuscht. Ein solcher Verbraucher »denkt, er würde Zucker essen«, wie Wiley sagte, »während er tatsächlich ein Produkt aus Steinkohlenteer verzehrt, das keinerlei Nährwert hat und äußerst gesundheitsschädlich ist«.[433] Wiley war ungerührt von dem Argument, die Hersteller von Obstkonserven beispielsweise könnten viel Geld sparen, indem sie ihre Produkte mit Saccharin anstelle von Zucker süßten und konservierten. Er hatte seine berufliche Laufbahn 1883 im Landwirtschaftsministerium begonnen und war später mit der Aufgabe betraut worden, die heimische Zuckerindustrie zu entwickeln. Mehr als jedem anderen gebührt Wiley der Erfolg der amerikanischen Rübenzuckerindustrie, denn er hat viele Jahre seines Berufslebens damit zugebracht, die optimalen Rübensorten für den Anbau auf verschiedenen Böden und unter verschiedenen klimatischen Bedingungen herauszufinden.[434]

Roosevelts Sichtweise über Zucker und Saccharin war jedoch eine andere. Er war dick und lief Gefahr, immer noch dicker zu werden, und sein persönlicher Arzt, so jedenfalls äußerte sich Roosevelt gegenüber Wiley, hatte ihm geraten, täglich Saccharin zu verwenden. Daher »ist jeder, der behauptet, Saccharin sei schädlich, ein Idiot«.[435] Damit war die Diskussion beendet.

Roosevelt mag bezüglich der Langzeitsicherheit von Saccharin recht gehabt haben oder nicht, Wiley lag mit seiner Behauptung, es sei »äußerst« gefährlich, sicherlich falsch. Roosevelt hatte das bessere instinktive Verständnis für die gesundheitlich motivierte Abwägung. Für ihn schien ein Süßstoff ohne Nährwert – ein »kalorienfreier« Süßstoff – offensichtlich ein Mittel zur Vorbeugung der Korpulenz zu sein. Er begriff, dass die strategische Frage lautete: Was ist schlimmer, Zucker oder Saccharin?

Als sich die FDA 1975 auf ein Verbot von Saccharin zubewegte, stellten umsichtige Wissenschaftler das Problem genau so dar. Philip Handler, der Leiter der National Academy of Sciences (NAS), beschrieb es bei seiner Einführung eines Symposiums über Süßstoffe, dessen Gastgeber die NAS war, als eine Sache der Abwägung. Solange Übergewichtige früher starben als Schlanke, was versicherungsstatistische Tabellen zeigten – laut Handler »bestätigt sich ein alter Aphorismus, den ich als Student gelernt habe: ›Die dünnen Ratten überleben die dicken Ratten.‹«[436] –, und ausgehend von der Annahme, dass durch den Verzehr eines kalorienfreien Süßungsmittels anstelle von Zucker ein gewisser Vorteil für Gewicht oder Gesundheit zu erwarten ist, sollte die Frage als Risiko-/Nutzenabwägung betrachtet werden: Welcher Risikograd für Krebs oder eine andere Erkrankung ist angesichts des Nutzens akzeptabel?

Das war jedoch nicht die Sichtweise der FDA. Der Auftrag der FDA bei der Regulierung von Lebensmittelzusätzen konzentrierte sich, wie immer, fast ausschließlich auf die Risiken. Trotz Roosevelts Behauptung über die Sicherheit von Saccharin, verlangte die Bundesregierung ab 1913 für Produkte, die Saccharin enthielten, eine deutliche Kennzeichnung: Sie sollten nur »von Personen verwendet werden, für die Zucker gefährlich oder gesundheitsschädlich« war, oder »von Personen, die den Verzehr normaler Süßigkeiten einschränken müssen«. Zuckerknappheiten, besonders während der beiden Weltkriege, führten zu einer Zunahme des Saccharinverbrauchs als Zuckerersatz, abgesehen davon wurde Saccharin jedoch primär für Diabetiker und Dyspeptiker vermarktet und von diesen verwendet.[437]

Die Cyclamate hatten keine so berühmte und widersprüchliche Geschichte wie Saccharin. Natriumcyclamat wurde 1937 entdeckt und ab 1950 von den Abbott Laboratories in Tablettenform auf den Markt gebracht. Die Substanz war 30-mal süßer als Zucker, dies galt auch für die verwandte Substanz Calciumcyclamat, und beiden fehlte der bittere Nachgeschmack, den manche Verbraucher bei Saccharin feststellten. Die Cyclamate konnten auch ohne Verlust der Süßkraft zum Kochen und Backen verwendet werde, was für Saccharin nicht zutraf.[438]

Die FDA verlangte bei Produkten, die mit Cyclamat gesüßt waren, dieselbe Kennzeichnung wie bei Produkten, die mit Saccharin gesüßt waren: »Nur für den Gebrauch durch Personen, die den Verzehr normaler Süßigkeiten einschränken müssen.«[439] In den 1950er-Jahren schnellte die Zahl der betroffenen Menschen jedoch in die Höhe. Mit Sicherheit jedenfalls die Anzahl der Personen, die ihren Verzehr normaler Süßigkeiten einschränken *wollten*. Damit war ein Industriezweig von Diätlebensmitteln geboren, bei denen normalerweise eine 10:1-Mischung aus Cyclamat und Saccharin verwendet wurde. Diese wurde zum Industriestandard, um ein Land von Diätwilligen zu unterstützen.*

---

* Auch in Deutschland wollten immer mehr Menschen abnehmen. Waren es laut einer Umfrage des Instituts für Demoskopie Allensbach Ende der 1950er-Jahre noch 27 Prozent der Deutschen, die ihr Gewicht reduzieren wollten, waren es Ende der 1960er-Jahre bereits 38 Prozent, Tendenz steigend. Quelle: https://www.ifd-allensbach.de/uploads/tx_reportsndocs/PD_2014_08.pdf

Kalorienfreie und kalorienarme Softdrinks tauchten erstmals 1952 auf – gesüßt mit Cyclamat oder der Cyclamat-Saccharin-Mischung. Sie wurden in Apotheken und Lebensmittelgeschäften vordergründig für Diabetiker verkauft, jedoch von einer breiten Kundschaft getrunken. Coca-Cola und Pepsi brachten 1963 künstlich gesüßte Diätlimonaden heraus – Tab beziehungsweise Patio. Damit folgten sie Diet-Rite von Royal Crown und Diätlimonaden von Canada Dry und Dad's Root Beer auf dem Fuß.[440] Der Absatz von Diätlimonaden stieg von 7,5 Millionen Kästen im Jahr 1957 auf 50 Millionen im Jahr 1962 und verdoppelte sich anschließend von Jahr zu Jahr.[441] 1964 machten sie 15 Prozent des Softdrink-Absatzes aus und Beobachter sagten voraus, sie könnten eines Tages mehr als ein Drittel des gesamten Absatzes ausmachen.[442]

Die Zuckerindustrie antwortete darauf mit einer Werbekampagne, die sie sich 1 Million Dollar kosten ließ und die ganz klar dazu bestimmt war, gegen die Bedrohung ihres Geschäftes durch Diät-Softdrinks vorzugehen. Dabei machte sie geltend, Limonaden mit künstlichen Süßstoffen entsprächen nicht dem Nährstoffbedarf heranwachsender Kinder und »der Versuch, durch das Trinken solcher Softdrinks abzunehmen, sei vergleichbar mit dem Versuch, ein Flugzeug durch das Leeren der Aschenbecher leichter zu machen«.[443] (Royal Crown, das mit Diet-Rite beinahe 50 Prozent der Industrie der Diät-Softdrinks hielt, reagierte mit einer Reihe von Werbeanzeigen, in denen sie die »Sugar Daddies« widerlegte: »Wenn es ein Vergehen ist, Millionen Menschen zuliebe den Zucker aus der Cola zu nehmen, erklärt Diet-Rite sich gerne für schuldig.«[444])

Öffentlich ging die Zuckerindustrie gegen die Bedrohung vor, indem sie nach Möglichkeiten suchte, ihre Produkte breiter zu streuen – sie finanzierte weiterhin Forschungsprojekte zur Verwendung von Zucker unter anderem in Farben, Reinigungsmitteln, bei der Wasseraufbereitung und in Zigaretten[445] – nichts davon war jedoch wirklich vielversprechend als Ersatz für den Zuckermarkt, der Gefahr lief, an die künstlichen Süßstoffe verloren zu gehen.[446]

Insgeheim versuchte die Industrie, den Anschein zu erwecken, die FDA müsse dafür sorgen, dass der Konkurrenzkampf ein Ende fände. Und diese Strategie zeigte wenigstens einmal Anzeichen des Erfolgs. Nachdem die Sugar Association 1969 die International Sugar Research Foundation gegründet hatte, beschrieb John Hickson, der Vizepräsident der Stiftung, die Position der Zuckerindustrie so: »Es müssen entweder neue Argumente gefunden werden, die als Druckmittel verwendet werden können, um die

FDA zu zwingen, ihre regulierenden Aufgaben zu erfüllen, oder es ist zu erwarten, dass große Teile des Marktes verloren gehen.«[447] Gegenüber *The New York Times* formulierte Hickson diese Position etwas griffiger: »Wenn jemand Sie bei 10 Cents um 9 Cents unterbieten kann«, sagte er mit Bezug auf Cyclamat und Saccharin, »suchen Sie am besten einen Ziegelstein, den Sie auf ihn werfen können.«[448]

Genau gesagt war dieser Ziegelstein 1958 eine Gesetzesänderung des Pure Food and Drugs Act, das 20 Jahre zuvor den Kongress passiert hatte. Das ursprüngliche Gesetz hatte die FDA damit beauftragt, jeden neuen Inhaltsstoff in verarbeiteten Lebensmitteln auf seine Sicherheit zu überprüfen, bevor er verwendet werden durfte, wobei als einziges Genehmigungskriterium die *Sicherheit* galt. Bestand bei einem Produkt ein Sicherheitsrisiko, konnte kein noch so großer Vorteil durch seinen Gebrauch zu seinen Gunsten wirken. Es sollte keine Abwägung geben, wie Roosevelt sie erkannt hatte oder Philip Handler sie später beschreiben würde. James Delaney, ein Kongressmitglied aus New York, war der Vorsitzende des Kongresskomitees, das für die Gesetzesänderung 1958 verantwortlich war. Delaney hatte kurz zuvor einen nahen Angehörigen durch Krebs verloren. Infolgedessen umfasste die Änderung die sogenannte »Delaney-Klausel«, die präzisierte, »kein Zusatzstoff dürfe als sicher gelten, der beim Verzehr durch Mensch oder Tier Krebs auslösen kann«.[449]

Die Gesetzesänderung von 1958 hatte es der FDA auch erlaubt, etwa 700 bereits bestehende Substanzen von dem Genehmigungsprozess auszunehmen mit der Begründung, sie »seien bereits allgemein als sicher anerkannt«, eine Angabe, die von der Meinung von Fachleuten mit geeigneter Qualifikation abhing. Diese Substanzen, zu denen sowohl Cyclamat als auch Saccharin gehörten, hatten den Status, der als GRAS (generally recognized as safe/allgemein als sicher anerkannt) bekannt wurde: Die Industrie konnte sie als Lebensmittelzusatz frei verwenden und verkaufen; sollten jedoch neue Hinweise auftauchen, die ihre Sicherheit infrage stellen könnten, müsste die FDA sie ebenfalls neu bewerten.

Zwischen 1963 und 1969 gab die Sugar Association mehr als 650 000 Dollar (heute mehr als 4 Millionen Dollar) für Forschungsarbeiten aus, die die FDA dazu zwingen sollten, Cyclamat von der GRAS-Liste zu streichen und zu verbieten. Viele Geldmittel gingen an zweifelhafte Forschungsorganisationen wie die Wisconsin Alumni Research Foundation (WARF) und die Worcester Foundation for Experimental Biology. Die Forscher dieser Stiftungen untersuchten die Auswirkungen von Saccharin oder Cyclamat auf Verdauung und

Ausscheidung, Stoffwechsel, Transport im Blut, Wechselwirkungen mit Medikamenten, Wachstumshemmung, Zell- oder Chromosomenschädigungen, die zu Krebs führen könnten, Auswirkungen auf Sexualhormone, Geburtsfehler, Verhaltensstörungen und sogar Magenbeschwerden. Ziel war es, etwas zu finden, was die FDA dazu bringen würde, den GRAS-Status dieser künstlichen Süßstoffe neu zu überprüfen. Zumindest würden die Forschungsberichte dieser Institutionen Cyclamat und Saccharin als potenzielle Gesundheitsgefahr in den Nachrichten halten und die Sorgen der Verbraucher bezüglich ihrer Sicherheit vergrößern.[450]

Im Mai 1965 veröffentlichte die FDA ihre erste Durchsicht der medizinischen Literatur zu Cyclamaten und kam zu dem Schluss, es sei wenig zu befürchten.[451] Fünf Monate später verkündete die Sugar Association, WARF habe in der angesehenen Zeitschrift *Nature* einen Brief veröffentlicht, der nahe lege, dass Cyclamat das Wachstum bei Ratten hemmen könnte – zumindest wenn die Ratten diese kalorienfreien Süßstoffe in Mengen zu sich nahmen, die einigen hundert Dosen Diätlimonade à 350 Milliliter pro Tag entsprächen. Dies war die einzige Studie, die die WARF-Forscher zu Cyclamaten veröffentlichten; die beiden beteiligten Forscher jedoch (offenbar der Präsident und der Leiter der biologischen Abteilung des WARF) führten diese Forschung noch bis in die frühen 1970er-Jahre weiter, zuerst mit Cyclamat, dann mit Saccharin. Sie berichteten der Sugar Association direkt von ihren Ergebnissen und statteten der FDA mehrere Besuche ab, um über ihre unveröffentlichten Ergebnisse zu sprechen und um zu erläutern, warum sie glaubten, Cyclamat sollte für den öffentlichen Gebrauch verboten werden.[452] Dabei deuteten sie gegenüber den FDA-Prüfern an, Cyclamat könne von Geburtsfehlern bis zu »Geistesstörungen«[453] alles verursachen.

William Goodrich, ein stellvertretender Leiter der Rechtsabteilung der FDA, bestätigte später gegenüber dem Kongress, die FDA sei bezüglich der WARF-Forschung skeptisch gewesen, da diese von der Zuckerindustrie finanziert wurde, die »ein verständliches Interesse daran hat, Cyclamat aus Softdrinks herauszubekommen«. Die Rechtsanwälte der Zuckerindustrie hätten ihn, wie er sagte, auch »mit allen möglichen Mitteilungen und wissenschaftlichen Argumenten bombardiert, wonach Cyclamat nicht allgemein als sicher anerkannt werden könne«.[454]

1970 schließlich berichteten Forscher, die von den Abbott Laboratories finanziell unterstützt wurden, auf Ersuchen der FDA, dass hohe Dosen Cyclamat bei männlichen Ratten tatsächlich Blasenkrebs verursacht

hätten. Die Delaney-Klausel müsse nun zur Anwendung kommen.[455] Ein
Manager von Coca-Cola stellte später fest, ein Mensch müsse 550 Dosen
Fresca pro Tag trinken, um die entsprechende Dosis Cyclamat aufzunehmen, die den Ratten verabreicht worden war – »Sie würden eher ersaufen,
als Krebs zu bekommen.«[456], sagte er –, aber die Delaney-Klausel berück-
sichtigte nicht, ob die Dosis, die zur Verursachung von Krebs nötig wäre,
realistisch ist.

Die FDA-Beamten hatten ursprünglich gehofft, Cyclamat in Softdrinks
und anderen Lebensmitteln verbieten zu können, ihren Gebrauch durch
Diabetiker und fettleibige Personen, die auf ihre Kalorienaufnahme achten mussten oder denen der Arzt empfohlen hatte, Zucker zu meiden, jedoch beibehalten zu können. Der Druck von Lebensmittelaktivisten, die
sich über chemische krebserregende Stoffe Sorgen machten, verhinderte
selbst diesen Kompromiss.[457] (Ralph Naders Public Citizen's Health Research Group beispielsweise argumentierte, die FDA solle es als »eine ihrer primären Aufgaben betrachten, eine Behörde für die Vorbeugung von
Krebserkrankungen zu sein«.[458]) Im Oktober 1970 verbot die FDA jeden
Gebrauch von Cyclamaten. Als John Hickson zwei Jahre später die International Sugar Research Foundation verließ, um für den Cigar Research
Council tätig zu werden, wurde er in einer vertraulichen Notiz der Tabakindustrie beschrieben als »herausragender Wissenschaftspolitiker, der im
Auftrag der Sugar Research [Foundation] erfolgreich die Verurteilung von
Cyclamaten erreicht hat, und zwar auf Grundlage etwas dubioser Beweise,
die er aus der Wisconsin Alumni Research Foundation hat herbeizaubern
können«.[459]

Der Zuckerindustrie gelang es auch weitgehend, den Saccharinverkauf
zu verbieten. 1972 strich die FDA Saccharin von der GRAS-Liste und be-
schränkte seine Nutzung durch die Lebensmittelindustrie, erlaubte es den
Verbrauchern jedoch, den Süßstoff weiterhin zu kaufen, während die Behörde auf schlüssigere Forschungsergebnisse wartete. Das Vorgehen der
FDA basierte auf einer weiteren unveröffentlichten Behauptung der WARF-
Forscher, wonach Ratten, die relativ große Mengen Saccharin verzehrten,
ebenfalls Blasenkrebs entwickelten.* Die Ratten in den WARF-Studien,
genau wie in den vorherigen Cyclamat-Studien, wurden gezeugt, in ute-
ro entwickelt, entwöhnt und verbrachten anschließend ihr gesamtes Leben

---

* Die WARF-Forscher legten 1974 bei einem Symposium über Süßstoffe, das von der American
  Chemical Society organisiert war, eine entsprechende Arbeit vor.

mit einer saccharinreichen Ernährung, »mit einer noch größeren Menge, als die Verbraucher aufnehmen würden, wenn sie zeitlebens 800 Dosen à 350 Milliliter Diätlimonade pro Tag trinken würden«[460], wie *The New York Times* erklärte. (»Es ist für einen Menschen unmöglich, an einem Tag auch nur ein Zehntel davon zu trinken«, äußerte ein Kongressmitglied. »Die ersten 50 Dosen … würden ihn bereits umbringen.«[461]) Alle Studien zur chronischen Toxizität, die in Japan, Deutschland, England und in den Niederlanden durchgeführt wurden, zeigten keine schädlichen Wirkungen durch den Saccharinverzehr, aber die Delaney-Klausel bestand und die FDA hatte ihren Auftrag.

1977 berichteten kanadische Forscher über ein ähnliches Ergebnis, wie es die WARF-Forscher präsentiert hatten, und die FDA machte Anstalten, Saccharin ebenfalls zu verbieten. Dies geschah jedoch nie, weitgehend weil die FDA einer Briefkampagne nachgab und erneut Warnhinweise verlangte, die am markantesten auf den Packungen von Sweet 'N Low bis zum Jahr 2000 zu lesen waren. (Um die Dinge noch verwirrender zu machen, verboten die Kanadier Saccharin, ließen die Cyclamate jedoch auf dem Markt, sodass Sweet 'N Low in den USA mit Saccharin hergestellt wird, in Kanada hingegen mit Cyclamat).[462]

Später stellten Forscher fest, dass sich die Physiologie von Labor-Nagetieren so stark von der des Menschen unterscheidet, dass ihre Neigung, gelegentlich Blasenkrebs zu entwickeln, wenn sie von gewaltigen Mengen künstlicher Süßstoffe leben, nicht für das Geschehen beim Menschen relevant ist, wie das National Cancer Institute einräumte. Inzwischen hält die FDA weder Cyclamat noch Saccharin für krebserregend. Im Dezember 2000 hob die FDA die Anordnung auf, dass Sweet 'N Low über einen Warnhinweis verfügen muss, aber bis zu diesem Zeitpunkt war der Ruf der künstlichen Süßstoffe bereits unwiderruflich beschädigt.[463] Als Beobachter der Lebensmittelindustrie in den 1980er-Jahren einen Anstieg des Umsatzes von Diätlimonaden vorhersagten, der sich jedoch nicht halten konnte, war dies eine Erklärung dafür, dass die Verbraucher diese Substanzen weiterhin für viel schädlicher als Zucker hielten und daher stattdessen mit Zucker gesüßte Getränke wählten. Damit hatte die Zuckerindustrie erfolgreich die größte Bedrohung ihrer Existenz abgewehrt – das heißt die Gefahr, auch selbst den GRAS-Status zu verlieren und nicht mehr allgemein als sicher anerkannt zu gelten.[464]

KAPITEL 8

Zur Verteidigung des Zuckers*

●

»Wenn wir nach einer ernährungsbedingten Ursache für einige Zivilisationskrankheiten suchen, sollten wir uns die wichtigsten Veränderungen in der menschlichen Ernährung ansehen.«

John Yudkin, *The Lancet*, 1963

»Für mich als Dozentin war die Frage tatsächlich: Wenn ich losziehe und den Leuten sage, dass sie meiner Meinung nach zu viel Zucker essen, wenn ich den Müttern sage, sie sollten ihre Kinder daran hindern, so viel Zucker zu essen, weil er schlecht für sie ist, werde ich dann von Wissenschaftlern unter Beschuss genommen? Oder werde ich diese Äußerung frei heraus machen dürfen, weil wir, selbst wenn es keine sicheren Beweise dafür gibt, dass Zucker mit einer bestimmten Krankheit in Verbindung gebracht werden kann, doch wissen, dass eine Ernährungsform mit deutlich weniger Zucker, in der der Zucker durch ein komplexes Kohlenhydrat ersetzt wird, eine viel gesündere Ernährung ist?«

Joan Gussow, Vorsitzende der Fakultät für Ernährung
der Columbia University, 1975[465]

---

*   Vieles vom Inhalt dieses Kapitels über die Sugar Association und ihre Verteidigung des Zuckers wurde zuerst in einem Artikel der November/Dezember-Ausgabe 2012 von *Mother Jones* veröffentlicht, den ich zusammen mit Cristin Kearns verfasst habe. Cristin grub alle Dokumente der Zuckerindustrie aus, auf die sich der Artikel und dieses Kapitel stützen.

1976 hielt John Tatem Jr., damals Präsident der Sugar Association, Inc., zwei denkwürdige Vorträge, in denen er die Geschichte des Zuckers aus Sicht der Industrie erzählte. Den ersten Vortrag hielt Tatem im Januar vor der Chicago Nutrition Association, im Oktober sprach er in Scottsdale, Arizona, bei einer Konferenz des Aufsichtsgremiums der Sugar Association.

Zucker ist ein gesunder, wenn nicht sogar idealer Nährstoff, erklärte Tatem bei diesen Konferenzen, »das reinste und wirtschaftlichste Kohlenhydrat, das wir zur Verfügung haben«.[466] Als billige Kalorienquelle war Zucker tatsächlich ein lebenswichtiger Nährstoff im Kampf gegen den Hunger in der unterentwickelten Welt. Vor Kurzem kam der Zucker jedoch unter Beschuss. Wie Tatem äußerte, »haben Feinde des Zuckers ihn belastet, indem sie ihm jede erdenkliche Krankheit, die beim Menschen bekannt ist, zugeschrieben haben, von Herzkrankheiten bis zu schwitzigen Händen«.

Diese Feinde sind »überzeugungsstarke Lieferanten von ernährungsbezogenem Informationsmüll«, wie Tatem sagte, »Opportunisten, die sich der Ausbeutung der Verbraucher widmen«, »Befürworter und Scharlatane, die die Massenmedien berechnend für ihre Zwecke nutzen, die geschickt Goebbels' Methode der ›Großen Lüge‹ anwenden und erfolgreich viele wohlmeinende Anwälte und Kommentatoren in den Medien in die Irre geführt haben«. Als Ergebnis dieser Kampagne der Anti-Zucker-Propaganda »war Zucker, der einst nahezu fraglos akzeptiert war, zu einem höchst umstrittenen Lebensmittel geworden«, wie Tatem sagte.[467] Wenn wir die Wahrheit erfahren wollten, müssten wir »uns mühsam durch eine große Menge pseudowissenschaftlichen Unsinns hindurcharbeiten«.[468]

Zumindest in der Öffentlichkeit zeigte sich Tatem nicht durch die Tatsache beunruhigt, dass zu diesen vorgeblichen Verfechtern von ernährungsbezogenem Unsinn unter anderem Walter Mertz, der Leiter des Carbohydrate Nutrition Laboratory im US-Landwirtschaftsministerium, John Yudkin, der einflussreichste Ernährungswissenschaftler des Vereinigten Königreichs und Gründer der ersten Fakultät für Ernährung in Europa, sowie der Ernährungswissenschaftler Jean Mayer von der Harvard University gehörten; Letzterer war gleichzeitig der einflussreichste Ernährungswissenschaftler der Vereinigten Staaten und sollte in Kürze Präsident der Tufts University werden.

Mayer hatte im Juni 1976 in *The New York Times Magazine* einen Artikel veröffentlicht – »Die bittere Wahrheit über Zucker« – die den Zucker nicht nur mit Löchern in den Zähnen und Zahnfäule in Verbindung brachte, sondern auch mit Adipositas und Typ-2-Diabetes, den Mayer wegen seiner Verbindung mit Adipositas und dem Alter als Diabetestyp »fett über vierzig« bezeichnete. Bei Kindern wirkt Zucker, wie Mayer behauptete, möglicherweise ebenso suchterzeugend wie Tabak. »Selbst die begrenzte Zusammenstellung dokumentierbarer Fakten gegen Saccharose reicht aus, um eine drastische Reduzierung unseres Zuckerverzehrs zu rechtfertigen«[469], hatte Mayer geschrieben.

Bei der Konferenz in Scottsdale, vier Monate nach der Veröffentlichung von Mayers Artikel in der *Times*, beschrieb Tatem, dass die Sugar Association erfahren habe, *Reader's Digest* plane, einen Auszug daraus zu bringen. Tatem und seinen Kollegen war es daraufhin gelungen, die Veröffentlichung dieses Auszugs zu unterbinden, wie er sagte, erst durch ein eineinhalbstündiges Telefonat mit einem Redakteur von *Reader's Digest*, gefolgt von einem dreiseitigen Telegramm an den Redaktionsleiter persönlich. Dem Telegramm zufolge, das bei der Konferenz an die Mitglieder des Gremiums verteilt wurde, war Mayers Artikel »eine wissenschaftliche Farce und journalistische Schande«, und die Sugar Association konnte dies äußern, weil »es nicht den Hauch fundierter, akzeptabler wissenschaftlicher Evidenz gibt, die eine Verbindung zwischen Zucker und todbringenden Erkrankungen herstellen würde«.[470]

Diese Geschichte glaubte die Zuckerindustrie und diese Geschichte verkaufte die Sugar Association nun weithin der amerikanischen Öffentlichkeit. »Wir sind in die Defensive gegangen – wir verteidigen unser primäres Produkt«, sagte Tatem. »Bei der Konfrontation mit unseren Kritikern versuchen wir, nie die Tatsache aus den Augen zu verlieren, dass keine bestätigten wissenschaftlichen Beweise den Zucker mit todbringenden Erkrankungen in Zusammenhang bringen. Dieser entscheidende Punkt ist der Lebenssaft unseres Verbandes«.[471]

Der Krieg gegen den Zucker, wie die Zeitungen ihn bald nannten – und in dem das vorliegende Buch die letzte Offensive darstellt –, war in den 1960er-Jahren voll ausgebrochen, als die Sugar Association zum Angriff überging, um zu schützen, was Tatem später ihren Lebenssaft nennen würde. Herausragende Ernährungswissenschaftler, Ärzte und Laborforscher hatten mit der Veröffentlichung von Berichten begonnen, aus denen hervorging, Zucker sei auf einmalige Art in der Lage, ein ganzes Bündel von Stoffwechselanomalien hervorzurufen – zumindest bei Labortieren, wenn nicht auch beim Menschen –, die eng sowohl mit Diabetes als auch mit Herzkrankheiten zusammenhingen. Diese Berichte fielen zeitlich mit dem Aufstieg der Verbraucherbewegung und Forderungen von Verbraucheraktivisten zusammen, die FDA solle ihre Verpflichtungen erfüllen, die Öffentlichkeit vor schädlichen Pestiziden und Lebensmittelzusätzen zu schützen. 1969 lud Präsident Richard Nixon zu einer Konferenz zum Thema Lebensmittel, Ernährung und Gesundheit ins Weiße Haus ein. Bei dieser Konferenz wurde dazu aufgerufen, die FDA solle Inhaltsstoffe in Lebensmitteln, die »allgemein als sicher anerkannt waren«, sogenannte GRAS-Substanzen, einer vollständigen Neubewertung unterziehen. Die FDA hatte Zucker – zusammen mit anderen »üblichen Inhaltsstoffen in Lebensmitteln«[472] wie Salz, Pfeffer und Essig – als für jeden geplanten Gebrauch sicher eingestuft. Dieser »GRAS-Status« des Zuckers konnte dennoch, wie bei Saccharin und Cyclamat geschehen, von der FDA widerrufen werden, falls ausreichend Grund zur Sorge vorlag.

Wie Tatem erklärte, betraf die Herausforderung für die Zuckerindustrie zuerst einmal ihre Glaubwürdigkeit – »denn ein Nebeneffekt der Verbraucherbewegung war eine große Schwächung des öffentlichen Vertrauens in die Motive von Industrie und Handel« – und als Nächstes ihr Überleben. Sie musste auf die Vorwürfe reagieren, die von Forschern und Gesundheitsbehörden gegen den Zucker erhoben worden waren, von den »Zuckerfeinden«, wie Tatem sie nannte. »Wir mussten mit Fakten antworten oder wir riskierten, durch Gesetze von der Bildfläche zu verschwinden.«[473]

Die Zuckerindustrie gewann diesen Kampf in den 1970er-Jahren. Dabei gelang es ihr, sowohl die öffentliche Meinung über die Gesundheit von Zucker zu bilden, als auch die Wahrnehmung des Zuckers durch die Gesundheitsbehörden und die Bundesregierung für das kommende Vierteljahrhundert, wenn nicht vielleicht für immer zu beeinflussen. Dies war einer der großen PR-Siege der Lebensmittelindustrie. Die Manager der Sugar Association nahmen ihn jedenfalls sicherlich als solchen wahr.

Mitte der 1980er-Jahre waren Forscher von Universitäten oder im Regierungsauftrag zu dem Schluss gekommen, Zucker könne eine Ursache für Herzkrankheiten oder Diabetes sein. Anschließend äußerten sie ihre Sorge, aufgrund dieser Forschungsergebnisse könnten sie ihre Glaubwürdigkeit verlieren. Vor allem wegen des PR-Sieges der Zuckerindustrie ging der Zuckerverzehr – sowohl von Saccharose als auch fructosereichem Maissirup – nicht deutlich zurück, wie es Jean Mayer als notwendig angedeutet hatte, sondern erlebte vielmehr die stärkste Zunahme im zurückliegenden halben Jahrhundert. Begleitet wurde diese Zunahme – zufällig oder nicht – von einer ebenfalls deutlichen Zunahme des Auftretens von Adipositas und Diabetes.

Was die Zuckerindustrie in den 1960er- und 1970er-Jahren erreichte, wirft lebenswichtige Fragen darüber auf, wie eine Industrie reagieren sollte, wenn sie mit seriösen, wenn auch unklaren Forschungsergebnissen konfrontiert wird, die nahe legen, ihre Produkte könnten gefährlich sein. Das eigene Produkt gegen die fatalen Folgen der Forschung zu verteidigen, ist ebenso eine natürliche Reaktion wie das Aufzeigen der Grenzen und der Widersprüchlichkeit wissenschaftlicher Beweise. Aber endet damit die Verantwortung? Ist es gerechtfertigt, nichts weiter zu tun als abzuwarten, was künftige Forschungsergebnisse zeigen werden?

Mitte der 1970er-Jahre sagten sogar Forscher, die als Berater von der Zuckerindustrie angeworben worden waren, diese müsse alle nötigen Versuche und klinischen Studien durchführen – und dafür so viel Geld ausgeben wie nötig –, um endgültig zu klären, ob Zucker Diabetes verursacht und das Risiko für Herzkrankheiten erhöht oder nicht. Stattdessen startete die Zuckerindustrie ihre PR-Kampagne, um den Zucker zu verteidigen und Kritiker anzugreifen. Da diese Kampagne Erfolg hatte, verzögerte sich die Forschung, die nötig gewesen wäre, um festzustellen, ob die fatalen Folgen zutrafen, oder um den Zucker zu entlasten, was ebenfalls der Fall hätte sein können, um mindestens 20 Jahre. Diese Forschung wird, wenn auch nur sporadisch, noch immer durchgeführt. Die Kampagne der Zuckerindustrie konnte jedoch nur mit Hilfe einer Gemeinschaft von Ernährungsforschern erfolgreich sein, die weitgehend zu der Überzeugung gekommen waren, dass Nahrungsfette – insbesondere gesättigtes Fett – die wahrscheinlichste Ursache für unsere chronischen Krankheiten sind. Es ist entscheidend wichtig, diese Entwicklung zu verstehen.

In den 1950er-Jahren hatte sich die Ernährungsforschung von ihrem Fokus auf den Energiegehalt und den Gehalt an Vitaminen und Mineralstoffen in Lebensmitteln (die »neue Ernährung« der Vorkriegsjahre) abgewandt und stattdessen die Möglichkeit in Betracht gezogen, bestimmte Lebensmittel könnten spezifische Ursachen für die chronischen Krankheiten sein, die zu den Todesursachen in der entwickelten Welt gehören. Die Herzkrankheit stand unmittelbar im Fokus dieser *neueren* Ernährung und die zunehmende Überzeugung, Nahrungsfett sei deren Ursache, bestimmte den Ablauf dieser wissenschaftlichen Forschung. Ernährungswissenschaftler und weitere Forscher – normalerweise Kardiologen oder andere Ärzte – entwickelten nach und nach die entsprechenden Methoden und

Protokolle. Es ging dabei jeweils um neue wissenschaftliche Bereiche und bisher beispiellose Arbeiten. Rückblickend betrachtet hatten die Hauptakteure wenig Ahnung, was sie da taten oder wie es am besten zu tun war, ihre Schlussfolgerungen formten dennoch 50 Jahre lang das Ernährungsdogma und dies gilt auch heute noch.

Die koronare Herzkrankheit stand im Fokus, da man beobachtete, dass *scheinbar* immer mehr Amerikaner an Herzanfällen starben. 1948 hatte die American Heart Association mit einer mehrere Millionen Dollar teuren Werbekampagne begonnen, Geld für die Erforschung der Herzkrankheiten zu sammeln. Dabei lenkte sie die Aufmerksamkeit der gesamten Nation auf eine nicht zu leugnende Tatsache: Es starben mehr Amerikaner an einer Herzkrankheit als an jeder anderen Erkrankung. Dies nährte den Glauben, das Land stecke mitten in einer Epidemie von Herzkrankheiten, und dies wiederum veranlasste Ernährungswissenschaftler und Kardiologen, über die Gründe dafür nachzudenken. Der Stress des modernen Lebens war eine Möglichkeit – daher die Vorstellung, Typ-A-Persönlichkeiten und Manager seien besonders anfällig dafür –, hatte jedoch nichts damit zu tun, was wir essen. Unser Cholesterinspiegel im Blut war ein weiterer Hauptverdächtiger und dieser hatte mit dem Essen zu tun.[474]

Die Forscher wussten seit Jahrzehnten, dass Cholesterin ein wichtiger Bestandteil der atherosklerotischen Plaques ist, die ein typisches Merkmal der koronaren Herzkrankheit sind. Russische Forscher hatten in einem berühmten Experiment nachgewiesen, dass Kaninchen, die mit hohen Dosen Cholesterin gefüttert wurden, in ihren Arterien Läsionen entwickelten, die verdächtig nach Atherosklerose aussahen.[475] (Dass Kaninchen als Pflanzenfresser von Natur aus kein Cholesterin mit dem Futter zu sich nehmen, war eine Tatsache, die gelegentlich und zu Recht als Kritik vorgebracht wurde.) In den 1930er-Jahren entwickelten Forscher der Columbia University eine Technik zur Messung der Cholesterinspiegel im Blut (im Fachjargon des Serumcholesterins oder Gesamtcholesterins) und mit der Verfügbarkeit dieses Analyseinstruments rückte Cholesterin in den Fokus der Ernährungswissenschaft. Die Forscher konnten nun problemlos das Gesamtcholesterin der Studienpersonen messen, die verschiedene Ernährungsformen erhielten, und sich anschauen, wie sich die Werte unterschieden. Forscher, die sich mit dem neu entstehenden Wissenschaftszweig der Epidemiologie der »Risikofaktoren« befassten, konnten das Gesamtcholesterin bei Tausenden Personen in großen Populationsstudien messen – die erste dieser Studien war die bekannte Framingham-Herz-Studie in Massachusetts. Anschließend konnten sich die Forscher anschauen, wer später eine Herzkrankheit bekam und wer nicht. Ärzte bestimmten den Cholesterinspiegel bei ihren Patienten mit Herzkrankheit und verglichen die Ergebnisse mit den Cholesterinwerten ihrer gesunden Patienten.

1952 behauptete Ancel Keys, ein Ernährungswissenschaftler der University of Minnesota, dass hohe Cholesterinspiegel im Blut Herzkrankheiten auslösen und dass die Cholesterinspiegel wegen der Fette in unserer Ernährung anstiegen. Keys hatte einen Interessenkonflikt: Seine Forschung war seit 1944, wenn nicht sogar schon früher, durch die Zuckerindustrie finanziert worden – durch die Sugar Research Foundation und anschließend die Sugar Association. Die K-Rationen, die Keys während des Krieges für das Militär entwickelt hatte (»K« soll für »Keys« gestanden haben) und für die er bekannt geworden war, enthielten sehr viel Zucker.[476] Das könnte ihn natürlicherweise dazu gebracht haben, alles andere als Problem wahrzunehmen, nur nicht den Zucker. Wir können das nur vermuten. Klar ist jedoch, dass Keys bei vielen seiner Schlussfolgerungen falsch lag, insbesondere was die Rolle von Fett und Cholesterin bei Herzkrankheiten angeht. Dennoch sollten seine Ansichten und seine starke Persönlichkeit – sowohl Konkurrenten *als auch* Freunde beschrieben ihn als kämpferisch und schonungslos[477] – die Ernährungsforschung in den nächsten 30 Jahren bestimmen.

Auch die American Heart Association (AHA) spielte eine entscheidende Rolle bei der Fokussierung auf Nahrungsfett und Cholesterin als die Schuldigen und so ist es heute noch. 1957 veröffentlichte die AHA eine 15 Seiten umfassende Evidenzbeurteilung, zusammengetragen von einigen führenden Kardiologen dieser Zeit. Dabei kam die AHA zu der Schlussfolgerung, die Hypothese vom Zusammenhang zwischen Nahrungsfett und Herzkrankheiten sei höchst fragwürdig, und tadelte die Forscher – vermutlich Keys – »eine kompromisslose Haltung einzunehmen, gestützt auf Nachweise, die einer kritischen Untersuchung nicht standhalten«.[478] Dies sollte die letzte kritische Analyse der AHA sein. Im Dezember 1960 änderte die Organisation ihre Haltung, was sich weder auf neue Beweise noch auf neue klinische Studien stützte. Eine Ad-hoc-Kommission, zu deren Mitgliedern Keys zählte, nahm die entgegengesetzte Position zum Bericht von 1957 ein und behauptete nun stattdessen, die »beste aktuelle wissenschaftliche Evidenz«[479] deute darauf hin, dass Herzkrankheiten durch gesättigte Fette in unserer Ernährung verursacht werden und dass Menschen mit hohem Risiko für eine Herzkrankheit (beispielsweise übergewichtige

Raucher mit hohem Cholesterinwert) nur wenig davon essen sollten. Einen Monat später war Keys auf der Titelseite des *Time Magazine* als das Gesicht der Ernährungswissenschaft Amerikas zu sehen.[480] Er behauptete in dem Artikel, das gesamte Land solle sich fettarm ernähren (mit weniger als der Hälfte des Fetts, das damals verzehrt wurde), und Nahrungsfett sei unbestreitbar eine Ursache für Herzkrankheiten.

Im Lauf der folgenden zehn Jahre führten Forscher beidseits des Atlantiks eine Reihe zunehmend ausgefeilter klinischer Studien durch, um die Hypothese zu prüfen, wonach eine Ernährung, die den Cholesterinspiegel senkt, Herzkrankheiten vorbeugen kann und, noch wichtiger, uns länger und gesünder würde leben lassen. Die Ergebnisse waren bestenfalls unklar. Einige Studien deuteten einen leichten Rückgang der Herzkrankheiten durch einen geringeren Gehalt an gesättigtem Fett in der Ernährung an. Eine Studie behauptete sogar, damit ließe sich die Lebenserwartung verlängern. Andere Studien jedoch deuteten an, dies wäre nicht der Fall, und eine Studie behauptete sogar, es würde die Lebenserwartung verkürzen, wenn weniger gesättigtes Fett verzehrt wird.*[481] Selbst heute noch, ein halbes Jahrhundert später, finden umfassende Neubewertungen des Zusammenhangs zwischen Nahrungsfett und Herzkrankheit bestenfalls eine »suggestive«[482] Evidenz dafür, dass das Risiko für Herzkrankheiten durch den Verzehr von gesättigtem Fett erhöht sein kann. Häufig geben sie an, die bestehende Evidenz ließe diese Schlussfolgerung einfach nicht zu.

In den 1960er- und bis in die 1970er-Jahre führten die Medien dennoch die Arbeit fort, die das *Time Magazine* begonnen hatte. Sie vertrauten darauf, die AHA sei zu diesem Thema die unparteiische Autorität, und kommunizierten die Ansicht, das Interesse an der Hypothese von gesättigtem Fett als Ursache einer Herzkrankheit und die Bemühungen der Forscher, dies zu untersuchen, seien bereits Grund genug, an den Wahrheitsgehalt zu glauben. Inzwischen griff die AHA ihre Empfehlungen zu den Nahrungsfetten in einer Reihe von Berichten wieder auf, die unvermeidlich dazu dienten, ihre Schlussfolgerung immer nachdrücklicher zu unterstützen. 1970 befürwortete die AHA eine fettarme Ernährung für jeden Amerikaner, einschließlich von »Kleinkindern, Kindern und Jugendlichen, stillenden und schwangeren Frauen und älteren Menschen«[483], ob-

---

* Diese Studie war 1973 beendet, wurde jedoch erst 1989 veröffentlicht, weil, wie mir der leitende Prüfarzt sagte, »wir nie die Ergebnisse sahen, die wir erwarteten«. Diese Art Selektionseffekt war in der Forschung nur zu verbreitet. (Interview, I. D. Frantz, Jr., 9. Dezember 2003.)

gleich es den verschiedenen klinischen Studien weiterhin nicht gelang, die Hypothese tatsächlich zu bestätigen, und trotz der Tatsache, dass diese Studien alle bei Erwachsenen durchgeführt worden waren – insbesondere bei erwachsenen Männern (die ein hohes Risiko für Herzkrankheiten haben). Frauen wurden nicht untersucht, daher war jede Extrapolation der ohnehin unklaren Ergebnisse auf Frauen, geschweige denn Kinder und Kleinkinder ein noch größerer Sprung ins Ungewisse.

Einflussreiche Forscher bestätigten in medizinischen Zeitschriften, dass der Zusammenhang zwischen Nahrungsfett und Herzkrankheit »eine unbewiesene Hypothese ist, die weiterer Untersuchungen bedarf«[484], wie Thomas Dawber, einer der Gründer der berühmten Framingham-Herz-Studie 1978 in *The New England Journal of Medicine* schrieb. Aber die Presse, die AHA und schließlich auch der US-Kongress und das US-Landwirtschaftsministerium behandelten die Hypothese als so gut wie sicher zutreffend, zumindest so lange, bis endgültige Forschungsergebnisse das Gegenteil bewiesen.

Die einfachste Erklärung für das Geschehen in dieser Zeit war, dass die Hypothese vom Zusammenhang zwischen Nahrungsfett und Herzkrankheiten ein Vakuum gefüllt und eine brauchbare und scheinbar vernünftige Antwort auf die Frage gegeben hatte, welcher Aspekt der Ernährung Herzkrankheiten verursachte. Jede folgende konkurrierende Hypothese musste gegen die Überzeugung ankämpfen, die Frage sei bereits beantwortet worden. Sie musste dieses Dogma verdrängen, was eine viel schwierigere Aufgabe war, als anfangs das Vakuum zu füllen.

Der Zucker fand in die Diskussion der Kausalität Eingang, weil er ein offensichtlicher Übeltäter war, zumindest für Ernährungswissenschaftler und Forscher, die noch nicht die Ansicht akzeptiert hatten, Fett sei schuld. Die Logik, dass Zucker wahrscheinlich ursächlich beteiligt sei, stützte sich auf eine Reihe von Thesen: Erstens, dass die Prävalenz von Herzkrankheiten in westlichen Ländern generell zunimmt (ob so stark, wie einige glaubten, oder auch nicht), ebenso auch mit wachsendem Wohlstand und dass sie in entwickelten Ländern höher ist als in unterentwickelten Ländern. Zweitens, dass dies ebenfalls für die Prävalenz von Diabetes, Adipositas und Hypertonie (hohem Blutdruck) gilt. Drittens, dass diese Störungen eng miteinander zusammenhängen: Fettleibige sind wahrscheinlich auch Diabetiker und haben Bluthochdruck und Herzanfälle. Patienten, die Herzanfälle haben, leiden wahrscheinlich unter hohem Blutdruck und Fettleibigkeit und/oder Diabetes. Diabetiker sind sehr wahrscheinlich auch fettleibig und haben hohen Blutdruck und ihre Wahrscheinlichkeit ist groß, an einem Herzanfall zu sterben. Was auch immer also der ursächliche Faktor war, war vermutlich eine Begleiterscheinung des Wohlstands und ein fester Bestandteil der westlichen Ernährungsformen oder Lebensstile und auch etwas, das alle diese Krankheiten verursachen konnte, nicht nur die Herzkrankheiten.

Der starke Anstieg beim Zigarettenrauchen konnte beispielsweise verantwortlich sein und es sollte sich tatsächlich herausstellen, dass Rauchen das Risiko für Herzkrankheiten erhöht, dennoch war (und ist) es schwierig, zu argumentieren, Zigaretten würden Adipositas oder Diabetes verursachen. Viele Experten glaubten, das Auto und die Mechanisierung hätten unser Leben körperlich weniger aktiv gemacht, und auch dies könne ein Faktor sein; es war (und ist) jedoch sehr einfach, Bevölkerungsgruppen mit einem hohen Prozentsatz an Adipositas, Diabetes und Hypertonie zu finden, die körperlich sehr hart für ihren Lebensunterhalt arbeiten mussten – arme Bevölkerungsgruppen, die nicht in den Genuss von Automatisierung und Mechanisierung kamen.

Die weitaus bedeutsamste und beständigste Änderung der menschlichen Ernährung, sobald Bevölkerungen verwestlichen, verstädtern oder wohlhabend werden, ist die Höhe des Zuckerverzehrs. Einige Bevölkerungsgruppen haben auch die Gelegenheit, mehr tierische Produkte und insbesondere rotes Fleisch zu essen, andere Bevölkerungsgruppen jedoch – die Inuit, die Indianerstämme der Great Plains und afrikanische Hirtenvölker wie die Massai – leben bereits überwiegend von tierischen Produkten, doch auch sie werden fettleibig, bekommen Diabetes, Bluthochdruck und Atherosklerose, wenn sie verwestlichen. Alle diese Bevölkerungsgruppen verzehren ausnahmslos deutlich mehr Zucker im Verlauf ihrer Verwestlichung. (Das Geschäftsmodell von Firmen wie Coca-Cola und PepsiCo sowie von der Zuckerindustrie ist genau darauf ausgerichtet.) Der Fettverzehr mag laut den Statistiken des US-Landwirtschaftsministeriums (USDA) in den Vereinigten Staaten seit Anfang des 20. Jahrhunderts zugenommen haben, die berichtete Zunahme war jedoch nicht annähernd so spektakulär oder so sicher, wie es beim Zucker seit den 1850er-Jahren der Fall war.[485] Ernährungswissenschaftler diskutierten berechtigterweise darüber, ob die Zahlen zum Fettverzehr, wie sie vom USDA berichtet wurden – basierend auf Schätzungen während der ersten Jahre des Zweiten Weltkriegs –, tatsächlich zutreffend waren.

Eine solche Unklarheit gab es beim Zuckerverzehr nicht. »Wir essen heute innerhalb von zwei Wochen die Menge an Zucker, die unsere Vorfahren vor 200 Jahren innerhalb eines ganzen Jahres zu sich genommen haben«[486], wie der Ernährungswissenschaftler John Yudkin von der University of London 1963 über die Situation in England schrieb. »Zucker liefert etwa 20 Prozent unserer Gesamtkalorien und nahezu die Hälfte unserer Kohlenhydrate.« Für Yudkin und andere machte diese einfache Tatsache Zucker zum Hauptverdächtigen für die steigende Prävalenz von Adipositas, Diabetes, Hypertonie und Herzkrankheiten in den entwickelten Ländern.

Als sich dieses Argument Anfang der 1960er-Jahre etablierte, wurde es durch Beobachtungen aus Israel, Südafrika und dem Südpazifik unterstützt, die den Zuckerverzehr mit der Zunahme der Diabetes-Prävalenz in Verbindung brachten, die einer Epidemie glich – ähnlich wie das, was in den Vereinigten Staaten seit dem Ende des Bürgerkriegs geschehen war, nur viel schneller, nämlich innerhalb weniger Jahrzehnte.

1954 hatte Elliott Joslin die Überzeugung des israelischen Arztes Aharon Cohen hinterfragt, wonach eine genetische Veranlagung nicht die primäre Ursache für Diabetes sei. Cohen hatte die vorherigen zehn Jahre damit verbracht, Diabetes bei Indianern in den Vereinigten Staaten und bei den zuwandernden Bevölkerungsgruppen zu untersuchen und zu behandeln, die nach dem Zweiten Weltkrieg nach Israel geströmt waren.[487] Diese Erfahrungen hatten ihn davon überzeugt, dass die Ernährung bei anfälligen Personen eine bedeutende Rolle bei der Auslösung der Krankheit spielt. Cohen ging auf Joslins Herausforderung ein, indem er die Prävalenz von Diabetes bei örtlichen Einwanderern verglich – Juden aus dem Jemen an der Südwestspitze der Arabischen Halbinsel –, die in Israel in zwei getrennten Wellen angekommen waren. Die erste Welle war in den 1930er-Jahren gekommen und hatte sich vor einem Vierteljahrhundert in Israel niedergelassen. Die zweite Welle war über eine legendäre und große Luftbrücke gekommen, die als Operation Fliegender Teppich bekannt wurde. Sie begann 1949 und brachte innerhalb nur eines Jahres 49 000 jemenitische Juden nach Israel.

Die Jemeniten, die seit den 1930er-Jahren in Israel lebten, hatten laut Cohens Forschung sehr ähnliche Diabetesraten wie die anderen Israeli und Bevölkerungsgruppen, die in New York und andernorts dokumentiert worden waren. Diese Rate war *fünfzigmal* höher als die der Jemeniten, die bei der Operation Fliegender Teppich gekommen waren und erst etwa sechs Jahre im Land lebten, als Cohen mit seiner Forschung begann. Cohen vermerkte, dass zwischen diesen beiden Einwanderungswellen von Jemeniten bei den Krankheitsraten für Hypertonie und Herzkrankheit ähnliche Unterschiede berichtet worden waren. Er und seine Kollegen befragten die Jemeniten systematisch über ihre ursprüngliche Ernährung im Jemen und was sie in Israel aßen und der bemerkenswerte Unterschied bestand nicht beim Fettverzehr. »Die Zuckermenge, die im Jemen verwendet worden war, war vernachlässigbar gering«, berichtete Cohen. »Dort war so gut wie gar kein Zucker verzehrt worden. In Israel nahm der Zuckerverzehr auffallend zu, dennoch kam es bei den Gesamtkohlenhydraten nur zu einer geringen Zunahme.«[488]

George Campbell, ein südafrikanischer Arzt, machte eine Reihe ähnlicher Beobachtungen bei zwei Bevölkerungsgruppen, die im King Edward VIII Hospital in Durban behandelt wurden, wo Campbell eine Diabetes-Klinik leitete. Campbells Forschung wurde durch eine Feststellung ins Rollen gebracht, die nach seiner Beobachtung in ganz Afrika zunehmend häufiger wurde: Die relativ wohlhabenden Weißen litten an einem Spektrum chronischer Krankheiten – wie Adipositas, Diabetes, Herzkrankheiten und Hypertonie –, die es bei Schwarzen auf dem Land nicht gab, die ihren traditionellen Lebensstil beibehielten. Dieselbe Gruppe chronischer Krankheiten zeigte sich jedoch auch zunehmend bei Schwarzen, die aus ländlichen Gegenden in größere und kleinere Städte gezogen waren. Campbell beschrieb, dass er »absolut erstaunt war über den Unterschied im Erkrankungsspektrum«[489] zwischen diesen ländlichen und städtischen Bevölkerungsgruppen.* Allein schon dieser Unterschied schien die Genetik als primären Faktor in der Ätiologie dieser Krankheiten auszuschließen und legte nahe, dass ein Aspekt der Ernährung oder des Lebensstils dafür verantwortlich sein musste.

Campbell konzentrierte seine Forschung auf eine Bevölkerungsgruppe, die von Einwanderern abstammte, die Ende des 19. Jahrhunderts aus Indien als Zwangsarbeiter auf die Zuckerplantagen in die Region Natal in Süd-

---

* Denselben Vergleich zogen Campbell und andere zwischen dem Krankheitsspektrum bei schwarzen Afrikanern und Schwarzen in den Vereinigten Staaten, die nur wenige hundert Jahre zuvor (zwangsweise) von Afrika in die Vereinigten Staaten umgesiedelt waren. Der Vergleich deutete stark darauf hin, dass etwas anderes als die Genetik bei diesen chronischen Krankheiten eine Rolle spielte. Irgendein Aspekt der Ernährung oder des Lebensstils musste diese Krankheiten auslösen, die es in den Vereinigten Staaten gab und die in Afrika relativ selten waren. (Campbell 1963; Cleave und Campbell 1966)

afrika gekommen waren. Vier von fünf der Diabetes-Patienten Campbells kamen, wie er berichtete, aus dieser indischen Gemeinde in Natal, viele von ihnen arbeiteten noch immer in der örtlichen Zuckerindustrie.[490] »Bei diesen Menschen findet eine wahre Diabetes-Explosion statt«, berichtete Campbell. Er schätzte, dass jeder dritte Mann mittleren Alters in dieser Bevölkerungsgruppe Diabetiker war, und beschrieb diese Prävalenz als »mit ziemlicher Sicherheit die höchste in der Welt«.[491] (Wie wir sehen werden, täuschte sich Campbell in diesem Punkt.) Obgleich die indischen Vorfahren eine genetische Veranlagung in dieser Bevölkerungsgruppe vermuten ließen, stellte Campbell fest, dass in Indien nur jeder Hundertste Diabetes hatte. Sollte also eine Veranlagung vorliegen, musste sie durch die örtliche Umgebung aktiviert werden. Wieder war die Ernährung der offensichtliche Verdächtige. Campbell schloss den Fettgehalt im Essen aus, weil dieser bei der Bevölkerungsgruppe ebenso niedrig war wie in Indien. Er wies die grob vereinfachende Ansicht zurück, diese Inder in Natal würden lediglich zu viel essen, denn die ärmeren Mitglieder der Gemeinde lebten mit nur 1600 Kalorien pro Tag – »eine Zahl, die in vielen Ländern geradezu als *an der Grenze zum Hungern* gelten würde«, wie Campbell sagte. Dennoch waren einige »enorm fett und litten zweifelsfrei an Diabetes, was durch Bluttests nachgewiesen wurde«.[492] Erneut fiel der Zuckerkonsum auf: In Indien lag der Zuckerverzehr pro Kopf bei etwas mehr als 5 Kilogramm pro Jahr, bei den Indern Natals hingegen bei 36 Kilogramm.

Campbell verglich auch die Krankheitsraten zwischen der städtischen und der ländlichen Zulu-Bevölkerung und stellte fest, dass die in der Stadt lebenden Zulus zunehmend mit Diabetes, Hypertonie und Herzkrankheit in sein Krankenhaus kamen, während diese Krankheiten bei den auf dem Land lebenden Zulus praktisch nicht vorkamen. Die Zulus in der Stadt aßen pro Jahr durchschnittlich fast 41 Kilogramm Zucker, wie Campbell berichtete, die Zulus auf dem Land nur 18 Kilogramm, wobei auch diese Zahl sich innerhalb von zehn Jahren versechsfacht hatte.

Campbells Forschung führte ihn zu zwei erwähnenswerten Schlussfolgerungen über das Auftreten von Diabetes-Epidemien in Bevölkerungsgruppen. Erstens gab er aufgrund seiner Studien verschiedener Gruppen an, die meisten könnten knapp 32 Kilogramm pro Kopf und pro Jahr vertragen – das war rund die Menge, die Amerikaner und Briten in den 1870er-Jahren verzehrten – bevor bei der Diabetes-Prävalenz die Art epidemischer Zunahme eintrat, die er nun bei den Indern in Natal und der städtischen Zulu-Bevölkerung in Südafrika beobachtete. Zweitens hatte der Diabetes eine Entwicklungszeit, die ähnlich lang war wie beispielsweise die von Lungenkrebs bei Zigarettenrauchern. Anhand der Patientenakten, die er in seiner Klinik gesammelt hatte, stellte Campbell fest, dass »eine bemerkenswert konstante Anzahl von Jahren in der Stadt verstrich«[493] – 18 bis 20 Jahre –, bevor Diabetes auftrat.

Anfang der 1960er-Jahre äußerten die beiden britischen Forscher Thomas (Peter) Cleave und John Yudkin sehr eindringlich die Meinung, dass Zucker nicht nur Diabetes und Herzkrankheiten verursacht, sondern das gesamte Paket chronischer Krankheiten, die mit ihnen zusammenhängen. Während Yudkin der einflussreichste Ernährungswissenschaftler im Vereinigten Königreich, wenn nicht in ganz Europa war, war Cleave ein Außenseiter, ein britischer Marinechirurg, der zum Direktor für medizinische Forschung am Institute of Naval Medicine ernannt worden war.[494] Cleave argumentierte, für diese häufigen chronischen Krankheiten seien weißer Zucker und raffiniertes Getreide gleichwertig verantwortlich. Yudkin konzentrierte sich nur auf den Zucker. Beide brachten ihre Argumente unter einer Darwin'schen Sichtweise vor, die in den Diskussionen der Hypothese bezüglich Cholesterin und gesättigtes Fett fehlte.

Cleave hatte in *The Lancet* seit 1940 immer wieder geäußert, je mehr der natürliche Zustand eines Lebensmittels verändert würde, desto schädlicher würde es für das Lebewesen, von dem es verzehrt wird – in diesem Fall für den Menschen. Zucker und Weißmehl seien dafür die auffälligsten Beispiele.[495] In einer Reihe von Artikeln und Büchern, von denen er eines gemeinsam mit George Campbell verfasste, sprach Cleave über das, was er, basierend auf der Lektüre von Darwin, als »Gesetz der Anpassung«[496] bezeichnete, um die Epidemien chronischer Krankheiten zu erklären, die Campbell und andere weltweit zu dokumentieren begannen: Die Spezies brauchen »eine angemessene Zeitspanne zur Anpassung an jedes unnatürliche (das heißt neue) Element in ihrer Umgebung, daher sollte jegliche Gefahr durch dieses Element danach untersucht werden, wie lange es dort bereits vorhanden war«.[497] Für Cleave waren die Raffination von Zucker und Weißmehl und der sehr starke Anstieg ihres Verzehrs seit Mitte des 19. Jahrhunderts die bedeutsamsten Veränderungen der menschlichen Ernährung seit Einführung der Landwirtschaft rund 10 000 Jahre zuvor. »Solche Prozesse«, schrieb er über die Raffination von Zucker und Weizen, »kennt der Normalsterbliche kaum länger als 100 Jahre und unter evolutionärem Gesichtspunkt ist dies eine Zeitspanne, die praktisch überhaupt nicht zählt.«[498]

In den örtlichen Bevölkerungsgruppen, wie Campbell, Cohen und andere sie untersuchten, traten die Veränderungen des Zucker- und Weißmehlverzehrs, die Amerikaner und Europäer seit über 100 Jahren erlebten, in vielen Fällen in einem Zeitraum von nur zehn bis zwanzig Jahren ein. Daher war ihre Reaktion auf diese Lebensmittel, nach Cleaves Argumentation, umso ausgeprägter – insbesondere mit höheren Raten von Adipositas und Diabetes, die innerhalb dieser überaus kurzen Zeitspannen auftraten. Wenn Forscher, wie Campbell, eine Population von afrikanischen Amerikanern oder Indianern oder Inselbewohnern des Südpazifik oder eine Population von Indern in Natal studierten, die große Mengen Zucker verzehrten, und diese mit einer Population europäischer Abstammung verglichen, die dieselbe Menge verzehrte, zeigten die erstgenannten Populationen eine höhere Prävalenz von Adipositas und Diabetes, weil sie deutlich weniger Zeit gehabt hatten, sich an diese Lebensmittel in so relativ großen Mengen anzupassen.

Cleave glaubte, die Raffination von Zucker und Mehl ermögliche es, dass beide problemlos in übermäßigen Mengen verzehrt werden. Vergleichen Sie die Zuckermenge eines einzigen Apfels, die einem Kaffeelöffel Zucker entspricht, mit der Menge an Zucker, die üblicherweise in Getränke gegeben wird, schlug Cleave vor. »Man kann rasch löffelweise Zucker zu sich nehmen, ob in Tee oder einem anderen Getränk, wird bei der entsprechenden Menge an Äpfeln jedoch bald aufhören«, schrieb Cleave. »Das Argument kann noch erweitert werden auf den Gegensatz zwischen den 150 Gramm Zucker, die pro Tag und pro Kopf [im Vereinigten Königreich] durchschnittlich verzehrt werden, und der Menge an Äpfeln durchschnittlicher Größe, die nötig wären, um 150 Gramm Zucker zu erreichen … Wer würde täglich eine solche Menge des natürlichen Lebensmittels zu sich nehmen? Oder wenn jemand das täte, was könnte er daneben überhaupt noch essen?«[499]

Noch wichtiger ist, so argumentierte Cleave, dass die Zuckermengen durch die Raffination viel schneller verdaut werden – sowohl Saccharose *als auch* Glucose. Insbesondere die Bauchspeicheldrüse erlebt dadurch einen Ansturm von Glucose, mit dem sie während der Geschichte der Menschheit zuvor nie konfrontiert war, und Cleave glaubte, dies könne den Anstieg von Diabetes im letzten Jahrhundert leicht erklären. »Welche Belastung erfährt die Bauchspeicheldrüse, welche Belastung erfährt jeder andere Teil des Organismus«, schrieb Cleave, »nicht so sehr durch die Gesamtmenge an Arbeit, die sie leisten müssen, sondern eher durch das Tempo, in dem dies geschehen muss. Beim Verzehr einer Kartoffel beispielsweise ist die Umwandlung von Stärke in Zucker und die Resorption dieses Zuckers im Blut ein langsamerer und sanfterer Vorgang als die intensive Resorption, die auf den Verzehr einer [beliebigen] Menge von konzentriertem Zucker folgt.«[500]

John Yudkin war nicht nur ausgebildeter Arzt, sondern auch Biochemiker und hatte an der Cambridge University mit einer Forschungsarbeit promoviert, die der französische Biochemiker Jacques Monod später als Grundlage für seine Arbeit nannte, für die er den Nobelpreis erhielt.[501] Yudkin hatte sein Interesse für Ernährung während seines Dienstes in Westafrika im Zweiten Weltkrieg entwickelt, wo er als Ursache für eine Hauterkrankung bei örtlichen Soldaten einen Vitaminmangel festgestellt hatte. Anfang der 1950er-Jahre führte das Queen Elizabeth College (das kurz darauf der University of London angegliedert wurde) in Europa unter der Leitung von Yudkin das erste spezielle Ernährungsprogramm ein und Yudkin widmete seine eigene Forschungsarbeit anschließend der Ursache und Prävention von Adipositas und Herzkrankheiten.

1963 griff Yudkin in einem wegweisenden Artikel in *The Lancet* Cleaves Gedanken auf, dass alle Lebewesen »anatomisch, physiologisch und biochemisch«[502] an eine besondere Ernährung und Kombination von Lebensmitteln angepasst sind und dass sehr starke Abweichungen von dieser Ernährung wahrscheinlich schädlich sind. Yudkin wählte den Begriff »Zivilisationskrankheit«, um die Gruppe von Krankheiten wie Adipositas, Diabetes und Herzkrankheiten zu beschreiben, die in wohlhabenden westlichen Gesellschaften verbreitet und andernorts selten sind. (Später bevorzugten Forschern den Begriff »westliche Krankheiten«, um die Schlussfolgerung zu vermeiden, die einzigen zivilisierten Gesellschaften seien westliche Gesellschaften). Er schrieb dieses Muster der relativen Zuckermenge zu, die verzehrt wurde.

Dieser Auffassung lag, wie Yudkin in dem *Lancet*-Artikel erklärte, eine Reihe von Ergebnissen zugrunde, die von amerikanischen Biochemikern und Biophysikern stammten – von der University of California, der Rockefeller University in New York City und der Yale University. Diese sahen einen Zusammenhang zwischen dem Kohlenhydratgehalt der Ernährung und Herzkrankheiten und deuteten an, dass Adipositas, Herzkrankheiten *und* Diabetes eine gemeinsame Pathologie zugrunde liegt. Diese Forschung lenkte die Aufmerksamkeit vom Cholesterin als primärem Faktor bei Herzkrankheiten und der Bildung atherosklerotischer Plaques ab und stattdessen auf Partikel, die als Lipoproteine bekannt sind und das Cholesterin durch den Blutkreislauf transportieren.[503] (Wenn wir heute über LDL-Cholesterin sprechen – das »böse Cholesterin« –, beziehen wir uns auf das Cholesterin, das in Lipoproteinen niedriger Dichte, den LDL-Partikeln transportiert wird.) Cholesterin ist nur eine von mehreren fettähnlichen Substanzen, die im Blut zirkulieren. Ein »Mitreisender« des Cholesterols in diesen Lipoproteinen ist eine Form des Fetts, die als Triglyceride bezeichnet werden, wobei verschiedene Lipoproteinarten (gekennzeichnet durch ihre Dichte) verschiedene Mengen an Triglyceriden und Cholesterin transportieren.

Jede dieser Substanzen könnte bei Herzkrankheiten eine Rolle spielen, ebenso auch jede der verschiedenen Arten von Lipoproteinen selbst. Cholesterin konnte in den 1950er- und 1960er-Jahren relativ einfach gemessen werden, als sich dieser Wissenschaftszweig entwickelte, bei den Triglyceriden war dies jedoch schwieriger und die Quantifizierung der Lipoproteinpartikel verlangte eine hochspezialisierte und teure Ausrüstung. Das hieß jedoch nicht, dass Lipoproteinpartikel bei Herzkrankheiten eine unwichtigere Rolle spielten, sondern nur, dass es schwieriger war, ihre Rolle zu bestimmen. Wie Yudkin beobachtete, ging die Forschung bereits davon aus, diese Lipoproteinpartikel seien entscheidend wichtige Akteure. Eine mögliche Auffassung, die heute in Diskussionen häufig genutzt wird, ist, dass die Lipoproteine so etwas wie Busse sind und Cholesterin und Triglyceride ihre Fahrgäste. Die Frage, die in den folgenden 30 Jahren heiß diskutiert wurde und in gewissem Ausmaß noch immer diskutiert wird, ist, ob die Busse selbst oder der eine oder andere ihrer Fahrgäste die Arterienwände schädigen und daher Herzkrankheiten verursachen.

Als die Forscher der Yale und der Rockefeller University[504] darüber Anfang der 1960er-Jahre berichteten, war bereits klar, dass bei Patienten mit Herzkrankheit die Wahrscheinlichkeit größer war, dass sie abnorm erhöhte Triglyceridwerte als hohe Cholesterinwerte im Blut hatten (gemessen wurde morgens nüchtern, nicht direkt nach einer Mahlzeit).[505] Mit anderen Worten war ein hoher Triglyceridwert – nicht ein hoher Cholesterinwert – die häufigere Anomalität in Verbindung mit einer Herzkrankheit. Vor allem neigten auch Menschen zu hohen Triglyceridwerten, die wahrscheinlich eine Herzkrankheit bekommen würden, die sich jedoch noch nicht manifestierte – Menschen mit familiärer Vorbelastung oder Diabetes (wie Joslin bereits 30 Jahre früher festgestellt hatte) oder mit Übergewicht oder Adipositas.

Dies alles deutete darauf hin, wie Yudkin weiterhin argumentierte, dass es ein Muster von Stoffwechsel- und vielleicht auch von Hormonstörungen gibt, ein ganzes Paket, das Herzkrankheiten verursacht oder diese zumindest begleitet, und dass dieses Störungsmuster sehr viel mehr umfasst als nur einen hohen Cholesterinspiegel. Wie nun die Forschung von der Yale und der Rockefeller University nachwies, deutete dies alles darauf hin, dass der Kohlenhydratgehalt der Ernährung eine entscheidend wichtige Rolle spielt: Insbesondere die Triglyceridwerte im Blut bleiben nach dem Verzehr von Kohlenhydraten erhöht, nicht jedoch, wenn wir Fett essen. Unter diesem Blickwinkel scheint das Nahrungsfett wenig oder gar nichts mit Herzkrankheiten zu tun zu haben. Yudkin hielt das Kohlenhydrat Zucker für den offensichtlichen Verdächtigen.

Während der folgenden zehn Jahre testete Yudkin seine Zuckerhypothese in einer Reihe von Versuchen, indem er Labortiere – Ratten, Mäuse, Kaninchen und Schweine – mit Zucker oder Stärke fütterte und berichtete, dass durch den Zuckerverzehr die Werte einer Kombination aus Triglyceriden, Cholesterin und Insulin erhöht waren.[506] Er hatte Probanden eine zuckerreiche Ernährung verordnet und berichtet, dass dadurch sowohl die Cholesterin- als auch die Triglyceridwerte gestiegen waren, wobei der Anstieg bei Letzteren stärker war. Diese Ernährung schien ihre Insulinspiegel steigen und ihre Blutzellen sogar klebrig werden zu lassen, was für Yudkin darauf hindeutete, dass diese Probanden nun mit größerer Wahrscheinlichkeit Blutklümpchen entwickeln würden, die Herzanfälle beschleunigen.* Andere Forscher begannen, die Auswirkungen von Zucker auf Mensch und Tier über einige Wochen bis zu wenigen Monaten zu untersuchen. Obgleich diese Forschung weiterhin suggestiv war, konnte sie nicht nachweisen, ob Zucker tatsächlich die Ursache für diese chronischen Krankheiten war oder nicht oder ob die Menschen (und die Labortiere, die bei den Versuchen verwendet wurden) nur einfach zu viel davon gegessen hatten und daher zuerst dick und dann erst krank wurden.

---

* In den Vereinigten Staaten hatten Ancel Keys und seine Kollegen von der University of Minnesota zuerst Männern mittleren Alters eine zuckerreiche Ernährung verordnet und ebenfalls berichtet, dass deren Cholesterinspiegel dadurch stiegen. Keys hatte die Studien anschließend mit College-Studenten wiederholt und berichtet, dass die zuckerreiche Ernährung für diese Probanden unschädlich zu sein schien, wodurch Keys bestätigt sah, dass er recht hatte und Yudkin sich täuschte. Es ist jedoch möglich, wenn nicht sogar wahrscheinlich, dass Männer ab 40 oder 50 anders auf Zucker reagieren, als sie es im späten Teenageralter und Anfang 20 getan hätten. (Anderson et al. 1963; Grande et al. 1974.)

Die klinischen Studien, die anschließend in den Vereinigten Staaten und in Europa zur Prüfung der Fetthypothese durchgeführt wurden, verfolgten die Zuckerhypothese nie weiter. In den 1960er- und 1970er-Jahren begannen Forscher mit immer komplexeren und kostspieligeren Studien, bei denen die Probanden randomisiert verschiedenen Diäten mit unterschiedlichen Mengen und Arten von Fett zugewiesen wurden. Diese Probanden wurden dann für ein Jahr oder für mehrere Jahre nachkontrolliert, um die Auswirkungen zu sehen: Hatten sie mehr oder weniger Herzkrankheiten oder Krebserkrankungen? Lebten sie länger oder starben sie eher frühzeitig? Diesen Studien gelang es durchgängig nie, zu bestätigen, dass der Verzehr von weniger Fett oder der Ersatz von gesättigtem Fett durch mehrfach ungesättigtes Fett die Lebenserwartung verlängern konnte. *Zur Untersuchung des Zuckers wurden gleichwertige Anstrengungen nicht unternommen.* Zudem maßen nur wenige Forscher die Trigylceridspiegel im Blut. Die mengenmäßige Bestimmung der Lipoproteine im Blutkreislauf erforderte eine überaus kostspielige und schwer verfügbare Ausrüstung. Somit war die Erforschung dieser, nun »Risikofaktoren« für Herzkrankheiten genannten Werte, auf einige wenige Labors beschränkt.

Als Kardiologen und die American Heart Association sich über die Rolle von Triglyceriden oder Lipoproteinen bei Herzkrankheiten Gedanken machten, betrachteten sie, wenig überraschend, diese Frage aus der ärztlichen Perspektive. Sie interessierten sich nicht dafür, was sie (oder wir) durch eine Blutuntersuchung auf diese anderen Substanzen, die mit Herzkrankheiten zusammenhängen, über die Entstehung von Herzkrankheiten lernen könnten, sondern interessierten sich vielmehr dafür, ob von den Ärzten erwartet werden könne, dass sie in ihren Praxen solche Untersuchungen bei ihren Patienten vornehmen.[507] Hatten sie ein Medikament, das sie ihren Patienten verschreiben konnten, um erhöhte Triglyceridwerte zu senken, und falls ja, würde dieses Medikament mit mehr Vorteilen als Risiken verbunden sein? Falls sie ein solches Medikament nicht hatten, wozu war es dann gut, die Triglyceride zu messen? Jeder Arzt konnte problemlos den Cholesterinspiegel bestimmen, genau wie jeder Forscher, der sich für Untersuchungen der Herzkrankheiten interessierte, daher wurde das Cholesterin untersucht und dafür interessierte sich auch die AHA.

Die medizinischen Zeitschriften in England – in erster Linie das *British Medical Journal* und *The Lancet* – veröffentlichten eine Diskussion nach der anderen über die Rolle von Zucker bei chronischen Krankheiten. (»Die Raffination von Zucker könnte sich sogar als größere Tragödie für die zivilisierte Menschheit erweisen als die Entdeckung des Tabaks«[508], äußerte ein schottischer Arzt 1964 in einem Leserbrief an *The Lancet*.) Wie bei Wissenschaftlern üblich, hinterfragten andere Forscher und Kliniker die Interpretation, wonach Zucker tatsächlich verantwortlich ist, und diskutierten darüber, welche Studien nötig wären, um dies zu bestimmen. Amerikanische Zeitschriften wie auch die Gemeinschaft der Forscher in den Vereinigten Staaten fokussierten sich weiterhin auf Fett und äußerten sich weitgehend nicht zu der Zuckerfrage.

Bereits 1962 war die Sugar Association erstmals über die auftauchenden Hinweise beunruhigt, die einen Zusammenhang zwischen Zucker einerseits und Herzkrankheiten und Diabetes andererseits herstellten, jedoch hatten andere drängende Probleme Priorität.[509] Die Kubakrise und der Umstand, den eine Mitteilung der Sugar Association als »Castro Situation«[510] bezeichnete, bedeuteten, dass finanzielle Beiträge von kubanischen Zuckerproduzenten, die bis zu diesem Zeitpunkt Mitglieder des Verbandes gewesen waren, künftig ausblieben. Die drohende Konkurrenz durch künstliche Süßstoffe, insbesondere Cyclamat, hatte das Forschungsprogramm zu Saccharin und Cyclamat zur »Toppriorität«[511] der Sugar Association werden lassen, denn diese war eine direktere existenzielle Bedrohung der Zuckerindustrie.

Als sich 1968 der Forschungszweig der Sugar Association abspaltete, um zur International Sugar Research Foundation, kurz ISRF, zu werden (und 1978 zur World Sugar Research Organization, die heute noch existiert), geschah dies, Dokumenten der Zuckerindustrie zufolge, weitgehend mit dem Ziel, weltweit mehr Mitglieder zu rekrutieren. Diese würden mehr finanzielle Unterstützung liefern für den Kampf gegen die sich häufenden Nachweise durch Forscher, die einen Zusammenhang zwischen Zuckerverzehr und sowohl Diabetes als auch Herzkrankheiten herstellten. Eine ISRF-Broschüre von 1969, die Zuckerfirmen locken sollte, sich diesen Bemühungen anzuschließen (und Mitgliedsgebühren zu zahlen), trug den Titel »Was in der Zuckerforschung auf dem Spiel steht«[512] und erklärte, die Organisation werde sich auf Studien zu Ernährung und öffentlicher Gesundheit konzentrieren, da es »weltweit Missverständnisse über die Ursachen von Karies, Diabetes und Herzproblemen« gab. Einfach gesagt würden Geldmittel der ISRF dafür eingesetzt, die Ansicht zu bekämpfen, Zucker sei eine spezifische Ursache für diese Probleme. (Auch heute noch ist offensichtlich, dass die Organisation von einem gewissen bedingungslosen Vertrauen in den Zucker geprägt ist. Aufgabe der Sugar Association ist, wie es inzwischen auf ihrer Website heißt, »Tätige in Gesundheitsberufen, Medien, Regierungsbeamte und die Öffentlichkeit über die wertvollen Qualitäten des Zuckers aufzuklären«.)[513]

In dieser Hinsicht erhielt die Sugar Association sehr viel Hilfe von Ancel Keys, dessen Labor seit den 1940er-Jahren von dem Verband unterstützt worden war. 1957 hatte Yudkin die Arbeit von Keys in einem Schriftstück implizit angegriffen, das unter anderem nachwies, der Zuckerkonsum oder sogar die Anzahl von Fernsehern und Radiogeräten pro Kopf im Vereinigten Königreich könne eher als Ursache für Herzkrankheiten nachverfolgt werden, als die verzehrte Fettmenge.[514] 1970 revanchierte sich Keys in einem Brief, den er anfangs an viele Kollegen schickte und anschließend in der zweifelhaften Zeitschrift *Atherosclerosis* veröffentlichte. Er stellte Yudkin als Witzfigur dar, beschrieb seine Argumente als »tendenziös« und seinen Nachweis, Zucker sei eher als Fett eine Ursache für Herzkrankheiten, als »tatsächlich fadenscheinig« und einen »Haufen Unsinn«.[515]

Der Großteil von Keys Kritik war auf seine eigenen Studien genauso anwendbar, was er gewusst haben dürfte. Er kritisierte Fehler und Grenzen der Forschungsmethode, die die Forscher selbst gerade erst zu verstehen begannen – beispielsweise den Einsatz von Kurzzeitstudien, um die Ergebnisse auf die Umstände langfristiger chronischer Krankheiten zu extrapolieren, oder die Folgerung, dass Zusammenhänge zwischen dem, was wir essen und den Krankheiten, die wir später bekommen, bedeutet, dass eine spätere Krankheit durch die frühere Ernährung *verursacht* wurde. Diese Tatsache hielt Keys jedoch nicht davon ab, diese Ansichten zu nutzen, um Yudkin und speziell seine Arbeit zu diskreditieren.

Schlussendlich stützte Keys sein Argument gegen Yudkin auf die ersten Ergebnisse seiner eigenen berühmten Sieben-Länder-Studie, die gerade erst veröffentlicht worden war und viel dazu beitrug, Ernährungswissenschaftler und die Öffentlichkeit davon zu überzeugen, dass gesättigtes Fett Herzkrankheiten verursacht (und einfach gesättigtes Fett wie in Olivenöl davor schützt). Dieses Projekt hatte er 1956 begonnen. Keys, der mit einem internationalen Team zusammenarbeitete, hatte die Raten von Herzkrankheiten bei 16 Bevölkerungsgruppen in Italien, Jugoslawien, Griechenland, Finnland, den Niederlanden, Japan und den Vereinigten Staaten mit ihrer Ernährung verglichen. Ironischerweise war Keys' Studie die erste überhaupt, die versuchte, bei verschiedenen Populationen sowohl den Zucker- als auch den Fettkonsum direkt zu messen. Die Schlussfolgerung war, dass von allen unterschiedlichen Ernährungsfaktoren, die bei diesen Populationen bestimmt wurden, die beiden, die am besten mit Herzkrankheiten in Zusammenhang gebracht werden konnten – wie Yudkin es wohl vorhergesagt hätte –, Zucker und gesättigtes Fett waren. Dabei handelt es sich, zusammen mit tierischem Eiweiß, um zwei Makronährstoffe, die von einer Bevölkerungsgruppe tendenziell (aber nicht immer) in größerer Menge verzehrt werden, wenn sie verwestlicht und wohlhabender wird. Da sich laut der Sieben-Länder-Studie ein *etwas* größerer Zusammenhang mit gesättigtem Fett als mit Zucker ergab und da die Bevölkerungsgruppen in der Studie, die vom einen sehr viel aßen, auch dazu neigten, vom anderen sehr viel zu essen, behauptete Keys nun, dies »reiche aus, um die beobachtete Beziehung zwischen Saccharose und [koronarer Herzkrankheit] zu erklären, ohne auf die Hypothese einzugehen, Saccharose sei irgendwie an der Ätiologie beteiligt« – das heißt, die Krankheit sei durch Zucker verursacht. Das war in jeder Hinsicht Spekulation, aber Keys äußerte es dennoch. »Nichts von dem hier Gesagten sollte als Bestätigung für die üblichen hohen Saccharosemengen in vielen Ernährungsformen verstanden werden«, sagte er in seiner Kritik an Yudkin, dennoch betonte er, sein Rivale »verfüge über keine theoretische Grundlage oder experimentellen Beweise« zur Unterstützung seiner Behauptungen.[516]

Vier Jahre später, als Keys und seine Frau Margaret gemeinsam ein Diätbuch herausgaben, das sich auf ihre Überzeugung stützte, die mediterrane Ernährung verfüge über Heilkräfte, insistierten sie, Yudkin stehe »mit seinen Behauptungen allein da«, zumindest unter den akademischen Forschern, und fügten hinzu, »Yudkin und seine Sponsoren aus der Wirtschaft lassen sich von Tatsachen nicht abhalten, sie singen weiterhin ihre in Misskredit geratene Litanei«.[517]

Man kann gar nicht genug betonen, wie sehr die Existenz der Hypothese vom Nahrungsfett die Ansicht über die Zuckerhypothese und die Entwicklung des Meinungsstreits beeinflusst hat. Forscher vermuteten normalerweise, wenn Keys recht habe, müsse Yudkin sich irren und umgekehrt. (Dem wissenschaftlichen Streit half auch die Tatsache nicht, dass zwischen Yudkin und Keys »ein ziemliches Maß an gegenseitiger Abneigung bestand«[518], wie ein Kollege von Yudkin es später formulierte.) Entscheidend wichtige Beweise wurden nur aus einem Blickwinkel betrachtet und zwar normalerweise dem der Unterstützer der Hypothese vom gesättigten Fett. Während des Koreakriegs beispielsweise stellten Pathologen, die amerikanische, im Kampf gefallene Soldaten obduzierten, fest, dass viele eine signifikante Plaquebildung in den Arterien aufwiesen, obgleich sie noch Teenager waren. Koreaner, die im Krieg fielen, hatten diese Plaques nicht. Später schrieb man dies der Tatsache zu, dass die amerikanischen Soldaten sehr viel Butter, Fleisch und Milchprodukte zu sich nahmen – alle reich an gesättigtem Fett –, die koreanischen Soldaten hingegen nicht. Unterschiede beim Zuckerkonsum hätten offenkundig jedoch ebenfalls die Beobachtung erklären können (genau wie natürlich noch weitere Faktoren): Auch in den 1950er-Jahren war der Pro-Kopf-Zuckerverbrauch in Korea noch so niedrig wie in den Vereinigten Staaten ein Jahrhundert zuvor oder wahrscheinlich sogar noch niedriger.[519]

Als die Forscher feststellten, dass bei den Franzosen die Rate an Herzkrankheiten relativ niedrig war, obgleich ihre Ernährung reich an gesättigten Fetten ist, verbuchten sie dies als unerklärliches »Paradoxon« und ignorierten die Tatsache, dass die Franzosen traditionell viel weniger Zucker verzehrten als andere Bevölkerungen – vor allem Amerikaner und Briten –, bei denen die koronare Herzkrankheit eine Geißel zu sein schien. Ende des 18. Jahrhunderts betrug der Pro-Kopf-Zuckerverbrauch in Frankreich weniger als ein Fünftel des Verzehrs in England. Ende des 19. Jahrhunderts lag Frankreich, sogar nach der Rübenzuckerrevolution, noch weit hinter den Briten und den Amerikanern – 15 Kilogramm waren es bei den Franzosen gegenüber 40 Kilogramm bei den Engländern und 30 Kilogramm bei den Amerikanern.[520] (»Süße scheint niemals als ein Geschmack verankert gewesen zu sein, der im französischen Geschmacksspektrum allen anderen gegenübergestellt wurde – bitter, sauer, salzig, scharf –, wie es in England und Amerika der Fall war«, schrieb Sidney Mintz. »Die Frage ist nicht unbedingt schelmisch gemeint, ob der Zucker der englischen Küche geschadet hat oder ob die englische Küche im 17. Jahrhundert mehr Zucker *brauchte* als die französische Küche.«[521])

Journalisten schrieben über die potenziellen Übel des Zuckers, wiesen dann jedoch die Vorstellung zurück, er könne Herzkrankheiten verursachen – wie es beispielsweise die Gesundheitsjournalistin Jane Brody 1977 in einem Artikel unter der Überschrift »Zucker: Der getarnte Bösewicht?« machte. Die Annahmen basierten darauf, dass die Ansicht »unter Fachleuten auf diesem Gebiet keine breite Unterstützung erfährt, die Fett und Cholesterin für die wahrscheinlichsten Übeltäter halten«.[522]

Während amerikanische Forscher und Beobachter dazu neigten, für Keys und seine Hypothese vom Nahrungsfett Partei zu ergreifen, waren die Europäer unvoreingenommener. »Obgleich es starke Hinweise dafür gibt, dass Nahrungsfette, insbesondere gesättigte Fette, eine wichtige Rolle bei der Ätiologie der [koronaren Herzkrankheit] spielen, gibt es keinen Beweis dafür, dass sie die einzigen oder Hauptübeltäter sind«, schrieb Robert Masironi, ein Erforscher der Herzkrankheiten bei der Weltgesundheitsorganisation und späterer Präsident der European Medical Association. »Was die Beziehung zwischen Zucker und kardiovaskulären Erkrankungen angeht, muss immer bedacht werden, dass dieser Nährstoff gemeinsame Stoffwechselwege mit Fett hat. Störungen im Kohlenhydratstoffwechsel können für einen abnormen Fettstoffwechsel verantwortlich sein und daher bei der Entwicklung von Atherosklerose und koronarer Herzkrankheit als verursachender Faktor wirken.«[523]

1971 zog Yudkin sich vom Vorsitz der Ernährungsfakultät der University of London zurück in der Hoffnung, seine Zeit nun der Forschung und dem Schreiben widmen zu können. Die Universitätsverwaltung ersetzte ihn durch den südafrikanischen Ernährungswissenschaftler Stewart Truswell, der davon überzeugt war und dies auch öffentlich äußerte, dass Keys' Hypothese vom Nahrungsfett ganz gewiss richtig sei und die Menschen ihre Ernährung entsprechend ändern sollten.[524] Unter Truswells Leitung hielt die Fakultät ihre Zusage nicht ein, Yudkin ein Büro zur Verfügung zu stellen und ihm zu erlauben, sein Labor zu behalten, wodurch seine Forschungskarriere endete.[525] Stattdessen verbrachte Yudkin das erste Jahr nach seiner Pensionierung mit dem Schreiben einer bekannten Streitschrift gegen den Zucker, die 1972 in England unter dem Titel *Pure, White and Deadly* und in den Vereinigten Staaten unter dem Titel *Sweet and Dangerous* veröffentlicht wurde.[526] In Deutschland ist sein Werk unter dem Titel *Pur, weiß, tödlich* erhältlich.

Während es Yudkins Buch nicht gelang, die medizinische Forschungsgemeinde in den Vereinigten Staaten dazu zu bringen, ihn oder seine Zuckertheorie zu akzeptieren, wurde in den Medien über die Veröffentlichung seines Buches berichtet: »Zucker – Die Frage ist, brauchen wir ihn überhaupt?«[527], lautete die Überschrift in der *Times*. Die Aufmerksamkeit in der Presse veranlasste wiederum den US-Senat, sich einzuschalten. Im April 1973 hielt ein Unterausschuss des Senats unter Federführung von George McGovern (und beraten von Jean Mayer) eine Anhörung vor dem Kongress zum Thema Zucker in der Ernährung, Diabetes und Herzkrankheiten ab.[528]

Aussagen zu dem Thema wurden von einem internationalen Expertengremium gemacht. Yudkin sagte aus, ebenso Aharon Cohen, George Campbell, Peter Cleave und Peter Bennett, ein Diabetesforscher des National Institute of Health, der die indianische Volksgruppe der Pima in Arizona studierte. Bennett sagte aus, die Pima hätten die vielleicht höchsten Diabetesraten jeder Bevölkerungsgruppe, die je untersucht wurde. »Die einzige Frage, die ich dazu hätte«, sagte Bennett, »ist, ob wir speziell den Zucker anklagen können oder ob der wichtige Faktor nicht vielmehr die Kalorien im Allgemeinen sind, wobei sich zeigt, dass es übermäßige Mengen an Kohlenhydraten sind.«[529] Walter Mertz, Leiter des Carbohydrate Nutrition Laboratory im US-Landwirtschaftsministerium, sagte ebenfalls aus, wie auch seine Kollegin Carol Berdanier, die erklärte, raffinierter Zucker scheine, zumindest bei Laborratten, besonderen Gesundheitsschaden anzurichten. Er erhöht speziell die Blutzucker- und Triglyceridwerte und lässt sie diabetisch werden, sagte Berdanier den Kongressmitgliedern, »und die Betroffenen sterben in einem sehr jungen Alter«.[530]

Die International Sugar Research Foundation reagierte im folgenden März mit der Organisation einer Konferenz in Washington, D.C. – »Wird das Risiko, Diabetes zu bekommen, vom Zuckerkonsum beeinflusst?« –, zu der nur Forscher eingeladen wurden, die nach außen hin der Verbindung Zucker-Diabetes-Herzkrankheit skeptisch gegenüberstanden. Auf der Teilnehmerliste fehlten daher alle Forscher, die bei der Anhörung von McGovern ausgesagt hatten und vorgebracht hätten, dass die Evidenz überzeugend ist. (Die Begründung der Veranstalter: »Forschung und Ergebnisse dieser Wissenschaftler sind der ISRF und den Mitgliedern der Stiftung bekannt.«)[531]

Selbst die Forscher, die als Redner für die Konferenz rekrutiert worden waren, räumten bei aller Skepsis gegenüber der Zuckerhypothese ein, ein bedeutender Prozentsatz von Personen könne besonders zuckerempfindlich sein und ein erhöhtes Risiko für Herzkrankheiten haben, solange sie ihren Zuckerkonsum nicht einschränkten. »Unter Ernährungsgesichtspunkten«, sagte einer der Redner, der belgische Ernährungschemiker Jean Christophe, »könnte es die Tatsache, dass Saccharose bei einigen Patienten die Serum-Trigylceridwerte erhöht … zwingend machen, den Saccharose-Konsum einzuschränken.«[532] Ein Bericht über die Konferenz, der in einer Diabetes-Zeitschrift erschien, die von der ISRF an seine Mitglieder verteilt wurde, kam zu dem Schluss: »Alle Anwesenden waren sich einig, dass noch sehr viel Forschungsarbeit nötig ist, bis eine verbindliche Schlussfolgerung gezogen werden kann, und es wurden verschiedene Vorschläge für künftige Forschungsarbeiten gemacht.«[533]

Im September 1975 kam die International Sugar Research Foundation in Montreal wieder zusammen, um mit beratenden Wissenschaftlern, die man als Wegweiser angeworben hatte, über Forschungsprioritäten zu diskutieren. Inzwischen war klar, dass die Industrie in Schwierigkeiten steckte. Wie John Tatem von der Sugar Association bei dem Treffen berichtete, war der Zuckerabsatz der Industrie in den Vereinigten Staaten und damit offensichtlich auch der Zuckerkonsum in den beiden zurückliegenden Jahren um 12 Prozent zurückgegangen (von 46 Kilogramm pro Kopf auf 41 Kilogramm), wobei ein wichtiger Faktor dafür »der Einfluss von Verbraucherschützern war, die den Zuckerkonsum mit bestimmten Krankheiten in Verbindung bringen«.[534]

Nach der Konferenz von Montreal verbreitete die ISRF eine Denkschrift unter ihren Mitgliedern, die sich auf die Empfehlungen von Errol Marliss, einen Diabetes-Spezialisten der University of Toronto konzentrierte, was darauf hinwies, dass die Stiftung hinter diesen Empfehlungen stand. »Es kann nur zum Vorteil der Industrie sein, definitiv zu klären, welchen Anteil Saccharose am Verlauf von Diabetes – und anderen Krankheiten – haben kann und hat«, äußerte Marliss, wie die ISRF berichtete. »Dies erfordert die Unterstützung von Forschungsprogrammen mit gutem Prüfdesign. Die Ergebnisse solcher Forschungsprogramme *könnten* zeigen, dass Saccharose für bestimmte Menschen schlecht ist, und wenn die Forschung ein gutes Design hat, kann sie für solche Personen spezifische Mengenempfehlungen aussprechen … Das Vorgenannte kann im Sinn der Forschungsinvestitionen teuer werden und sollte in einer ausreichend umfassenden Weise erfolgen, um wirklich Ergebnisse zu bringen. Eine nur symbolische Geste anstelle einer umfassenden Unterstützung wird wahrscheinlich nicht die gesuchten Antworten bringen.«[535]

Mehr als eine symbolische Geste würde die Zuckerindustrie jedoch nicht anbieten. 1975 entzogen die US-Zuckerfirmen der ISRF ihre Unterstützung, da sie nicht damit einverstanden waren, wie das Geld ausgegeben werden sollte. »Die Bemühung, die Welt für die Zuckerforschung zu vereinen, ist jämmerlich gescheitert«,[536] berichtete Tatem seinem Direktorengremium. Anstatt die Gelder auf internationaler Ebene zusammenzulegen, würde die Sugar Association nun wieder die Kontrolle über die Forschung in den Vereinigten Staaten übernehmen und das Geld dafür von der lokalen zuckerverarbeitenden Industrie erhalten – unter anderen hatte man schließlich Coca-Cola, Hershey, General Foods, General Mills, Nabisco, Life Savers, Quaker Oats, M&Ms/Mars, PepsiCo und Dr. Pepper anwerben können.

Zuerst jedoch heuerte die Sugar Association die legendäre PR-Firma Carl Byoir and Associates von der Madison Avenue für eine PR-Kampagne an, die »beim größtmöglichen Publikum – praktisch jeder Mensch ist schließlich ein Konsument – die Sicherheit von Zucker als Lebensmittel nachweisen sollte«.[537] (Die PR-Firma und die Sugar Association reichten eine Bewerbung bei der Public Relations Society of America für den Silver Anvil Award 1976 ein, die renommierteste Auszeichnung in der PR-Industrie, die für »die Bildung der öffentlichen Meinung« verliehen wird, und Byoirs Kampagne zur Verteidigung des Zuckers gewann die Auszeichnung.). Punkt eins war die Rekrutierung eines Food and Nutrition Advisory Committee (FNAC), das heißt ein Beratungskomitee für Lebensmittel und Ernährung, das aus anerkannten Experten aus den Bereichen Medizin, Ernährung und Zahnmedizin zusammengesetzt wurde, die offenkundig alle bereit waren, den Zucker soweit nötig in der Öffentlichkeit zu verteidigen.[538] John Tatem und die Zuckerindustrie bezeichneten sie als »herausragende und objektive medizinische Wissenschaftler«.[539]

Einmal mehr kam der Zuckerindustrie die zunehmende Unterstützung für die Überzeugung zugute, der Verzehr von gesättigtem Fett und erhöhtes Serumcholesterin seien die wahrscheinlichen Ursachen für Herzkrankheiten. Zu einer Zeit als Henry Blackburn, ein Kollege von Ancel Keys von der Minnesota University, in *The New England Journal of Medicine* schrieb, dass sich zum Thema Ernährung und Herzkrankheiten »zwei deutlich entgegengesetzte Meinungen halten, wobei von beiden viel zu hören ist, sie sich untereinander jedoch wenig zuhören«, und in einer Zeit, in der die National Institutes of Health soeben zwei sehr große, beispiellose Studien begonnen hatten, deren Kosten sich auf über eine Viertelmilliarde Dollar beliefen, um, wenn auch nur indirekt, die Nahrungsfett-Cholesterin-Hypothese zu untersuchen, stützten die Sugar Association und die ISRF ihre wissenschaftliche Verteidigung des Zuckers auf die Überzeugung, es sei bereits bewiesen, dass gesättigtes Fett der ursächliche Auslöser für Herzkrankheiten ist.[540] (Tatem behauptete in einem nie veröffentlichten Leserbrief an den Herausgeber von *The New York Times* sogar, die Motivation einiger »Zuckerkritiker« sei es lediglich, »den Druck von den gesättigten Fetten fernzuhalten«.[541]

Als die Sugar Association für die FNAC einen Experten für Herzkrankheiten benötigte, warb sie Francisco Grande an, der an der University of Minnesota eng mit Keys zusammenarbeitete. Keys und Grande hatten mehr als 30 Arbeiten gemeinsam verfasst, die meisten unterstützten entweder die vermutete Beziehung zwischen Nahrungsfett und Herzkrankheit oder versuchten, Nachweise wegzuerklären, die auf Zucker als Verursacher hindeuteten. Ein zweiter Experte für Herzkrankheiten für die FNAC wurde der Ernährungswissenschaftler William Connor von der University of Oregon, der führende Verfechter der Ansicht, Nahrungscholesterin verursache Herzkrankheiten.[542]

Als Diabetes-Experten rekrutierte die FNAC Edwin Bierman von der University of Washington. Bierman war praktisch im Alleingang dafür zuständig gewesen, die American Diabetes Association davon zu überzeugen, die empfohlene Kohlenhydratmenge in der Ernährung von Diabetikern freizugeben und deren Zuckergehalt quasi zu ignorieren. Bierman bekannte sich auch zu einem offenbar bedingungslosen Glauben, dass hohe Cholesterinspiegel Herzkrankheiten verursachen, was die Verantwortung dem gesättigten Fett in der Ernährung zuschrieb, nicht dem Zucker.

Biermans Rolle war sowohl hinsichtlich der Sugar Association als auch in Bezug auf seine eigene Arbeit absolut ausschlaggebend dafür, dass nur geringe Forschungsbemühungen über die mögliche ursächliche Rolle von Zucker bei Diabetes unternommen wurden. Bierman war in seinem Glauben eindeutig, Zucker und andere Kohlenhydrate würden bei der Entwicklung von Diabetes keine Rolle spielen, außer möglicherweise zu viele Kalorien zu liefern.[543] Er gestaltete die Ernährungsrichtlinien der American Diabetes Association (ADA), lenkte den Fokus der ADA vom Zucker weg, während dieser Verband für die Zusammenstellung der Agenda für die Diabetes-Forschung mit eigenen finanziellen Mitteln zuständig war (was sie noch immer ist); zudem lenkte Bierman auch von der wichtigen Befürworter-/Beraterrolle der ADA ab.[544] Er lehnte auch die Ansicht ab, Zucker spiele bei der Verursachung von Diabetes irgendeine bedeutsame Rolle, als er gemeinsam mit dem Epidemiologen Kelly West einen Abschnitt über Adipositas und Ernährungsfaktoren verfasste, der 1976 in einem Bericht der National Commission on Diabetes erschien – *Langfristiger Plan für den Kampf gegen Diabetes*. Dieser Bericht beeinflusst seither die Agenda der Diabetes-Forschung der amerikanischen Bundesregierung. Wie Bierman und West einräumten, hatten einige Forscher »eloquent vorgebracht«,[545] raffinierte Kohlenhydrate wie Zucker könnten ein beschleunigender Faktor für Diabetes sein (dabei nannten sie Peter Cleave und Aharon Cohen, nicht jedoch Yudkin). Sie fanden diese Meinung allerdings nicht überzeugend und verzichteten in ihren Forschungsempfehlungen auf jegliche weitere Prüfung der Rolle des Zuckers. »Die Durchsicht aller Labor- und Epidemiologienachweise deutet darauf hin, dass der wichtigste Ernährungsfaktor, der das Risiko für Diabetes erhöht, die aufgenommene Gesamtkalorienzahl ist, unabhängig von der Quelle, aus der diese Kalorien stammen«, schrieben sie.[546] In einer ebenso einflussreichen Besprechung von 1979, die in *The American Journal of Clinical Nutrition* veröffentlicht wurde, insistierte Bierman: »Es ist keine biologische Grundlage bekannt für eine Hypothese, die eine höhere Aufnahme von Saccharose oder Kohlenhydraten mit der Verursachung von Diabetes in Verbindung bringen würde.«[547]

Der Weichensteller des Komitees für Essen und Ernährung der Sugar Association war Fred Stare, Begründer und langjähriger Vorsitzender der Ernährungsfakultät an der Harvard School of Public Health. Die Zuckerindustrie unterstützte Stare und seine Fakultät seit den frühen 1940er-Jahren und die International Sugar Research Foundation schätzte, ihre an Stare geflossenen Fördergelder (um die Beziehung zwischen Blutzucker, Appetit und Adipositas zu untersuchen) hätten allein zwischen 1952 und 1956 zur Veröffentlichung von 30 Forschungsartikeln und Berichten geführt.[548] Als der erste Spatenstich für ein neues, 5 Millionen Dollar teures Gebäude für Stares Fakultät für Ernährung gemacht wurde, flossen die Gelder dafür von privaten Spendern, darunter das »Hauptgeschenk«[549] von 1,026 Millionen Dollar, wie Stare es nannte, von der General Food Corporation, dem Hersteller der Getränkepulverkonzentrate Kool-Aid und Tang Breakfast Drink.

Ende der 1960er-Jahre war Stare in akademischen Kreisen der öffentlichste Verteidiger des Zuckers – so schrieb er, es sei nicht einmal »im Entferntesten wahr, dass der heutige Zuckerkonsum zu einer schlechten Gesundheit beitrage«[550] – während seine Fakultät Gelder von der Zuckerindustrie, der National Confectioners Association, Coca-Cola, PepsiCo und der National Soft Drink Association erhielt.[551] (Unterlagen der Tabakindustrie offenbaren, dass Stares Fakultät, auf seine Bitte hin, auch vom Tobacco Research Council Geld erhielt, insbesondere zur Finanzierung von Projekten, die Zigaretten möglicherweise von dem Vorwurf entlasten konnten, eine Ursache für Herzkrankheiten zu sein).[552] Stare räumte offen ein, in seinen Kaffee oder sein Müsli keinen Zucker zu geben, sondern sich, wie er sagte, die Kalorien für einen Martini am Abend aufzuheben.[553] Er argumentierte jedoch auch, es sei unvernünftig und »vielleicht gefährlich« zu empfehlen, alle, auch Kinder, sollten Zucker vermeiden. Er begründete dies damit, sie würden den Zucker wahrscheinlich durch gesättigtes Fett ersetzen, »und das, da wird mir hoffentlich jeder zustimmen, ist nicht wünschenswert«.[554]

Die Sugar Association griff wiederholt auf Stare und seine Harvard-Referenzen zurück, um zuckerfeindliche Meinungen in der Presse zu kontern –; wie interne Mitteilungen aufzeigen, wurde Dr. Stare in die morgendliche *AM America Show* eingeladen und für 200 Rundfunkstationen wurde ein dreieinhalb Minuten langes Interview geführt. Indem sie Stare als Frontmann nutzten, um zuckerfeindliche Meinungen öffentlich abzuqualifizieren, war es, wie die Sugar Association vermerkte, »möglich, die Zuckerindustrie im Hintergrund zu halten«, wodurch auch Stares Interessenkonflikt im Hintergrund blieb.[555]

Am nützlichsten waren die FNAC-Mitglieder schlussendlich als Autoren eines 88 Seiten starken Weißbuches *Sugar in the Diet of Man*, einem Buch über Zucker in der Ernährung des Menschen und damit einer Zusammenstellung von Nachweisen und Argumenten, die bis in die 1930er-Jahre zurückreichten und verwendet werden konnten, um Forschungsergebnissen zu widersprechen, die von Yudkin, Mayer, Cohen, Campbell, Cleave und anderen »Zuckerfeinden« vorgebracht wurden. Stare schrieb die Einleitung und fungierte als Herausgeber des Buches.[556] Grande verfasste das Kapitel über Herzkrankheiten, wobei er Zucker als Ursache entlastete.[557] Bierman war zusammen mit Ralph Nader von der Mayo Clinic Autor des Kapitels über Diabetes und beide äußerten sich ebenfalls in diesem Sinne. »Die Ursachen für primären Diabetes mellitus beim Menschen bleiben [*sic*] unbekannt«, wie Bierman und Nelson schrieben, aber »es gibt keine Hinweise darauf, ein übermäßiger Zuckerverzehr würde Diabetes verursachen«. (Was an dieser Haltung gegenüber dem Zucker verblüfft, ist die Tatsache, dass Bierman und Nelson tatsächlich davon überzeugt waren, Diabetiker sollten keinen Zucker essen, weil er schlecht für sie sei, was sie in zwei kurzen Sätzen der achtseitigen Arbeit erwähnten: »Einfache Zucker sollten gemieden werden«, schrieben sie und Saccharose ist sehr wohl ein einfacher Zucker.)[558]

Schließlich verteilte die Sugar Association mindestens 25 000 Exemplare von *Sugar in the Diet of Man*.[559] Vor einer Tagung von Ernährungsredakteuren 1975 in Chicago wurden Exemplare des Weißbuchs in ihre Pressedossiers gelegt. (Die Zuckerindustrie war bei dieser Tagung Gastgeber einer Veranstaltung, zu der ein Gespräch mit Phil White gehörte, einem ehemaligen Studenten von Fred Stare, der inzwischen als Direktor der Abteilung Lebensmittel und Ernährung bei der American Medical

Association tätig war. John Tatem, der die Veranstaltung leitete, betonte, Gegenstand der Diskussion sei nicht der Zucker per se, sondern es seien vielmehr die Modeströmungen in der Ernährung im Allgemeinen und die vielen Produkte, von denen Zucker nur eines ist, das »durch Pseudowissenschaftler fälschlicherweise schlecht gemacht wird«.)[560] Dieser Bericht wurde zusammen mit einer von einem Gesundheitsjournalisten geschriebenen, leicht verständlichen Zusammenfassung und einer Pressemitteilung mit der Überschrift »Wissenschaftler zerstreuen die Ängste vor Zucker« an die Presse geschickt.[561]

Genau wie bei Stares Platzierung in Rundfunk- und TV-Shows wurde die Rolle der Sugar Association bei der Vorbereitung und Finanzierung schön im Hintergrund gehalten. Unterlagen der Sugar Association deuten darauf hin, dass die beachtlichen Kosten für die Aktivitäten der FNAC und den Bericht selbst vollständig von der Zuckerindustrie getragen wurden, eine entsprechende Danksagung tauchte jedoch nirgends auf. Eine vertrauliche Mitteilung, »zur Aufbewahrung und Verwendung für mögliche Nachfragen« über eine Befangenheit oder einen Interessenkonflikt verschickte die Sugar Association an die Leiter der Kommunikationsabteilungen von Zuckerfirmen im ganzen Land. Dieser Mitteilung zufolge hatte Stare die Idee für das Weißbuch gehabt und die SAI gebeten, dieses zu finanzieren, daher wurde für seine Forschungszeit gezahlt, »wie wir es bei jedem Forschungsprojekt tun würden«, und »es wurden Nachdrucke gekauft«, nämlich die 25 000 verteilten Exemplare.[562]

Im November 1976 wurden Stares vielfältige Interessenkonflikte schließlich in einem Artikel von Michael Jacobson, dem Gründer des Center for Science in the Public Interest, einer Verbraucherschutzorganisation mit Schwerpunkt Aufklärung über Ernährung, und zwei Kollegen unter dem Titel »Bestechliche Professoren« offengelegt. »In den drei Jahren, nachdem Stare bei einer Anhörung vor dem Kongress über den Nährwert von Cerealien gesagt hat, ›Frühstücksmüslis sind gute Lebensmittel‹, erhielt die Harvard School of Public Health rund 200 000 Dollar von Kellogg, Nabisco und ihren zugehörigen Firmenstiftungen«, schrieben Jacobson und seine Kollegen.[563] (»Ein Großteil der Öffentlichkeit und leider auch einige meiner Kollegen halten mich für ein Ungeheuer«, räumte Stare später ein, »für ein von der Lebensmittelindustrie bezahltes Werkzeug.«)[564] 1976 wurde Stare für die PR-Kampagnen jedoch nicht mehr gebraucht und die Sugar Association konnte auf ein FDA-Dokument zurückgreifen, das dort begann, wo *Sugar in the Diet of Man* aufgehört hatte.

Während Stare und seine Kollegen *Sugar in the Diet of Man* entwarfen, startete die FDA ihre erste Prüfung, ob Zucker »allgemein als sicher anerkannt« (GRAS) werden könne. Diese GRAS-Prüfung, die das Weiße Haus nach Präsident Nixons Konferenz über Lebensmittel, Ernährung und Gesundheit 1969 verlangt hatte, war 1972 von der FDA an die Föderation der amerikanischen Gesellschaften für Experimentalbiologie vergeben worden, die daraufhin einen Sonderausschuss aus elf Mitgliedern zusammengestellt hatte – das Select Committee on GRAS Substances, einen Sonderausschuss für GRAS-Substanzen, kurz SCOGS – um Hunderte von Lebensmittelzusätzen, von Akazie bis Zinksulfat, eingehend zu prüfen.[565] Über einen Zeitraum von fünf Jahren legte der SCOGS der FDA 72 »umfassende Berichte« über 230 Substanzen vor, von denen die FDA Grund zur Annahme hatte, sie könnten nicht so sicher sein wie gedacht.[566]

Dieser Ausschuss prüfte offiziell auch die wissenschaftlichen Daten pro und kontra Zucker. Trotz einer erklärten Sensibilität für eine Beeinflussung dieses Verfahrens durch die Industrie (später schrieben die SCOGS-Mitglieder: »Es wurde Wert darauf gelegt, auch nur den Anschein eines Interessenkonflikts zu vermeiden.«[567]), war der Vorsitzende des SCOGS und damit des Sonderausschusses, der für die FDA den Zucker prüfte, George W. Irving, Jr. Irving war Biochemiker und langjähriges Mitglied und ab 1969 für zwei Jahre Vorsitzender des wissenschaftlichen Beratergremiums der International Sugar Research Foundation.[568] Ein weiteres Mitglied des SCOGS, Samuel Fomen, Professor für Pädiatrie der University of Iowa, hatte finanzielle Mittel von der Zuckerindustrie erhalten, um von 1970 bis 1973 die Rolle von Zucker in der Säuglingsnahrung zu studieren.[569]

Gemäß den FDA-Richtlinien konnte der Ausschuss eine Substanz als gefährlich erklären – also für nicht allgemein als sicher anerkannt –, wenn er »glaubwürdige Nachweise oder vernünftige Verdachtsgründe für unerwünschte biologische Nebenwirkungen fand …in jeglicher verfügbarer Information«. Die Ausschussmitglieder beschlossen jedoch offensichtlich, wenn ein Thema heikel genug sei, was auf Zucker zutraf (»Wenn Saccharose zu einem Gesundheitsrisiko erklärt würde«, schrieben sie später, »was müsste dann mit Glucose, Fructose und Honig geschehen?«), könnten sie entscheiden, die unklare Evidenz sei Grund genug, gegen die Schlussfolgerung zu entscheiden, es läge ein potenzielles Gesundheitsrisiko vor.[570]

Ob wir dies nun richtig oder falsch, ethisch oder unethisch finden, die Prüfung des Zuckers durch den Ausschuss stützte sich weitgehend auf das Weißbuch der Sugar Association, *Sugar in the Diet of Man*, und dessen Autoren. Im Januar 1976 erhielt die Sugar Association eine Abschrift der »vorläufigen Schlussfolgerungen« des SCOGS-Sonderausschusses, die anschließend an die Mitglieder der FNAC verteilt wurden mit der »dringenden Bitte, diese zu prüfen«, und der Vorabinformation, dass Stare und seine Kollegen »fehlende relevante und fehlerhafte Daten ebenso festgestellt hätten wie eine mögliche Fehlinterpretation von Hintergrundinformationen«.[571] Aber selbst diese vorläufigen Schlussfolgerungen waren zuckerindustriefreundlich. Der Abschnitt über Zucker und Herzkrankheiten besagte, es seien »widersprüchliche Ergebnisse«[572] gefunden worden, und nannte 14 solcher Studien, von denen eine das Kapitel von Francisco Grande aus »*Sugar in the Diet of Man* war, fünf weitere stammten aus Grandes Labor selbst oder waren Studien, die von der Zuckerindustrie finanziert worden waren«.[573] Der einzige Absatz über Diabetes in der SCOGS-Prüfung räumte ein, dass Studien »darauf hinweisen, dass der Verzehr von Saccharose langfristig zu einer funktionellen Veränderung der Fähigkeit führen kann, Kohlenhydrate zu verstoffwechseln, und daher Diabetes mellitus verursachen kann«, sagte anschließend jedoch, »neuere Berichte neigen dazu, dem zu widerzusprechen«.[574] Von den vier genannten widersprüchlichen Berichten war einer das von Ed Bierman zusammen mit Ralph Nelson für *Sugar in the Diet of Man* verfasste Kapitel und zwei weitere waren Studien aus Biermans Labor.[575]

Die revidierte Version der SCOGS-Prüfung, die ein Jahr später erschien, kam zu dem Schluss, es bestünden begründete Hinweise, die darauf schließen lassen, dass Zucker Karies verursacht, jedoch nicht, dass er in irgendeiner anderen Weise »ein Risiko für die Öffentlichkeit« darstellen würde, zumindest nicht in den Mengen, in denen er verzehrt wird.[576] Der Bericht beschrieb die Hinweise, die Zucker mit Diabetes in Verbindung brachten, als »unwesentlich«, und sagte, es gebe »keine plausiblen Anzeichen« dafür, dass Zucker mit der Erkrankung in Zusammenhang stünde, außer als Quelle einer übermäßigen Kalorienzufuhr. Der Bericht beschrieb die Hinweise, die Zucker mit kardiovaskulären Erkrankungen in Zusammenhang brachten, als »alles andere als eindeutig«. »Darüber hinaus«, wurde erklärt, »scheinen die primären Ernährungsfaktoren, die bei kardiovaskulären Erkrankungen eine Rolle spielen, die Art und Menge des Fetts in der Ernährung zu sein. Die Rolle von Saccharose bei kardiovaskulären Erkrankungen scheint daher sekundär zu sein, auch wenn sie bei der Ätiologie einen potenzierenden Faktor darstellen kann.«

Der einzige Warnhinweis im SCOGS-Bericht, neben dem Zusammenhang mit Karies, lautete, die Verwendung von Zucker in der Lebensmittel-

und Getränkeindustrie habe zugenommen und falls dieser Trend anhalten sollte, sei alles möglich: »Ohne zusätzliche Daten lässt sich nicht bestimmen, ob eine weitere Zunahme des Zuckerkonsums … ein Ernährungsrisiko darstellen würde.«[577]

Anschließend bedankten sich die SCOGS-Prüfer bei der Sugar Association für ihre Hilfe durch »den Beitrag von Informationen und Daten«[578], was John Tatem später zu der Bemerkung veranlasste, auch wenn »ich auf die anerkennende Zeile stolz bin, wäre es wahrscheinlich besser gewesen, es hätte sie nicht gegeben«.[579] Der Bericht selbst war unterzeichnet von Irving, dem ehemaligen Vorsitzenden des wissenschaftlichen Beirats der ISRF.

Bevor der Bericht im Januar 1977 veröffentlicht wurde, hielt die FDA eine öffentliche Anhörung ab, um über diesen zu diskutieren. Sheldon Reiser, der Direktor des Carbohydrate Nutrition Laboratory des US-Landwirtschaftsministeriums, und seine Kollegen trugen dabei vor[580], was sie für eine »reichliche Evidenz« betrachteten, die zeigt, dass »Saccharose einer der Ernährungsfaktoren ist, die für Adipositas, Diabetes und Herzkrankheiten verantwortlich sind«. Wie sie später in einem Brief an *The American Journal of Clinical Nutrition* erklärten, konnte eindeutig ein Teil der amerikanischen Öffentlichkeit eine Ernährung nicht vertragen, die reich an Zucker und anderen Kohlenhydraten ist – zum damaligen Zeitpunkt ihrer Schätzung nach vielleicht 15 Millionen Erwachsene. Dies allein, so hatten sie vor dem SCOGS-Gremium argumentiert, sei Grund genug, den Zuckerverzehr um »mindestens 60 Prozent« einzuschränken und darauf zu drängen, dass »eine landesweite Kampagne gestartet würde, um die Bevölkerung über die Gefahren eines übermäßigen Zuckerkonsums zu informieren«.[581]

Die Mitglieder des SCOGS-Gremiums hielten jedoch an ihren Schlussfolgerungen fest, obgleich sie »laut die Unvollkommenheit verkündeten«[582], die Expertengremien wie dem ihren anhaftet. Sie hatten, wie sie später schrieben, »bei einer sehr großen Menge von Ungewissheiten und Restriktionen ihr Bestes getan«.*

Die Sugar Association andererseits behandelte die FDA-Arbeit als endgültig und warb für den SCOGS-Bericht als eine Kombination aus Ret-

---

*   Zu diesen Restriktionen gehörten die begrenzte Menge an Forschungsarbeiten, die »Grenzen der Versuchsdesigns« (Sugar Association, Inc., 1977c, S. 2), »das verschlungene Netz sozialer Folgen in Verbindung mit der Einführung oder dem Entzug eines kommerziell zugefügten Lebensmittelinhaltsstoffs« und »die ständigen Fortschritte der wissenschaftlichen Theorien und empirischen Befunde«.

tung und Entlastung. Der SCOGS-Bericht hatte die Hinweise, die gegen den Zucker sprachen, verschiedentlich als zweideutig, nicht ganz klar oder nebensächlich beschrieben, aber die Sugar Association übersetzte solche Vorbehalte als gleichbedeutend mit »nicht vorhanden«. Tatem verteilte eine Mitteilung an die Mitglieder des Verbandes, in der darauf hingewiesen wurde, das Personal jeder Firma, die mit der Zuckerindustrie zu tun hat, solle sich den SCOGS-Bericht »gut einprägen«.[583] »Langfristig«, so sagte er, »kann der GRAS-Bericht nicht ignoriert werden und Sie können sicher sein, dass wir dafür sorgen werden, ihn in allen Winkeln des Landes bekannt zu machen.«*

»Zucker ist sicher!«, verkündete eine Werbung der Sugar Association über den FDA-Bericht.[584] »Zucker verursacht keine tödlichen Krankheiten ... Es gibt keine fundierten wissenschaftlichen Hinweise, die zeigen, dass Zucker Diabetes, Herzkrankheiten oder irgendeine andere Krankheit verursacht.« Die Werbeanzeige endete mit einer Warnung für den leichtgläubigen Verbraucher: »Das nächste Mal, wenn Sie hören, dass ein Promoter den Zucker angreift, hüten Sie sich vor dem Betrug. Bedenken Sie, dass er seine Angriffe nicht belegen kann. Fragen Sie sich, wofür er wirbt oder was er vertuschen will. Wenn Sie die Gelegenheit haben, fragen Sie ihn nach dem GRAS-Prüfbericht. Sehr wahrscheinlich werden Sie keine Antwort bekommen. Nichts trifft einen Ernährungsschwindler so sehr wie wissenschaftliche Fakten.«

Der Sugar Association gelang es auch, finanzielle Mittel für die Diabetes-Forschung zu erhalten,[585] aber dies war nicht vergleichbar mit der konzertierten Bemühung, für die sich die wissenschaftlichen Berater vor der Veröffentlichung des SCOGS-Berichts ausgesprochen hatten. Zwischen 1976 und 1978 hatte die Zuckerindustrie – über die Sugar Association und die ISRF – 60 000 Dollar jährlich bewilligt, um Fred Stare und seine Kollegen, die Mitglieder des Food and Nutrition Advisory Committee, zu bezahlen, und zwischen 1975 und 1980 gab sie 655 000 Dollar für mehr als ein Dutzend Forschungsprojekte aus, die laut den Unterlagen der Indus-

---

* Im Mai 1976, als die Public Relations Society of America (PRSA) ihren Silver Anvil Award an die Sugar Association und Byoir and Associates verlieh für die Werbekampagne zur Verteidigung des Zuckers, hob die Gesellschaft die »Fähigkeit der Kampagne hervor, die Flut unbesonnener Kommentare über den Zucker zu stoppen«, und stellte besonders die Schlussbetrachtungen des SCOGS-Berichts als eine Leistung heraus, die »es unwahrscheinlich mache, dass Zucker sich in den kommenden Jahren mit gesetzlichen Einschränkungen konfrontiert sehen wird«. (Public Relations Society of America 1976)

trie dafür angelegt waren, »die Forschung als eine Hauptstütze der Verteidigung der Industrie aufrechtzuerhalten«.[586] Diese Forschungsvorschläge mussten zuerst von den FNAC-Mitgliedern eingehend geprüft werden, anschließend von Kommissionen, zu denen Mitglieder der Zuckerindustrie selbst gehörten, und von Firmen wie Coca-Cola und Hershey als »beitragende Forschungsmitglieder«. Es überrascht wahrscheinlich nicht, dass praktisch alle Gelder in Projekte flossen, die darauf ausgelegt waren, den Zucker zu entlasten, und an zuckerfreundliche Forscher oder ganz einfach Freunde von FNAC-Mitgliedern. (Eine Studie im Massachusetts Institute of Technology wollte erforschen, ob man nachweisen könnte, dass Zucker die Serotoninspiegel im Gehirn von Ratten erhöht, um damit »einen therapeutischen Wert zu beweisen, beispielsweise für die Besserung von Depressionen«.)[587]

Zwei Forscher, die in dieser Zeit für ihre Arbeit Geld von der Sugar Association erhielten – Ron Arky von der Harvard University, ein Freund und Kommilitone von Bierman während des Medizinstudiums, und Paul Robertson, ein Student von Bierman an der University of Washington – beschrieben in späteren Interviews die Forschungsphilosophie der Sugar Association als symbolische Geste. Nachdem sie unter Beschuss geraten war, weil sie ein Produkt verkaufte, das möglicherweise Diabetes verursachte, wollte sie sich laut Robertson »so positionieren, als unterstütze sie tatsächlich die Diabetes-Forschung«.[588]

Der Großteil des Einsatzes der Industrie richtete sich darauf, die PR-Schlacht fortzusetzen. Tatem konzentrierte sich auf den FDA-Bericht und äußerte in Mitteilungen und Vorträgen, die Sugar Association werde die nächste Schlacht in diesem Krieg tatsächlich verlieren. Die Industrie hatte darauf vertraut, George McGoverns Komitee, das die Anhörungen 1973 über Zucker abgehalten hatte, »würde sich 1977 selbst zerstören«, daher hatte die Sugar Association ihre Aufmerksamkeit auf die FDA konzentriert.[589] Das Komitee überlebte jedoch lange genug, um im Januar dieses Jahres einen Bericht über die Ernährungsziele für die Vereinigten Staaten zu veröffentlichen. McGovern beschrieb den Bericht in einer Pressekonferenz als »die erste umfassende Stellungnahme einer Abteilung der amerikanischen Bundesregierung über Risikofaktoren in der amerikanischen Ernährung«.[590] Der Bericht des Komitees konzentrierte sich primär darauf, die Amerikaner dazu zu bringen, weniger Fett zu essen, empfahl jedoch auch, die Nation solle ihren Zuckerverzehr um 40 Prozent senken, eine Zahl, die mit George Campbells Schätzung des Schwellenwertes übereinstimmte, ab dem eine Bevölkerungsgruppe beginnt, Diabetes-Epidemien aufzuweisen. Die Zuckerindustrie war überrumpelt.

Tatem erzählte den Mitgliedern der Sugar Association, sie hätten danach auf McGoverns Komitee »herumgehackt« und den FDA-Bericht »als unsere wissenschaftliche Bibel« verwendet, aber McGovern (»oder wahrscheinlicher sein Team«, Tatem zufolge) waren davon nicht beeindruckt und wollten von den 40 Prozent nicht abrücken.[591] Diese Zahl stand auch in einer überarbeiteten Ausgabe der Ernährungsziele, die Ende 1977 herauskam. »Welches Gewicht der Beziehung zwischen Zucker einerseits und Adipositas und Erkrankungen andererseits zugestanden wird, ist Ermessenssache«, schrieb McGovern in einem Brief an Tatem, »und ich glaube, wir waren in unserem Urteil besonnen«.[592]

Nach McGoverns Bericht trugen jedoch die Sugar Association und die Industrie den Sieg davon. 1980 brachte das US-Landwirtschaftsministerium die erste Ausgabe seiner Ernährungsrichtlinien heraus, das von einem kleinen Gremium unter Leitung von Mark Hegsted verfasst worden war, der seine gesamte berufliche Laufbahn in Fred Stares Fakultät an der Harvard University zugebracht hatte. Hegsted sagte später, er habe sich bei der Formulierung der Zuckerempfehlungen auf Ed Biermans Rezension von 1979 in *American Society of Clinical Nutrition* verlassen, und Bierman sei überzeugt davon gewesen, dass Zucker unschädlich ist.[593]

»Entgegen der verbreiteten Meinung«, hieß es in den Ernährungsrichtlinien, »scheint zu viel Zucker keinen Diabetes zu verursachen.« Anschließend wurde geraten, wir sollten »zu viel Zucker meiden«, ohne sich die Mühe zu machen, zu definieren, was mit »zu viel« gemeint war. In der zweiten Ausgabe der Richtlinien, die 1985 veröffentlicht wurden, riet das US-Landwirtschaftsministerium (in dem Fred Stare mittlerweile ein Mitglied des Beratungsgremiums für die Richtlinien war) den Amerikanern weiterhin, zu viel Zucker zu meiden, hatte nun aber den Warnhinweis bezüglich der Verbindung zwischen Diabetes und Zucker fallen gelassen.[594] Stattdessen wurde unmissverständlich konstatiert, dass »zu viel Zucker in der Ernährung keinen Diabetes verursacht«, und das sogar, obgleich ein Großteil der signifikanten Forschung, die in den Jahren dazwischen veröffentlicht worden war, aus dem eigenen Carbohydrate Nutrition Laboratory des US-Landwirtschaftsministerium gekommen war und die Ansicht unterstützt hatte, der Zuckerkonsum sei in der Tat eine Ursache für Diabetes und selbst »bescheidene« Zuckermengen könnten das Risiko für Herzkrankheiten bei einem signifikanten Anteil der Bevölkerung erhöhen.[595]

1986 kam die FDA auf die Frage zurück, ob Zucker allgemein als sicher anerkannt werden sollte. Drei FDA-Beamte unter der Leitung von Walter Glinsmann (der später ein Berater für die Corn Refiners Association, den Verband der Mais-Raffineriebetriebe wurde) übernahmen nun die Aufgabe, die das SCOGS-Gremium 1976 aufgegeben hatte. Nachdem sie die Nachweise erneut geprüft hatten, stellten diese FDA-Beamten fest, dass »keine schlüssigen Belege eine Gefahr für die Allgemeinheit nachweisen, wenn Zucker in den heute üblichen Mengen verzehrt wird«.[596]

Diese FDA-Bewertung wurde anschließend die offizielle Regierungshaltung gegenüber dem Zucker, ihre Logik und ihre Schlussfolgerungen wurden in einer Reihe offizieller Berichte über Ernährung und Gesundheit wiederholt, die anschließend herauskamen – insbesondere 1988 in *Surgeon General's Report on Nutrition and Health*[597] und 1989 im Bericht der National Academy of Sciences, *Diet and Health*[598], den beiden grundlegenden Dokumenten zu diesem Thema im letzten halben Jahrhundert und sogar in Besprechungen des Institute of Medicine[599], die erst 2005 herauskamen. Diese offiziellen Dokumente fokussierten sich alle auf Fett als Wurzel des Ernährungsübels: Der »unverhältnismäßige Verzehr von fettreichen Lebensmitteln« spielte laut dem Surgeon General's Report eine herausragende Rolle bei fünf der zehn häufigsten Todesursachen und konnte daher in erster Linie für zwei Drittel von 2,1 Millionen Todesfällen in den Vereinigten Staaten in diesem Jahr verantwortlich gemacht werden. Alle wiederholten die Schlussfolgerung der FDA, wonach die Belege, die einen Zusammenhang zwischen Zucker und chronischen Krankheiten herstellen,[600] nicht schlüssig sind, und setzten dann »nicht schlüssig«, genau wie die Sugar Association, mit »nicht existent« gleich.[601] (Mit Stand vom März 2016 gab die Website der Sugar Association den FDA-Bericht noch immer falsch wieder, um dieses Argument vorbringen zu können)[602].

Diese grundlegenden Berichte ignorierten auch alle einen zweiten Vorbehalt, den der FDA-Bericht über Zucker von 1986 enthielt: Der FDA-Bericht war zu dem Schluss gekommen, dass Zucker wahrscheinlich unschädlich ist, »wenn Zucker in der heute üblichen Menge verzehrt wird«.[603] Wie Walter Glinsmann später erklärte, kann jede Substanz schädlich sein, wenn sie in zu hoher Dosis aufgenommen wird, daher ist es entscheidend wichtig, in welcher Menge eine Substanz in einem Medikament eingenommen oder mit der Nahrung aufgenommen wird.[604] (Diese Logik widersprach der der SCOGS-Gremien beispielsweise bei der Verurteilung von Cyclamat und Saccharin – die Dosis, die nötig ist, um im Tiermodell Krebs herbeizuführen, galt als irrelevant –, aber die FDA und Glinsmanns Gremium führten sie beim Zucker dennoch ins Feld.)

In ihrem Bericht von 1986 schätzten Glinsmann und seine Kollegen die Menge, in der Zucker aktuell verzehrt wurde, auf 19 Kilogramm pro Person und pro Jahr, was einer täglichen Zuckermenge entspricht, die in 500 Milliliter Coca-Cola oder Pepsi enthalten sind. Das war nur wenig mehr als die Hälfte dessen, was das US-Landwirtschaftsministerium damals schätzte – 34 Kilogramm pro Kopf – und signifikant weniger als die Hälfte (44 Prozent) dessen, was das US-Landwirtschaftsministerium Anfang des 20. Jahrhunderts schätzte, nämlich 41 Kilogramm pro Kopf. Selbst die leidenschaftlichsten Zuckerkritiker wären wahrscheinlich zufrieden, wenn die Amerikaner durchschnittlich pro Jahr nur 19 Kilogramm Zuckerzusatz und fructosereichen Maissirup zu sich nehmen würden, die Anzeichen legen jedoch nahe, dass wir bedeutend mehr konsumieren.[605] In Deutschland sah es übrigens ähnlich aus wie in den USA. Statistiken zeigen einen Pro-Kopf-Verbrauch von Zucker in den Jahren 1980 und 1981 von 35,6 Kilogramm.[606]

1989 veröffentlichte der britische Ausschuss für medizinische Aspekte der Lebensmittelpolitik (das British Committee on Medical Aspects of Food Policy, üblicherweise bekannt als COMA) als erste offizielle Beurteilung der britischen Regierung über die gesundheitlichen Aspekte des Zuckers einen Bericht mit dem Titel »Zucker in der Ernährung und menschliche Krankheiten«. Das Gremium, das den Bericht verfasste, setzte sich aus einem Dutzend führender Ernahrungswissenschaftler, Biochemiker und Physiologen des Vereinigten Königreichs zusammen unter Führung eines Diabetes-Spezialisten namens Harry Keen, der in den 1970er-Jahren finanzielle Mittel von der Zuckerindustrie erhalten hatte.

Der britische Bericht äußerte ganz klar den Konflikt zwischen dem Drang, den Zucker zu entlasten – basierend nicht zuletzt auf dem, was die FDA und somit das Surgeon General's Office und die National Academies of Science nun behaupteten – und auf der wissenschaftlichen Evidenz selbst. Keen und seine Kollegen räumten ein, dass der chronische Verzehr von Zucker in den Mengen, die die britische Öffentlichkeit zu dieser Zeit zu konsumieren schien (ungefähr genauso viel wie die 34 Kilogramm pro Kopf, auf die das US-Landwirtschaftsministerium damals den Verzehr in Amerika schätzte), wie Yudkin vorgebracht hatte, eine Gruppe von Stoffwechselstörungen herbeiführen könne, die mit erhöhten Triglyceridspiegeln und daher mit Herzkrankheiten, Diabetes, Hypertonie und Adipositas einhergehen könnten. Er räumte ein, dass ein signifikanter Anteil der Bevölkerung auf Zucker und andere Kohlenhydrate empfindlich reagiert. Dann jedoch kam er zu dem Schluss, Zucker »spiele keine kausale Rolle« bei diesen Krankheiten.[607] Ein großer Warnhinweis im britischen Bericht lautete, Personen mit erhöhten Triglyceridwerten – ein Anteil, der heute beispielsweise die Hälfte der Erwachsenen im Vereinigten Königreich oder in den Vereinigten Staaten ausmachen könnte –, wäre am besten damit gedient, wenn sie ihren Verzehr von Saccharose und anderen »Zuckerzusätzen« auf 9 bis 18 Kilogramm pro Jahr senken könnten, oder grob gesagt auf die Pro-Kopf-Menge, die die Briten in den ersten Jahren des Victorianischen Zeitalters zu sich nahmen – vor beinahe 200 Jahren.

KAPITEL 9

Was sie nicht wussten

---•---

»Ich wünschte, es gäbe im Medizinstudium offizielle Kurse in
Medizinischer Ignoranz mit dazugehörigen Lehrbüchern, auch
wenn dies sehr dicke und schwere Bände sein müssten.«

Lewis Thomas, »Medicine as a Very Old Profession«, 1985

Im Verlauf der letzten 400 Jahre haben Erwägungen über die wissenschaftliche Methode diesen Begriff auf zwei Worte reduziert: »Hypothese« und »Überprüfung«. Wenn wir ein verlässliches Wissen aufbauen wollen – ein Wissen, das wir nicht nur für wahr halten, sondern das tatsächlich wahr ist –, muss diesem Verfahren von Hypothese und Überprüfung gefolgt werden. Um es mit den Worten des Wissenschaftsphilosophen Karl Popper zu sagen: »Die Methode der Wissenschaft ist eine Methode kühner Mutmaßungen und erfinderischer und ernsthafter Versuche, diese zu widerlegen.«[608] Die kühnen Mutmaßungen sind die Hypothesen und der vergleichsweise einfache Teil der Wissenschaft. Die erfinderischen und ernsthaften Versuche, diese zu widerlegen, sind die Überprüfung – der schwierige Teil. Dieser braucht Zeit, Anstrengung und Geld – und häufig auch unerschwingliche Mengen all dieser Faktoren.

Hypothesen zur Ernährung sind eine besondere Herausforderung, denn dabei geht es oft darum, wie Lebensmittel oder Bestandteile von Lebensmitteln oder Ernährungsmuster unser Streben nach einem langen und gesunden Leben beeinflussen. Die Hypothese beispielsweise, mit der sich das vorliegende Buch befasst, lautet, dass Zucker der ernährungsbedingte Auslöser für Adipositas und Diabetes ist und, falls dies richtig ist,

für damit zusammenhängende Erkrankungen wie Herzkrankheiten. Bei
dieser Hypothese geht es jedoch letztlich um etwas, was über Jahrzehnte
geschieht – über den Zeitraum, der nötig ist, bis sich chronische Krankheiten zeigen – und nicht über Monate, wie es beispielsweise bei Vitamin-
mangelerkrankungen wie Skorbut oder Beriberi der Fall ist.

Als Ende der 1960er-Jahre Beamte der National Institutes of Health
(NIH) überlegten, durch Studien die Hypothese zu überprüfen, wonach
Nahrungsfett Herzkrankheiten verursacht und dadurch letztlich unsere
Lebensdauer verkürzt, kamen sie zu dem Schluss, diese Prüfung würde
vielleicht 100 000 Probanden benötigen und mindestens 1 Milliarde Dollar
kosten.[609] Und sie hatten die berechtigte Sorge, man könne nach einer solchen Studie immer noch nicht das Vertrauen haben, ein zuverlässiges und
endgültiges Ergebnis erreicht zu haben. (Aus diesem Grund gilt eine Wie-
derholung, im Idealfall durch unabhängige Prüfer – ebenfalls als Schlüsselelement eines wissenschaftlichen Verfahrens – als notwendiger Schritt,
bevor eine Hypothese als wahrscheinlich zutreffend akzeptiert wird.) Daher wurde eine solche Studie nie durchgeführt.

Was anschließend geschah, sagt uns viel über die besonderen Fallstri-
cke der Ernährungswissenschaft und der Gesundheitspolitik und deren
Interaktion. Anstatt für 1 Milliarde Dollar die Hypothese vom Nahrungsfett zu untersuchen, investierten die NIH 250 Millionen Dollar in zwei Studien, die Variationen zu demselben Thema oder Zusammenhänge in einer hypothetischen Argumentationskette prüften.[610] In der ersten Studie
wurde die Vermutung untersucht, dass Männer mit hohem Cholesterinspiegel, die sich fettarm ernähren (und die ggf. zusätzlich blutdrucksen-
kende Medikamente erhielten und denen geraten wurde, mit dem Rauchen aufzuhören), länger leben als Männer, bei denen dies nicht der Fall
ist. Die Ergebnisse dieser Studie wurden 1982 veröffentlicht und konnten
die Hypothese nicht bestätigen. In der Gruppe der Männer mit fettarmer
Diät kam es zu mehr Todesfällen als bei den Männern, die sich beliebig
ernähren konnten. (Die Prüfer wollten nicht glauben, eine fettarme Ernährung könne schädlich sein, ebenso wenig wie das Einstellen des Rauchens, daher kamen sie zu dem fragwürdigen Schluss, die blutdrucksen-
kende Medikation habe unvorhergesehene Nebenwirkungen gehabt und
mehr Todesfälle verursacht als verhindert.) Die zweite Studie untersuchte die Hypothese, wonach eine cholesterinsenkende Medikation bei Männern mit hohem Cholesterinspiegel, verglichen mit Männern ohne eine
solche Medikation, die Lebenserwartung verlängern würde. Die 1984 ver-

öffentlichten Ergebnisse zeigten, dass die Medikation half, wenn auch nur in sehr geringfügigem Maße.

Die Beamten der National Institutes of Health gewährten anschließend einen Vertrauensvorschuss. (»Die Welt ist unvollkommen«, wie ein NIH-Beamter es später formulierte. »Eindeutige Daten sind nicht zu bekommen, also muss man aus den verfügbaren Daten das Beste machen.«[611]) In Sorge über die mehreren Hunderttausend Amerikaner, die jedes Jahr an Herzkrankheiten starben, gingen sie davon aus, wenn ein cholesterinsenkendes Medikament die Lebenserwartung von Männern mit sehr hohem Cholesterinspiegel verlängerte, würde eine cholesterinarme Ernährung dasselbe auch bei allen anderen Menschen erreichen. Was ebenso wichtig war: Sie gingen davon aus, das Risiko wäre es wert, diesen Schritt auf dünnes Eis landesweit zu kommunizieren. 1984 starteten sie, begleitet von beträchtlichen Kontroversen, eine gewaltige PR-Kampagne, um jeden Amerikaner, der älter als zwei Jahre war, zu einer fettarmen Ernährung zu bringen.[612] Seither leben wir mit den entsprechenden Folgen.

Hätte es keine wissenschaftlichen Fortschritte mehr gegeben, wüssten wir nicht, ob dieser Vertrauensvorschuss gerechtfertigt war. Wir wissen es aber. Die NIH gaben schließlich, je nach Schätzung, zwischen 500 Millionen und 1 Milliarde Dollar aus, um die Hypothese zu prüfen, dass eine fettarme Ernährung chronischen Krankheiten bei Frauen vorbeugt und ihnen ein längeres Leben schenkt. Die beteiligten Experten hatten kaum Zweifel, dass dies zutreffen würde, und reagierten auf den politischen Druck, Frauen, die bislang unterrepräsentiert waren, in die medizinischen Studien mit aufzunehmen.[613] Die als Women's Health Initiative bekannt gewordene Studie begann Anfang der 1990er-Jahre, über die Ergebnisse wurde 2006 berichtet.[614] Die Hypothese konnte wieder nicht bestätigt werden. Die rund 20 000 Frauen, die an der Studie teilnahmen und denen zu einer fettarmen Ernährung geraten worden war (sie sollten zudem mehr Obst, Gemüse und Vollkorn und weniger rotes Fleisch essen), wiesen keine gesundheitlichen Vorteile gegenüber den Frauen auf, die keinerlei Ernährungsanweisungen erhalten hatten.

Erneut entschieden sich die beteiligten Forscher und die Gesundheitsbehörden dafür, dieses negative Ergebnis *nicht* als einen Grund dafür zu sehen, ihre Überzeugung infrage zu stellen, wonach Fett Herzkrankheiten verursacht und eine fettarme Ernährung diese verhindert.[615] Vielmehr gingen sie davon aus, die Studie – die größte derartige randomisierte Studie, die je durchgeführt wurde – habe einfach deswegen nicht die richtige

Antwort gebracht bzw. hätte die erwartete Antwort gebracht (sei also im wissenschaftlichen Fachjargon »statistisch signifikant« gewesen), wenn sie über einen längeren Zeitraum gegangen wäre oder mehr Teilnehmer gehabt hätte, oder wenn die Frauen in der Studie die fettarme Ernährung besser eingehalten hätten. Diese Experten erzählten uns nun bereits seit Jahrzehnten (im Fall der American Heart Association beinahe ein halbes Jahrhundert), das Nahrungsfett bringe uns um. Sie konnten es leichter akzeptieren oder zumindest leichter kommunizieren, dass die Studie missglückt sei (oder beinahe, aber doch nicht ganz erfolgreich war), als dass ihre vorgefassten Meinungen über Ernährung und die Ernährungsempfehlungen, die sie, basierend auf einem Vertrauensvorschuss gegeben hatten, falsch gewesen waren.

In der Wissenschaft führen wiederholte Prüfungen einer Hypothese nicht zu deren Widerlegung, sondern zu immer weniger Grund, sie für korrekt zu halten. Das war bei der Theorie zum Nahrungsfett der Fall. 1987, mitten in der Gesundheitskampagne der amerikanischen Regierung – also bei dem Vertrauensvorschuss –, hatte ein vermeintlich eindeutiger *Surgeon General's Report on Nutrition and Health* behauptet, dass zwei Drittel der zwei Millionen Todesfälle pro Jahr in den Vereinigten Staaten in erster Linie dem »unverhältnismäßigen Verzehr von fettreichen Lebensmitteln«[616] angelastet werden können, und dass »die Fülle wissenschaftlicher Grundlagen dafür … sogar noch eindrucksvoller ist als die von 1964 für den Zusammenhang zwischen Tabak und Gesundheit«. 25 Jahre später behauptete die zuverlässigste Neuüberprüfung der Evidenz – durch eine internationale Organisation, die unter dem Namen Cochrane Collaboration bekannt ist –, dass sich durch eine fettarme Ernährung keine gesundheitlichen Vorteile ergeben, auch wenn Hinweise einen geringfügigen Vorteil »andeuten«, wenn in einer fettreichen Ernährung gesättigtes Fett durch mehrfach ungesättigtes Fett ersetzt wird.[617] Der Vertrauensvorschuss hatte sich als Flop erwiesen.

Im Zentrum aller Kontroversen zum Thema Ernährung steht eine einfache Tatsache: Die Erfordernisse der Gesundheitspolitik und die Anforderungen an eine gute Wissenschaft können sich gegenseitig ausschließen. Wenn sehr viele Amerikaner an Krankheiten sterben, die mit der Ernährung zu tun haben, kann ein Vertrauensvorschuss gerechtfertigt sein, wenn die Chancen gut zu stehen scheinen, dass dadurch Leben gerettet werden. Es mag dann sogar unverantwortlich erscheinen, solche Schritte nicht zu unternehmen. Solche Schritte auf dünnes Eis sind jedoch nicht vereinbar mit der zur Norm gewordenen Skepsis einer guten Wissenschaft und dem Prozess des strikten und wiederholten Überprüfens, ob unsere Überzeugungen zutreffen oder nicht. Die Gesundheitsbehörden sprechen davon, nicht genügend Zeit zu haben, um eine »eindeutige wissenschaftliche Evidenz« zusammenzutragen, weil sie glauben, handeln zu müssen. Wissenschaftler bringen vor, das Fehlen einer eindeutigen wissenschaftlichen Evidenz bedeute, dass wir nicht wissen, was nun tatsächlich wahr ist und folglich, wie wir handeln sollen. Beide Seiten können recht haben. Als ich 1999 für die Zeitschrift *Science* mit meinen Recherchen über die Ernährungskontroversen begann, formulierte es der damalige Leiter des NIH-Büros für Krankheitsvorbeugung, William Harlan, folgendermaßen: »Wir werden alle von Menschen gedrängt, die sagen: ›Gib mir eine Antwort. Stimmt es oder stimmt es nicht?‹ Sie wollen die Antwort nicht erst in fünf Jahren, wenn wir eine Studie beenden. Sie wollen es jetzt wissen. Keine Ausflüchte … [Daher] werden wir ständig zu Stellungnahmen gedrängt, die wir noch nicht abgeben wollen, und können diese wissenschaftlich nicht rechtfertigen.«[618]

Eine Gefahr hierbei ist natürlich folgende: Sobald wir darauf bestehen oder behaupten, die Antwort auf der Basis einer verfrühten oder unvollständigen Evidenz zu kennen (selbst wenn wir gegen unseren Willen dazu gedrängt wurden, einen solchen Standpunkt einzunehmen), werden wir wahrscheinlich selbst dann weiterhin darauf bestehen, recht zu haben, wenn sich die Hinweise mehren, die das Gegenteil nachweisen. Diese Gefahr besteht bei jedem menschlichen Unterfangen. Als Francis Bacon vor beinahe 400 Jahren der wissenschaftlichen Methode den Weg bereitete, hoffte er, eine Methode kritischen oder rationalen Denkens zu entwickeln, die dem nur allzu menschlichen Zug entgegenwirken würde, Beweise zu meiden, die mit einer vorgefassten Meinung nicht übereinstimmen.* Ohne die benötigten strengen Studien werden die Überzeugungen und vorgefassten Meinungen bestehen bleiben, weil es leichter ist, zu glauben, dass eine einzige Studie oder sogar einige Studien fehlerhaft waren, als zu ak-

---

* Bacon schrieb: »Sobald der menschliche Verstand eine Meinung übernommen hat, entweder, weil diese bereits akzeptiert und geglaubt wird, oder weil sie ihm gefällt, rückt er alles andere so zurecht, dass diese Meinung Unterstützung und Zustimmung erfährt. Und obwohl er möglicherweise einer größeren Anzahl und bedeutsameren Gegenbeispielen begegnet, wird er, mit großen und schädlichen Nachteilen, diese ignorieren oder verurteilen oder ausschließen, indem er auf gewisse Unterschiede hinweist, damit die Autorität dieser früheren Vermutungen unbeschädigt bleibt.« (Bacon 1994, S. 57)

zeptieren, dass unsere Überzeugung falsch war. Die wissenschaftliche Methode schützt vor dieser Tendenz, beseitigt sie aber nicht vollständig.

1969 diskutierte John Yudkin über diesen Konflikt in Zusammenhang mit der Ernährungsforschung und insbesondere den Herausforderungen, ein zuverlässiges Wissen über Zucker und chronische Krankheiten aufzubauen.[619] Yudkin, der bei einem Symposium in London sprach, räumte ein, nichts von der bisherigen Zuckerforschung könne als eindeutig gelten. Bisher hatte noch niemand die eigentlichen Hypothesen geprüft, über die gesprochen wurde. Wissenschaftler hatten die Hypothese geprüft, dass Zuckerverzehr bei Ratten chronische Krankheiten hervorruft, weil sie diese Versuche machen konnten: Sie konnten den Nagetieren zuckerreiches Futter geben oder nicht und sich anschauen, was in der Lebenszeit einer Ratte geschah. Das war jedoch nicht die Lebenszeit eines Menschen. Sie hatten keine Ahnung, ob Ratten ein gutes Modell für den Menschen waren. Darüber hinaus konnten sie, was andere Forscher bei derselben Konferenz angedeutet hatten, nicht einmal sicher sein, ob die verwendeten Ratten gute Modelle für andere Ratten waren, da einige Beobachtungen, wie die Forscher sagten, »rassenspezifisch«[620] waren. Der Verzehr von Zucker schien das Leben einiger Rattenrassen zu verkürzen, das anderer jedoch nicht.

Die Art randomisierter kontrollierter Studien über einen Zeitraum von zehn oder 20 Jahren, die die Hypothese wirklich überprüfen würden, wonach Zucker Herzkrankheiten oder Diabetes verursacht, waren, wie Yudkin bemerkte, genau die gleichen, die von den NIH für die Hypothese Nahrungsfett/Cholesterin in Betracht gezogen und bald verworfen wurden. Solche Studien gingen sicherlich weit über das Budget jedes einzelnen Forschers oder auch einer Forschungsgemeinschaft hinaus. Für ihre Durchführung war es erforderlich, dass die National Institutes of Health oder der Medical Research Council im Vereinigten Königreich oder eine andere Regierungsbehörde ein konzertiertes Programm für die Prüfung der Hypothese zusammenstellte. Ohne ein solches Programm würden die Forscher nur das tun, was ihnen möglich war: Sie konnten für die Dauer einiger Wochen oder weniger Monate Ratten oder Primaten oder einige Dutzend menschliche Probanden untersuchen und schauen, was geschah. »Es wäre ein ebenso großer Fehler, die Ergebnisse solcher Versuche wegen dieser Einschränkungen als wertlos abzulehnen«, sagte Yudkin, »wie sie unkritisch als eine Antwort auf die Fragen bezüglich langfristiger Ernährungsformen bei allen Menschen zu akzeptieren.«[621]

1986, nach der Entlastung des Zuckers durch die FDA, waren Gesundheitsbehörden, Kliniker und Forscher, die Adipositas und Diabetes untersuchten, zu der übereinstimmenden Meinung gekommen, dass Typ-2-Diabetes durch Adipositas verursacht wird, nicht durch Zucker, und dass Adipositas wiederum allein durch den Verzehr zu vieler Kalorien oder das Abtrainieren zu weniger Kalorien verursacht wird. Nach dieser Logik war die einzige Möglichkeit, durch die ein Makronährstoff das Körpergewicht beeinflussen konnte, sein Kaloriengehalt, und somit war Zucker – eine Kalorie ist eine Kalorie – nicht dick machender als jedes andere Lebensmittel und ging daher auch nicht mit einer größeren Wahrscheinlichkeit einher, Diabetes zu fördern oder zu verschlimmern. Diese Meinung hatte die Zuckerindustrie seit den 1930er-Jahren vertreten. Das hatte Fred Stare von der Harvard University vor Augen, als er öffentlich äußerte, er nehme seine Kalorien lieber in Form eines Martinis als eines Desserts zu sich.

Eine differenziertere, auf den wissenschaftlichen Fortschritt gestützte Sichtweise wäre, dass, wenn zwei Lebensmittel oder Makronährstoffe unterschiedlich verstoffwechselt werden –, wenn beispielsweise Glucose und Fructose in völlig unterschiedlichen Organen verstoffwechselt werden, wie dies weitgehend der Fall ist –, sie wahrscheinlich sehr unterschiedliche Auswirkungen auf die Hormone und Enzyme haben, die die Fettspeicherung in den Fettzellen kontrollieren oder regulieren.[622] 100 Kalorien aus Glucose haben sehr wahrscheinlich eine völlig andere Auswirkung auf den menschlichen Körper als 100 Kalorien aus Fructose oder als 50 Kalorien von jeder Sorte, die gemeinsam als Saccharose aufgenommen werden, obgleich der Kaloriengehalt derselbe ist. Etwas anderes anzunehmen, wäre wieder ein Schritt auf dünnes Eis.

Ernährungswissenschaftler waren zu der Annahme gelangt, dass 100 Kalorien aus Fett eine andere Auswirkung auf die Plaquebildung in den Koronararterien haben als 100 Kalorien aus Kohlenhydraten, und dass sogar 100 Kalorien aus gesättigtem Fett eine völlig andere Auswirkung haben als 100 Kalorien aus ungesättigtem Fett. Warum sollte man also nicht erwarten können, dass Makronährstoffe eine andere Auswirkung auf die Fettansammlung im Fettgewebe oder auf das Phänomen (welches es auch sein mag) haben, das letztlich zu Diabetes führt? (Insulinresistenz und Hyperinsulinämie, wie in den 1960er-Jahren unter anderem von Rosalyn Yalow und Solomon Berson angedeutet, schienen eine ziemlich sichere Sache zu sein.) Forscher auf den Gebieten Adipositas und Diabetes hatten sich jedoch, wie wir gesehen haben, das Man-

tra »eine Kalorie ist eine Kalorie« zu eigen gemacht und wiederholten es
öffentlich, wenn sie mit der Ansicht konfrontiert wurden, dass es bei der
Verstoffwechslung von Zucker durch den menschlichen Körper offenbar eine Besonderheit gibt, die den Zucker von anderen Kohlenhydraten
unterscheidet. Die lange vertretene Ansicht stützte sich auf den Wissen-
schaftsstand der frühen Jahre des 20. Jahrhunderts und wenn man weiterhin daran festhielt, bedeutete dies eine eigensinnige Ablehnung der
Jahrzehnte voller relevanter Erkenntnisse in der medizinischen Wissenschaft, die es inzwischen gegeben hatte. In den 1980er-Jahren waren die
Biochemiker, Physiologen und Ernährungswissenschaftler, die sich auf
die Untersuchung von Zucker oder vom Fructoseanteil im Zucker spezialisiert hatten, zu übereinstimmenden Schlussfolgerungen gekommen
über die kurzfristigen Auswirkungen des Zuckerverzehrs auf den Menschen sowie zu den Details der Zuckerverstoffwechslung und wie der
Körper insgesamt dadurch beeinflusst wird. Die Glucose, die wir aufnehmen – in Stärke oder Mehl oder in Form der Hälfte eines Zuckermole-
küls –, wird von den Muskelzellen, dem Gehirn und anderen Geweben
direkt als Kraftstoff genutzt und kann in Muskeln oder in der Leber gespeichert werden (als sogenanntes Glykogen), der Fructoseanteil des Zuckers geht jedoch einen völlig anderen Weg. Der Großteil schafft es nie
bis in den Blutkreislauf, sondern wird in der Leber verstoffwechselt. Der
Stoffwechselweg, den die Glucose nimmt, wenn sie als Kraftstoff genutzt
wird – sowohl in der Leber als auch in den Muskelzellen –, umfasst einen Feedback-Mechanismus, um sie, falls nötig, so umzuleiten, dass sie
als Glykogen gespeichert wird. Das ist auch bei der Fructose der Fall. Wie
Biochemiker es später formulierten, bleibt der Stoffwechsel von Fructose in der Leber jedoch »frei von einer Kontrolle durch die Zellen«[623], die
ihre Umwandlung in Fett verhindert. Ein Ergebnis davon ist die erhöhte Produktion von Triglyceriden und damit die abnorm erhöhten Triglyceridwerte, die bei vielen, wenn auch nicht allen Probanden beobachtet
wurden, die sich zuckerreich ernährten.

    Während Kardiologen und Epidemiologen darüber diskutierten, ob
erhöhte Triglyceridwerte das Risiko für Herzkrankheiten tatsächlich erhöhen (wobei sie ihre eigenen Überzeugungen hinterfragten, wonach
Cholesterin der Schlüssel ist), waren Biochemiker zu der Annahme gekommen, dass Saccharose das »lipogenste«[624] Kohlenhydrat ist –, was sogar Walter Glinsmann, der Autor des FDA-Berichts über Zucker, später

einräumen würde –, und dass die Leber der Ort dieser Fettsynthese ist.* Der israelische Biochemiker Eleazar Shafrir beschrieb dies in der Fachterminologie als »die bemerkenswerte hepatische lipogene Fähigkeit, die durch fructosereiche Ernährungsformen ausgelöst wird«.[625] Kurzzeitstudien beim Menschen hatten zudem gezeigt, dass dies bei einigen Menschen in größerem Ausmaß geschah als bei anderen, genau wie es bei einigen Tierarten der Fall war und bei anderen nicht. In Studien beim Menschen neigten die Probanden, die zu Studienbeginn die höchsten Triglyceridwerte hatten, zu der deutlichsten Reaktion auf eine Reduzierung der Zuckeraufnahme, was darauf hinwies (dies jedoch nicht bewies), dass der Zucker der Grund für ihre anfangs hohen Triglyceridwerte war.[626] Dieselben Probanden zeigten tendenziell auch den deutlichsten Rückgang der Cholesterinspiegel, wenn sie auf eine zuckerarme Diät gesetzt wurden.

Es gab noch weitere interessante Unwägbarkeiten, wie sowohl Mensch als auch Tier bei diesen Tests auf Zucker reagierten, die die Forscher gerne weiter untersucht hätten. In der zweiten Hälfte der 1980er-Jahre wurde es jedoch zunehmend schwierig, für diese Art von Forschung finanzielle Mittel von der Regierung zu erhalten. Junge Frauen beispielsweise schienen gegenüber diesem Zuckereffekt, der die Triglyceridwerte steigen ließ, relativ resistent zu sein, während ältere Frauen und insbesondere Frauen nach der Menopause darauf wie die Männer reagierten.[627] Die Forscher, die diese Studien durchführten, überlegten, ob dies erklären könne, warum jüngere Frauen relativ immun gegenüber Herzkrankheiten zu sein scheinen, aber sie konnten darüber nur spekulieren.

Probanden, die mit relativ hohen Triglyceridwerten auf eine zuckerreiche Ernährung reagierten, neigten auch dazu, eine sogenannte Glucoseintoleranz zu zeigen, wenn sie Kohlenhydrate verzehrten: Ihr Blutzuckerspiegel stieg während der folgenden Stunden höher, als er sollte.[628] Dies deutete darauf hin, dass die Zellen dieser Probanden auch gegenüber der Wirkung von Insulin relativ resistent sein könnten, das den Blutzucker unter Kontrolle halten soll. Es war jedoch nicht klar, warum dies geschah, insbesondere da der Zucker in der Leber verstoffwechselt wurde und der

---

* Als Harold Higgins vom Carnegie Institute 1916 die ersten Studien darüber veröffentlichte, wie schnell wir verschiedene Kohlenhydrate verstoffwechseln, hatte er dieselbe Beobachtung gemacht. Fructose (und manchmal auch Galactose) »zeigt eine Tendenz oder Präferenz, sich im Körper in Fett zu verwandeln, während Glucose dazu neigt, sich in Glykogen [die gespeicherte Form von Kohlenhydraten] zu verwandeln und auch als solches gespeichert zu werden«. (Higgins 1916)

Fructoseanteil im Zucker die Bauchspeicheldrüse nicht einmal zur Bildung von Insulin anregte. Anfang der 1970er-Jahre hatten Aharon Cohen und seine israelischen Kollegen berichtet, diese Reaktionen der Probanden seien sehr wahrscheinlich durch genetische Veranlagung bedingt und stünden, zumindest bei Ratten, in Zusammenhang mit einem späteren Auftreten von Diabetes.[629] Cohen und seine Kollegen hatten schlanke Ratten miteinander gepaart, die abgesehen von dem Phänomen, bei zuckerreichem Futter glucoseintolerant zu werden, gesund waren. Anschließend hatten sie von diesen Ratten die Jungen genommen, die ebenfalls glucoseintolerant waren, wenn sie Zucker fraßen, und hatten diese miteinander gepaart. Innerhalb von drei Generationen wurden die Nachkommen durch Zuckerverzehr diabetisch, nicht nur glucoseintolerant. Ob das bedeutete, beim Menschen würde dasselbe passieren, und ob es erklärte, warum manche Menschen Diabetiker werden, wenn sie die gleiche Menge Zucker zu sich nehmen wie andere Menschen, die keine Diabetiker werden, konnte weder Cohen noch sonst jemand beantworten. Als 1986 Walter Glinsmann und seine Kollegen den abschließenden FDA-Bericht über Zucker zusammenstellten, besprachen sie viele dieser Feststellungen und beschlossen dann, das Fehlen einer eindeutigen Evidenz zu den langfristigen Auswirkungen des Zuckerverzehrs als ausreichenden Grund für die Schlussfolgerung zu nehmen, dass Zucker allgemein als sicher anerkannt ist. Von da an war die große Mehrheit der Forscher und Kliniker, die sich mit Herzkrankheiten beschäftigten, an den Punkt gekommen, zu akzeptieren, dass Fett und nicht Zucker das Problem ist, und daher betrachteten sie den Zucker natürlich allgemein als sicher. Das bedeutete nicht, dass er sicher *ist*, sondern nur, dass die meisten Experten, von denen in den 1980er-Jahren angenommen wurde, dass sie eine fundierte Meinung haben, davon überzeugt waren.

Forscher, die anders argumentierten, wie Yudkin, Walter Mertz und Sheldon Reiser im Carbohydrate Nutrition Laboratory des US-Landwirtschaftsministeriums, galten als voreingenommen oder als schlechte Wissenschaftler oder, wie Yudkin, als übermäßig in eine unsinnige Hypothese verstrickt. Studien, die nötig gewesen wären, um die Frage endgültig zu beantworten, wurden nie durchgeführt, und Glinsmann und seine Mitautoren hatten sich nicht dazu geäußert, ob solche Studien durchgeführt werden sollten. Ihre Aufgabe bei der Zusammenstellung des FDA-Berichts beinhaltete es tatsächlich nicht, Angaben zu machen, wo mehr Forschung nötig wäre, und daher unterließen sie es.* Nahrungsfett war zur ernährungsbedingten Ursache für Herzkrankheiten erklärt worden und Regierung wie auch Gesundheitsorganisationen widmeten sich fortan der Aufgabe, die Amerikaner von einer fettarmen Ernährung zu überzeugen.

Bald sorgte ein neuer Kontext dafür, dass die Wissenschaft sich stärker auf den Zucker konzentrierte. Zuvor erfolgten jedoch noch zwei andere Entwicklungen, die Einfluss darauf hatten, wie Ernährungsexperten den Zucker wahrnahmen und, was vielleicht noch wichtiger war, wie die Öffentlichkeit ihn wahrnahm *und* konsumierte. Im 20. Jahrhundert hatten Diabetes-Spezialisten und Ernährungswissenschaftler angenommen, wenn ein Bestandteil der Nahrung, die wir zu uns nehmen, Diabetes verursachen oder verschlimmern würde, müsste uns dieser Bestandteil entweder dicker werden lassen (in den 1980er-Jahren wurde Nahrungsfett wegen seiner besonderen Kaloriendichte in dieser Hinsicht weitgehend als primärer Verdächtiger genannt) oder die insulinproduzierenden Zellen der Bauchspeicheldrüse besonders belasten. Selbst der britische Forscher Peter Cleave hatte dies als zutreffend angenommen und diese Ansicht hatte sein Denken in den 1960er-Jahren stark beeinflusst, als er argumentierte, raffiniertes Getreide und raffinierter Zucker seien die Ursache für Adipositas und Diabetes und die damit einhergehenden weiteren Erkrankungen.

Falls dies zutraf, musste der Schlüsselfaktor, der bestimmte, wie Zucker oder jegliches Kohlenhydrat die Diabetes-Ausprägung beeinflusst, sehr wahrscheinlich das Tempo sein, in dem diese Lebensmittel bei der Verdauung in ihre Kohlenhydrate aufgespalten werden, sodass die Glucose in den Blutkreislauf gelangen kann und zu einer Erhöhung des Blutzuckerspiegels führt. Diese Auffassung wurde unter dem Begriff »glykämischer Index« bekannt. Erforscht wurde er Ende der 1970er-Jahre von Forschern der Oxford University und er unterstützte die Ansicht, dass Cleave, zumindest in dieser Hinsicht, recht gehabt hatte.[630] Je stärker ein Kohlenhydrat raffiniert oder verarbeitet ist und von je weniger Fett und Ballaststoffe es begleiten, um seine Verdauung zu verlangsamen, desto stärker reagiert der Blutzucker und desto mehr Insulin ist folglich erforderlich, um es zu verstoffwechseln. Oder, wie Cleave es vielleicht formuliert hätte, desto größer ist die Belastung für die Bauchspeicheldrüse. Für den glykämischen

---

* Als ich 25 Jahre später Walter Glinsmann, der inzwischen Berater für die Corn Refiners Association war, fragte, welche Studien unternommen werden könnten, um die Zuckerfrage endgültig zu lösen, weigerte er sich, darauf zu antworten. (Interview, Walter Glinsmann, 7. Februar 2011)

Index definierten die Forscher aus Oxford einen Referenzwert von 100, wenn Probanden nur eine Glucoselösung mit Wasser tranken. Cornflakes erreichten einen Wert von 80, weißer Reis 72, Weißbrot 69, Äpfel 39 und Speiseeis (mit seinem hohen Fettgehalt) nur 36.

Die ersten Veröffentlichungen zum glykämischen Index entfachten eine erstaunlich erbitterte Kontroverse über seinen letztendlichen Wert. Ein offensichtliches Problem war, dass die Blutzuckerreaktion auf den Verzehr eines spezifischen Lebensmittels individuell sehr unterschiedlich war und stark von den Mahlzeiten beeinflusst wurde, mit denen dieses Lebensmittel verzehrt wurde – wie viel Fett, Eiweiß und Ballaststoffe die anderen Lebensmittel dieser Mahlzeit enthielten. Ein weiteres Problem war, dass ein fettreiches Lebensmittel, selbst reich an gesättigtem Fett – Speiseeis war das Paradebeispiel – wegen des Fettgehalts einen niedrigen glykämischen Index hatte und daher bei dieser Messung gesund zu sein schien. Viele Ernährungsforscher und andere Forscher, die sich mit Adipositas, Diabetes und Herzkrankheiten befassten und davon überzeugt waren, Nahrungsfett sei der Übeltäter, hielten dies für eine nicht akzeptable Schlussfolgerung. Dennoch wurde der glykämische Index langsam von der Diabetes-Gemeinschaft als nützliches Messinstrument dafür akzeptiert, welche Lebensmittel Diabetiker essen können oder nicht oder wie sie ihre Insulindosis gegebenenfalls verändern müssen.

Eine unbeabsichtigte Folge des glykämischen Index ist, dass er Zucker sogar für Diabetiker gesund erscheinen lässt. Da der Großteil der Fructose, die wir aufnehmen, es nie schafft, die Leber zu passieren und sich als Blutzucker im Blutkreislauf zu zeigen, wird Fructose beim glykämischen Index kaum registriert. Das Ergebnis ist, dass Zucker (nun Saccharose *und* fructosereicher Maissirup, wie wir bald besprechen werden) einen relativ niedrigen glykämischen Index hat – nur eine Hälfte davon, nämlich die Glucose, lässt den Blutzucker steigen. Daher schien Fructose ein ideales Süßungsmittel für Diabetiker zu sein und der Zucker selbst erschien unbedenklich. Somit gab es keinen Grund, »warum für Diabetiker Lebensmittel, die Saccharose enthalten, verboten sein sollten«[631], wie die Forscher der University of Minnesota 1983 in einem Artikel folgerten, der in *The New England Journal of Medicine* erschien. 1986 war dies auch die offizielle Haltung der American Diabetes Association.[632]

Dies hilft die Zunahme des Verbrauchs kalorienreicher Süßungsmittel insgesamt zu erklären – des Verbrauchs von Zuckern, die Fructose, insbesondere Saccharose und fructosereichen Maissirup (HFCS) enthalten.

Diese Zunahme begann in den 1980er-Jahren und ging mit der neuesten Form der Adipositas- und Diabetes-Epidemien einher. Wir haben uns von der ersten Hälfte der 1970er-Jahre, in der der Zucker verteufelt wurde und der Pro-Kopf-Verbrauch tatsächlich sank, in die 1980er-Jahre begeben, die den Beginn der ersten bedeutsamen Zunahme des Gesamtverzehrs seit der Großen Depression erlebt haben. 1999, als in den Vereinigten Staaten jedem Mann, jeder Frau und jedem Kind im Land 68 Kilogramm Zucker und HFCS verkauft wurden, war dies ein Drittel mehr als 25 Jahre zuvor (51 Kilogramm).[633] Je nach Art der Berechnung (welcher Anteil des verkauften Zuckers und HFCS auch wirklich verzehrt wird), aßen und/oder tranken wir 1999 das Zwei- bis Dreifache der Dosis an Saccharose und HFCS, die Glinsmann und seine FDA-Kollegen nur 13 Jahre zuvor offiziell als sicher definiert hatten.

Der Aufschwung begann nach der erfolgreichen PR-Kampagne der Zuckerindustrie und kurz vor der Entlastung des Zuckers durch die FDA. Er fiel mit der Einführung von fructosereichem Maissirup ins Nahrungsangebot zusammen, insbesondere dem, der als HFCS-44 bekannt ist –; die weiter oben erwähnte Mischung aus 55 Prozent Fructose und 45 Prozent Glucose, die entwickelt worden war, damit man sie nicht von Saccharose unterscheiden kann, wenn sie zum Süßen von Coca-Cola oder Pepsi verwendet wird.* 1984 hatte HFCS die Saccharose in diesen beiden Softdrinks ersetzt, vor allem, weil er billiger war und weil man darauf vertrauen konnte, dass er dank der von der Reagan-Administration verabschiedeten Gesetze auch billiger bleiben würde. Zudem war er in Form von Sirup im Handel, was für die Getränkeindustrie besonders praktisch war. Von 1984 bis zum Ende des Jahrhunderts stieg der Verbrauch an kalorienreichen Süßungsmitteln beständig an, als HFCS zuerst einen gewissen Teil der Saccharose ersetzte und dann weiter anstieg.

Für die Gründe, warum dies geschah, gibt es viele mögliche Erklärungen, darunter die Tatsache, dass die Gesundheitsbehörden den Amerikanern nun erzählten, Fett mache sie fett, und damit implizierten, Zucker sei tatsächlich unschädlich, solange wir es damit nicht übertreiben. (Mitte

---

* Fructose und Glucose in HFCS sind chemisch nicht aneinander gebunden wie in der Saccharose, was einige Forscher hat vermuten lassen, HFCS könne von Natur aus schädlicher sein. Dies ist jedoch vielleicht weniger relevant, als diese Forscher glauben, weil viel von der Saccharose im Nahrungsangebot, insbesondere in Softdrinks – in den 1970er-Jahren auf 50 Prozent geschätzt – als »Invertzucker« endet, bei dem Fructose und Glucose durch den Zeitraum, über den wir sie konsumieren, ebenfalls aufgelöst (hydrolysiert) werden. (Cantor 1975, S. 29)

der 1990er-Jahre empfahl sogar die American Heart Association Süßigkeiten als Snacks, anstelle von Lebensmitteln, die gesättigtes Fett enthalten).[634] Eine andere einfache Erklärung ist, dass die Mais-Raffinierer keine Mühen scheuten, um für HFCS als eine Alternative zu Zucker zu werben. Sie sprachen von ihrem Produkt als »Fructose«, als enthalte es weiter nichts, und bezogen sich dann auf »Fructose« als »Fruchtzucker«, wodurch sie von Natur aus gesund zu sein schien.[635] Da die American Diabetes Association und Diabetes-Spezialisten nun behaupteten, Fructose sei ein ideales Süßungsmittel, da es den Blutzucker nicht steigen lässt und kein Insulin für die Verstoffwechslung benötigt, schien HFCS wiederum ideal zu sein.

Man kann sich nur schwer vorstellen, dass wir einfach nicht merkten, dass der fructosereiche Maissirup (HFCS), den wir nun in unseren Softdrinks und Säften und einer ständig wachsenden Anzahl industriell verarbeiteter und gebackener Lebensmittel zu uns nahmen, tatsächlich nur eine andere Form von Glucose und Fructose war und damit tatsächlich Zucker, aber genau so war es.[636] Es war den Mais-Raffinierern gelungen, den Unterschied zu verschleiern.* HFCS wurde das Süßungsmittel der Wahl für viele Produkte, die nun als besonders gesund bezeichnet wurden – Sportdrinks wie Gatorade, abgefüllte Fertigtees mit Ginkgo, Ginseng oder anderen exotischen Kräutern, fettarmer Joghurt – und deren Beliebtheit explosionsartig zunahm. Die Hersteller konnten in der Liste der Inhaltsstoffe angeben, dass die primäre Kalorienquelle fructosereicher Maissirup ist, ohne damit die Verbraucher darauf aufmerksam zu machen, dass dies einfach nur eine andere Form von Zucker ist und sie dadurch sogar noch dicker werden könnten und vielleicht auch mit größerer Wahrscheinlichkeit deshalb Diabetiker werden würden. Wie sich herausstellte, wurden wir dicker *und* es gab mehr Diabetiker. Die Frage ist natürlich, ob das Zufall ist oder eine Sache von Ursache und Wirkung.

Ende der 1980er-Jahre begann sich der Kontext der Wissenschaft selbst radikal zu verschieben. Der biochemische Vorgang, wie die Leber Fructose verstoffwechselt, war nun bekannt, ebenso warum zu erwarten ist, dass durch den Zuckerkonsum die Triglyceridwerte im Blut steigen. Das war

---

* Als ich Anfang der 2000er-Jahre mit den Nachforschungen und Berichten für mein erstes Buch über Ernährung begann, glaubten sogar viele der Forscher, die ich interviewte, HFCS sei nur Fructose, oder sie wussten nicht, dass Saccharose zur Hälfte aus Fructose besteht. Da diese Forscher meist entweder Epidemiologen waren, die bestimmte Populationen studieren, oder Ärzte, die sich mit chronischen Krankheiten befassten, hatten sie damals nicht das nötige Hintergrundwissen in Ernährung oder Biochemie, um sich dieser einfachen Tatsachen bewusst zu sein.

unumstritten. Was sich jedoch verändern sollte war der medizinische Zusammenhang, in dem dies verstanden wurde – oder, genauer gesagt, verstanden werden *sollte*. Eine Reihe von Entwicklungen bei unserem Verständnis von Herzkrankheiten und Diabetes begann, den Fokus von der Verbindung zwischen Cholesterin und Nahrungsfett wegzunehmen und stattdessen auf den Kohlenhydratgehalt der Ernährung zu richten.

Die medizinische Forschungsgemeinde erkannte, dass Insulinresistenz und eine Erkrankung, die als »metabolisches Syndrom« bekannt ist, ein wichtiger, wenn nicht überhaupt *der* wichtige Risikofaktor für Herzkrankheiten und Diabetes ist.[637] Bevor wir eine Herzkrankheit oder Diabetes bekommen, weisen wir das metabolische Syndrom auf. Die Centers for Disease Control and Prevention (CDC), also die Zentren für Krankheitskontrolle und Prävention, schätzen heute, dass etwa 75 Millionen erwachsene Amerikaner das metabolische Syndrom haben.[638]

Das erste Symptom oder Diagnosekriterium, auf das Ärzte für die Diagnose des metabolischen Syndroms achten sollen, ist ein zunehmender Taillenumfang. Das heißt, wenn Sie übergewichtig oder fettleibig sind – wie dies auf zwei Drittel der erwachsenen Amerikaner und auf etwa 60 Prozent der Deutschen[639] zutrifft –, ist die Wahrscheinlichkeit groß, dass Sie das metabolische Syndrom haben. Es bedeutet auch, dass Ihr Blutdruck wahrscheinlich erhöht ist und Sie glucoseintolerant sind und daher auf dem Weg, diabetisch zu werden. Daher ist Ihre Wahrscheinlichkeit für einen Herzanfall größer als bei einer schlanken Person – obgleich auch schlanke Menschen das metabolische Syndrom haben können und diese Personen eine größere Wahrscheinlich für Herzkrankheiten und Diabetes haben als schlanke Personen ohne metabolisches Syndrom.

Das metabolische Syndrom verbindet eine Reihe von Störungen als Ergebnis von Insulinresistenz und hohen Insulinspiegeln im Blut (Hyperinsulinämie). Dabei hatte die medizinische Gemeinschaft nicht angenommen, dass diese Störungen miteinander in Beziehung stehen würden, oder hatte angenommen, dass sie zumindest gesonderte und unterschiedliche Ursachen haben – dick werden (Adipositas), hoher Blutdruck (Hypertonie), hohe Triglyceridwerte, niedriges HDL-Cholesterin (Dyslipidämie), Herzkrankheit (Atherosklerose), hoher Blutzucker (Diabetes) und Entzündung (tragen Sie hier Ihre Krankheit ein). Es ist eine Art Störung der Homöostase, bei der regulierende Systeme im gesamten Körper fehlerhaft arbeiten, was langsam überall chronische pathologische Konsequenzen nach sich zieht.

Die Erforschung des metabolischen Syndroms reicht zurück in die frühen 1950er-Jahre und verbindet Rosalyn Yalows und Solomon Bersons Erkenntnis, dass sowohl Patienten mit Adipositas als auch Patienten mit Typ-2-Diabetes insulinresistent sind. Dahinter steht die Wissenschaft, die Yudkin 1963 ins Feld führte, um vorzubringen, dass der Zuckerkonsum die wahrscheinlichste ernährungsbedingte Ursache für Herzkrankheiten ist. Praktisch alle diese Störungen konnten erzeugt werden, wenn man Labortiere mit Zucker fütterte, wie Yudkin ausführte, und viele davon, wenn man Menschen eine zuckerreiche Ernährung gab. Dem Endokrinologen Gerald Reaven von der Stanford University und seinen Mitarbeitern gebührt die Anerkennung für einen Großteil der ergänzenden Wissenschaft und dafür, dass er die medizinische Gemeinschaft dazu gebracht hat, dieser ihre Aufmerksamkeit zu schenken – eine beachtliche Meisterleistung. Reavens Argument war eine Variation von Yudkins Argumentation:[640] Herzkrankheiten und Diabetes gehen mit einer Reihe häufiger metabolischer und hormoneller Störungen einher wie Adipositas, wobei erhöhte Cholesterinspiegel dabei das geringste Übel sein können. Reaven machte alle Kohlenhydrate für die Krankheit verantwortlich. Anders als Yudkin wurde er nicht als Fanatiker betrachtet, der behauptete, Zucker sei Gift, gesättigtes Fett jedoch nicht.

1987 erörterte Reaven die neu etablierte Lehre vom metabolischen Syndrom bei einer Konferenz über die Diabetes-Prävention, die die National Institutes of Health veranstalteten. Die anwesenden Forscher und Kliniker räumten ein, die Wissenschaft sei überzeugend, sie wünschten sich jedoch, wie es damals ein NIH-Beamter formulierte, »sie würde verschwinden, weil niemand wüsste, wie er damit umgehen soll«. Sie waren zu der Überzeugung gelangt, dass Fett schlecht für das Herz ist und dass zu viel Eiweiß die Nieren ungesund belasten könnte. Nun kam Reaven wieder auf die Ansicht zurück, Kohlenhydrate seien schlecht. »Irgendetwas müssen wir ja essen«, sagte der NIH-Beamte, aber was würde überhaupt noch bleiben?

Im folgenden Jahr sprach Reaven bei der hoch angesehenen Vortragsreihe Banting Lectures bei der Jahrestagung der American Diabetes Association.[641] Er beschrieb die Evidenz, die das von ihm als »Syndrom X« bezeichnete Syndrom unterstützte (das metabolische Syndrom). Wie Reaven vortrug, ist der Zustand der Insulinresistenz – der Schlüsseldefekt beim metabolischen Syndrom – die Ursache, die dem Typ-2-Diabetes zugrunde liegt. Es wird jedoch nicht jeder Mensch mit Insulinresistenz Diabetiker, einige produzieren weiterhin ausreichend Insulin, um den Widerstand ihres Körpers gegenüber dem Hormon zu überwinden. Diese Hyperinsulinämie wiederum hat im gesamten menschlichen Körper schädliche Auswirkungen, sie verursacht beispielsweise Herzkrankheiten, indem sie die Triglyceridwerte und den Blutdruck erhöht, den HDL-Cholesterinspiegel senkt und die Insulinresistenz weiter verschärft. Es ist ein Teufelskreis, bei dem die Produktion von zu viel Insulin eine Insulinresistenz verursachen kann und die Insulinresistenz den Körper dazu veranlasst, immer noch mehr Insulin zu produzieren. Diabetes und Herzkrankheiten folgen mit großer Wahrscheinlichkeit. Eine Ursache kann sein, dass jemand immer dicker und dicker wird, dies könnte aber ebenso gut auch das Ergebnis sein.

Im Lauf der Jahre ist durch weitere Forschungsergebnisse zum metabolischen Syndrom eine ständig wachsende Liste von Stoffwechsel- und Hormonanomalitäten entstanden, von denen die Insulinresistenz begleitet wird und die daher bei Fettleibigen festgestellt werden und sowohl Herzkrankheiten als auch Diabetes vorausgehen. Dazu gehören eine Vielzahl von LDL-Partikeln im Blutkreislauf (nicht von Cholesterin selbst, sondern von den Partikeln, die das Cholesterin transportieren) und erhöhte Harnsäurespiegel im Blut, die ein Vorläufer der Gicht sind.[642] Ebenso gehört dazu ein chronischer Entzündungszustand, gekennzeichnet durch eine hohe Konzentration eines Eiweißes im Blut, das als C-reaktives Protein bekannt ist, und weiterer Entzündungsmoleküle.[643]

Das metabolische Syndrom veränderte die Terminologie, mit der Ärzte über das Risiko eines Patienten sprechen, eine Herzkrankheit zu bekommen. Hohe Cholesterinwerte gehören nun ebenso wenig zur Gruppe der Stoffwechselstörungen wie erhöhtes LDL-Cholesterin, das »böse« Cholesterin. Die Schlüsselfaktoren sind vielmehr hohe Triglyceridwerte, niedriges HDL-Cholesterin, hoher Blutdruck, Übergewicht, Glucoseintoleranz und, mehr als alles andere, eine Insulinresistenz und dadurch eine übermäßige Insulinbildung tagein, tagaus. Diese Anomalitäten hängen alle mit dem Kohlenhydratgehalt der Ernährung zusammen, nicht mit deren Fettgehalt.

Die Frage ist jedoch letztlich, was die Ursache für die Insulinresistenz ist. Was setzt diesen Teufelskreis in Gang?[644] Seit Anfang der 1960er-Jahre hatten viele Forscher und Kliniker bereitwillig die Ansicht übernommen, es sei die Fettleibigkeit oder zumindest eine übermäßige Fettansammlung und aus demselben Grund nahmen sie auch an, dass Adipositas Diabetes verursacht – beide hängen eng miteinander zusammen. Dies erklärt

jedoch nicht, warum auch schlanke Menschen insulinresistent (oder Diabetiker) sein können, daher wird in diesen Fällen eine überwiegend sitzende Lebensweise häufig als Erklärung für das metabolische Syndrom
herangezogen. Beides kann das Vorhandensein einer Insulinresistenz bei
Adipositas erklären und dabei dennoch die Fettleibigkeit der Tatsache zu-
schreiben, dass mehr Kalorien aufgenommen als verbraucht werden. Diese
Vermutungen wurden nie streng überprüft, schienen jedoch vernünftig zu
sein und wurden daher akzeptiert.

Einer der interessanten Nebeneffekte der Erforschung des glykämischen
Index, der in der Folge langsam dazu führte, dass Insulinresistenz und Hyperinsulinämie sowohl als Vorläufer von als auch als Einflussfaktor auf
Herzkrankheiten und Diabetes akzeptiert wurden, ist, dass Ende der 1980er-
Jahre die Anzahl der Forscher, die Zucker und dessen Bestandteil Fructose untersuchten, zu steigen begann. Das lag nicht daran, dass die Forscher
sonderlich besorgt gewesen wären, dass Zucker schlecht für uns ist. Vielmehr begannen einige, die Fructose zu untersuchen, weil sie ein potenziell
ideales Süßungsmittel für Diabetiker zu sein schien, wie die American Diabetes Association sagte. Andere untersuchten die Fructose, weil sie eine
Vergleichsmöglichkeit mit Glucose bei Laborstudien zum Stoffwechsel
darstellte – die eine Substanz (Glucose) wirkte unmittelbar auf den Blutzucker und die Insulinbildung, die andere (Fructose) nicht.

Einige Forscher begannen mit einer Untersuchung der Fructose, weil
Forscher in Reavens Labor an der Stanford University nachwiesen, die einfachste Möglichkeit, die Symptome der Insulinresistenz und damit des metabolischen Syndroms bei Laborratten und -mäusen hervorzurufen, sei es,
sie mit großen Mengen Fructose zu füttern. Wie Reaven später erklären
würde, begannen sie damit, ihre Ratten überwiegend mit Fructose zu füttern, weil sie neugierig bezüglich der Empfehlungen der American Diabetic Association waren. Die Stanford-Forscher stellten sehr rasch fest, dass
sie ein »wunderbares Modell«[645] für das metabolische Syndrom gefunden
hatten, das sie beim Menschen untersuchten – hohe Triglyceridwerte, hohe
Insulinspiegel (Hyperinsulinämie), Insulinresistenz und sogar hohe Harn-
säurewerte.

Einige Forscher begannen mit der Untersuchung von Zucker, weil sie
sich dafür interessierten, warum sich Fett in der Leber ansammelt. Die ersten Berichte, die einen Zusammenhang zwischen Fettleber und Adipositas beim Menschen herstellten, stammten 1950 von einem Arzt aus Kan-
sas, Samuel Zelman, der behauptete, die von seinen fettleibigen Patienten

verzehrten großen Kohlenhydratmengen könnten in irgendeiner Weise für diesen Zusammenhang verantwortlich sein. (Wie er schrieb, war er zur Prüfung dieses Themas motiviert, weil einer seiner Patienten, der in seinem Krankenhaus als Hilfskraft tätig war, »pro Tag 20 oder mehr Dosen Coca-Cola trank«.[646]) Der erste Fallbericht in der Literatur, der eine Fettleber bei Erwachsenen diagnostizierte, die keinen Alkohol tranken – also eine *nichtalkoholische* Fettleber oder NAFL –, stammt von 1980 und bei Kindern von 1984.[647] Die Erkrankung ist nicht zu unterscheiden von der durch Alkohol bedingten Fettleber. Ihr Auftreten bei Erwachsenen, die keinen Alkohol trinken, und bei Kindern wurde durch die Tatsache erklärt, dass diese Patienten praktisch alle fettleibig waren und hohe Triglyceridwerte aufwiesen. Sie hatten mit anderen Worten das metabolische Syndrom.

Heute geht man davon aus, dass in den USA jeder zehnte Heranwachsende[648] und schätzungsweise 75 Millionen Erwachsene eine nichtalkoholische Fettleber haben[649] (es ist vielleicht kein Zufall, dass Schätzungen zufolge ebenso viele das metabolische Syndrom haben sollen).* Die Erkrankung wurde inzwischen sogar bei Säuglingen und Kleinkindern diagnostiziert. Es ist eindeutig eine weitere Epidemie. Einige Ärzte, die mit NAFL zu tun haben, vermuten Adipositas als deren Ursache, andere haben überlegt, welcher Aspekt der modernen Ernährung oder des heutigen Lebensstils in einzigartiger Weise dazu führen könnte, dass sich Fett in der Leber ansammelt. Da die NAFL auch sehr eng mit dem metabolischen Syndrom und der Insulinresistenz zusammenhängt, ist eine weitere Möglichkeit, dass die Fettansammlung in der Leber tatsächlich die Insulinresistenz verursacht, die im Zentrum des metabolischen Syndroms steht. Dies ist es, was heute viele Forscher, die die Insulinresistenz untersuchen, glauben und was die neueste Evidenz nahe legt. Aber warum sammelt sich Fett in der Leber? Einige der Forscher, die eine Antwort auf diese Frage finden wollen, untersuchen den Zucker, weil Fructose in der Leber verstoffwechselt wird und höchst lipogen (fettproduzierend) ist.

Seit den 1990er-Jahren haben die Forscher bestimmte eindeutige Befunde festgestellt. Erstens:[650] Werden Tiere mit genügend reiner Fructose oder mit genügend Zucker (Glucose und Fructose) gefüttert, so verwandelt ihre Leber einen Großteil der Fructose in Fett – genauer gesagt in ge-

---

* Das Deutsche Ärzteblatt geht übrigens davon aus, dass in Europa schätzungsweise 13,9 Prozent bis 26,6 Prozent unter eine NAFL leiden.
Quelle: https://www.aerzteblatt.de/archiv/160842/Nichtalkoholische-Fettlebererkrankung

sättigte Palmitinsäure –, die Fettsäure, die uns beim Verzehr *vermutlich* Herzkrankheiten beschert, indem sie das LDL-Cholesterin steigen lässt. Die daran beteiligten biochemischen Wege sind klar und nicht sonderlich umstritten. Werden Tiere lange genug mit ausreichend Fructose gefüttert, so sammelt sich in ihrer Leber Fett und verursacht die Art von Fettleber, wie sie bei fettleibigen Kindern und Erwachsenen beobachtet wird. Diese Fettansammlung begleitet die Insulinresistenz, anfangs in der Leber und später auch in anderen Zellen, was, zumindest bei Labortieren, zum metabolischen Syndrom führt.

Die Forscher geben an, die Auswirkungen des Verzehrs von Zucker oder Fructose auf den Stoffwechsel könnten innerhalb einer Woche auftreten, wenn die Tiere mit sehr großen Mengen davon gefüttert werden – nahezu 70 Prozent der Kalorien ihres Futters.[651] Es kann mehrere Monate dauern, bis sich die Auswirkungen zeigen, wenn die Tiere mit einer Zuckermenge gefüttert werden, die näher an der Menge ist, die von den Amerikanern tatsächlich verzehrt wird – rund 20 Prozent der Kalorien ihrer Ernährung. Wird der Nahrung von Mensch oder Tier kein Zucker mehr zugesetzt, verschwindet die Fettleber wieder und mit ihr auch die Insulinresistenz. In einer Studie von 2011, bei der 29 Rhesusaffen die Möglichkeit bekamen, ein mit Fructose gesüßtes Getränk zusätzlich zu ihrem Futter zu sich zu nehmen, entwickelte wirklich jeder von ihnen innerhalb eines Jahres eine »Insulinresistenz und viele Merkmale des metabolischen Syndroms«[652] und vier von ihnen anschließend Typ-2-Diabetes.

Forscher haben beim Menschen ähnliche Ergebnisse erzielt (allerdings ohne so weit zu gehen, Diabetes auszulösen), sie führten die Versuche aber normalerweise nur mit Fructose durch. Luc Tappy von der Universität Lausanne in der Schweiz begann Mitte der 1980er-Jahre, die Fructose zu untersuchen, weil er »von dem sehr eigentümlichen Stoffwechsel der Fructose fasziniert war, [die] ohne Insulin zu benötigen, problemlos verstoffwechselt wird«.[653] Als Tappy seine Probanden gleichwertige Fructosemengen in acht bis zehn Dosen Coca-Cola oder Pepsi pro Tag zu sich nehmen ließ – eine »recht hohe Dosis«, wie er sagt –; begann ihre Leber, insulinresistent zu werden und ihre Triglyceridwerte stiegen innerhalb weniger Tage an. Mit niedrigeren Dosen traten dieselben Wirkungen auf, jedoch nur, wenn der Versuch einen Monat oder länger andauerte.

Trotz der stetig wachsenden Menge an Forschungsergebnissen, die Zucker und Fructose mit der Fettansammlung in der Leber und mit der Insulinresistenz in Zusammenhang brachten, kann jeder einzelne Versuch problemlos als nicht schlüssig kritisiert werden – wie Walter Glinsmann und seine Mitautoren der FDA 1986 behaupteten. Die Studien mit Nagetieren sind nicht unbedingt auf den Menschen übertragbar. Und die Studien, die Tappy durchführte – Menschen dazu zu bringen, mit Fructose gesüßte Getränke zu sich zu nehmen und die Auswirkungen mit denen zu vergleichen, wenn dieselben oder andere Probanden mit Glucose gesüßte Getränke zu sich nehmen –, sind auf eine realistische menschliche Ernährung nicht übertragbar, weil weder Mensch noch Tier jemals von Natur aus reine Fructose oder auch nur reine Glucose zu sich nehmen würde, zumindest nicht in flüssiger Form. Wir nehmen Zucker immer in einer Kombination beider Zuckerformen etwa im Verhältnis 1:1 zu uns, so wie es beim Zucker und beim fructosereichen Maissirup der Fall ist. Die Menge an Fructose oder Saccharose, die die Nagetiere oder Probanden in diesen Studien verzehrten, waren normalerweise, wenn auch nicht immer, sehr groß – sie machten in der Regel 60 Prozent oder mehr der Kalorien des Nagetierfutters aus und das Äquivalent von 30 bis 40 Prozent der Kalorien aus Zucker beim Menschen. Darüber hinaus waren die Studienzeiten kurz – höchstens ein paar Monate –, und es ist unklar, wie das, was in nur wenigen Monaten zu beobachten war, extrapoliert werden kann, wenn wir über Erkrankungen sprechen, die sich über Jahre, wahrscheinlicher sogar über Jahrzehnte entwickeln – metabolisches Syndrom, Adipositas, Diabetes, Herzkrankheiten. Forscher halten es für eine angemessene Vermutung, dass etwas, was bei großen Dosen Zucker innerhalb weniger Monate geschieht (in Studien also, die praktikabel und erschwinglich sind), auch über einen längeren Zeitraum geschehen wird, wenn die verzehrten Zuckermengen realistischer sind (in Studien also, die nicht praktikabel und nicht erschwinglich sind). Diese Vermutung ist vernünftig, vielleicht auch gut (wie ich finde), aber es bedeutet nicht, dass sie auch richtig ist.

Die Zuckerindustrie (und sowohl Forscher, die auf der Gehaltsliste der Industrie stehen, als auch andere) wird argumentieren, dass eine Einschränkung des Zuckerverzehrs in diesen Studien die Insulinresistenz und das metabolische Syndrom nur reduzieren wird, wenn die Probanden ihr Gewicht reduzieren.[654] Anschließend werden sie vermuten, der einzige Weg zu einer Gewichtsabnahme sei, die Menschen dazu zu bringen, weniger zu essen – nach dieser Denkweise ist schließlich eine Kalorie eine Kalorie. Und das Schlimmste, was daher über den Zucker gesagt werden kann, ist, dass er so gut schmeckt, dass die Menschen zu viele Kalorien zu sich nehmen. Dies führt wieder zurück zu der Behauptung, dass die Menschen ähnlich günstige Ergebnisse gehabt hätten, wenn sie einfach nur weniger gegessen oder sich mehr bewegt hätten.

Wenn jedoch der Zucker tatsächlich eine Insulinresistenz verursacht – wie es Biochemie und Tierstudien nahelegen – ist er auch sehr wahrscheinlich der Auslöser für eine übermäßige Fettansammlung und damit für Adipositas. Wird der Zucker weggelassen, so bessert sich die Insulinresistenz und die Probanden nehmen ab, nicht weil sie weniger essen, was möglicherweise auch zutrifft, sondern weil sich ihre Insulinresistenz zurückbildet. Die Zuckerindustrie sieht es jedoch anders.

Die Komplexität des Themas erklärt, warum Neuüberprüfungen dieser Forschung – nicht zu verwechseln mit Überprüfungen durch das US-Landwirtschaftsministerium oder andere staatliche Stellen – typischerweise zu dem Schluss kommen, dass weitere Forschungen nötig sind. 1993, nur sieben Jahre, nachdem die FDA den Zucker in ihrem Bericht zu entlasten schien, widmete das *American Journal of Clinical Nutrition* eine komplette Ausgabe[655] den Auswirkungen des Konsums von Fructose und damit Zucker. Ein Artikel nach dem anderen sprach über die Evidenz, wonach der Zuckerkonsum schädlich sein könnte, und anschließend über den Bedarf weiterer Forschung, die das schaffen sollte, was die wissenschaftlichen Berater der Zuckerindustrie zwei Jahrzehnte zuvor ebenfalls für nötig befunden hatten: zu ermitteln, ab welcher Menge der Zuckerverzehr tatsächlich gefährlich wird. »Weitere Studien sind eindeutig nötig, um die Beeinträchtigung des Stoffwechsels zu bestimmen, die bei chronischem Fructose- oder Saccharoseverzehr eintreten kann«[656], wie Tappy und sein Kollege Éric Jéquier in ihrer Stellungnahme in der Sonderausgabe schrieben.

Als Tappy und seine Kollegin Kim-Anne Lê 2010 gemeinsam ein Gutachten über den Zucker verfassten, bekräftigten sie immer noch denselben Punkt: »Es besteht ganz klar der Bedarf für Interventionsstudien«, wie sie es fachlich formulierten, »bei denen die Fructoseaufnahme von starken Fructosekonsumenten reduziert wird, um die mögliche pathogene Rolle der Fructose besser darstellen zu können. Gegenwärtig lassen kurzfristige Interventionsstudien jedoch vermuten, dass eine hohe Fructoseaufnahme in Form von Softdrinks, gesüßten Säften oder Backwaren das Risiko für Stoffwechsel- und kardiovaskuläre Erkrankungen erhöhen kann.«[657] Weniger fachlich ausgedrückt bedeutet dies, wir brauchen weiterhin Studien, die uns mit plausibler Sicherheit sagen können, in welcher Größenordnung oder Dosis der Zuckerkonsum bei uns das anrichten kann, was er bei Laborratten und sogar bei Pavianen anrichtet. Ist diese Dosis höher als die, die wir bereits zu uns nehmen? Bekommen wir das metabolische Syndrom und Insulinresistenz und dadurch vielleicht Adipositas, Diabetes und Atherosklerose, weil wir diesen Punkt bereits überschritten haben, oder ist etwas völlig anderes dafür verantwortlich zu machen?

Wir werden in nächster Zukunft wahrscheinlich nichts Endgültigeres erfahren, was uns zu dem Problem zurückbringt, das wir am Beginn dieses Kapitels angesprochen haben – den Erfordernissen des Gesundheitswesens gegenüber den Anforderungen an eine gute Wissenschaft. Zucker und fructosereicher Maissirup sind keine »akuten Toxine« von der Art, wie das FDA sie normalerweise reglementiert, und deren Auswirkungen angemessen gut über Tage oder Monate untersucht werden können. Die Frage ist, ob Zucker und fructosereicher Maissirup chronische Toxine sind, ob sich ihre Auswirkungen im Laufe vieler tausend Mahlzeiten und nicht nur bei einigen wenigen Mahlzeiten anhäufen. Demnach müssen die von Tappy genannten »Interventionsstudien« über Jahre oder Jahrzehnte durchgeführt werden, um aussagekräftig zu sein. Tausende, wenn nicht sogar Zehntausende von Probanden müssen randomisiert einer zuckerreichen oder einer zuckerarmen Diät zugeteilt und anschließend jahrelang nachkontrolliert werden (je mehr Probanden eine Studie umfasst, desto kürzer kann die Studiendauer sein), um zu sehen, welche Gruppe den höheren Tribut im Sinn von Krankheit und Tod zu zahlen hat. Solche Studien sind maßlos teuer und nur wenige Forscher auf diesem Gebiet glauben, dass man sie jemals durchführen wird.

Die Zahl der Forscher, die sich dafür interessieren, Zucker und Fructose zu untersuchen und die sich Sorgen über die Auswirkungen auf den Stoffwechsel machen, wenn diese konsumiert werden, nimmt sicherlich zu. Ebenso nimmt auch die Bereitschaft von Gesundheitsorganisationen weltweit zu, Laborforschungen zu finanzieren oder zumindest über solche Finanzierungen zu sprechen. Aber dies muss dennoch von der Art von Studien beim Menschen begleitet werden, die feststellen, was geschieht, wenn wir jahrelang Zucker oder fructosereichen Maissirup zu uns nehmen und bei welcher Verzehrmenge wir uns Probleme einhandeln. Mit Stand Herbst 2016 liefen in den Vereinigten Staaten weniger als ein Dutzend klinische Studien – alle mit wenigen Probanden und über einen kurzen Zeitraum –, die tatsächlich ein Ergebnis bringen konnten, das den Forschern, die die entsprechende Literatur immer im Blick haben, jahrzehntelang nicht bekannt war.[658]

Die Antwort auf die Frage, ob Zucker in Form von Saccharose und HFCS die primäre Ursache für Insulinresistenz und das metabolische Syndrom ist und damit auch für Adipositas, Diabetes und Herzkrankheiten, lautet: Das könnte sicherlich der Fall sein. Die biologischen Mechanismen, die in den 1970er-Jahren erläutert wurden, machen klar, dass Zucker ein Hauptverdächtiger ist und dies die ganze Zeit über hätte sein müssen. Der Schaden, den diese Zucker durch ihre Toxizität verursachen, braucht Jahre, um zu kumulieren und sich in Form einer Erkrankung zu manifestieren. Dies geschieht nicht unbedingt bei jedem, der sie verzehrt (genau wie das Zigarettenrauchen nicht bei jedem Menschen Lungenkrebs verursacht), aber die Biologie legt nahe, dass diese Zucker wahrscheinlich die Ursache sind, wenn Insulinresistenz und das metabolische Syndrom auftreten. Der größere Vertrauensvorschuss wäre in diesem Fall die Vermutung, dass die Zucker unschädlich sind. Und wenn Zucker Insulinresistenz verursachen, was die Evidenz nahe legt, sind damit äußerst bedauerliche Begleiterscheinungen verbunden.

KAPITEL 10

Das »Wenn …, dann …«-Problem I

⎯⎯⎯⎯⎯ • ⎯⎯⎯⎯⎯

»Es ist manchmal entmutigend zu sehen, dass wir (d. h.
der IHS [Indian Health Service] und die NIH [National Institutes of Health])
es bei all unseren Fähigkeiten, Diabetes zu entdecken und frühzeitig
einzugreifen, nicht geschafft haben, die Katastrophe abzuwenden,
die das Volk der Tohono O'odham und weitere amerikanische
Indianerstämme in den Vereinigten Staaten ereilt hat.«

James W. Justice, »The History of Diabetes
Mellitus in the Desert People«, 1994

Im Februar 1940 reiste Elliott Joslin nach Arizona, um eine umfassende Erhebung über die Prävalenz von Diabetes in diesem Bundesstaat durchzuführen.[659] Wie er später erklärte, hatte ihn dazu eine neuere nationale Erhebung motiviert, die zwischen den verschiedenen Bundesstaaten große Unterschiede bei der Todesrate durch Diabetes dokumentiert hatte. Warum hatten die Bundesstaaten mit der höchsten Sterblichkeit durch Diabetes – Rhode Island und Massachusetts – eine drei- bis viermal höhere Rate als die Bundesstaaten mit der niedrigsten Sterblichkeit, von denen Arizona für die Studie am besten geeignet erschien? Joslin war ein Freund der Feldforschung, nicht der »statistischen Forschung vom Lehnstuhl aus«, daher reiste er persönlich nach Arizona, um die Frage auch persönlich zu beantworten. Unterstützt wurde er von der staatlichen Gesundheitsbehörde und deren Ärztekammer, dem Veterans' Bureau und dem Indian Health Service, die sich alle darum bemühten, sicherzustellen, dass bürokratische Hürden aus dem Weg geräumt wurden. Die lokale Presse sorgte im Vorfeld seines Besuches für die nötige Publicity und das Phoenix Pathological Laboratory senkte seine Gebühren für alle erforderlichen Blutzuckertests auf ein Minimum. Jeder der über 560 Ärzte, die in diesem Bundesstaat tätig waren, erhielt einen Brief per Luftpost mit der Bitte, über jeden seiner Diabetes-Patienten zu berichten.

Joslin stellte seine Ergebnisse im Juni desselben Jahres bei der Jahresversammlung der American Medical Association vor. Seine»Diabetes-Aktion«, wie er sie nannte, hatte in diesem Bundesstaat 755 Fälle identifiziert. 73 davon betrafen amerikanische Ureinwohner, die in Reservaten lebten. Nachdem er über das relativ junge Alter der Population und über Schätzungen berichtet hatte, welchen Prozentsatz der Fälle die Ärzte dieses Bundesstaates tatsächlich gesehen hatten, kam Joslin zu der Schlussfolgerung, dass Diabetes unter den amerikanischen Ureinwohnern in Arizona nicht weniger häufig zu sein schien als in anderen ethnischen Gruppen, und dass wiederum die Rate vergleichbar mit der jedes anderen Bundesstaates war – vielleicht drei oder vier von tausend Personen litten an der Krankheit. Diabetes war, anders gesagt, zu Beginn des Zweiten Weltkriegs, sowohl in Arizona als auch andernorts, noch immer eine seltene Erkrankung in der Bevölkerungsgruppe der amerikanischen Ureinwohner und unter Weißen, aber es war eine universelle Krankheit. Keine Bevölkerungsgruppe war davon ausgenommen.

Die Zeiten haben sich geändert. Die Prävalenz von Diabetes in den Vereinigten Staaten liegt heute, wie weiter oben festgestellt, eher bei jedem elften Amerikaner als bei drei oder vier von tausend, wie es noch bei Joslins Reise nach Arizona zu sein schien. Was die amerikanischen Ureinwohner in diesem Bundesstaat angeht, berichteten Forscher in den 1960er-Jahren über eine Prävalenz von Typ-2-Diabetes bei Erwachsenen, die über 50 Prozent lag – damals (und vielleicht bisher) die höchste Rate, die weltweit je aufgezeichnet wurde. Sowohl die NIH-Forscher als auch die lokalen Ärzte, die für den Indian Health Service arbeiteten, beschrieben diese Diabetes-Epidemie als völlig überraschend. Eben noch schien die Bevölkerung der amerikanischen Ureinwohner relativ gesund zu sein, wie Joslin und andere dokumentiert hatten.[660] Wenn sie Diabetes hatten, waren die Symptome so harmlos, dass es keinen Grund für eine stationäre Behandlung gab, und die Krankheit von den örtlichen Ärzten nicht diagnostiziert wurde. Im nächsten Moment, so schien es zumindest, wurden diese Ureinwohner von der Krankheit ebenso überwältigt wie die Ärzte und Krankenhäuser, die sich ihrer Gesundheitsfürsorge widmen sollten.

Um zu verstehen, was den Populationen heute weltweit geschieht, ist es entscheidend wichtig, zu verstehen, was diesen amerikanischen Ureinwohnern geschah. Wenn wir davon ausgehen, dass die CDC-Statistiken genau sind: Wie erklären wir dann eine Zunahme der Prävalenz der Erkrankung um 900 Prozent in den Vereinigten Staaten zwischen den 1960er-Jahren und heute? Die Schlüsselbeobachtungen unter den Bevölkerungsgruppen der Ureinwohner entwickelten sich gleichzeitig mit dem Verständnis des metabolischen Syndroms und der Insulinresistenz ab den 1960er-Jahren, daher sind die Folgerungen für den Zucker selbst und für die Behauptung, dass der Zuckerkonsum die Ursache dafür ist, direkt relevant.

Von den Volksstämmen der Ureinwohner, die Diabetes-Epidemien erlebten, geben drei Stämme in Arizona Einblicke in das, was geschah – die Pima (auch bekannt als Akimel O'odham oder River People), die an den Flüssen Gila und Salt im südzentralen Teil des Bundesstaates leben; die Papago, ein verwandter Stamm (die Tohono O'odham oder Desert People), die weiter südlich leben, und die Navajo im Nordwesten.

Die Pima gehören zu den am besten untersuchten eingeborenen Bevölkerungsgruppen der Welt. Ihre Geschichte, die vor dem 20. Jahrhundert von Missionaren, Soldaten, Ärzten und Reisenden im Pima-Territorium erzählt wurde, berichtet über eine wohlhabende und scheinbar gesunde Bevölkerung, deren Wohlstand in den 1860er-Jahren ein Ende fand.[661] Angloamerikaner und mexikanisch-stämmige Amerikaner kamen in die Region, überjagten das örtliche Wild und leiteten zu ihrem eigenen Gebrauch den Lauf des Flusses Gila um, von dem die Pima zum Fischfang und zur Bewässerung ihrer Feldfrüchte abhängig waren. In den 1870er-Jahren erlebten die Pima, was sie als die »Hungerjahre«[662] bezeichneten, die sich bis zum Ende des 19. Jahrhunderts und noch ins 20. Jahrhundert hinein erstreckten. »Es ist ein Wunder, dass die daraus entstehende Hungersnot, Verzweiflung und Vertreibung den Stamm nicht überwältigte«,[663] schrieb der Harvard-Anthropologe Frank Russell, der im November 1901 nach Arizona kam, um die Pima zu studieren. Sein wegweisender Bericht über das Volk und ihre Kultur wurde vier Jahre später posthum veröffentlicht.

Die Pima waren anschließend, wie die meisten Bevölkerungsgruppen der Ureinwohner, mittellos und isoliert geblieben. Wie NIH-Forscher später schrieben, »waren sie weitgehend bei den sozioökonomischen Entwicklungen im Rest der Vereinigten Staaten übergangen worden«.[664] Dies galt bis zum Zweiten Weltkrieg, als sie zum Militär eingezogen wurden und der Prozess der Integration in die »weiße Gesellschaft« begann. Das Jahrzehnt der Kriegsjahre war für die Bevölkerung »die entscheidende Verbindung mit der Moderne«[665], wie es ein Anthropologe nannte, der die amerikanischen Ureinwohner studierte. Während der Kriegsjahre dienten etwa 25 000 Indianer beim Militär und 40 000 arbeiteten in der kriegsrelevanten Industrie.[666] Sowohl Männer als auch Frauen der Pima gingen zum Arbeiten in die Fabriken im nahe gelegenen Phoenix. Obgleich der wirtschaftliche Boom der Kriegsjahre – eine geschätzte Zunahme des Pro-Kopf-Einkommens um 250 Prozent – nicht anhielt, glichen sich die Pima weiterhin an die westliche Ernährung und den westlichen Lebensstil an. Die Kriegsjahre »beschleunigten den Prozess der Auflösung von Stammesstrukturen und -kulturen«,[667] wie es 1991 eine Geschichte der Erfahrungen amerikanischer Ureinwohner während der Kriegsjahre formulierte: »Die Reservate hatten den Lebensraum von etwa 400 000 Menschen eingegrenzt, die vom Rest der amerikanischen Gesellschaft abgeschnitten waren. Der Krieg öffnete die Reservate und führte tausende Indianer, freiwillig oder unfreiwillig, in die Welt jenseits dieser Grenzen ein.«

Statistiken über die Prävalenz von Adipositas und Diabetes bei den Pima und anderen Bevölkerungsgruppen der Ureinwohner aus der Zeit vor dem Zweiten Weltkrieg sind rar und stammen hauptsächlich aus Krankenhausunterlagen und gelegentlichen Umfragen durch Anthropologen oder Ärzte des Indian Health Service. Sowohl Frank Russell als auch ein Arzt, der zum Anthropologen geworden war, Aleš Hrdlička,* kommentierten während der ersten Jahre des 20. Jahrhundert das überraschende Vorhandensein von Adipositas unter den Pima, trotz ihrer großen Armut, wenn auch beinahe ausschließlich unter den älteren Stammesmitgliedern und insbesondere den Frauen.[668] Sie »zeigen einen Grad an Fettleibigkeit, der in auffallendem Kontrast zu der konventionellen Vorstellung vom ›großen und sehnigen‹ Indianer steht«[669], wie Russell schrieb.

Für ihr Überleben waren die Pima inzwischen von den Verpflegungsrationen der Regierung ebenso abhängig wie von ihrer eigenen Subsistenzwirtschaft. Hrdlička zufolge enthielt ihre Ernährung bereits »alles Verfügbare, was die Ernährung des weißen Mannes ausmachte«.[670] Russell behauptete, ein Element der Ernährung sei »ausgeprägt fleischproduzierend«[671], ohne jedoch irgendwelche Spekulationen darüber anzustellen, was dies gewe-

---

* Hrdlička wurde später der erste Kurator für physikalische Anthropologie des heutigen National Museum of Natural History, das von der Smithsonian Institution in Washington, D.C. verwaltet wurde.

sen sein könnte. Hrdlička hatte auch 250 Pima-Kinder gewogen und ihre Größe gemessen, jeweils gleich viele Jungen und Mädchen, und berichtete, dass diese Kinder nach heutigem Standard (im Durchschnitt) schlank oder sogar sehr schlank waren.[672] 1938 wog ein Anthropologe der University of Arizona mehr als 200 Männer der Papago, die sich um Arbeitsplätze in der Works Progress Administration (Arbeitsbeschaffungsbehörde) bewarben, und berichtete, dass auch sie schlank waren mit einem durchschnittlichen Gewicht von 72 Kilogramm.[673] Erhebungen bei Kindern der Papago Anfang der 1940er-Jahre und dann erneut 1949 erwähnten keine Adipositas, auch wenn das Durchschnittsgewicht sowohl bei Jungen als auch Mädchen zwischen beiden Erhebungen um 9 Kilogramm zugenommen hatte.[674]

Sollte Diabetes in den ersten Jahren des 20. Jahrhunderts bei den Pima überhaupt vorgelegen haben, hatten weder Russell noch Hrdlička ihn für erwähnenswert befunden. Erhebungen, die in den 1930er-Jahren von Krankenhäusern des Indian Health Service in den Reservaten durchgeführt wurden, stimmten mit Joslins Erhebung überein[675]: Diabetes war anscheinend noch immer eine seltene Krankheit unter den amerikanischen Ureinwohnern. Der Indian Health Service verzeichnete lediglich elf Todesfälle, die der Krankheit unter der gesamten Population der Ureinwohner des Bundesstaates in den sechs Jahren vor Joslins Ankunft zugeschrieben wurden. Das Sage Memorial Hospital im Navajo-Reservat, eine private Institution, berichtete über einen einzigen Diabetesfall zwischen 1931 und 1936 (wobei, wie Joslin ausführte, nur 75 Patienten älter als 50 Jahre waren). Noch 1947 ergab eine Auswertung der Patientendaten von 25 000 Navajo, die in demselben Krankenhaus stationär behandelt worden waren, eine Gesamtzahl von nur fünf Fällen innerhalb von 16 Jahren.[676]

Zu Beginn der 1950er-Jahre begann sich jedoch die Evidenz einer Epidemie zu zeigen.[677] Eine Erhebung der University of Arizona über die Gesundheit der örtlichen Volksstämme amerikanischer Ureinwohner gab eine Sterblichkeitsrate durch Diabetes an, die zwei bis drei Mal höher war, als Joslin 1940 berichtet hatte. Die Anthropologen, die diese Erhebung durchführten, stellten auch fest, dass die Kinder der Pima, obgleich sie noch immer »weit verbreitet in Armut«[678] lebten, nun besonders anfällig für Adipositas zu sein schienen, was bei einigen im Alter von sechs Jahren und öfter im Alter von elf Jahren offensichtlich war. »Dass diese Fettleibigkeit nicht nur ein Merkmal der Kindheit ist, das sich mit der körperlichen Reife wieder verliert, ist für jeden offensichtlich, der in einem Pima-Reservat gelebt oder gearbeitet hat, selbst wenn dies nur für kurze Zeit war«,[679] schrieben die Anthropologen. Eine zweijährige Untersuchung der Daten von stationär behandelten Patienten in Krankenhäusern, in denen amerikanische Ureinwohner behandelt wurden, ermittelte lediglich zwölf Jahre, nachdem Joslin nur 21 Fälle festgestellt hatte, 94 Fälle von Diabetes bei den Pima.[680] 1954 bis 1955 prüften zwei Ärzte des Indian Health Service, John Parks und Eleanor Waskow, Ärzte und Krankenhäuser des Indian Health Service und fanden bei den Pima 283 Fälle.[681] Ihren Schätzungen zufolge war mindestens jeder 25. Pima eindeutig Diabetiker, der Symptome der Krankheit zeigte, wenn diese nicht kontrolliert wurde.

Das Ausmaß der Epidemie und das Tempo, in dem sie sich zeigte, wurde 1963 nur zu klar, als zwei NIH-Forscher – Peter Bennett, ein britischer Rheumatologe, und Tom Burch, ein Epidemiologe für Infektionskrankheiten – das Gila-River-Reservat besuchten, um rheumatoide Arthritis zu untersuchen, eine Krankheit, von der sie annahmen, sie sei in Bevölkerungsgruppen wie den Pima selten, die in einem heißen und trockenen Klima leben.[682] Bennett und Burch nahmen Blutproben von mehr als 900 Pima und stellten in 30 Prozent davon diabetische Blutzuckerwerte fest.[683] Von denen, die älter als 30 Jahre waren, schien jeder Zweite einen nicht diagnostizierten und nicht behandelten Diabetes zu haben. Wenige Monate, nachdem sie 1965 über die Ergebnisse ihrer Untersuchung berichtet hatten, wurden die beiden NIH-Forscher wieder nach Arizona geschickt, um den Diabetes bei den Pima zu untersuchen und eine Außenstelle der NIH in diesem Bundesstaat einzurichten, die den Diabetes bei den amerikanischen Ureinwohnern bis heute weiteruntersuchen sollte.[684] 1971 bestätigten Bennett, Burch und ihre Kollegen, die »konservative Kriterien« anwendeten, die höchsten Diabetesraten, die je bei einer Population verzeichnet wurden, während sie ebenfalls feststellten, dass zwei Drittel der Männer bei den Pima und mehr als 90 Prozent der Frauen zumindest übergewichtig, wenn nicht fettleibig waren.[685] Ärzte des Indian Health Service, die die Papago und weitere örtliche Volksstämme untersuchten, begannen nun, ebenso hohe Zahlen zu melden.[686]

Mitte der 1980er-Jahre war die Epidemie von Diabetes und Adipositas, von der die Pima heimgesucht wurden, auch bei den Navajo und anderen Volksstämmen von Ureinwohnern in Arizona, Utah und New Mexico eindeutig dokumentiert worden.[687] Diabetes war bei diesen Populationen die primäre Todesursache geworden. Ambulante Konsultationen wegen Diabetes in den Krankenhäusern des Indian Health Service in Arizona verdreifachten sich innerhalb von nur zwölf Jahren nahezu. Forscher und

Ärzte dokumentierten ständig steigende Zahlen von Fettleibigkeit bei Kindern und Typ-2-Diabetes, der in immer jüngeren Jahren auftrat.[688] Während dieser Jahrzehnte kämpften die Ärzte des Indian Health Service und die Forscher der NIH um eine Erklärung für das, wovon sie Zeugen wurden. Wie konnte jeder zweite erwachsene Pima die Blutzuckerspiegel eines Diabetikers haben, ohne dass die Krankenhäuser voll waren mit Pima, die unter diabetischen Komplikationen litten? Eine Möglichkeit war, dass diese Ureinwohner höhere Blutzuckerspiegel tolerieren konnten als andere ethnische Gruppen und der Diabetes bei diesen Populationen daher eine relativ harmlose Erkrankung war. Diese Annahme wurde jedoch widerlegt, als die bekannten Diabetes-Komplikationen – Nierenerkrankung, Herzerkrankung, Bluthochdruck, Nervenschädigung, Gangrän, die zur Amputation führt, Erblindung – aufzutreten begannen. Ein NIH-Forscher, der 1983 nach Arizona kam, um die Pima zu untersuchen, sagte später, er sei »schockiert« gewesen über »die Menge an Leid«[689], die er gesehen habe.

Die einzige Erklärung, die zu passen schien, war, wie Parks und Waskow anfangs vorgebracht hatten, als sie die Ergebnisse ihrer Untersuchung 1961 veröffentlichten (und wie Bennet und Burch dies zehn Jahre später vorbrachten), dass sie Zeuge einer Diabetes-Welle wurden, die diese Population ereilte – tatsächlich eine neue Krankheit. Die Krankenhäuser in Arizona waren nicht voller amerikanischer Ureinwohner mit diabetischen Komplikationen, weil diese Menschen den Diabetes noch nicht lange genug hatten, um solche Komplikationen entwickelt zu haben. »Als gründlichere Untersuchungen durchgeführt wurden«, schrieb James Justice vom Indian Health Service, als er die Evidenz 1993 überprüfte, »und die Krankheitsdauer beim (meist nicht kontrollierten) Diabetes zunahm, folgten schließlich alle üblicherweise gefürchteten Komplikationen.«[690]

Als Bennett und Burch 1965 auf Dauer nach Arizona zogen, um den Diabetes beim Stamm der Pima zu untersuchen, war ihre Motivation, wie Bennett mit allem Respekt vor der Tragödie, die dort ablief, später sagte, eine »fantastische Gelegenheit, um zu versuchen, den Diabetes selbst und seine Begleiterscheinungen zu verstehen«.[691] Während der folgenden 30 Jahre lernten die NIH-Forscher eine gewaltige Menge darüber, warum und wie Diabetes und Adipositas innerhalb einer Bevölkerungsgruppe explosionsartig zunehmen konnten, wie es bei diesen amerikanischen Ureinwohnern der Fall war und wie es heute weltweit ist.

Drei Faktoren scheinen dabei eine Rolle zu spielen.

Einer ist eine Veränderung der Ernährung und des Lebensstils, den diese Populationen mit der Verwestlichung erfahren haben, die sich weltweit bei Populationen von Ureinwohnern widerspiegeln sollte. In den 1980er-Jahren folgten die NIH-Forscher dem von der FDA und den NIH selbst diktierten Skript und vermuteten (wie Joslin und Diabetes-Forscher dies seit den 1920er-Jahren taten), der Diabetes, den sie bei den Populationen der Ureinwohner sahen, sei durch die gleichzeitig vorhandene Adipositas bedingt. Die Adipositas selbst wurde, ihrer Überzeugung nach, durch eine Zunahme der verzehrten Kalorien verursacht – insbesondere natürlich durch die Kaloriendichte der Nahrungsfette – und durch eine überwiegend sitzende Lebensweise, die, wie die Forscher annahmen, mit dem moderneren Lebensstil Einzug gehalten hatte. (Dass viele dieser amerikanischen Ureinwohner körperlich hart arbeiteten und dies natürlich auch immer getan hatten, war die Art von Beobachtung, die in diesem Zusammenhang als unbedeutend betrachtet wurde.)

Zucker schien der Hauptverdächtige zu sein, ein immer wiederkehrendes Thema in jahrhundertelangen Beobachtungen und Diskussionen. Als Hrdlička angemerkt hatte, dass die Pima bereits 1906 westliche Lebensmittel zu sich nahmen, hatte er sich weitgehend auf Zucker, Weißmehl und Speck bezogen, die in örtlichen Handelsposten verkauft wurden oder Teil der Rationen waren, die von der Regierung zur Verfügung gestellt wurden.[692] Als Ärzte des Indian Health Service ein halbes Jahrhundert später die Lebensbedingungen in den Reservaten der Pima, Papago und Navajo untersuchten, berichteten sie über Käufe westlicher Lebensmittel – *insbesondere* von Zucker und Süßigkeiten –, ähnlich wie diese von Amerikanern in anderen ländlichen Gegenden 30 bis 40 Jahre zuvor in den Dorfläden gekauft worden waren.[693] Die Ärzte nannten unvermeidlich auch den Zucker im Kaffee bei jeder Mahlzeit und die »große Menge an Softdrinks aller Art«[694], die zwischen den Mahlzeiten getrunken wurden. Ende der 1950er-Jahre hatte das US-Landwirtschaftsministerium ein Lebensmittelprogramm mit Surplus-Produkten initiiert, bei dem, wie James Justice später berichtete, »große Mengen von raffiniertem Mehl, Zucker und stark gezuckerten Dosenfrüchten« in den Reservaten erhältlich wurden.[695] Und als ein Arzt-Epidemiologe, der für das CDC arbeitete, 1992 eine Abhandlung über die explosionsartige Zunahme von Diabetes schrieb, die nun bei den Navajo und allen anderen Populationen amerikanischer Ureinwohner offenkundig war, wies auch er auf diesen Punkt hin. »Auch wenn die Evidenz derzeit die Nahrungsfette gegenüber den Kohlenhydraten als Ursache für

Adipositas favorisiert«, schrieb er, »ist die Menge gezuckerter Limonaden, die von jugendlichen Navajo getrunken werden (mehr als das Doppelte des landesweiten Durchschnitts) bemerkenswert«. Daher hatte der Indian Health Service berechtigterweise Ziele für ein Programm gesetzt, um sowohl »Adipositas als auch den Konsum gezuckerter Limonaden«[696] zu reduzieren.

Eine offenkundig mögliche Erklärung für die Epidemien von Adipositas und Diabetes bei den amerikanischen Ureinwohnern und andernorts ist, dass ein größerer Anteil der Bevölkerung insulinresistent wird, wenn der Pro-Kopf-Zuckerverbrauch zunimmt, insbesondere vielleicht der Konsum zuckerhaltiger Getränke. Sie überschreiten den Schwellenwert, ab dem sie den Zucker, den sie aufnehmen, nicht mehr vertragen können – einige Menschen vertragen nur wenig Zucker, andere sehr viel –, und entwickeln das metabolische Syndrom und anschließend Adipositas und Diabetes. Je mehr Kinder Zucker essen – insbesondere wenn er ein Grundnahrungsmittel ihrer Ernährung in Frühstücksmüslis, Süßigkeiten, Speiseeis, Säften und Limonaden wird –, desto wahrscheinlicher entwickeln sie diese Probleme bereits in jungen Jahren. Und wenn dabei eine Latenzzeit eine Rolle spielt, wie der südafrikanische Diabetologe George Campbell in den 1960er-Jahren vorgebracht hatte, wie dies bei Zigaretten und Lungenkrebs der Fall ist – sagen wir, wenn 20 Jahre verstreichen, bis sich der Diabetes nach dem Überschreiten des Schwellenwerts entwickelt –, dann können wir die kumulierenden Wirkungen noch bei den Erwachsenen sehen, die ihren Schwellenwert für Zucker Jahrzehnte zuvor überschritten haben.

Sicher spielt auch die genetische Veranlagung eine Rolle. Eltern beeinflussen die Wahrscheinlichkeit, dass ihre Kinder fettleibig und/oder Diabetiker werden, und zwar nicht nur dadurch, wie und womit sie sie ernähren oder was sie ihnen zu essen erlauben – ob und in welchem Ausmaß sie »die Süßigkeiten ihrer Kinder rationieren«[697], wie ich bereits erwähnt habe –, sondern auch über ihre Gene. Manche Menschen haben Gene vererbt bekommen, die in der Welt, in der wir heute leben, dazu prädisponieren, dick und/oder Diabetiker zu werden oder bereits in jüngeren Jahren dick und Diabetiker zu werden als andere. Diese Gene geben auch sie wieder an ihre Kinder weiter. Genetiker würden sagen, einige Menschen haben empfindliche »Genotypen«, die auf die Umgebung reagieren – eine zuckerreiche Umgebung, wie ich behaupte –, und daher manifestieren sie den adipösen oder diabetischen Phänotyp oder manifestieren ihn in jüngeren Jahren als andere. Bei anderen Menschen ist dies nicht der Fall.

Forscher, die die Pima und andere amerikanische Ureinwohner untersuchten, haben vermutet, dass deren Gene sie, aus welchem Grund auch
immer, besonders anfällig für Diabetes und Adipositas machen, wenn sie
eine moderne westliche Ernährung zu sich nehmen und einen modernen
westlichen Lebensstil pflegen. Das mag zutreffen, wir wissen inzwischen
jedoch, dass sehr unterschiedliche Bevölkerungsgruppen mit (vermutlich)
großen Unterschieden beim genetischen Erbe unter sehr ähnlichen Epidemien von Adipositas und Diabetes leiden, wenn ihre Ernährung und ihr
Lebensstil so schnell verwestlichen. Dies legt eine alternative Hypothese
nahe, wonach alle diese Bevölkerungsgruppen – die Pima und andere
amerikanische Ureinwohner – einfach diejenigen sind, die am wenigsten
Zeit hatten, um sich an den Zuckerkonsum des 20. Jahrhunderts anzupassen, was Peter Cleave in den 1960er-Jahren bereits bei anderen indigenen
Völkern behauptet hatte. Aus diesem Grund waren sie am wenigsten in der
Lage, die Auswirkungen des Zuckers zu vertragen. Sie hatten keine Zeit,
sich von Generation zu Generation anzupassen, wie es noch der Fall war,
als der Zuckerkonsum langsam anstieg und die Fehlanpassung in Form
von Diabetes und Adipositas – Geburtsfehler und zunehmende Säuglings-
und Müttersterblichkeit – langsamer wirkte und eine Population hervor-
brachte, die mit ihrer Umgebung besser im Einklang stand. Vor der Entdeckung des Insulins starb die Hälfte der diabetischen Mütter während der
Schwangerschaft[698] oder kurz danach – Joslin beschrieb die Prognose für
die Mütter als »schrecklich«[699] –, und kaum mehr als die Hälfte der Föten
oder Neugeborenen überlebte. Außer in Joslins Klinik in Boston hatte sich
die Prognose für Mutter und Kind in den 1940er-Jahren, selbst mit Insulin,
kaum, wenn überhaupt gebessert.[700]

Als Kliniker und Forscher in Arizona erstmals begannen, Diabetes bei
den Pima zu untersuchen, vermuteten sie, wenn Kinder diabetischer Mütter die Geburtsphase überlebten, »würde es ihnen gut gehen«[701], wie David
Pettitt gesagt hatte, ein Kinderarzt, der zuerst für den Indian Health Service und dann für die NIH tätig war. Aber es ging diesen Kindern nicht
gut. Und aus diesem Grund sind die Auswirkungen besonders schlimm
und eine weitere mögliche Erklärung dafür, warum wir wahrscheinlich
mit schwerwiegenden neuen Problemen konfrontiert werden, wenn unser
Zuckerkonsum nicht drastisch zurückgeht.

Nachdem Bennett und Burch 1965 nach Arizona kamen, führten
die NIH eine laufende Studie über Diabetes in der Bevölkerungsgruppe
durch: Pima im Alter ab fünf Jahren wurden alle zwei Jahre untersucht

und bis ins Erwachsenenalter nachkontrolliert. Wenn Pima-Frauen ein
Kind bekamen, wurde dieses ebenfalls in die Studie mit aufgenommen.
Die NIH-Forscher wollten dokumentieren, wie die Diabetes-Welle, die in
den 1960er-Jahren über die Pima hereingebrochen war, nachfolgende Generationen beeinflusste.

1983 berichteten die NIH-Forscher, dass *mehr als die Hälfte* der Kinder
von diabetischen Müttern gegen Ende des Teenageralters fettleibig geworden war.[702] Diese Adipositas-Rate war mehr als doppelt so hoch wie bei
Kindern, deren Mütter erst nach der Schwangerschaft Diabetiker geworden waren und mehr als dreimal so hoch wie bei Kindern, deren Mütter
während der Schwangerschaft gesund waren und die dennoch Diabetiker
wurden. 1988, nach fünf weiteren Jahren der Nachkontrolle dieser Kinder bis ins Erwachsenenalter, berichteten die NIH-Forscher, dass 45 Prozent der Kinder diabetischer Mütter selbst Diabetiker geworden waren, als
sie Mitte 20 waren.[703] Diese Rate war fünfmal höher als bei den Kindern,
deren Mütter erst nach der Schwangerschaft Diabetiker geworden waren
(8,6 Prozent) und mehr als dreißigmal höher als bei den Kindern von Müttern, die gesund blieben (1,4 Prozent).

Wie die NIH-Forscher berichteten, schien die genetische Veranlagung
eindeutig eine Rolle zu spielen, denn wenn der Vater Diabetiker war, erhöhte dies ebenfalls das Risiko, frühzeitig fettleibig und Diabetiker zu werden. Eine diabetische Mutter zu haben, hatte eine wesentlich stärkere Auswirkung, als einen diabetischen Vater zu haben. Dies deutete darauf hin,
dass die Folgen eines hohen Blutzuckerspiegels – insulinresistent und damit glucoseintolerant zu sein, das metabolische Syndrom zu haben – während der Schwangerschaft von der Mutter auf das Kind übertragen werden.

Heute ist diese Auffassung als »perinatale metabolische Programmierung« oder »metabolische Prägung« bekannt. Die Umstände im Uterus –
die intrauterine Umgebung – beeinflussen die Entwicklung des Föten, sodass feine Unterschiede der Gegebenheiten tatsächlich zur Geburt von
Neugeborenen führen, die unterschiedlich auf die Umgebung außerhalb
des Uterus reagieren. Insbesondere passieren die Nährstoffe, die das sich
entwickelnde Kind im Uterus erhält – darunter die Glucose –, die Placenta
im Verhältnis zur Konzentration dieses Nährstoffs im mütterlichen Kreis-
lauf. Je höher der Blutzuckerspiegel der Mutter ist, desto mehr Glucose erhält der Fötus. Die sich entwickelnde Bauchspeicheldrüse reagiert darauf
mit einer Überproduktion von insulinproduzierenden Zellen. »Das Baby
ist nicht diabetisch«, sagt Boyd Metzger, der an der Northwestern Universi-

ty Diabetes und Schwangerschaft untersuchte, »sondern die insulinprodu-
zierenden Zellen in der Bauchspeicheldrüse werden von der Umgebung, in
der sie sich befinden, dazu angeregt, zu funktionieren und an Größe und
Anzahl zuzunehmen. Daher beginnen sie, übermäßig zu funktionieren.
Dies wiederum führt dazu, dass das Baby mehr Fett ansetzt, weswegen das
Baby einer diabetischen Mutter als dickes Baby bezeichnet wird.«[704]

Dieses Phänomen wurde erstmals von dem dänischen Kinderarzt Jor-
ge Pedersen in den 1920er-Jahren (in seiner Doktorarbeit) vorgestellt und
war in den darauffolgenden Jahrzehnten zitiert worden, um zu erklären,
warum diabetische und fettleibige Mütter mit höherer Wahrscheinlichkeit
sehr große Babys zur Welt bringen.[705] Die NIH-Forschung über die Pima
ist nur eine von vielen Studien, die inzwischen den Einfluss eines hohen
Blutzuckers bei Schwangeren auf die gesamte Lebenszeit ihrer Kinder bestätigt haben. Frauen, die während der Schwangerschaft glucoseintolerant
sind, bekommen Kinder, die bei der Geburt größer und dicker sind als die
Kinder von Frauen ohne Glucoseintoleranz, und diese Kinder haben ein
größeres Risiko für Adipositas und Diabetes, wenn sie das Erwachsenenalter erreicht haben. Dies umfasst nicht nur Frauen, die vor der Schwangerschaft Diabetiker sind oder während der Schwangerschaft diabetisch
werden – bekannt als Schwangerschaftsdiabetes –, sondern auch fettleibige Frauen oder Frauen, die während der Schwangerschaft stark zunehmen. Alle diese Frauen haben im Durchschnitt höhere Blutzuckerspiegel
als Frauen, die schlank und gesund bleiben. Auch ihre Triglyceridwerte
werden höher sein. Dies würde erklären, warum eine mütterliche Adipositas wiederholt als starker Risikofaktor für Adipositas in der Kindheit und
als einer der stärksten Vorhersagefaktoren für das metabolische Syndrom
und Adipositas im Erwachsenenalter dokumentiert wurde.

Dies schließt natürlich ein, dass insulinresistente, adipöse und/oder diabetische Mütter Kinder zur Welt bringen, die eine stärkere Veranlagung
dazu haben, insulinresistent, adipös und diabetisch zu sein, wenn sie ins
gebärfähige Alter kommen. Das Problem verschlimmert sich daher bei jeder nachfolgenden Generation – ein »Teufelskreis«[706], wie er in der medizinischen Literatur häufig von Forschern beschrieben wird, die auf dieses
Problem achten. Es ist eine naheliegende Erklärung dafür, warum Adipositas und Diabetes im Verlauf von nur ein oder zwei Generationen bei den
Bevölkerungsgruppen der amerikanischen Ureinwohner explosionsartig zuzunehmen schienen und warum alle Bemühungen, diese Epidemi-
en einzudämmen, gescheitert sind. Jede nachfolgende Generation umfasst

mehr und mehr Kinder, die eine Veranlagung dafür haben – die tatsächlich vorprogrammiert sind –, fettleibige und diabetische Erwachsene und fettleibige und diabetische Mütter zu werden. Der »Teufelskreis« des »diabetischen intrauterinen Milieus«, schrieb das Forscherteam der NIH, das die Pima im Jahr 2000 untersuchte, könnte für einen Großteil der Zunahme des Typ-2-Diabetes in dieser Population nach dem Zweiten Weltkrieg verantwortlich sein. Er könnte auch »ein Faktor der alarmierenden landesweiten Zunahme dieser Erkrankung sein«, wie sie schrieben. Andere Forscher haben dasselbe über die alarmierende Zunahme von Diabetes auf internationaler Ebene geäußert: dieser Teufelskreis könnte der Antrieb sein.[707]

Die lebenswichtige Frage ist: Was löst anfänglich die Insulinresistenz und das metabolische Syndrom und damit Diabetes und Adipositas bei all diesen Populationen aus – wie den Pima und anderen indigenen Völkern, bei denen Diabetes im Lauf weniger Generationen explosionsartig zugenommen hat, und bei solchen Populationen, bei denen die Prävalenz stetig über ein halbes Jahrhundert oder länger zugenommen hat?

Diejenigen, die, wie wir gesehen haben, an der herkömmlichen Denkweise festhalten, scheinen alle Hebel in Bewegung zu setzen, um den Zucker zu entlasten, und zwar trotz der weiteren Häufung von Forschungsergebnissen, die den Zucker als eine, wenn nicht sogar *die* primäre Ursache der Insulinresistenz nennen. Wegen der Verbindung zwischen Adipositas und Typ-2-Diabetes raten die Gesundheitsbehörden und Organisationen wie die American Diabetes Association, der Schlüssel zur Vermeidung von Diabetes sei es, ein gesundes Gewicht zu halten und sich »gesund zu ernähren«. Das bedeutet, wie der Diabetologe Frederick Allen vor 100 Jahren schrieb, dass die »allgemeine Haltung der Ärzteschaft«[708] bezüglich der Frage, ob Zucker bei Diabetes eine kausale Rolle spielt, »zweifelnd oder negativ ist, was Aussagen dazu betrifft … Aber die Praxis der Ärzteschaft ist gänzlich positiv und bejahend«. Die American Diabetes Association beispielsweise bezeichnet es als »Märchen«[709], dass Zucker Typ-2-Diabetes verursacht, weil dieser durch »genetische Veranlagung und Faktoren des Lebensstils« verursacht wird, die uns dick machen – das heißt »Kalorien aus jeglicher Quelle«. Anschließend empfiehlt sie, wir sollten gezuckerte Getränke meiden, um Diabetes vorzubeugen, und fügt hinzu, dadurch könnten wir auch »Geld sparen«.[710] Die Organisation akzeptiert die Rolle der Fettansammlung in der Leber als recht wahrscheinlichen kausalen Faktor für die Entwicklung von Insulinresistenz, Diabetes und Adipositas, ignoriert jedoch die Evidenz, die seit den 1980er-Jahren beständig zunimmt und Zucker als Ursache für die Fettansammlung in der Leber nennt.[711]

Wenn Zucker Insulinresistenz verursacht, worauf die Evidenz hinweist, wenn daraufhin Bevölkerungsgruppen beginnen, eine ausreichende Menge davon zu konsumieren – wie groß auch immer diese Menge sein mag – und sobald die Frauen dieser Populationen beginnen, das metabolische Syndrom aufzuweisen, sobald sie beginnen, dicker und insulinresistent zu werden, sobald die Insulinresistenz und Glucoseintoleranz sich während der Schwangerschaft manifestieren, können Epidemien von Adipositas und Diabetes vorherbestimmt sein. Sie können rasch auftreten, wie dies bei indigenen Bevölkerungsgruppen der Fall war, die über einen Zeitraum von nur wenigen Jahrzehnten der zuckerreichen Umgebung westlicher Bevölkerungen im 20. Jahrhundert ausgesetzt waren, oder sie können langsamer auftreten. Aber sie werden auftreten. Und wie die NIH-Forscher 1988 schrieben, als sie dieses Problem bei den Pima erörterten, gibt es möglicherweise kein Zurück. Wie sie schrieben »ist nicht bekannt, ob dieser Teufelskreis durchbrochen werden kann«.[712] Die Behandlung von Diabetes und hohem Blutzucker während der Schwangerschaft ist offensichtlich ein Weg dorthin und Ärzte bemühen sich inzwischen sehr darum. Würden die Ursache der Insulinresistenz endgültig ermittelt, würde überhaupt nur die Möglichkeit anerkannt, dass Zucker die Ursache sein könnte, hätte dies jedoch sehr viel tiefgreifendere Konsequenzen.

KAPITEL 11

Das »Wenn …, dann …«-Problem II

———————•———————

»Einstweilige Aufstellung westlicher Krankheiten

*Stoffwechsel und Herz-Kreislaufsystem: Essentielle Hypertonie,
Adipositas, Diabetes mellitus (Typ 2), cholesterinhaltige Gallensteine,
zerebrovaskuläre Erkrankung, periphere Gefäßerkrankung, koronare
Herzkrankheit, Krampfadern, tiefe Venenthrombose und Lungenembolie.*

*Darm: Verstopfung, Blinddarmentzündung, Divertikulose,
Hämorrhoiden, Krebs und Polypen im Dickdarm.«*

*»Sonstige Erkrankungen: Karies, Nierensteine, Hyperurikämie und Gicht,
Thyreotoxikose, perniziöse Anämie, subakute kombinierte degenerative
Erkrankungen, auch andere Krebsformen wie Brust- und Lungenkrebs.«*

Hugh Trowell und Denis Burkitt, *Western Diseases:
Their Emergence and Prevention* 1981

Als Hugh Trowell und Denis Burkitt 1981 ihre einstweilige Aufstellung
westlicher Krankheiten veröffentlichten, gab es hierzu wenig Kontroversen und es gibt sie auch heute nicht. Westliche Krankheiten waren meist
chronische Erkrankungen, keine Infektionskrankheiten, und sie hingen
mit der westlichen Ernährung und dem westlichen Lebensstil zusammen,
wie sie in Europa und den Vereinigten Staaten sowie in Ballungsgebieten
andernorts üblich waren und wie sie in indigenen Bevölkerungen, die vom
westlichen Einfluss unberührt waren, relativ unüblich waren. Obgleich

diese Aufstellung auch Krankheiten wie Brust- und Darmkrebs enthält, bedeutet der Zusammenhang dieser Bündelung von Krankheiten mit der Verwestlichung nicht unbedingt, dass industrielle Chemikalien in der Umwelt oder einfach nur Pech für sie ursächlich sind, sondern etwas in unserer heutigen Ernährung und an unserem heutigen Lebensstil.

Trowell und Burkitt hatten beide ihre berufliche Laufbahn als Ärzte in der Mission begonnen. Trowell hatte 30 Jahre lang in Krankenhäusern und medizinischen Fakultäten in Kenia und Uganda gearbeitet und gelehrt. 1960, in dem Jahr nach seiner Pensionierung, hatte er *Non-Infectious Diseases in Africa* veröffentlicht, ein Buch, das die erste konzertierte Anstrengung war, das Spektrum der Krankheiten zu dokumentieren, von denen die einheimische Bevölkerung des afrikanischen Kontinents betroffen war. Burkitt hatte 18 Jahre in Uganda gearbeitet und war dabei »einer der bekanntesten medizinischen Detektive der Welt«[713] geworden, wie ihn *The Washington Post* später bezeichnete. Dieses Loblied verdankte Burkitt seinen bahnbrechenden epidemiologischen Studien, die zur Identifizierung der ersten Krebserkrankung beim Menschen führte, die jemals mit einer viralen Ursache in Zusammenhang gebracht wurde, eine tödliche bösartige Erkrankung in der Kindheit, die seither als Burkitt-Lymphom bekannt ist.

Burkitt und Trowell stützten sich bei ihrer einstweiligen Aufstellung westlicher Krankheiten auf ihre Erhebungen von stationären Patientendaten weltweit, auf die bestehende medizinische Literatur und auf Angaben der 34 forschenden Ärzte von fünf Kontinenten, die zu dem Buch *Western Diseases: Their Emergence and Prevention* Beiträge lieferten, einem Buch über das Auftauchen und die Prävention westlicher Krankheiten. Sie nannten die Aufstellung »einstweilig«, weil ihnen klar war, dass eine solche bahnbrechende Arbeit wahrscheinlich Fehler enthalten würde und weil bereits weitere Krankheiten auftauchten, die wahrscheinlich hinzugefügt werden mussten – wie das Reizdarmsyndrom, Colitis ulcerosa, Morbus Crohn und Autoimmunerkrankungen –, aber die Evidenz reichte für solche potenziellen Ergänzungen noch nicht aus. Die Aufstellung war eine stark erweiterte Version der Krankheiten, die Peter Cleave und George Campbell in den 1950er-Jahren als »Saccharin-Krankheiten« bezeichnet hatten, was implizierte, dass raffiniertes Getreide und raffinierter Zucker dafür verantwortlich waren (Burkitt und Trowell ehrten Cleave als richtungsweisende Kraft für ihre eigene Arbeit). Darauf bezog sich auch Yudkin in seiner Besprechung von 1963, wobei er von den »Zivilisationskrankheiten« sprach, dem damals hierfür häufiger verwendeten Begriff.

Trowell und Burkitt zogen die Bezeichnung »westliche Krankheiten«
aus einem rückblickend nahe liegenden Grund vor: »Es erwies sich als an-
stößig, afrikanische und asiatische Medizinstudenten zu lehren, dass ihre
Gesellschaften eine geringe Inzidenz dieser Krankheiten hatten, weil sie
nicht zivilisiert waren«[714], wie sie schrieben. Noch heute verwenden wir ihre
Terminologie. Die Prävalenz dieser Krankheiten nahm im 20. Jahrhundert
und bis ins 21. Jahrhundert tendenziell zu und viele hängen eng mit Adipositas und Typ-2-Diabetes zusammen.

Die einstweilige Aufstellung von Burkitt und Trowell aus dem Jahr
1981 können wir als das Ergebnis des kollektiven medizinischen Bewusst-
seins des British Empire betrachten. Einer der Vorteile, Kolonien, Protektorate, Dominions und Territorien über den Großteil der Erde verteilt zu
besitzen, war, dass Ärzte, die in diesen entlegenen Gegenden arbeiteten –
»wo die Lebensbedingungen völlig andere sind«[715], wie es Joseph Chamberlain, Leiter des Kolonialministeriums (und Vater von Neville Chamberlain, ehemaliger Premierminister des Vereinigten Königreichs) 1903 bei
der Gründung des British Cancer Research Fund formulierte –, ihre klinischen Erfahrungen und Aufzeichnungen über stationäre Patienten mit denen ihrer im Mutterland tätigen Kollegen vergleichen und diesen gegen-
überstellen konnten. Ärzte wie Burkitt und Trowell hatten Gelegenheit, in
britischen medizinischen Fakultäten und Krankenhäusern Berufspraxis zu
erwerben und anschließend in Missions- oder Kolonialkrankenhäusern in
entlegenen Winkeln des Empire zu praktizieren. Sie sahen aus erster Hand
die Unterschiede im Spektrum der Krankheiten, von denen Europäer und
indigene Bevölkerungen betroffen waren, die sie behandelten. Einer dieser Ärzte, John Higginson – 1965 Gründungsdirektor der Internationalen
Agentur für Krebsforschung –, beschrieb diese Beobachtungen später als
Unterschiede im »Muster und der Pathogenese von Krankheiten«.[716] Und
diese Ärzte konnten auch beobachten, wie das Krankheitsspektrum dieser
indigenen Bevölkerungen sich mit der Zeit veränderte, als sie sich an westliche Ernährung und städtisches Leben anpassten.

Als Trowell 1929 nach Kenia kam, gab es in der Region bereits eine örtliche ärztliche Vereinigung mit einer Fachzeitschrift – dem 1923 gegrün-
deten *East African Medical Journal* – und mehr als einhundert ärztlichen
Mitgliedern, die alle, genau wie Trowell, in Europa ausgebildet worden waren und sich in Europa qualifiziert hatten. Ihre Aufgabe war es, sich um
die Gesundheit tausender britischer Siedler zu kümmern, die allmählich
in diese Region kamen, sowie um die drei Millionen dortiger einheimi-

scher Afrikaner, die noch weitgehend so lebten, wie sie es seit unzähligen
Generationen gewohnt waren. »Nie zuvor«, schrieb Trowell, »und wahrscheinlich auch nie wieder ... konnten so viele vor Ort ansässige Ärzte
drei Millionen Männer, Frauen und Kinder dabei beobachten, wie sie aus
dem vorindustriellen Stammesleben heraus eine schnelle Verwestlichung
durchmachten, wie in den 1920er-Jahren in Kenia.«[717]

Was Trowell und seine Kollegen in Kenia und Uganda erlebten, war
jedoch nur eine Variante von George Campbells Beobachtungen in Südafrika, von den Feststellungen der Ärzte des Indian Health Service, die in
Reservaten in Arizona und überall in den Vereinigten Staaten arbeiteten
und den Informationen, die von allen Ärzten und Forschern gesammelt
wurden, die das erstmalige Auftreten von Diabetes bei indigenen Bevölkerungsgruppen weltweit dokumentierten.

Als Trowell nach Kenia kam, gab es, wie er später schrieb, weder Hypertonie noch Diabetes. Die einheimische Bevölkerung war auch so dünn
wie die »alten Ägypter«[718], obgleich sie sich relativ fettreich ernährte und
es ihr nicht an Nahrung mangelte.* Ab den 1950er-Jahren waren fettleibige Afrikaner dann ein gewohnter Anblick in den großen und kleinen
Städten. 1956 berichtete Trowell persönlich über die seiner Meinung nach
erste Diagnose einer koronaren Herzkrankheit bei einem schwarzen Afrikaner, einem fettleibigen Richter am Obersten Gerichtshof, der zwanzig
Jahre in England gelebt (und daher auch gegessen) hatte.[719] In den 1960er-
Jahren wurde Hypertonie bei schwarzen Afrikanern ebenso häufig wie bei
anderen Bevölkerungsgruppen der westlichen Welt. Als Trowell 1970 nach
Ostafrika zurückkehrte, »waren die Städte voller fettleibiger Afrikaner und
in jeder Stadt gab es eine große Klinik für Diabetiker. Die Doppelerkran-
kung war etwa zu dieser Zeit geboren und beide Krankheiten wachsen nun
zusammen«.[720]

Burkitt und Trowell beobachteten, genau wie Cleave, Campbell und
Yudkin dies bereits vor ihnen beobachtet hatten, ein einheitliches Mus-

---

*   Im Zweiten Weltkrieg entsandte die britische Regierung Trowell zufolge ein Team von Er-
    nährungswissenschaftlern in die Region, die untersuchen sollten, warum die örtlichen Afri-
    kaner, die von der britischen Armee rekrutiert werden sollten, nicht ausreichend an Gewicht
    zunahmen, um die Anforderungen für die Aufnahme in die Armee zu erfüllen. Wie Trowell
    schrieb »wurden hunderte Röntgenaufnahmen vom Darm von Afrikanern gemacht, um das
    Geheimnis der Tatsache zu lüften, dass zwar jeder wusste, wie ein Huhn für den Suppentopf
    gemästet werden kann, aber niemand wusste, wie man dafür sorgen kann, dass Afrikaner ...
    ausreichend an Gewicht zunehmen, um in den Krieg ziehen zu können. Es blieb ein Geheim-
    nis.« (Galton 1976, S. 63)

ter der Pathogenese in der britischen medizinischen Fachliteratur und den Beobachtungen von hunderten, wenn nicht sogar tausenden Ärzten weltweit. Wurden Bevölkerungsgruppen einer Verwestlichung unterzogen, tauchten – ob schnell oder nicht – chronische Krankheiten auf, und zwar typischerweise immer in derselben Reihenfolge, beginnend mit Parodontalerkrankungen und Karies, Gicht, Adipositas, Diabetes und Hypertonie und schließlich allen gemeinsam.

Da das Muster dieser Krankheitsentstehung hinsichtlich Details und Besonderheiten von Bevölkerungsgruppe zu Bevölkerungsgruppe unterschiedlich ist, verlangt es die Sichtweise der Evolutionsbiologie, um genau zu verstehen, was und vielleicht auch warum etwas geschieht. »Die Inzidenz und Verschiedenartigkeit von Krankheiten in einer Gesellschaft spiegeln immer die Wechselwirkungen vieler Umweltfaktoren mit dem genetischen Pool der Gesellschaft wider«[721], schrieben Burkitt und Trowell im Vorwort zu ihrem Buch über westliche Krankheiten. Gene und Genotyp zwischen zwei Populationen unterscheiden sich ebenso wie die Gene bei den einzelnen Mitgliedern einer Population, wenn auch in geringerem Ausmaß. Die Umgebung, in der sich diese Gene manifestieren und seit Generationen manifestiert haben, unterscheidet sich ebenfalls. Das bedeutet, dass die Verwestlichung jede Population und jeden Einzelnen anders beeinflussen wird, aber das allgemeine Muster wird gleich sein. »In relativ stabilen Populationen«, schrieb Burkitt, »verändert sich der genetische Pool der Gesellschaft nur sehr langsam über lange Perioden Entwicklungszeit. Im Vergleich dazu kann sich die Umgebung sehr schnell verändern. Wenn sich Umgebungsfaktoren rasch verändern, verändert sich auch das Muster von Krankheiten schnell, die mit der Umgebung zusammenhängen.«[722]

Es schien ein sehr guter Hinweis zu sein, argumentierte Burkitt, dass Krankheiten, die in einer Population oder weltweit gleichzeitig und gemeinsam auftraten, eine gemeinsame Ursache hatten. Das war die einfachste mögliche Hypothese. Als Burkitt 1975 in dem ersten Buch, das er und Trowell gemeinsam über westliche Krankheiten verfasst hatten, über das sprach, was er als »Signifikanz von Zusammenhängen«[723] bezeichnete, führte er aus, ein einziger Auslöser aus der Umgebung könnte zu einem breiten Spektrum von Krankheiten führen, je nach der genetischen Veränderung, der die Menschen dadurch ausgesetzt sind, der Dauer der Exposition und dem Ausmaß der Exposition über einen Zeitraum und bei jedem Einzelnen.

Als ein Beispiel nannte Burkitt die Zigaretten. Das erste Symptom des Rauchens waren wahrscheinlich die verfärbten Finger (zu der Zeit, als es überwiegend filterlose Zigaretten gab), auf die häufig Bronchitis und schließlich Lungenkrebs folgten. Hätte er es damals schon gewusst, hätte Burkitt vielleicht noch Lungenemphysem und Herzkrankheiten hinzugefügt. Das Auftreten dieser Erkrankungen bei den Betroffenen hing davon ab, wie lange sie rauchten und wie viel sie rauchten sowie von ihrer individuellen Empfindlichkeit. Einige glückliche oder genetisch begünstigte Menschen schienen gegenüber all diesen Krankheiten immun zu sein und bekamen nicht mehr als die verfärbten Finger, obgleich sie mehrere Schachteln pro Tag rauchten. Andere bekamen Bronchitis, andere Bronchitis und Lungenkrebs, wieder andere nur Lungenkrebs. Nicht bei jedem Einzelnen zeigte sich jedes Anzeichen dieses Krankheitsmusters, aber innerhalb der Bevölkerungsgruppe traten alle mit dem Rauchen zusammenhängenden Krankheiten auf und das Rauchen war allen als Ursache gemeinsam. Nur durch einen Vergleich der Bevölkerungsgruppen mit und ohne Zigaretten – oder der Raucher mit den Nichtrauchern innerhalb einer Bevölkerungsgruppe – konnten Forscher die Muster und deren Kausalität aufklären.

Ein weiteres Beispiel war die Syphilis. »Bevor der Erreger der Syphilis identifiziert worden war, ein Bakterium aus der Familie der Spirochäten«, schrieb Burkitt, »muss die Kombination mehrerer Manifestationsformen dieser Erkrankung bei den einzelnen Patienten die Vermutung nahegelegt haben, dass die Krankheit eine gemeinsame Ursache hat. Gaumenperforation, Knochenablagerungen unter der Knochenhaut und eine Vorgeschichte typischer Hautausschläge und wunder Stellen an den Geschlechtsorganen konnten bei einem einzigen Patienten beobachtet werden.« Blieben diese Symptome unbehandelt, manifestierte sich die Erkrankung schließlich als Demenz, Taubheit und Schäden an Herz und Nerven, die alle durch nur einen Erreger verursacht waren. Burkitt fuhr fort: »Wenn dieses typische Muster für bestimmte Krankheiten in Gesellschaften auftritt, in denen diese Krankheiten zuvor nahezu unbekannt waren, und zwar je nach Dauer der Exposition ›frühzeitig‹, ›mittelfristig‹ oder ›spät‹, legt dies einen gemeinsamen ursächlichen Faktor oder miteinander verbundene ursächliche Faktoren nahe.«[724]

In Burkitts und Trowells einstweiliger Aufstellung der durch einen westlichen Lebensstil verursachten Krankheiten tauchten Krankheiten wie Blinddarmentzündung und Karies normalerweise in der Kindheit auf. Für ihr Auftreten war es nicht nötig, dass eine Bevölkerungsgruppe diesem Lebensstil lange ausgesetzt war, sondern sie zeigten sie als Erste nach der beginnenden Verwestlichung. Dadurch war ihre Ursache relativ leicht zu identifizieren. Adipositas, Diabetes, Gicht, Hypertonie u. a. neigten dazu, erst dann aufzutreten, wenn die Menschen der exponierten Bevölkerungsgruppe ins mittlere Lebensalter kamen. Krebs und Herzkrankheiten erforderten normalerweise eine Expositionszeit von mindestens 50 Jahren, bevor sie auftraten, und stellten daher eine besondere Herausforderung dar: Die einheimischen Bevölkerungsgruppen, die von diesen Missions- und Kolonialärzten behandelt wurden, hatten tendenziell eine relativ kurze Lebenserwartung, sodass das relative Fehlen einer Erkrankung wie Krebs tatsächlich das relative Fehlen von Menschen in der Bevölkerungsgruppe bedeuten konnte, die alt genug wurden, um Krebs zu bekommen oder eine Behandlung dafür zu brauchen.

In seinen Büchern über das, was er als Saccharin-Krankheiten bezeichnete, hatte Cleave behauptet, Karies liefere den offensichtlichsten Hinweis auf den kausalen Zusammenhang dieser Kombination westlicher Krankheiten. Da Karies frühzeitig im Leben auftrat, war sie, wie er sagte, das Äquivalent zum Frühwarnsystem des Kanarienvogels im Bergbau und sagte das künftige Auftreten des gesamten Spektrums westlicher Krankheiten vorher. Bedeutete die Tatsache, dass Karies durch raffiniertes Getreide und vielleicht am meisten durch Zucker verursacht wurde nicht, so argumentierte Cleave, dass dies für alle westlichen Krankheiten gelten könnte? »Es wäre ein außerordentlicher Zufall«, schrieb er, »wenn diese raffinierten Kohlenhydrate, von denen bekannt ist, dass sie die Zähne so stark schädigen, während der Passage nicht auch tiefgreifende Auswirkungen auf andere Teile der Verdauungswege und nach ihrer Resorption auf andere Teile des Körpers hätten.«[725]

Als Burkitt und Trowell 1975 ihre erstes Buch über westliche Krankheiten veröffentlichten, dachten sie ebenso, auch wenn ihre bevorzugte Erklärung war, das Fehlen von Ballaststoffen in den modernen verarbeiteten Lebensmitteln sei primär dafür verantwortlich. Die Ballaststoffe wurden bei der Verarbeitung von Zucker und Getreide entfernt und Verstopfung war ebenfalls eine »frühzeitig« auftretende Störung des Krankheitsbündels, sie war eine (und vielleicht die einzige) Störung, die anscheinend durch den Zusatz von Ballaststoffen zur Ernährung behandelt und der dadurch vorgebeugt werden konnte.

Als Burkitt und Trowell 1981 ihr Buch über westliche Krankheiten veröffentlichten, hatten sie eine herkömmlichere Sicht auf das Problem übernommen. Ernährungsforscher hatten ihre Aufmerksamkeit in den 1970er-Jahren fast ausschließlich auf gesättigtes Fett als Ursache für Herzkrankheiten und auf Salz als Ursache für Hypertonie gerichtet. Burkitt und Trowell schlossen sich ihren Kollegen an und übernahmen eine weniger strikte Sichtweise hinsichtlich des Auftauchens westlicher Krankheiten.

Aber war diese Sichtweise auch gerechtfertigt? Kann eine größere Anzahl chronischer Krankheiten, die sowohl bei einzelnen Menschen als auch in Bevölkerungsgruppen gesammelt auftreten, am besten durch das Vorhandensein eines einzigen Auslösers in der Ernährung erklärt werden – das heißt durch Zucker –, oder sind eher vielfältige Auslöser daran beteiligt? Als Isaac Newton den Begriff von Ockhams Rasiermesser (Beschränkung auf das Wesentliche) umformulierte, sagte er: »Wir sollten für natürliche Dinge nicht mehr Ursachen zulassen, als zugleich wahr und ausreichend sind, um ihren Anschein zu erklären.«[726] Das war Regel Nummer eins von Newtons »mathematischen Grundlagen der Naturphilosophie« in seinem Werk *Principia*. Ist es also nötig, vielfältige Aspekte der Ernährung und des Lebensstils zu postulieren – vielfältige Ursachen –, um das Vorhandensein dieser chronischen Krankheiten zu erklären, die mit einem westlichen und städtischen Lebensstil verbunden sind, oder reicht eine Einzige? Beispielsweise der Zucker?

Betrachten wir beispielsweise den Zusammenhang zwischen Adipositas, Diabetes, Herzkrankheiten und Gicht. Die letzten drei hängen mit Adipositas zusammen und nach konventioneller Ansicht werden sie durch die Anhäufung von übermäßig viel Fett verursacht oder verschlimmert – also durch Adipositas. Alle vier bündeln sich sowohl in Bevölkerungsgruppen als auch bei einzelnen Menschen. Alle hängen auch mit Hypertonie zusammen und werden von Ärzten als hypertone Störungen betrachtet, was bedeutet, dass der Blutdruck bei allen tendenziell pathologisch erhöht ist. Dies würde implizieren, dass diese Krankheiten wahrscheinlich alle durch denselben Auslöser in der Ernährung oder im Lebensstil verursacht werden, was auch immer dieser Auslöser sein mag. In den 1980er-Jahren wurde dies aber nicht mehr so gesehen.

Das am besten dokumentierte Beispiel für diese Bündelung von Erkrankungen und wie sie gemeinsam in Bevölkerungsgruppen auftreten, nachdem diese eine Verwestlichung erfahren haben, findet man in Studien über den Inselstaat Tokelau im Südpazifik, der heute die höchste Prävalenz von Diabetes von allen Nationen der Welt hat (nicht zu verwechseln mit einer einzelnen Bevölkerungsgruppe wie den Pima).[727] Mit Stand 2014 wurde bei nahezu 38 Prozent aller Bewohner Tokelaus Diabetes diagnostiziert. Mehr als zwei Drittel der Bewohner waren fettleibig.[728]

Hier haben wir es mit einer epidemiologischen Momentaufnahme zu tun, die zeigt, wie sich das Leben durch die Verwestlichung in einer Weise veränderte, die in den Annalen der Ernährungsforschung beispiellos ist. Tokelau ist ein Protektorat von Neuseeland und besteht aus drei Atollen. Als die Bevölkerung Tokelaus in den 1960er-Jahren auf beinahe 2000 Inselbewohner anwuchs, richtete die Regierung von Neuseeland ein freiwilliges Zuwanderungsprogramm ins neuseeländische Hauptland ein. 1968 starteten Epidemiologen unter Leitung von Ian Prior von der Wellington School of Medicine die Tokelau Island Migrant Study (TIMS), um die Ernährung und Gesundheit jedes einzelnen Bewohners von Tokelau zu dokumentieren, der einwanderte, wobei diese Studienteilnehmer während des relevanten Übergangs auf den westlicheren und städtischeren Lebensstil weiterbeobachtet wurden. Außerdem wurden auch alle Bewohner dokumentiert, die auf den Inseln blieben.[729]

Bis Mitte der 1960er-Jahre, als mit der TIMS begonnen wurde, bestand die Ernährung der Bewohner Tokelaus aus Kokosnuss, Fisch, Schweinefleisch (die Schweine wurden mit Kokosnuss und Fisch gefüttert), Huhn, stärkehaltigen Melonen, die als Brotfrucht bezeichnet wurden und einem weiteren stärkehaltigen Wurzelgemüse, bekannt als Pulaka.[730] Diese Ernährung hatte zu dieser Zeit eine der höchsten Fettkonzentrationen der Welt – über 50 Prozent der verzehrten Kalorien stammten aus Fett und der Großteil davon war gesättigtes Fett aus Kokosnüssen.[731] 1968 konsumierten die Inselbewohner bereits etwas Zucker und Weißmehl, die von dem gelegentlich eintreffenden Handelsschiff geliefert wurden, was nach modernem westlichem Standard jedoch noch wenig war, nämlich 2 Prozent ihrer Gesamtkalorien, was einen jährlichen Durchschnitt von weniger als 4 Kilogramm pro Kopf ausmacht. Die medizinischen Aufzeichnungen über die damaligen Inselbewohner dokumentierten hin und wieder Windpocken, Masern, gelegentliche Fälle von Lepra, Hautkrankheiten und Asthma[732] – und einige wenige Patienten litten an Gicht.[733] 3 Prozent der Männer und beinahe 9 Prozent der erwachsenen Frauen hatten Diabetes.[734]

Der Wechsel auf ein westlicheres Ernährungsmuster erfolgte auf den Atollen schrittweise und beschleunigte sich Ende der 1970er-Jahre mit der Übernahme einer Kaufwirtschaft und der Einrichtung von Handelsposten auf der Insel. Bei der letzten Untersuchung im Rahmen der TIMS 1982 war der Verbrauch von Kokosnüssen zurückgegangen. Der Pro-Kopf-Verbrauch von Zucker hatte auf mehr als 24 Kilogramm pro Jahr zugenommen und der Verbrauch von Weißmehl war von 5 Kilogramm pro Person und Jahr auf fast 32 Kilogramm gestiegen. Der Alkoholkonsum hatte zugenommen und das Zigarettenrauchen wurde verbreiteter. Auch Dosenfleisch und Tiefkühllebensmittel wurde auf den Inseln verfügbar, auch wenn der Verzehr dieser Produkte im Vergleich zur normalen Ernährung mit Fisch relativ geringfügig war.[735]

Die Veränderungen der Ernährung und des Lebensstils von den Bewohnern Tokelaus, die nach Neuseeland auswanderten, waren abrupt und noch drastischer. Brot und Kartoffeln ersetzten die Brotfrucht in ihrer Ernährung, Fleisch ersetzte den Fisch und sie aßen kaum noch Kokosnüsse.[736] Der Zuckerverbrauch stieg sprunghaft an, ebenso auch die *körperliche Aktivität*: Die Männer gingen als körperlich hart Arbeitende in die Forstwirtschaft oder zur Eisenbahn und die Frauen bekamen Jobs in der Elektromontage oder in Kleiderfabriken oder reinigten während der Abendstunden Büroräume, wobei sie viele Kilometer von und zur Arbeit gingen.[737]

In beiden Bevölkerungsgruppen brach mit der Verwestlichung der Ernährung ein ähnliches Muster chronischer Krankheiten aus. Zwischen Ende der 1960er- und Anfang der 1980er-Jahre schoss die Diabetes-Prävalenz insbesondere unter den Immigranten in die Höhe. 1982 waren beinahe 20 Prozent der eingewanderten Frauen und 11 Prozent der eingewanderten Männer – jede fünfte Frau und jeder neunte Mann – Diabetiker.[738] Hypertonie, Herzkrankheiten und Gicht nahmen ebenfalls stark zu, insbesondere bei den Migranten (bei den Migranten war die Wahrscheinlichkeit, Gicht zu bekommen, neunmal so hoch wie bei denen, die auf den Atollen blieben).[739] Es überrascht nicht, dass auch Adipositas zunahm. Sowohl Männer als auch Frauen nahmen durchschnittlich zwischen 9 und 14 Kilogramm zu. Auch die Kinder wurden dicker.[740]

Was war dafür verantwortlich?

Wie die Erfahrung mit Tokelau zeigt, bringt die Verwestlichung signifikante Veränderungen in der Ernährung und im Lebensstil mit sich und damit auch signifikante Herausforderungen, die Kausalität zu ermitteln. Aufzeichnungen über die Lebensmittel und Getränke, die in neuerer Zeit nach Tokelau geliefert wurden (zwischen 2008 und 2012), gesammelt anhand der Ladungslisten der regelmäßig verkehrenden Handelsschiffe, belegen gewaltige Mengen von weißem Reis, Zucker und Mehl, Schnaps, Bier, Softdrinks, Zigaretten und auch große Mengen anderer moderner

Lebensmittel – Fleisch, Speiseeis, Butter, sogar Obst und Gemüse, das auf den Atollen nicht heimisch war. Eines dieser Produkte oder alle gemeinsam konnten ihren Anteil daran haben, dass die westlichen Krankheiten häufiger auftraten.[741]

Die herkömmliche Meinung zu diesem Problem, die sich aus der Ernährungsforschung in den Vereinigten Staaten in den 1960er- und 1970er-Jahren ergab, war, dass jede der westlichen Krankheiten unterschiedliche Auslöser durch Ernährung oder Lebensstil hat, und das, obwohl die einzelnen Störungen Teil eines Bündels von Krankheiten sind, die in Beziehung zueinander stehen. Ian Prior und seine Kollegen behaupteten, in der TIMS »könnte eine unterschiedliche Reihe relevanter Variablen für beobachtete Unterschiede in der [Krankheits-]Inzidenz verantwortlich sein«, räumten gleichzeitig jedoch ein, die widersprüchlichen Erfahrungen der Migranten und der in Tokelau Verbliebenen mache diese Zuweisung vielfältiger Ursachen überraschend schwierig.[742]

Die Migranten nahmen mehr an Gewicht zu als die Bewohner der Atolle, obgleich der Lebensstil der Migranten der signifikant aktivere war. Und obgleich die Migranten eine zunehmende Inzidenz von Herzkrankheiten zeigten, enthielt ihre Ernährung deutlich *weniger* gesättigtes Fett als zuvor auf Tokelau. Prior und seine Kollegen behaupteten, Übergewicht (zu reichliches Essen) sei zumindest teilweise für die Zunahme von Hypertonie, Gicht, Diabetes und Herzkrankheiten unter den Migranten verantwortlich. Und da die Migranten mehr Salz zu essen schienen, könne dies die erhöhte Prävalenz von Hypertonie erklären, ebenso auch die Belastung durch die Anpassung an eine neue Kultur. Die Migranten aßen mehr rotes Fleisch als die Atollbewohner, was erklären konnte, warum so viele von ihnen Gicht bekamen. Die Zunahme von Asthma im Hauptland Neuseeland konnte vielleicht durch Allergene erklärt werden, die es auf den Inseln nicht gab.

Das ergibt alles einen Sinn und entspricht mehr oder weniger dem, was wir noch heute über diese Krankheiten denken. Aber ich schreibe aus gutem Grund über den Zucker: weil Burkitts logische Analyse der Kausalität richtig ist. Die einfachste Hypothese – wie sie von Ockhams Rasiermesser umschrieben wird – ist immer *die wahrscheinlichste*. Dabei muss sich nicht unbedingt herausstellen, dass sie auch richtig ist. Der Täter des ersten einer Reihe anscheinend zusammenhängender Verbrechen in einer Gesellschaft ist nicht notwendigerweise für alle diese Verbrechen verantwortlich, aber es die wahrscheinlichste Hypothese, dass er dafür verantwortlich ist.

Und er ist der Täter, der in Betracht gezogen und vielleicht ausgeschlossen wird, bevor der Verdacht auf mehrere Täter oder Hypothesen fällt. Da die durch Beobachtung von den Forschern gewonnene Evidenz nicht ohne vernünftige Zweifel begründen kann, dass Zucker (oder irgendein anderer Verdächtiger in Zusammenhang mit der Ernährung) der Faktor in der westlichen Ernährung und beim westlichen Lebensstil *ist*, der das weiter oben genannte Bündel chronischer Krankheiten auslöst, ist das Beste, was wir tun können, die Frage zu stellen, ob dies eine wahrscheinliche Möglichkeit ist, und, wenn dies zutrifft, ob es tatsächlich die *wahrscheinlichste* Möglichkeit ist.

Was den Zucker zu dem bei Weitem führenden Kandidaten macht (und was ihn dazu hätte machen sollen, als Prior und seine Kollegen zu verstehen versuchten, was sie in der TIMS beobachteten), ist die Erkenntnis über das metabolische Syndrom und die Insulinresistenz. Sie verschob das Paradigma von Adipositas/Diabetes/Herzerkrankung aus dem herkömmlichen Denken der 1970er-Jahre – Adipositas wird durch zu reichliches Essen verursacht, Diabetes durch Fettleibigkeit und eine Herzkrankheit durch eine Kombination aus beidem plus gesättigtem Fett in der Ernährung – auf die derzeitige Sichtweise, der zufolge das metabolische Syndrom der entscheidende Akteur für Adipositas, Herzerkrankung und Diabetes ist. Die Tatsache, dass viele der westlichen Krankheiten in der Aufstellung von Burkitt und Trowell, diese chronischen Erkrankungen also, die durch eine westliche Ernährung und einen westlichen Lebensstil miteinander verbunden sind, auch Erkrankungen sind, die mit Adipositas und Diabetes zusammenhängen, richtet den Fokus wiederum auf die Insulinresistenz und das metabolische Syndrom als einen Mechanismus oder zumindest einen entscheidend wichtigen Vorläufer. Wenn nun Insulinresistenz und metabolisches Syndrom letztlich durch den Zucker verursacht werden, den wir verzehren, dann werden in gewissem Ausmaß auch *alle* diese Erkrankungen davon verursacht. *Deshalb* sollte Zucker ganz oben auf der Liste der verdächtigen Ernährungsfaktoren stehen.

In den letzten 50 Jahren haben, wie der Fall Tokelau illustriert, Ernährungswissenschaftler und Forscher im Bereich Herzkrankheiten angenommen, der Verzehr von zu viel Salz sei die Ursache für Hypertonie, die als chronisch und pathologisch hohe Blutdruckwerte definiert werden kann. Dass Hypertonie eines von fünf Kriterien ist, die ein Arzt zur Diagnose des metabolischen Syndroms heranzieht, könnte es offensichtlich erscheinen lassen, dass sie wahrscheinlich durch denselben Auslöser – in der Ernährung oder durch andere Faktoren – verursacht wird wie die anderen Störungen. Wenn, anders gesagt, Ihr Blutdruck erhöht ist, ist dies ein Anzeichen dafür, dass Sie insulinresistent sind und das metabolische Syndrom haben. Es bedeutet auch, dass Sie wahrscheinlich übergewichtig sind oder zumindest dicker werden und dass Sie erhöhte Triglyceridwerte haben, glucoseintolerant sind und Ihr HDL-Cholesterin niedrig ist. Das alles geht Hand in Hand und hat wahrscheinlich denselben Auslöser. Nach dem Prinzip von Ockhams Rasiermesser, der Beschränkung auf das Wesentliche also, und nach Burkitts Logik, bedeutet dies: *Wenn* Zucker Insulinresistenz verursacht, die Triglyeridwerte erhöht und uns dick macht, *dann* verursacht er sehr wahrscheinlich auch Hypertonie – wenn nicht direkt, so doch zumindest indirekt durch seine Auswirkung auf Insulinresistenz und Gewicht. Zucker ist der Schuldige.

Hier haben wir also die »Wenn …, dann …«-Hypothese: *Wenn* diese westlichen Krankheiten mit Adipositas, Diabetes, Insulinresistenz und dem metabolischen Syndrom zusammenhängen, was auf viele zutrifft, *dann* ist das, was die Insulinresistenz und das metabolische Syndrom verursacht, wahrscheinlich der ernährungsbedingte Auslöser für diese Erkrankungen oder zumindest ein Schlüsselfaktor auf dem kausalen Weg. Da es erhebliche Gründe für die Annahme gibt, dass Zucker – insbesondere Saccharose und fructosereicher Maissirup, also die nahezu 1:1-Kombination von Glucose und Fructose – die ernährungsbedingten Auslöser für Insulinresistenz und metabolisches Syndrom *sind*, ist es ziemlich wahrscheinlich, dass sie die primäre Ursache aller westlichen Krankheiten sind, einschließlich Krebs und Alzheimer, wie wir noch besprechen werden. Ohne diese Zucker in der Ernährung wären diese chronischen Krankheiten relativ selten, wenn nicht sogar, in einigen Fällen, überhaupt nicht existent.

Ich möchte mir die wichtigen westlichen Krankheiten eine nach der anderen anschauen, um über die Wahrscheinlichkeit zu sprechen, dass Zucker dafür verantwortlich oder zumindest weitgehend dafür verantwortlich ist – *ein* Hauptverdächtiger, wenn nicht sogar *der* Hauptverdächtige ist. Wir haben bereits ausführlich über Adipositas und Diabetes gesprochen, indirekt auch über Herzerkrankungen, durch ihren Zusammenhang mit Insulinresistenz und dem metabolischen Syndrom. Lassen Sie uns daher hier jetzt mit der Gicht beginnen, anschließend kommen wir auf Hypertonie zurück und gehen weiter zu Krebs und Alzheimer – oder seniler Demenz –, ein Albtraum einer Erkrankung, die in den 1970er- und 1980er-Jahren nicht einmal Burkitt und Trowell auf dem Schirm hatten.

Gicht ist besonders interessant, weil sie eindeutig eine alte Erkrankung ist – Anzeichen ihrer verheerenden Wirkung sind an Skelettresten, an ägyptischen Mumien von vor 7000 Jahren zu sehen – und dennoch ist es auch die allererste chronische Krankheit, die unbestritten mit (relativ) modernen Ernährungsformen und Lebensweisen in Verbindung steht, insbesondere mit übermäßigem Konsum, wie auch immer wir diesen definieren wollen.[743] Gicht ist selten Thema medialer Aufmerksamkeit und dennoch verbreiteter denn je. Neuere Erhebungen legen nahe, dass nahezu 6 Prozent aller amerikanischen Männer über 20 Jahren und mehr als 2 Prozent der Frauen an Gicht leiden. Der Anteil steigt mit zunehmendem Alter auf über 9 Prozent bei Männern und Frauen ab 70 und über 12 Prozent im Alter über 80 – sie betrifft dann beinahe jeden Achten. Die Prävalenz von Gicht hat sich in Verbindung mit Adipositas und Diabetes von den 1960er-Jahren bis zu den 1990er-Jahren mehr als verdoppelt. Die Häufigkeit scheint seither ständig weiter zuzunehmen.[744]

Die pathologischen Hintergründe der Gicht sind seit Mitte des 19. Jahrhunderts bekannt, als der britische Arzt Alfred Garrod die Harnsäure als entscheidende Substanz identifiziert hatte. Harnsäure kumuliert im Blut (Hyperurikämie) bis zu einem Punkt, wo sie, wie der Chemiker sagen würde, ausfällt und zu nadelscharfen Uratkristallen kristallisiert. Diese Kristalle lagern sich in den Weichteilen und in den Gelenken der Extremitäten ab – klassischerweise in der großen Zehe – und verursachen Entzündung, Schwellung und quälende Schmerzen, die von einem Lebemann im 18. Jahrhundert, Sydney Smith, denkwürdig beschrieben wurden, es sei, als laufe man auf seinen Augäpfeln.[745]

Es stellt sich dann die Frage, woher die Harnsäure kommt und warum in so großer Menge? Da die Harnsäure ein Abbauprodukt von Eiweißstoffen ist, die als Purine bekannt sind – Bausteine u. a. der Aminosäuren –, und da in der Nahrung die höchste Purinkonzentration in Fleisch vorhanden ist, wird seit über 100 Jahren vermutet, dass primär der Fleischverzehr die Harnsäurespiegel im Blut steigen lässt und dadurch zuerst Hyperurikämie und dann Gicht verursacht. Das jedoch ist die Art von Hypothese, die sich in Versuchen schwer bestätigen ließ. Oder, wie es zwei Harvard-Ärzte, Friedrich Klemperer und Walter Bauer, 1947 in einem medizinischen Lehrbuch elegant formulierten: »Es ist ein äußerst bedaulicher Umstand, dass diese Lehren, denen durch die Unantastbarkeit einer langen und ehrwürdigen Tradition Grenzen gesetzt, nie durch angemessene

Versuche oder umfassende statistische Analysen klinischer Daten geprüft wurden.«[746]

Wie sich allerdings herausstellt, hat eine weitgehend vegetarische Ernährung wahrscheinlich nur sehr geringe Auswirkungen auf die Harnsäurespiegel – zumindest im Vergleich zu einer typischen westlichen Ernährung –, die selten ausreicht, um hohe Harnsäurespiegel auf Normalwerte zurückzubringen. Es gibt nur wenig Evidenz, dass eine vegetarische Ernährung die Häufigkeit von Gichtanfällen bei Betroffenen zuverlässig verringert.[747] Purinfreie Diäten werden zur Behandlung der Gicht nicht mehr verordnet, wie der Arzt und Biochemiker Irving Fox 1984 feststellte, und zwar »wegen ihrer Wirkungslosigkeit« und ihrem »geringen Einfluss« auf die Harnsäurespiegel.[748] Die Häufigkeit von Gicht bei Vegetariern oder sich überwiegend vegetarisch ernährenden Menschen war immer signifikant und »viel höher als allgemein angenommen«, wie Bauer und Klemperer schrieben. Dabei merkten sie an, dass nach einer Schätzung von Mitte des Jahrhunderts die Inzidenz von Gicht in Indien bei »weitgehenden Vegetariern und völligen Abstinenzlern« bei 7 Prozent lag.[749] Der Verzehr von *mehr* Eiweiß, das natürlich in hohem Maß in rotem Fleisch enthalten ist, erhöht offensichtlich die Harnsäureproduktion in den Nieren und senkt angeblich den Harnsäurespiegel im Blut. Demnach ist die Hypothese vom Zusammenhang zwischen Fleischkonsum und Gicht sehr fragwürdig. Der hohe Eiweißgehalt von Fleisch könnte günstig wirken, selbst wenn dies für die Purine nicht gilt.[750]

Wenn nicht das Fleisch die Ursache ist (und diese »Abstinenzler« legen nahe, dass Alkohol allein das Vorhandensein von Gicht nicht erklären kann), was ist es dann?

Der erste Anhaltspunkt ist die Verbindung zwischen Gicht und dem gesamten Spektrum westlicher Krankheiten sowie zwischen Hyperurikämie und den Stoffwechselanomalien der Insulinresistenz und des metabolischen Syndroms. Im letzten Jahrhundert hat die Gicht, chronologisch und geografisch, alle bekannten Muster der westlichen Krankheiten gezeigt. In primitiven Bevölkerungsgruppen, die sich traditionell ernährten, war Gicht praktisch unbekannt oder tauchte in Berichten zumindest nicht auf.[751] 1947 berichtete Trowell, dass die Krankheit in Ostafrika so selten war, dass er in den ersten 17 Jahren seiner medizinischen Praxis persönlich keinen einzigen Fall bei einem einheimischen Afrikaner gesehen hatte oder auch nur über einen Fall gelesen hätte. Als Trowell schließlich einen Einheimischen aus Ruanda wegen Gicht zu behandeln hatte, empfand er dies als so bemerkenswert, dass er einen Fallbericht darüber im *East African Medical Journal* veröffentlichte. Sogar noch in den 1960er-Jahren deuteten Krankenhausaufzeichnungen aus Kenia und Uganda auf eine Häufigkeit von Gicht unter den einheimischen Afrikanern hin, die weniger als einen Fall pro tausend Menschen betrug.[752] Ende der 1970er-Jahre jedoch stiegen die Harnsäurespiegel bei der afrikanischen Bevölkerung mit der Verwestlichung und Verstädterung, während die Inzidenz von Hyperurikämie und Gicht unter den Inselbewohnern des Südpazifiks in die Höhe schoss. 1975 beschrieb der neuseeländische Rheumatologe B. S. Rose, ein Kollege von Ian Prior, die einheimische Bevölkerung im Südpazifik als »eine große gichtkranke Familie«.[753]

Gicht wird seit dem Zeitalter von Hippokrates mit Fettleibigkeit in Verbindung gebracht und diese Verbindung ist der Ursprung der Annahme, dass ein luxuriöser Lebensstil und übermäßiger Appetit die Ursache dafür sind. Seit Langem wird berichtet, dass an Gicht erkrankte Männer höhere Raten von Atherosklerose und Hypertonie aufweisen, Schlaganfall und koronare Herzkrankheit sind bei ihnen häufige Todesursachen.[754] Diabetes wird ebenfalls allgemein mit Gicht in Verbindung gebracht.[755] 1951 berichteten Forscher der Harvard University, dass die Serum-Harnsäurespiegel mit zunehmendem Gewicht stiegen und dass Männer, die Herzanfälle erlitten, mit viermal höherer Wahrscheinlichkeit Hyperurikämie hatten als gesunde Kontrollpersonen.[756] Dies führte in den 1960er-Jahren zu einer Reihe von Studien, da klinische Prüfer die Hyperurikämie zuerst mit Glucoseintoleranz und hohen Triglyceridwerten und später mit hohen Insulinspiegeln und Insulinresistenz in Verbindung brachten. In den 1990er-Jahren berichtet unter anderem Gerald Reaven von der Stanford University, dass Insulinresistenz und Hyperinsulinämie die Harnsäurespiegel steigen ließen, offenbar durch eine Abnahme der Harnsäureausscheidung durch die Nieren. »Anscheinend verändert sich die Serum-Harnsäurekonzentration durch Insulinresistenz im Bereich der Nieren«, schrieb Reaven. Je insulinresistenter eine Person ist, desto höher ist daher ihr Serum-Harnsäurespiegel.[757]

Es gibt eine doppelte Evidenz dafür, dass Zucker oder Fructose die primäre Ursache von Gicht sind.

Erstens ist da der Indizienbeweis: das Auftreten von Gicht nicht nur in isoliert lebenden Bevölkerungsgruppen, sobald sie verwestlicht und verstädtert werden, sondern auch in Europa und Amerika. Die Verteilung der Gicht in diesen Populationen verlief jahrhundertelang parallel zur Verfügbarkeit von Zucker. Bis ins späte 17. Jahrhundert betraf die Krankheit fast ausschließlich den Adel, die Reichen und Gebildeten – also diejenigen, die es sich leisten konnten, einem übermäßigen Appetit auf Essen und Alkohol nachzugeben – und erreichte in England in diesen Gesellschaftsschichten beinahe epidemische Ausmaße. Anschließend verbreitete sich die Gicht im 18. Jahrhundert in der gesamten britischen Gesellschaft. Historiker bezeichnen dies als »Gicht-Welle«[758]. Sie verlief nahezu parallel zur Entstehung und dem Wachstum der britischen Zuckerindustrie und dem Wandel des Zuckers (wobei ich erneut Sidney Mintz zitiere) vom »Luxus der Könige zu einem königlichen Luxus der einfachen Bürger«.*[759]

Der zweite Beweis stützt sich auf mehr als nur auf Indizien: Der Fructosebestandteil von Zucker lässt die Serum-Harnsäurespiegel steigen. Die »verblüffende Zunahme« dieser Werte nach einer sehr hohen Fructosezufuhr wurde erstmals Ende der 1960er-Jahre von finnischen Forschern berichtet, die sie als »durch Fructose bedingte Hyperurikämie« bezeichneten.[760] Darauf folgte eine Reihe von Studien bis Ende der 1980er-Jahre, die diesen Effekt bestätigten und als Ursachen verschiedene biochemische Mechanismen nannten. Wenn beispielsweise Fructose in der Leber verstoffwechselt wird, beschleunigt sie den Abbau des Moleküls ATP, das die primäre Energiequelle für zelluläre Reaktionen und mit Purinen beladen ist. (ATP steht für »Adenosintriphosphat«; Adenosin ist eine Form von Adenin, einem Purin.) Dieses wiederum erhöht die Bildung von Harnsäure. Alkohol lässt den Harnsäurespiegel durch denselben Mechanismus steigen (wobei Bier auch Purine enthält). Die Fructosewirkung auf ATP regt auch die Synthese von Purinen an und die Verstoffwechslung der Fructose führt zur Produktion von Milchsäure, die die Exkretion von Harnsäure durch die Nieren reduziert und dadurch indirekt die Harnsäurekonzentrationen steigen lässt.[761]

Diese mechanischen Erklärungen, wie Fructose den Harnsäurespiegel steigen lässt, wurden anschließend durch eine genetische Verbindung zwischen Fructosestoffwechsel und Gicht unterstützt. Die Krankheit kommt oft gehäuft innerhalb einer Familie vor, sodass Kliniker, die die Gicht untersuchten, immer vermutet haben, diese Krankheit habe eine starke erbliche Komponente. 1990 berichtete eine Gemeinschaftsarbeit unter der Leitung von Edwin Seegmiller, einem Pionier der Gichtforschung in den

---

* Zum Teil kann diese Gicht-Welle auch durch die Bleikontamination von Likörweinen – Portwein beispielsweise – verursacht worden sein, die damals beliebt waren.

Vereinigten Staaten, und George Radda, der später Direktor des Medical Research Council im Vereinigten Königreich wurde, die Erklärung für diese familiäre Verbindung scheine ein sehr spezifischer Gendefekt zu sein, der den Fructosestoffwechsel reguliert. Menschen, die diesen Defekt erben, haben Probleme damit, Fructose zu verstoffwechseln, und werden daher mit einer Veranlagung für Gicht geboren. Daraus schlossen die Forscher, der Defekt beim Fructosestoffwechsel könnte »eine recht verbreitete Ursache für Gicht« sein.[762]

Als diese Beobachtungen in der Fachliteratur auftauchten, äußerten sich die Forscher, die diese Beobachtungen gemacht hatten, ziemlich klar über die Konsequenzen: »Da die Serum-Harnsäurespiegel bei Gichtpatienten entscheidend wichtig sind, könnte die Fructose in ihrer Ernährung Beachtung verdienen«, wie die finnischen Forscher 1967 anmerkten.[763] Die langfristigen Folgen einer fructosereichen Ernährung für gesunde Menschen verlangten eine weitere Beurteilung. Gichtpatienten sollten eine fructosereiche oder saccharosereiche Ernährung meiden, wie ein Artikel über Ernährung und Gicht 1984 erklärte, weil »Fructose das Tempo der Harnsäuresynthese beschleunigen und auch zu einer erhöhten Triglyceridproduktion führen kann«.[764] 1993 veröffentlichte der britische Biochemiker Peter Mayes einen Artikel über den Fructosestoffwechsel im *American Journal of Clinical Nutrition*, in dem er die Literatur prüfte und zu dem Schluss kam, dass eine fructosereiche Ernährung bei gesunden Menschen – anders gesagt eine zuckerreiche Ernährung – wahrscheinlich Hyperurikämie und damit auch Gicht verursacht. Studien bezüglich dieser Annahme wurden jedoch nie durchgeführt.[765]

Zusätzlich zu Reavens Forschung, die berichtete, dass hohe Insulinspiegel und eine Insulinresistenz die Harnsäurespiegel ansteigen lassen, legt dies nahe, dass Saccharose und fructosereicher Maissirup mit Blick auf Harnsäure und Gicht das schlechteste aller Kohlenhydrate darstellen. Die Fructose steigert die Harnsäureproduktion und senkt die Harnsäureausscheidung, während die Glucose, durch ihre Wirkung auf Insulin, ebenfalls die Harnsäureausscheidung senkt. Daher könnte vernünftigerweise angenommen oder zumindest darüber spekuliert werden, dass Zucker wahrscheinlich die Ursache von Gicht ist und dass die Muster des Zuckerkonsums das Auftreten und die Verteilung dieser Krankheit erklären.

Diese Hypothese wurde erst in den letzten Jahren ernsthaft in Betracht gezogen. Ernährungsforscher, die sich für Gicht interessierten, konzentrierten sich beinahe ausschließlich auf den Alkohol- und Fleischkonsum.

Die historische Überzeugung, wonach gichtkranke Menschen, insbesondere fettleibige gichtkranke Menschen, Fleisch und Alkohol meiden sollten, passt gut zu den Ernährungsempfehlungen seit den 1970er-Jahren. Und wieder wurde die Zucker-/Fructose-Hypothese wegen des unpassenden Zeitpunkts ignoriert. Mitte der 1960er-Jahre entwickelte die pharmazeutische Industrie ein preiswertes Medikament namens Allopurinol, das die Harnsäurespiegel senkte und von Gichtkranken eingenommen werden konnte, um künftigen Gichtanfällen vorzubeugen. Die klinischen Prüfer, deren Labors sich der Untersuchung von Gicht und Purin-Stoffwechsel widmeten, fokussierten sich anfangs entweder darauf, die Details der Allopurinol-Behandlung herauszuarbeiten oder die neuen Techniken der Molekularbiologie auf die Genetik der Gicht und auf seltene Störungen der Harnsäurespiegel im Blut oder beim Purin-Stoffwechsel anzuwenden. Der Zeitaufwand für Ernährungsstudien wurde aus dem einzigen Grund nicht als lohnend betrachtet, als Gichtkranke dank Allopurinol nun essen oder trinken konnten, was sie wollten.

Diese Entwicklung fiel zeitlich mit der Erforschung der durch Fructose herbeigeführten Hyperurikämie zusammen. Als in den 1980er-Jahren wiederholt nachgewiesen wurde, dass der Verzehr von Fructose und Saccharose beim Menschen die Harnsäurespiegel steigen lässt, endete das Zeitalter der Grundlagenforschung zur Gicht. Die Hauptakteure hatten sich zurückgezogen und die finanzielle Unterstützung der Gichtforschung durch die NIH war auf einen Bruchteil geschrumpft. Wenn die großen medizinischen Fachzeitschriften gelegentlich Artikel über das klinische Management der Gicht veröffentlichten, konzentrierten diese sich beinahe ausschließlich auf die medikamentöse Behandlung. Die Ernährung wurde nur mit wenigen Sätzen besprochen und die darin enthaltenen Lehren waren unklar. Da nannten Artikel über eine diätetische Behandlung der Gicht – selbst wenn der Zusammenhang zwischen Insulinresistenz und Harnsäure dabei bekannt war[766] – »Zucker« und »Süßigkeiten« durchaus einmal als empfohlene Lebensmittel mit niedrigem Purin-Gehalt. In wenigen Fällen stellten solche Artikel zudem fest, dass der Verzehr von Fructose die Urinsäurespiegel steigen lässt, was nahelegt, dass den Autoren die Rolle der Fructose in »Zucker« und »Süßigkeiten« nicht bewusst war.[767]

Neuere Forschungen über eine durch Fructose verursachte Hyperurikämie geben an, dass die Auswirkungen auf die Physiologie des Menschen und in diesem Fall auch auf die Pathologie, weit über die Gicht hinausgehen könnten. Seit Ende der 1990er-Jahre studiert Richard Johnson, ein Nierenspezialist, der heute an der University of Colorado tätig ist, die Auswirkungen der Harnsäure auf die Blutgefäße, die zu den Nieren führen. Wenn die Harnsäurespiegel im Blut hoch genug sind, können sie diese Blutgefäße schädigen und dadurch den Blutdruck erhöhen. Und wenn der Zuckerverzehr die Harnsäurespiegel steigen lässt, ist es eine begründete Annahme, dass der Zuckerverzehr auch den Blutdruck erhöht. Dies ist eine weitere schädliche Wirkung von Fructose und Zucker, die erst nach der offiziellen Entlastung des Zuckers in der Ernährung durch die FDA 1986 entdeckt wurde (genau wie ein DNA-Nachweis häufig erst möglich war, wenn ein Hauptverdächtiger in einem Mordfall aus Mangel an Beweisen bereits freigesprochen worden war). Es ist ein weiterer Mechanismus, durch den Saccharose und fructosereicher Maissirup eine besonders ungesunde Kombination sein könnten, und würde die häufige Verbindung von Gicht und Hypertonie und sogar von Diabetes und Hypertonie erklären, auch wenn es nur einer von mehreren solchen Mechanismen ist.[768]

Fünfzig Jahre lang herrschte in der medizinischen Wissenschaft Übereinstimmung darüber, dass Salz der ernährungsbedingte Auslöser für Hypertonie ist. Durch die Aufnahme von zu viel Salz steigt der Blutdruck. Hypertonie ist der pathologische chronische Zustand, der wiederum das Risiko sowohl für Herzkrankheiten als auch für zerebrovaskuläre Erkrankungen (Schlaganfall) erhöht. Es ist eine einfache und prägnante Hypothese – und sie ist aller Wahrscheinlichkeit nach falsch. Die Behauptung, dass Zucker Bluthochdruck verursacht, bedeutet, dass nicht das Salz dafür verantwortlich ist (zumindest nicht in so hohem Maße), was die Gesundheitsbehörden normalerweise nicht gerne hören. Es ist daher nötig, dies zu besprechen und hierzu mit einigen historischen Daten zu beginnen.

Hypertonie ist ein weiteres Beispiel dafür, wie eine Meinung und die verfügbare Technologie das wissenschaftliche Verständnis steuern. In diesem Fall benötigten die medizinischen Forscher eine relativ einfache und standardisierte Möglichkeit, um bei den Patienten den Blutdruck zu messen, bevor sie ein Verständnis dafür entwickeln konnten, was es bedeutet, einen hohen Blutdruck zu haben, und wer ihn hatte und wer nicht, und anschließend die Verbindungen zu anderen Krankheiten herzustellen, insbesondere Herzkrankheiten und Schlaganfall. Erst zu Beginn des 20. Jahrhunderts verfügten die Ärzte über ein solches Gerät zum Messen des Blutdrucks, das Sphygmomanometer. Dabei handelte es sich um die erste Version der noch heute gebräuchlichen Oberarmmanschette.[769] In den 1920er-Jahren begannen Ärzte in aller Welt, bei isoliert lebenden Ureinwohnern den Blutdruck zu messen, sodass deren Blutdruck mit dem der Menschen verglichen werden konnte, die eine moderne westliche Ernährung zu sich nahmen und einen modernen westlichen Lebensstil pflegten. Ärzte in den Vereinigten Staaten und in Europa diskutierten darüber, ob hoher Blutdruck schlecht oder gut ist (ob er vielleicht eine kompensierende Reaktion des Körpers ist, um Gewebe zu versorgen, das Mühe hat, genügend durchblutet zu werden, »eine Rettungsaktion trotz der Tatsache, dass der Betroffene dabei möglicherweise auch einen Schaden davontragen kann«[770], wie es in einem Lehrbuch von 1920 hieß). Versicherungsstatistiker von Lebensversicherungen waren die Ersten, die wegen der hohen Kostenbelastung den Anstoß zur endgültigen Erforschung gaben.

In den 1920er-Jahren hatten diese sogenannten Aktuare einige eindeutige Fakten über Blutdruck und Hypertonie gesammelt: Der Blutdruck steigt insbesondere mit zunehmendem Alter *und* Gewicht, zumindest in Europa und den Vereinigten Staaten (das gilt auch für die Wahrscheinlichkeit, Diabetes zu bekommen), und natürlich nimmt das Gewicht mit dem Alter zu. Vor hundert Jahren erschien bei Männern mittleren Alters, die sich für gesund genug hielten, um eine Lebensversicherung zu beantragen, ein systolischer Blutdruck unter 140 Millimeter Quecksilbersäule (mmHg) als relativ guter Wert, weshalb dieser Wert noch immer als *untere* Grenze der Hypertonie gilt. Als der Blutdruck über 140 mmHg stieg, sanken die Aussichten für ein langes und gesundes Leben, daher zögerten Lebensversicherer, Antragsteller mit einem Blutdruck zu versichern, der diesen oder einen höheren Wert hatte, oder zögerten zumindest, sie zu denselben Beiträgen zu versichern wie Antragsteller mit niedrigerem Blutdruck. Sonst würden die Lebensversicherer Geld verlieren – es müsste »für mehr Versicherungsfälle gezahlt werden«[771], wie der leitende medizinische Direktor der Mutual Life Insurance Company in *The Journal of the American Medical Association* 1923 schrieb.

Nach zwanzig weiteren Studienjahren war klar, dass das, was bezüglich des Blutdrucks für die Vereinigten Staaten und Europa galt, auf die indigenen Bevölkerungsgruppen nicht zutraf, die westlicher Ernährung und westlichem Lebensstil noch nicht ausgesetzt waren. So wie Diabetes und Adipositas in diesen Bevölkerungsgruppen selten zu sein schienen oder gar nicht vorhanden waren, galt dies auch für den typischerweise mit zunehmendem Alter steigenden Blutdruck.[772] Der Blutdruck war in jungen Jahren tendenziell niedriger und blieb zeitlebens konsequent niedrig, eine Beobachtung, über die erstmals auf den Philippinen[773] und dann bei den

Zuni-Indianern in New Mexico[774], den Inuits in Grönland und Labrador[775], einheimischen Volksstämmen in Kenia (»dieser Gegensatz« zwischen dem Blutdruck bei afrikanischen Stämmen und örtlichen Europäern »ist verblüffend und scheint eine weitere Erklärung zu verlangen«)[776], Beduinenstämmen in Syrien (»die auffallende Hypotonie [niedriger Blutdruck] der Araber«)[777], chinesischen Ureinwohnern, indigenen Völkern Yucatáns und Guatemalas[778] und, nach dem Ende des Zweiten Weltkriegs, bei den Kuna-Indianern in Panama (»eine verblüffende Feststellung ist das völlige Fehlen von Hypertonie«)[779] berichtet wurde. Als diese Bevölkerungsgruppen in den 1960er-Jahren verstädtert wurden und verwestlichten, berichteten Ärzte – darunter Hugh Trowell –, dass Hypertonie in diesen Volksgruppen ebenso aufgetaucht war wie Adipositas und Diabetes, und auch die Fachzeitungen begannen, darüber zu berichten.[780]

Selbst wenn Forscher ähnliche Gruppen von Ureinwohnern miteinander verglichen, die unter leicht unterschiedlichen Umständen lebten – wie Frank Lowenstein, ein medizinischer Beauftragter der Weltgesundheitsorganisation dies im Frühjahr 1958 mit zwei Stämmen brasilianischer Indianer tat, von denen der eine Stamm auf dem Gelände einer Franziskaner-Mission lebte und von den Missionaren verpflegt wurde, während der andere isoliert tief im Regenwald lebte –, hatte die Bevölkerungsgruppe, die stärker akkulturiert war, höheren Blutdruck und der Blutdruck stieg mit zunehmendem Alter. Als Lowenstein die medizinische Fachliteratur über alle bis zu diesem Zeitpunkt durchgeführten solchen Studien überprüfte, kam er zu der Schlussfolgerung: »Alle diese Gruppen, die mit zunehmendem Alter während des Erwachsenenlebens keine Erhöhung des durchschnittlichen Blutdrucks zeigten, repräsentieren relativ kleine homogene Populationen, die unter primitiven Bedingungen relativ isoliert leben, mehr oder weniger ungestört durch Kontakte mit der Zivilisation … und sie ernähren sich beinahe vollständig von den natürlichen Nahrungsmitteln aus ihrer Umgebung.« Wie Lowenstein äußerte, konnte dies durch viele Faktoren erklärt werden, weil sich viele »Lebensgewohnheiten« mit der Verwestlichung veränderten. Wenn es jedoch erklärt werden konnte, würde dies – welche Erklärung dies auch sein würde – sowohl die Hypertonie als auch den Anstieg des Blutdrucks mit zunehmendem Alter erklären, den die anderen Bevölkerungsgruppen erlebten.[781]

Als in den 1980er-Jahren 150 Forscher aus aller Welt die größte epidemiologische Erhebung veröffentlichten, die es zum Blutdruck bis dahin je gegeben hatte, war das Phänomen dieser westlichen Krankheit noch deutlich sichtbar. Diese Forscher hatten den Blutdruck in 52 Gesellschaften gemessen, von denen vier noch immer, wie es Lowenstein genannt hätte, »relativ kleine homogene Bevölkerungsgruppen waren, die unter primitiven Bedingungen relativ isoliert lebten« – die Yanomamo- und Xingu-Indianer in Brasilien und ländliche Populationen in Kenia und Papua-Neuguinea. Diese vier Gruppen hatten nicht nur mit Abstand den niedrigsten Blutdruck, sondern ihr Blutdruck blieb auch mit zunehmendem Alter niedrig – was bei sonst *keiner* anderen Population der Studie der Fall war. Hypertonie war zudem praktisch nicht existent.[782]

Diese 1988 veröffentlichte Studie wurde unter dem Namen INTER-SALT bekannt, weil sie aufgebaut worden war, um die Hypothese zu überprüfen, wonach Salz den Blutdruck erhöht. Daher konzentrierten sich die Forscher ausschließlich auf den Blutdruck und Salz. Unter Ernährungswissenschaftlern galt Salz nicht nur als primärer Verdächtiger für eine Erhöhung des Blutdrucks, sondern tatsächlich als einziger Verdächtiger.* Dieselben vier isoliert lebenden Populationen von Ureinwohnern, die relativ wenig Salz zu sich genommen hatten, nahmen auch relativ wenig Zucker zu sich, aber die Forscher interessierten sich nur für das Salz, wie es schon seit den 1960er-Jahren der Fall war.[783]

Die Salzhypothese war immer relativ einfach und stützte sich auf grundsätzliche physiologische Tatsachen: Der menschliche Körper bemüht sich darum, eine stabile Natriumkonzentration (Salz ist Natriumchlorid) im Blut aufrechtzuerhalten. Wenn wir sehr viel Salz zu uns nehmen, hält der Körper mehr Wasser zurück, um das Natrium auf die richtige Konzentration zu verdünnen, was sich in einer Erhöhung des Blutdrucks zeigt. Kurzfristig machen salzige Snacks durstig. Aus diesem Grund bieten Kneipen und Bars normalerweise solche Snacks kostenlos an, um mehr Getränke verkaufen zu können, die den Durst wieder löschen. Die Aufgabe der Nieren ist es, das überschüssige Wasser und Salz im Urin auszuscheiden, es wird jedoch vermutet, dass sie diese Kompensation schließlich nicht mehr leisten können und das Ergebnis ist chronischer Bluthochdruck. Seit den

---

* Als sich in den 1960er-Jahren die Salzhypothese etablierte, identifizierten Forscher, die den Anstieg des Blutdrucks bei nomadischen Stämmen in Kenia und Uganda und bei Inselbewohnern im Südpazifik mit einsetzender Verwestlichung untersuchten, zuerst den Zucker und möglicherweise Weißmehl als offensichtliche Schuldige, weil diese die auffälligsten Zusätze der westlichen Ernährung waren. Die Forscher verschoben ihren Fokus jedoch auf das Salz, als sie feststellten, dass Forscher in den Vereinigten Staaten davon überzeugt waren, Salz sei das Problem. (Kenia und Uganda: Shaper 1967 et al. 1969. Südpazifische Inseln: Prior et al. 1964; Prior 1971.

1950er-Jahren war dies die Standardmeinung über die Ursache der Hypertonie und die medizinische Fachliteratur ist seither voll von Dutzenden randomisierter Studien, die diese Hypothese prüfen. (»Sobald wir glauben, die richtige Meinung zu einem Thema zu haben«, merkte Kathryn Schulz, eine Autorin des Magazins *The New Yorker* in ihrem Buch *Being Wrong* 2010 an, »verengt sich unser Fokus und beachtet nur noch Details, die unsere Überzeugung unterstützen, oder wir schalten völlig ab.«[784])

Genau wie die Hypothese vom Zusammenhang zwischen gesättigtem Fett und Herzerkrankungen, hat sich jedoch auch diese Salzhypothese durch klinische Studien nicht bestätigen lassen. Für diejenigen, die sich dieser Hypothese nicht hoffnungslos verbunden fühlen, wird es zunehmend schwierig, daran zu glauben, dass sie durch den Verzehr von zu viel Salz einen Bluthochdruck entwickeln und dass ihr Blutdruck mit zunehmendem Alter unaufhaltsam steigt. Systematische Überprüfungen der Evidenz, die sich aus solchen Studien ergeben, kommen ausnahmslos zu dem Schluss, dass eine Reduzierung der durchschnittlichen Salzaufnahme beispielsweise um die Hälfte, was im echten Leben schwer zu schaffen ist, den Blutdruck im Durchschnitt bei Hypertonikern um 4–5 mmHg senken wird und um vielleicht 2 mmHg bei Normotonikern (Menschen mit normalem Blutdruck). Aber selbst das Stadium 1 der Hypertonie, die weniger schwere Form der Störung, wird definiert als ein Blutdruck, der um mindestens 20 mmHg höher ist als der definierte Normalwert. Stadium 2 wird als ein Blutdruck definiert, der mindestens 40 mmHg über dem Normalwert liegt. Die Tatsache, dass eine Halbierung des Salzkonsums zu einer Senkung des Blutdrucks um nur 4–5 mmHg führt, deutet demnach darauf hin, dass das Salz nicht der primäre ernährungsbedingte Antrieb dieser Störung ist.[785] Dies hat die Gesundheitsbehörden jedoch nicht daran gehindert, weiterhin die Botschaft zu verbreiten, dass Salz ein »tödliches weißes Pulver«[786] ist, wie es die US-amerikanische Verbraucherorganisation Center for Science in the Public Interest 1978 übertreibend formulierte. Das Vermeiden logischer Schlussfolgerungen aus diesen Studien – dass Salz nicht die Ursache der Hypertonie ist –, hat die Aufmerksamkeit der Forschung von der Möglichkeit abgelenkt, etwas anderes in der Ernährung oder dem Lebensstil könnte die Ursache sein. Wenn nicht das Salz, was dann?

Nicht überraschend gibt es eine lange Geschichte an Evidenz, in die der Zucker verwickelt ist – in Labor und Klinik nun ebenso wie in Populationsstudien. Bereits in den 1860er-Jahren hatte der deutsche Ernährungswissenschaftler Carl von Voit, eine legendäre Persönlichkeit in der Ernährungsforschung, behauptet, irgendetwas beim Verzehr von Kohlenhydraten veranlasse den menschlichen Körper, Wasser zurückzuhalten, was beim Verzehr von Fett nicht der Fall ist.[787] Francis Benedict, der Leiter des Nutrition Laboratory am Carnegie Institute of Washington, bestätigte diese Beobachtung 1919 in einem der vielen wegweisenden Berichte, die er und seine Carnegie-Kollegen veröffentlichten.[788]

Seit 1933[789] wurde auch das Insulin in diesen Vorgang verwickelt, auch wenn die Diabetes-Forscher an der Columbia University, denen dies zuzuschreiben war, sich des größeren Ernährungszusammenhangs nicht bewusst zu sein schienen. Einfach gesagt, scheint Insulin die gegenteilige Wirkung eines Diuretikums zu haben. Anstatt, wie ein Diuretikum, die Urinproduktion zu fördern, unterdrückt es diese, wobei das Endergebnis sehr ähnlich dem ist, was vermutlich geschieht, wenn wir salzreiche Lebensmittel zu uns nehmen. Insulin stört, was Fachleute als »Elektrolytgleichgewicht« oder »Elektrolytphysiologie« (Natrium ist ein Elektrolyt) bezeichnen auf eine Weise, die dafür sorgt, dass die Nieren sowohl Natrium als auch Wasser zurückhalten, anstatt sie im Urin auszuscheiden (genau wie das Insulin den Nieren signalisiert, Harnsäure zurückzuhalten und daher bei Gicht eine Rolle spielt).[790]

In den 1950er-Jahren studierten Forscher dieses Phänomen und veröffentlichten Arbeiten mit Titeln wie »Antidiurese hängt mit Insulinverabreichung zusammen«.[791] Innerhalb eines weiteren Jahrzehnts wurden die diesem Phänomen zugrunde liegende Biologie und die Auswirkungen von Insulin auf die Nieren, die Natriumretention und damit die Hypertonie aufgeklärt. Mit den Worten des Endokrinologen Ralph DeFronzo von der University of Texas, zusammen mit Gerald Reaven ein Pionier der Wissenschaft zur Insulinresistenz und dem metabolischen Syndrom, war es klar, dass »Insulin über das Natrium einen bedeutenden Anteil« an der Hypertonie hat, insbesondere bei Menschen, die fettleibig und/oder Diabetiker und daher insulinresistent sind.

In den 1980er-Jahren entdeckte Lewis Landsberg, ein Endokrinologe der Harvard University und der spätere Dekan der Northwestern University School of Medicine, noch einen weiteren Mechanismus, durch den Insulin zur Erhöhung des Blutdrucks beiträgt und vielleicht Hypertonie verursacht – nämlich durch eine Stimulierung des Zentralnervensystems. Landsbergs Erkenntnis ist seither ein fester Bestandteil der etablierten Meinung als Erklärung dafür, warum Fettleibige Hypertonie haben: Sie sind insulinresistent mit chronisch erhöhten Insulinspiegeln, was wiederum das Nervensystem stimuliert, die Herzfrequenz beschleunigt, die Blutgefäße zusammenzieht und den Blutdruck chronisch erhöht.[792] Da Fettleibige eine erhöhte Aktivität des sympathischen Nervensystems zu haben scheinen, ergibt dies absolut Sinn. Leider hat die medizinische Fachwelt dies weiterhin nur als relevant für die Hypertonie von Fettleibigen und Diabetikern betrachtet. Diskussionen über die ernährungsbedingte Ursache der Hypertonie haben sich weiterhin beinahe obsessiv darauf konzentriert, wie viel Salz wir essen sollten oder nicht essen sollten.

Alle diese Mechanismen, durch die das Insulin den Blutzuckerspiegel erhöhen und damit denkbarerweise Hypertonie verursachen kann, sind direkt auch für den Effekt von Zucker relevant. Wenn Zucker eine Insulinresistenz verursacht und chronisch den Insulinspiegel erhöht, gehört dies zu den Mechanismen, die als Ursache für Hypertonie *erwartet* werden können. Richard Johnsons Arbeit über den Fructoseanteil im Zucker und dessen Auswirkung auf die Harnsäure zeigt eine weitere direktere Möglichkeit auf, wie Zucker den Blutdruck erhöhen kann. Johnsons Forschung legt nahe, dass erhöhte Harnsäurespiegel (zumindest bei Labortieren) zu einer leichten Nierenschädigung führen und das Fortschreiten der bereits bestehenden Nierenerkrankung beschleunigen. Die Harnsäure scheint der Grund dafür zu sein, dass sich die Blutgefäße in den Nieren zusammenziehen und der Blutdruck in den kleinen Kapillargefäßen (den sogenannten Glomeruli) steigt, durch die die Nieren Abfallprodukte aus dem Blut filtern.

Bedauerlicherweise verbindet dies Fructose und Zucker nicht nur mit Hypertonie, sondern auch mit der Nierenerkrankung, die als eine der »Gefäßkomplikationen« des Diabetes gilt und zu einer westlichen Krankheit macht (auch wenn sie in der vorläufigen Aufstellung von Burkitt und Trowell nicht erwähnt wird). Wenn Johnsons Arbeit und deren Implikationen richtig sind, reicht ein einfacher Anstieg der Harnsäurespiegel bereits aus, um Insulinresistenz und damit vielleicht Typ-2-Diabetes und Adipositas zu verursachen, unabhängig von diesen anderen Auswirkungen auf Insulin und Insulinresistenz. Und da die Glucose im Zucker das Tempo zu beschleunigen scheint, in dem wir die Fructose resorbieren und verstoffwechseln, können beide zusammen – wie in Saccharose und fructosereichem Maissirup – tatsächlich die schlechteste aller möglichen Verbindungen sein.[793]

Ein abschließendes Wort zur Hypertonie: Wenn Forscher in klinischen Studien den Effekt einer Einschränkung der Salzzufuhr untersuchen, ist eine mögliche Erklärung für den geringen Gesamteffekt, über den diese Studien berichten, dass manche Menschen möglicherweise besonders salzempfindlich sind und andere nicht. Salzempfindlichkeit ist ein schwer fassbarer und umstrittener Begriff, impliziert jedoch, dass nur einige Menschen empfindlich auf den Salzgehalt im Essen reagieren. Bei den Betroffenen steigt und fällt der Blutdruck, je nachdem wie viel Salz sie essen. Andere können ungestraft Salz essen und ihr Blutdruck bleibt dennoch relativ konstant. Die Tatsache, dass einige wenige Menschen salzempfindlich sind, wird von den Gesundheitsbehörden noch immer als ausreichender Grund dafür angesehen, *allen* zu sagen, sie sollten weniger Salz essen. Sie vermuten, dass die Menschen mit Salzempfindlichkeit davon profitieren werden und es den anderen nicht schaden wird. Salzempfindlichkeit scheint aber auch mit Insulinresistenz und dem metabolischen Syndrom verbunden zu sein. Hypertonie durch Salzempfindlichkeit beispielsweise kann bei Ratten allein dadurch verursacht werden, dass die Kapillargefäße der Nieren auf dieselbe Weise geschädigt werden, wie dies durch hohe Harnsäurespiegel geschieht.

Diese und weitere Beobachtungen veranlassten Forscher zu der Behauptung, dass eine Salzempfindlichkeit durch Insulinresistenz verursacht wird. Wenn dies zutrifft, könnte es eines der Symptome der Insulinresistenz und des metabolischen Syndroms – die Hypertonie – bessern, wenn man den Menschen mit oder ohne Bluthochdruck durch Salzempfindlichkeit sagt, sie sollten weniger Salz essen. Ihnen wäre allerdings besser gedient, wenn man ihnen sagen würde, sie sollten in erster Linie das meiden, was die Insulinresistenz und das metabolische Syndrom verursacht – das heißt Zucker. Dies würde das Übel an der Wurzel packen, anstatt sich nur um eines der Symptome zu kümmern.[794]

Zu den kontroversesten Folgerungen der Zucker-/Insulinresistenz-Hypothese gehört, dass Krebs durchaus durch Zucker verursacht oder verschlimmert werden könnte. Diese Vermutung beginnt mit zwei Beobachtungen, von denen die erste ist, dass Krebs sehr stark eine Erkrankung durch westliche Ernährung und westlichen Lebensstil zu sein scheint, genau wie Burkitt und Trowell dies in ihrer einstweiligen Auflistung angedeutet haben, und dass die Prävalenz von Krebserkrankungen zunimmt, wenn Bevölkerungsgruppen verwestlicht werden. Der eigentliche Begriff der Zivilisationskrankheit beginnt mit dem Krebs. 1844 berichtete Stanislas Tanchou, ein französischer Arzt, Veteran des Heeres von Napoleon und Ritter von Napoleons Ehrenlegion, über seine Prüfung von Sterberegistern in ganz Europa, aus denen er folgerte, dass Krebs in Städten häufiger war als in ländlichen Gegenden und dass die Häufigkeit auf dem gesamten Kontinent zunahm. Er räumte ein, dass Krebs eine alte, Krankheit ist, die vielleicht immer vorhanden war, aber sein bekannter Ausspruch dazu lautete: »Wie die Geisteskrankheiten scheint er mit fortschreitender Zivilisation zuzunehmen.«[795] In einem Jahrhundert von Ärzten, Statistikern und Epidemiologen war Tanchou möglicherweise der Erste, der Ärzte an entfernten und entlegenen Orten befragte, nur um als Antwort zu hören, dass sie einige Krankheiten bei ihren Patienten sehr selten sahen, oder dass diese Krankheiten zumindest sehr selten auftraten, von Jahr zu Jahr jedoch häufiger wurden.

1902 gründete die britische Regierung den Cancer Research Fund*, der sowohl mit dem Royal College of Physicians als auch dem Royal College of Surgeons zusammen daran arbeiten sollte[796], »alle Themen zu erforschen, die mit den Ursachen, den Präventionsmöglichkeiten und der Behandlung von Krebs und bösartigen Krankheiten in Zusammenhang standen oder sich darauf auswirkten«. Die implizite Botschaft lautete, dass Krebs eine zunehmend häufige Krankheit wurde und dass etwas unternommen werden musste, um zu verstehen, was da geschah und warum. Ein Gremium aus Prüfern sollte nun sorgfältig die Aufzeichnungen über die bösartige Krankheit in Krankenhäusern im Vereinigten Königreich, in Europa und Asien und in den Missions- und Kolonialkrankenhäusern im gesamten British Empire untersuchen. Eine Reihe von Meldungen wurde an die Gouverneure und Beauftragten aller britischen Kolonien und Protektorate weltweit verschickt. Darin wurden Missions- und Kolonialärzte angewiesen, über die Prävalenz von Krebs in ihren Patientenpopulationen zu berichten und, falls möglich, Proben jeglicher Krebsart, die kürzlich diagnostiziert und chirurgisch entfernt worden waren[797] (»unmittelbar nach der Entfernung aus dem Körper in Formalin eingelegt«[798]), für eine sorgfältige mikroskopische Untersuchung nach London einzusenden.

Innerhalb der folgenden Monate begannen Briefe und Proben einzutreffen. Es antworteten Ärzte aus Neufundland, aus der Karibik, aus Australien, Neuseeland und dem Südpazifik, aus allen britischen Protektoraten in Afrika, aus dem Mittelmeerraum (Gibraltar und Malta), dem Indischen Ozean (Mauritius) und aus Asien.[799] Die Antworten wiederholten ein verbreitetes Thema: »Es besteht eine allgemein übereinstimmende Meinung

---

*   Später hieß er Imperial Cancer Research Fund und heute heißt er Cancer Research UK.

zugunsten der Ansicht, dass Krebs eine seltene Krankheit unter den Volksstämmen der Ureinwohner ist«, schrieb ein Dr. R. U. Moffat über Kenia
und Uganda, wo er zuerst für die Imperial British East Africa Company
und dann für die britische Regierung gearbeitet hatte. Moffat hatte zehn
Jahre in Ostafrika gearbeitet, wie er berichtete, und hatte dennoch nur »einen zweifelsfreien Krebsfall« gesehen, Brustkrebs bei einer in Mombasa
lebenden Suaheli-Frau. (Sie lehnte eine Operation ab, wie er schrieb, und
ihre weitere Geschichte war nicht bekannt).[800]

1908, als das Gremium des Fonds aus Krebsforschern und Statistikern
seinen dritten Bericht über seine Feststellungen veröffentlichte, stachen einige wenige relevante Schlussfolgerungen heraus.[801] Erstens nahm die Inzidenz von Krebs in Europa definitiv zu, dies geschah jedoch gleichzeitig
mit einem »beinahe universellen Bemühen, die Genauigkeit von Statistiken zu verbessern«. Es war daher nicht möglich, festzustellen, ob Krebs
tatsächlich häufiger wurde oder ob die Ärzte der Krankheit lediglich mehr
Aufmerksamkeit schenkten und die Wahrscheinlichkeit daher größer war,
dass sie Krebs identifizierten und diagnostizierten, wenn er auftrat. Zweitens schien keine Population vom Krebs verschont zu bleiben, es war jedoch nicht zu leugnen, dass er in den Populationen von Ureinwohnern
und indigenen Völkern – den »unzivilisierten Rassen«, wie es im Bericht
hieß, selten war. Gleichwohl ließ sich ebenfalls nicht feststellen, ob dies daran lag, dass Krebserkrankungen nicht diagnostiziert wurden oder ob diese Menschen nicht lange genug lebten, um Krebs zu bekommen oder ob
sie nicht zu diesen britischen Ärzten gingen, wenn sie Krebs bekamen.[802]
(Möglicherweise fehlte ihnen, was Joslin und Reginald Fitz 1898 über Diabetiker in den Vereinigten Staaten angedeutet hatten: die »gesunde Neigung …, sich unter eine sorgfältige medizinische Kontrolle zu begeben«.[803])

Der Bericht folgerte, dass es »derzeit keinem nützlichen Zweck dienen
würde«[804], die Frage weiterzuverfolgen. Aber die Frage löste sich nicht in
Luft auf. 1910 und dann wieder 1915 berichteten Forscher über die Ergebnisse von Erhebungen durch Ärzte des Bureau of Indian Affairs, die amerikanische Ureinwohner in den Bundesstaaten des Mittleren Westens und
Westens behandelten. Beide Erhebungen kamen zu dem Schluss, dass es
unter den amerikanischen Ureinwohnern, die von diesen Ärzten betreut
wurden, bemerkenswert wenige Krebsdiagnosen und durch Krebs bedingte Todesfälle gab, obgleich diese amerikanischen Ureinwohner offenbar mindestens so lange, wenn nicht sogar länger lebten als die örtlichen
Weißen.[805] Dieses relative Fehlen von Krebs, insbesondere von Brustkrebs,

war auch noch ein halbes Jahrhundert später der Fall, als Ärzte des Indian Health Service begannen, die ärztlichen Aufzeichnungen über diese amerikanischen Ureinwohner sorgfältig zu prüfen.[806]

Als 1913 die Amerikanische Krebsgesellschaft als American Society for the Control of Cancer gegründet wurde, führte auch sie eine systematische Untersuchung mit einem Expertengremium durch unter Leitung von Frederick Hoffman, dem ehemaligen Chefstatistiker des Lebensversicherers Prudential. 1915 veröffentlichte Hoffman seinen gut 700 Seiten umfassenden Bericht *Mortality from Cancer Throughout the World* und kam darin zu dem Schluss, dass viel zu viele »qualifizierte ärztliche Beobachter« dieselbe Beobachtung machten – das relative Fehlen von Krebs bei Ureinwohnern und indigenen Bevölkerungsgruppen –, und dies an viel zu vielen Orten in aller Welt, um sich einfach wegerklären zu lassen.[807]

»Es liegen keine bekannten Gründe dafür vor, warum Krebs nicht gelegentlich in jeder Rasse oder jedem Volk auftreten sollte, selbst wenn diese auf der höchsten Stufe der Unzivilisiertheit oder Unkultur stehen«, schrieb Hoffman. »Selbst wenn man die praktischen Schwierigkeiten einräumt, mit Genauigkeit die Todesursachen in nichtzivilisierten Rassen festzustellen, kann dennoch mit Sicherheit angenommen werden, dass die große Anzahl von Missionsärzten und weiteren ausgebildeten ärztlichen Beobachtern, die jahrelang unter den einheimischen Rassen in alter Welt gelebt haben, schon längst eine substanziellere Faktenbasis geliefert hätten zur Häufigkeit des Auftretens bösartiger Krankheiten unter den sogenannten ›unzivilisierten‹ Rassen, wenn sie bei diesen Populationen Krebserkrankungen in einer Größenordnung begegnet wären, wie sie in praktisch allen zivilisierten Ländern verbreitet ist.«[808]

Hoffmans Bericht kam auch zu dem Schluss, dass Krebs diese seltene Krankheit war, deren Prävalenz und Mortalität ständig zuzunehmen schien – »eine der wenigen Krankheiten, die in praktisch allen Ländern und großen Städten, für die vertrauenswürdige Daten verfügbar waren, tatsächlich und beständig zunehmen«.[809] Hoffman und seine Kollegen schätzten, dass die Mortalität durch Krebs in den Vereinigten Staaten pro Jahr stetig um 2,5 Prozent zunahm. Genau wie beim Diabetes wurde diese Beobachtung der zunehmenden Prävalenz von einer heftigen Debatte darüber begleitet, ob diese Zunahmen allein durch die Alterung der Bevölkerung, durch neue Diagnosetechniken, durch eine vermehrte Tendenz, einen Todesfall eher dem Krebs als dem Alter oder einer anderen Krankheit zuzuschreiben, erklärt werden konnten, oder ob tatsächlich die Inzidenz und Prävalenz von Krebs selbst zunahmen.

Sehr viel mehr Berichte kamen zu dem Schluss, zumindest teilweise treffe Letzteres zu. Wie ein Bericht des World Cancer Research Fund und American Institute of Cancer Research von 1997 erklärte, »war es seit den 1930er-Jahren offensichtlich, dass die altersangepassten Todesraten durch Krebs in den USA zunahmen«. Das heißt, die Wahrscheinlichkeit jedes Sechzigjährigen beispielsweise, an Krebs zu sterben, nahm zu, auch wenn es in der Tat mit jedem Jahr mehr Sechzigjährige gab. Dies war natürlich zum Teil dem dramatischen Anstieg von Lungenkrebs geschuldet, der wiederum das Ergebnis des epidemischen Zigarettenrauchens war, das durch Zucker unterstützt und begünstigt wurde. Es galt jedoch auch für Krebserkrankungen, die mit dem Rauchen nichts zu tun hatten.

Auch die Evidenz, dass Krebs eine westliche Krankheit ist, nahm ständig zu und blieb bis in die 1930er-Jahre eine häufige Beobachtung.[810] Zu denen, die diese Beobachtung machten, gehörte auch Albert Schweitzer, der 1952 den Nobelpreis für seine Missionsarbeit erhielt. Schweitzer begann seine Arbeit 1913 in einem Krankenhaus im äquatorialen Tiefland in Westafrika und war, wie er später sagte, »erstaunt«, unter den Tausenden einheimischer Patienten, die er jedes Jahr sah, »mit keinen Krebsfällen zu tun zu haben«. »Als die Einheimischen jedoch mehr und mehr nach Art der Weißen lebten«, wie er schrieb, wurden Krebserkrankungen unter seinen Patienten immer häufiger.[811]

Nach dem Zweiten Weltkrieg wurden diese Beobachtungen in der Fachliteratur seltener, verschwanden jedoch nicht. In den 1950er-Jahren untersuchte John Higginson, ein amerikanischer Arzt, der in England ausgebildet worden war, die Krebs-Prävalenz bei einheimischen afrikanischen Populationen und berichtete, dass sie noch immer bemerkenswert gering war verglichen mit den Zahlen in den Vereinigten Staaten und in Europa. Dies führte ihn zu der Schlussfolgerung, dass die *meisten* Krebsfälle beim Menschen primär durch ein Element der Ernährung und des Lebensstils verursacht werden. Wegen seiner Forschung und deren Folgerungen wurde Higginson 1965 Gründungsdirektor der International Agency for Research on Cancer (IARC) der Weltgesundheitsorganisation.[812] 1964 äußerte die WHO, ein gewisser Anteil von Krebsfällen beim Menschen, vielleicht sogar der größte Anteil, könne »potenziell verhindert«[813] werden.

Noch 1952 galt bösartiger Krebs unter den Inuit als so selten, dass Ärzte, die in Nordkanada arbeiteten, wie früher in diesem Jahrhundert in Afrika, Einzelfallberichte in medizinischen Zeitschriften veröffentlichten, wenn sie einen Krebsfall diagnostizierten.[814] 1984 veröffentlichten kanadische Ärzte eine Analyse von 30 Jahren Krebsinzidenz unter den Inuit in der westlichen und zentralen Arktis. Lungen- und Gebärmutterhalskrebs hatten in diesem Zeitraum eine »auffallende Zunahme« erfahren, wie sie berichteten, aber es gab noch immer »deutliche Rückstände« bei den Brustkrebsraten. Sie konnten vor 1966 keinen einzigen Fall von Brustkrebs bei einer Inuit-Patientin feststellen, und fanden zwischen 1967 und 1980 lediglich zwei Fälle. Seither hat die Prävalenz von Brustkrebs unter den Inuit stetig zugenommen, auch wenn sie noch immer signifikant niedriger ist als in anderen ethnischen Gruppen Nordamerikas.[815]

Seit den 1950er-Jahren konzentrierten sich die verbreiteten Ansichten über die Verbindung zwischen westlichem Lebensstil und Krebs auf die Industrialisierung und auf krebserregende Stoffe in der Umwelt – Higginson selbst führte in den 1980er-Jahren Argumente dagegen an. Er stellte fest, dass »nur für einen sehr kleinen Teil der gesamten Krebsbelastung« industriellen Chemikalien die Schuld zugeschoben werden könne.[816] Als Krebs-Epidemiologen systematische Datenüberprüfungen vornahmen, schlossen sie weiterhin, genau wie Higginson, dass ein bedeutender Prozentsatz der Krebsfälle durch den Lebensstil oder die Ernährung verursacht sein musste. Brustkrebs ist vielleicht das beste Beispiel. Obgleich der Brustkrebs bei japanischen Frauen, die in Japan leben, nie eine solche Geißel war wie bei den Frauen in Amerika, dauerte es nur zwei Generationen in den Vereinigten Staaten, bis japanischstämmige Amerikanerinnen dieselbe Brustkrebsrate aufwiesen wie jede andere ethnische Gruppe. Das impliziert, dass etwas im amerikanischen Lebensstil oder der amerikanischen Ernährung eine Ursache für Brustkrebs sein musste, auch wenn wir deshalb nicht wissen, was dies ist.*[817]

Als die Forscher Richard Peto und Sir Richard Doll (er wurde für seine Arbeit über den Zusammenhang zwischen Zigaretten und Lungenkrebs in den 1950er-Jahren in den Adelsstand erhoben) 1981 einen damals bahnbrechenden Artikel über die Epidemiologie von Krebs veröffentlichten, schätzten sie, dass vielleicht drei Viertel der Krebsfälle in den Vereinigten Staaten durch geeignete Änderungen von Ernährung und Lebensstil vor-

---

*   Es überrascht nicht, dass sehr ähnliche Muster auch von anderen westlichen Krankheiten berichtet wurden – beispielsweise Herzkrankheiten, wie die Epidemiologen Michael Marmot und Leonard Syme, damals von der University of California, Berkeley, 1976 dokumentierten. (Marmot und Syme 1976)

gebeugt werden könnte. Die Ernährung schien, wie sie ausführten, dabei die größte Rolle zu spielen. Laut der Analyse von Peto und Doll wurden mindestens 10 Prozent aller Krebsfälle, vielleicht sogar bis zu 70 Prozent durch die Ernährung verursacht.[818]

Der Zusammenhang zwischen Krebs und Verwestlichung hatte in den ersten Jahren dieses Jahrhunderts eine neue Form angenommen: die entscheidend wichtige Beobachtung, dass Adipositas und Diabetes beide mit einem erhöhten Krebsrisiko verbunden sind. Das Potenzial einer solchen Verbindung wird bereits seit Ende des 19. Jahrhunderts in der medizinischen Fachliteratur diskutiert – »das Zusammentreffen von Diabetes und Neoplasmen [das heißt bösartigen Tumoren] … scheint keine Seltenheit zu sein«, wie es in einem Artikel von 1889 im *British Medical Journal* hieß. Aber erst Anfang dieses Jahrhunderts begannen Krebsforscher, dieser Beobachtung ernsthaft Aufmerksamkeit zu schenken.[819]

2003 veröffentlichten Epidemiologen der Centers for Disease Control unter Leitung von Eugenia Calle eine Analyse in *The New England Journal of Medicine*, wobei sie berichteten, die Krebs-Mortalität in den Vereinigten Staaten stünde eindeutig in Zusammenhang mit Adipositas und Übergewicht. Die schwersten Männer und Frauen hatten demnach eine um 50 bzw. 60 Prozent höhere Wahrscheinlichkeit, an Krebs zu sterben, als Schlanke. Dieses erhöhte Sterberisiko galt für etliche verbreitete Krebsarten – Speiseröhren-, Dickdarm-, Leber-, Gallenblasen-, Bauchspeicheldrüsen- und Nierenkrebs sowie, bei den Frauen, Brust-, Gebärmutter-, Gebärmutterhals- und Eierstockkrebs. 2004 veröffentlichten die CDC eine Folgeanalyse[820], die einen Zusammenhang zwischen Krebs und Diabetes feststellte, insbesondere bei Bauchspeicheldrüsen-, Dickdarm-, Blasen- und Brustkrebs.[821] Krebsforscher, die versuchten, diesen Zusammenhang zu erklären, sagten später, irgendetwas in Zusammenhang mit Krebs scheine im Stoffwechselmilieu von Fettleibigen und Diabetikern gut zu gedeihen.[822]

Ein auffälliger Hinweis, was dies sein könnte, war die Tatsache, dass derselbe Zusammenhang bei Menschen beobachtet wurde, die weder fettleibig noch diabetisch waren (oder zumindest noch nicht), jedoch das metabolische Syndrom hatten und daher insulinresistent waren. Je höher ihre Insulinspiegel im Blut und die Konzentrationen eines verwandten Hormons, des sogenannten insulinähnlichen Wachstumsfaktors, waren, desto größer war ihre Wahrscheinlichkeit, an Krebs zu erkranken. Diese Verbindung zwischen Krebs und Insulin war auch bei Diabetesmedikamenten

evident.[823] 2005 berichteten schottische Forscher, dass Diabetiker, die das
Medikament Metformin einnahmen, das die Insulinresistenz reduziert
und daher die Insulinspiegel im Blut senkt, auch ein signifikant geringeres
Krebsrisiko hatten als Diabetiker ohne diese Medikation.[824] Diese Kombination wurde mehrfach bestätigt und hat die Forscher dazu veranlasst,
zu untersuchen, ob Metformin als Antikrebsmedikament wirksam ist und
in randomisierten kontrollierten Studien das Wiederauftreten von Krebs
verhindert oder hemmt.[825] Diese Beobachtungen dienten auch dazu, die
Aufmerksamkeit von Krebsforschern weiter auf die Möglichkeit zu lenken,
dass Insulin und der insulinähnliche Wachstumsfaktor Krebsförderer sind
und dass daher abnorm erhöhte Insulinspiegel – beispielsweise durch Insulinresistenz verursacht – das Krebsrisiko erhöhen.

Dies war ein weiterer Forschungsbereich, der in den 1960er-Jahren
aufgetaucht war, und in dem führende Krebsforscher – wie Howard Temin, der später den Nobelpreis erhielt – Laborforschung betrieben und
nachwiesen, dass Krebszellen Insulin brauchen, um sich zu vermehren,
zumindest außerhalb des menschlichen Körpers, wenn sie in Form von
Zellkulturen im Labor wachsen. Wie sich herausstellte, galt dies für Brustkrebszellen, auch wenn die normalen Brustzellen, aus denen sich diese
bösartigen Zellen entwickelten, keine Insulinrezeptoren besaßen und es
ihnen an der erforderlichen Maschinerie innerhalb der Zellen fehlt, um
auf die Signale zu reagieren, die vom Insulin ausgesendet werden.[826] Dennoch schienen die Brustkrebszellen, wie der Krebsforscher Vuk Stambolic
von der University of Toronto später beschrieb, geradezu »süchtig«[827] nach
Insulin zu sein und wenn sie im Labor davon entwöhnt wurden, reagierten
sie darauf mit ihrem Zelltod. Diese Art Phänomen wurde auch bei Krebserkrankungen von Nebennieren- und Leberzellen beobachtet. Wie es in einem Bericht von 1976 hieß, »stimulierte Insulin die Zellwucherung bei bestimmten Tumoren sehr stark«[828]. Ein anderer Bericht von Forschern des
National Cancer Institute beschrieb eine besondere Zellreihe von Brustkrebszellen als »ausnehmend insulinempfindlich«. Damit hatten die Forscher nachgewiesen, dass bösartige Brusttumore Insulinrezeptoren besitzen, die in gesundem Brustgewebe fehlen, und je mehr dieser Rezeptoren
sie aufwiesen, desto insulinempfindlicher waren sie.[829]

Der insulinähnliche Wachstumsfaktor (IGF) wurde erst in den 1950er-
Jahren entdeckt. Wie der Name andeutet, ist seine Struktur der von Insulin sehr ähnlich und die Auswirkungen auf die Zellen können die Wirkung
des Insulins nachahmen. IGF wird jedoch als Reaktion auf das Wachs-

tumshormon produziert, nicht wie das Insulin durch den Verzehr von Kohlenhydraten oder Eiweiß. Er wird auch als Reaktion auf das Insulin selbst produziert. Tumorzellen scheinen die zwei- oder dreifache Menge an IGF-Rezeptoren zu haben wie normale Zellen und Forscher glauben, dass funktionierende IGF-Rezeptoren für das Wachstum von Krebszellen erforderlich sind. Forscher, die die Rolle von Insulin und IGF bei Krebs studieren, sind sich einig, dass diese Hormone beide den Kraftstoff liefern, den ein Tumor braucht, um sich zu teilen und zu vervielfachen, und auch die Signale liefern, die nötig sind, damit ein Tumor dies auch weiterhin tun kann. Je mehr Insulin und IGF im Blutkreislauf sind, desto mehr werden Krebszellen dazu angetrieben, sich zu vervielfachen, und desto mehr werden Tumore zum Wachsen angeregt.

Die Lehre zur Verbindung zwischen Insulin und IGF und Krebs hat sich inzwischen gut etabliert. Dabei entstand unter der Führung der angesehensten Krebsforscher Konsens – insbesondere unter Lewis Cantley, der das Krebsforschungsprogramm am Weill Cornell Medical College leitet, und Craig Thompson, Präsident des Memorial Sloan Kettering Cancer Center, beide in New York City. Diese Forscher glauben, dass Krebs ebenso sehr eine Stoffwechselkrankheit wie eine »wuchernde« Krankheit ist und dass Krebszellen für ihre Fortpflanzung ihre Stoffwechselprogramme neu vernetzen müssen – die Art, wie sie sich ernähren –, um ihr ungehindertes Wachstum vorantreiben zu können. Eine weitere Evidenz zur Unterstützung dieser Sichtweise ist, dass die wichtigen Genmutationen, die im Lauf der Jahre entdeckt wurden und anscheinend für viele verschiedene Krebsarten verantwortlich sind, entscheidende Rollen nicht nur bei der Zellwucherung zu spielen scheinen, sondern auch bei der Regulierung des Zellstoffwechsels.[830]

Unter diesem Gesichtspunkt von Krebs als einer Stoffwechselerkrankung fördern Insulin und IGF den Krebsprozess durch eine Reihe von Schritten. Zuerst lösen die Insulinresistenz und erhöhte Insulinspiegel eine verstärkte Aufnahme von Blutzucker (Glucose) als Treibstoff für präkanzeröse Zellen aus. Diese Zellen beginnen, über einen Mechanismus Energie zu produzieren, der als aerobe Glycolyse bekannt ist und Ähnlichkeit damit hat, was Bakterien in einem sauerstoffarmen Milieu tun. (Dieses Phänomen ist als Warburg-Effekt bekannt und wurde in den 1920er-Jahren von dem deutschen Biochemiker und späteren Nobelpreisträger Otto Warburg entdeckt, wobei die Bedeutung dieses Effektes für den Krebsprozess erst in letzter Zeit wirklich erfasst wurde). Sobald Krebszellen diese

Verwandlung durchmachen, verbrennen sie enorme Mengen Glucose als Kraftstoff, der sie anscheinend mit dem nötigen Rohmaterial versorgt, sodass sie weiter wuchern können.[831]

Durch die Verstoffwechslung der Glucose in so schnellem Tempo erzeugen die Krebszellen, wie Thompson behauptet, relativ große Mengen von Substanzen, die fachlich als »reaktive Sauerstoffspezies« und weniger fachlich als »freie Radikale« bezeichnet werden, und diese wiederum haben die Fähigkeit, die DNA im Zellkern zu mutieren. Je mehr Glucose eine Zelle verstoffwechselt und je schneller sie dies tut, desto mehr freie Radikale werden erzeugt, um die DNA zu schädigen, wie Thompson erklärt.[832] Und je stärker die DNA geschädigt ist, desto mehr Mutationen werden erzeugt und desto wahrscheinlicher ist es, dass eine dieser Mutationen den Zellen die Fähigkeit verleihen wird, zu wuchern, ohne durch Zellprozesse in Schach gehalten zu werden, die bei gesunden Zellen diesen pathologischen Vorgang verhindern. Das Ergebnis ist eine gesteuerte Beschleunigung des Tumorwachstums. Während dies geschieht, arbeiten das Insulin und der IGF im Blut daran, der Zelle zu signalisieren, mit der Proliferation fortzufahren, und hemmen damit den Mechanismus (fachlich als Apoptose oder Zellsuizid bekannt), der dieser Proliferation sonst ein Ende bereiten würde.

Auf der Grundlage der Erkenntnisse, die sich im letzten Jahrzehnt ergeben haben, können diese Forscher sich zwei Wege vorstellen, auf denen Insulin und IGF in die Einleitung des Krebsprozesses involviert sind.

Der eine Weg ist, dass es zu Mutationen in der DNA der Zellen kommt – das ist tatsächlich Pech –, die das Signal verstärken, das Insulin und IGF an die Zellen senden, sodass diese mehr Glucose aufnehmen und den Weg Richtung Krebs einschlagen. Da hierfür eigentlich keine Insulinresistenz und hohe Insulinspiegel im Blut erforderlich sind, sind diese Krebsarten – um einen Begriff aus der Diabetes-Literatur auszuleihen – nicht insulinabhängig. Sie wachsen und vermehren sich sogar bei niedrigen Insulinspiegeln und der Wirt (also die Person, die dabei ist, Krebs zu bekommen) ist insulinempfindlich.

Der andere Weg für die Einleitung des Krebsprozesses ist diesen Forschern zufolge, eine Erhöhung der Insulin- und Blutzuckerspiegel im Blutkreislauf selbst. Dafür sorgt die Insulinresistenz. Somit würde das, was eine Insulinresistenz verursacht, die Umwandlung gesunder Zellen in bösartige, metastasierende Zellen fördern, indem die Insulinproduktion gesteigert wird und sich der Blutzuckerspiegel erhöht und die Zellen das Signal erhalten, zunehmend mehr Glucose als Kraftstoff aufzunehmen.

Dies führte Forscher wie Cantley und Thompson direkt zurück zum Zucker. Aus genau diesem Grund sagte Cantley, Zucker »schrecke ihn ab«. Wenn die Zucker, die wir zu uns nehmen – vor allem Saccharose und HFCS –, Insulinresistenz verursachen, sind sie auch die Hauptverdächtigen als Verursacher von Krebs oder zumindest als Förderer des Krebswachstums. Selbst wenn sich herausstellen sollte, dass die Details des Mechanismus' falsch sind, deuten der Zusammenhang zwischen Adipositas, Diabetes und Krebs und der spezifische Zusammenhang zwischen Insulin, IGF und Krebs darauf hin, dass, was auch immer die Insulinresistenz verursacht, auch die Wahrscheinlichkeit für eine Krebserkrankung erhöht. Wenn Zucker die Insulinresistenz verursacht, ist die Schlussfolgerung kaum zu vermeiden, dass Zucker Krebs verursacht, so radikal das erscheinen mag und auch wenn diese Behauptung selten, wenn überhaupt jemals öffentlich geäußert wird.

Inzwischen sollte die Botschaft klar geworden sein: Wenn Insulin in einen Krankheitsprozess verwickelt ist, dann ist es wahrscheinlich, dass die Insulinresistenz – das heißt das metabolische Syndrom – diese Krankheit verschlimmert und vielleicht sogar der Initiator für den beginnenden Krankheitsprozess ist. Dies impliziert den Zucker direkt als potenzielle Ursache, als ernährungsbedingten Auslöser für diese Krankheit.[833]

Demenz hat eine lange Geschichte und wir werden wahrscheinlich nie die Frage beantworten können, ob sie heute häufiger ist als früher. Das Risiko, an Alzheimer zu erkranken, verdoppelt sich in etwa alle fünf Jahre ab dem Alter von 60 Jahren – zumindest gilt dies für die modernen westlichen Gesellschaften. Je höher daher die Lebenserwartung einer Bevölkerung ist, desto größer wird die Belastung durch oder die Prävalenz von Alzheimer. Da wir heute deutlich länger leben als unsere Vorfahren, nimmt unser Risiko zu.

Die pathologischen Merkmale der Alzheimer-Krankheit wurden erst Anfang des 20. Jahrhunderts offiziell anerkannt – die Verbindung einer sich rasch verschlechternden Demenz mit der typischen Ablagerung von sogenannten amyloiden Plaques und Tau-Fibrillen im Gehirn. Wie Medizinhistoriker jedoch festgestellt haben, waren die Plaques und Fibrillen bereits früher identifiziert worden. Alois Alzheimer hatte jedoch zufälligerweise persönlich mit dem relativ jungen dementen Patienten zu tun, in dessen Gehirn er postmortal dieses Phänomen 1906 beobachtete. Somit wurde Alzheimer für die Krankheit nicht unbedingt aus dem Grund namensgebend, weil es eine neue oder seltene Krankheit gewesen wäre (auch wenn dies der Fall gewesen sein mag), sondern weil der Leiter des Instituts, an welchem Alzheimer seine Forschungsarbeiten durchführte, dies offenbar behaupten wollte. Obgleich mehrere Studien die Prävalenz der Alzheimer-Krankheit bei verschiedenen Bevölkerungsgruppen verglichen und darauf hingedeutet haben, sie könne das Ergebnis westlicher Ernährungsformen und westlichen Lebensstils sein, ist diese Evidenz nicht annähernd so eindeutig, wie bei Diabetes oder sogar Krebs.[834]

Alzheimer hängt, wie Krebs, mit Typ-2-Diabetes zusammen, eine Beobachtung, die sich Mitte der 1990er-Jahre aus Studien mit 800 älteren Einwohnern von Hisayama, Japan[835], mit 7000 Senioren in Rotterdam, Niederlande[836] und 1500 Typ-2-Diabetikern in Rochester, Minnesota[837] ergab. Seither wurden diese Beobachtungen wiederholt bestätigt. Sie deuten darauf hin, dass Typ-2-Diabetiker ein eineinhalb- bis zweimal höheres Risiko für Alzheimer haben als Nichtdiabetiker. Dies wiederum deutet darauf hin, wie es die Prüfer in Rotterdam 1999 äußerten, dass »direkte oder indirekte Auswirkungen von Insulin zum Demenz-Risiko beitragen könnten«.[838] Zwischen dem Taillenumfang und dem Risiko für Alzheimer besteht ebenfalls ein Zusammenhang – je dicker die Taille, desto größer das Risiko –, ebenso mit dem Body-Mass-Index selbst, allerdings nur in mittlerem Lebensalter, später nicht mehr. Ab dem Alter von 30 oder 40 Jahren dicker zu werden (wie dies vielfach der Fall ist), ist mit einem erhöhten Risiko verbunden. Mehrere Studien haben gezeigt, dass höhere Insulinspiegel – Hyperinsulinämie – mit einem erhöhten Risiko verbunden sind. Auch Hypertonie ist mit einem erhöhten Alzheimer-Risiko verbunden.[839]

Im Lauf der Jahre haben Forscher zahlreiche Möglichkeiten als Erklärung für diese Zusammenhänge genannt, die die gesamte Bandbreite von Stoffwechsel- und Hormonstörungen abdecken, von denen der Typ-2-Diabetes begleitet wird. Vielleicht ist der hohe Blutzuckerspiegel (Glykämie) für das erhöhte Alzheimer-Risiko verantwortlich; je höher der Blutzuckerspiegel, desto größer ist der oxidative Stress im Gehirn und desto höher die Produktion sogenannter AGEs, Advanced Glycation Endproducts. Diese AGEs hängen mit der Anhäufung von Plaques und Fibrillen zusammen und spielen möglicherweise eine kausale Rolle. Vielleicht ist es die Hypertonie selbst. Vielleicht ist die Entzündung verantwortlich, von der die Adipositas begleitet zu werden scheint und damit die »inflammatorischen« Moleküle, die von den vollgestopften Fettzellen produziert werden.[840]

Inzwischen haben Forscher viele der Mechanismen enträtselt, durch die Insulin im Gehirn eine Rolle spielt und bei denen bei Vorliegen ei-

ner Insulinresistenz etwas schieflaufen könnte, was möglicherweise den
Alzheimer-Prozess verursacht oder verschlimmert. Diese Ansicht hat einige Forscher dazu gebracht, Alzheimer als Typ-3-Diabetes zu bezeichnen, weil diese Demenzerkrankung möglicherweise eng verbunden ist mit
den Insulinsignalen und mit Insulinresistenz.[841] In einem Übersichtsartikel von 2014 zählten C. Ronald Kahn, ein früherer Leiter des Joslin Diabetes Center, und zwei Kollegen von der Harvard Medical School die viel-
fältigen, bisher identifizierten Wege auf, auf denen die Insulinsignale im
Gehirn »für die Feineinstellung der Gehirnaktivität lebenswichtig sind«.[842]
Anschließend besprachen sie die vielen Mechanismen, über die eine Dys-
regulierung dieser Insulinsignale sowohl zu kognitiven und Stimmungs-
störungen als auch zu Alzheimer führen kann. Dazu gehören eine direkte
Verschlechterung der Neuronenfunktion und der sogenannten »Synapto-
genese« (der Bildung von Synapsen – das heißt von Verbindungen – zwischen Neuronen, die zeitlebens erfolgt und für eine gesunde Gehirnfunk-
tion entscheidend wichtig ist). Aber es gehören auch Mechanismen dazu,
die eine direktere Wirkung darauf haben, das Tempo zu erhöhen, in dem
sich Plaques und Fibrillen im Gehirn ablagern, oder das Tempo zu ver-
ringern, in dem das Gehirn diese pathologischen Phänomene beseitigen
kann. Das alles gehört noch in den Bereich der Spekulation, es gibt aber
noch einen anderen wichtigen Faktor, der in die Verbindung von Typ-
2-Diabetes und Alzheimer involviert ist, und bei dem der spekulative Anteil deutlich geringer ist.

Die Alzheimer-Krankheit ist keinesfalls die einzige mögliche Ursache
für Demenz und auch keineswegs die einzige, die stark mit dem Alter und
mit Typ-2-Diabetes verbunden ist. Beide, Typ-2-Diabetes und Hypertonie,
erhöhen eindeutig das Risiko für eine zerebrovaskuläre Erkrankung und
Schlaganfall – eine Blockade in den Blutgefäßen im Gehirn (daher auch
als »zerebrovaskulärer Insult« bezeichnet) –, die einen Teil des Gehirns
von der Blutversorgung abschneidet. Das Ergebnis ist das Absterben von
Gehirngewebe (ein »Infarkt« oder ein »Mikroinfarkt«) und – je nach Lo-
kalisation und Ausmaß der Schädigung – Demenz. Hierbei spricht man
fachlich von vaskulärer Demenz. Ärzte, die mit einem Patienten konfrontiert werden, der unter Demenz leidet, diagnostizieren wahrscheinlich
eine vaskuläre Demenz und stützen sich dabei auf die Beobachtung, dass
die Demenz zeitnah auf einen Schlaganfall folgte und nicht diese schrittweise Verschlechterung zeigte wie bei Alzheimer. Das ist jedoch eine übermäßige Vereinfachung.

Zu den bahnbrechenden Feststellungen in der Demenzforschung der letzten zwanzig Jahre gehört, dass jeder Mensch dazu neigt, mit zunehmendem Alter Plaques und Fibrillen im Gehirn anzuhäufen, genau wie einen gewissen Grad vaskulärer Schädigung aufzuweisen, unabhängig davon, ob sich eine Demenz manifestiert oder nicht. Plaques und Fibrillen sind und bleiben die klassischen pathologischen Merkmale der Alzheimer-Krankheit, aber je mehr vaskuläre Schäden sich ansammeln – Infarkte und Mikroinfarkte –, desto niedriger wird die Schwelle für das Auftreten einer Demenz. Dies wurde erstmals in einer bahnbrechenden Studie bei Nonnen der Sisters of Notre Dame beobachtet, die 1997 von Forschern der University of Kentucky veröffentlicht wurde, und weitere Studien haben diese Beobachtungen seither bestätigt. Diese Studien kommen zu dem Schluss, dass für jegliche Menge und Verteilung von Plaques und Fibrillen im Gehirn gilt: Je mehr vaskuläre Schäden ebenfalls vorhanden sind, desto wahrscheinlicher wirkt der Betroffene dement und desto wahrscheinlicher wird bei einer Obduktion diagnostiziert, dass er Alzheimer hatte, und zwar einfach aufgrund der Tatsache, dass der Arzt, der die Diagnose stellt, sich der Demenz bewusster ist. Abhängig von vielen Faktoren, darunter auch der genetischen Veranlagung, geschieht dies bei einigen Menschen schneller als bei anderen. Wird eine gewisse Schwelle an Schädigungen überschritten, beginnt sich die Demenz zu zeigen. Menschen mit Diabetes und Hypertonie, was auch bedeutet, dass sie insulinresistent sind, erleiden mehr vaskuläre Schäden und erreichen diesen Schwellenwert an Schädigungen früher.[843]

Dies geschieht unabhängig davon, ob Insulin oder eine Insulinresistenz direkt in den Prozess der Alzheimer-Krankheit verwickelt ist. Und es impliziert erneut: Wenn Zucker die Insulinresistenz und damit Typ-2-Diabetes und Hypertonie verursacht, dann erhöht Zucker auch die Wahrscheinlichkeit, künftig an Demenz zu erkranken.

Nachfolgend noch eine andere Ansicht dazu, wie ein Bündel chronischer westlicher Krankheiten mit Insulinresistenz, metabolischem Syndrom, Adipositas und Diabetes, also mit dem Zuckerkonsum zusammenhängt: Diabetes ist, auch wenn er von den Ärzten als eigenständige Diagnose behandelt wird, kein eigenständiges Phänomen, bei dem plötzlich schlimme Dinge geschehen, die vorher nicht geschehen sind. Diabetes ist Teil einer kontinuierlichen Entwicklung vom gesunden in einen kranken Zustand, die weitgehend durch eine Verschlechterung von Stoffwechselanomalitäten definiert wird – der Störung der Homöostase im regulierenden System

–, über die wir gesprochen haben und die mit Insulinresistenz zusammenhängen, wenn nicht sogar von ihr verursacht werden und daher ein wesentlicher Bestandteil des metabolischen Syndroms sind.

Wenn wir immer insulinresistenter und glucoseintoleranter werden, wenn unsere Blutzuckerspiegel zusammen mit den Insulinspiegeln steigen, wenn unser Blutdruck steigt und wir immer dicker werden, ist die Wahrscheinlichkeit größer, dass Diabetes diagnostiziert wird und sich Krankheiten und Störungen zeigen, die mit Diabetes zusammenhängen. Dazu gehören nicht nur Herzkrankheiten, Gicht, Krebs, Alzheimer und das Bündel westlicher Krankheiten, das Burkitt und Trowell in ihrer einstweiligen Auflistung genannt haben, sondern alle Störungen, die normalerweise als Komplikationen des Diabetes wahrgenommen werden: Komplikationen in den Blutgefäßen (vaskuläre Komplikationen), die zu Schlaganfällen, Demenz und Nierenerkrankung führen, Retinopathie (Erblindung) und grauer Star, Neuropathien (Nervenstörungen), Plaque-Ablagerungen in den Herzarterien (die zu Herzanfällen führen) oder in Beinen und Füßen (wo sie zu Amputationen führen), Anhäufung von Advanced Glycation Endproducts (AGEs) im Kollagen der Haut, die Diabetiker vorzeitig alt aussehen lassen können und in Gelenken, Arterien, Herz und Lungen, wo sie mit zunehmendem Alter einen Verlust der Elastizität verursachen können. Dieses vorzeitige Altern von Haut, Arterien und Gelenken hat einige Diabetes-Forscher dazu gebracht, diese Erkrankung als eine Form der beschleunigten Alterung zu betrachten. Eine Erhöhung des Risikos, sich alle diese chronischen Erkrankungen zuzuziehen, bedeutet aber auch, dass diese Krankheiten in immer jüngerem Lebensalter auftreten und die Betroffenen daher tatsächlich schneller altern.

Eine Menge weiterer pathologischer Phänomene hängt mit dem metabolischen Syndrom und der Insulinresistenz zusammen. Forscher haben diese Phänomene normalerweise unter dem Blickwinkel untersucht, dass sie irgendwie dadurch verursacht werden, dass die Betroffenen immer dicker werden, weil sie zu viel essen oder sich zu wenig bewegen, oder vielleicht auch, weil sie zu viel Fett verzehren. Diese Phänomene lösen Hyperinsulinämie und Insulinresistenz aus. Wie wir besprochen haben, sammelt sich Fett in der Leber und den Muskelzellen an, diesen Vorgang bezeichnen Forscher als Lipotoxizität. Stresshormone (beispielsweise Cortisol) im Blutkreislauf nehmen zu, Entzündungen nehmen zu, was durch eine Zunahme inflammatorischer Moleküle (sie werden von den Fettzellen produziert) im Blutkreis angezeigt wird. Es werden mehr reaktive Sauerstoffspezies (freie

Radikale) erzeugt, damit nimmt der oxidative Stress zu. Die Mitochondrien in den Zellen werden dysfunktional. Wie Forscher, die skeptisch genug sind, einräumen werden, »ist noch unklar, in welcher Richtung diese Zusammenhänge ablaufen: Sie können eine Ursache, aber auch die Folge der Insulinresistenz sein«.[844] Dies alles geschieht gleichzeitig mit der Entwicklung der Insulinresistenz und des metabolischen Syndroms und alles verschlimmert sich, wenn die Betroffenen dicker und diabetischer werden. Alles hat im gesamten Körper pathologische Auswirkungen. Alles wird durch etwas in der Ernährung und im Lebensstil ausgelöst, wofür wir letztlich eine Erklärung finden müssen.

Ein weiteres Problem, das in neuerer Zeit die Wissenschaft noch weiter verkompliziert hat, ist die Rolle, die die Darmbakterien bei Adipositas und Diabetes spielen, die Darm-Mikrobiota oder das Darm-Mikrobiom. Neue Technologien führen unweigerlich zu neuen Forschungsgebieten, neuen Beobachtungen und neuen Entdeckungen. Die Möglichkeit, die Genome dieser Bakterien sequenzieren zu können, hat die Grenzen der Forschung erweitert, genau wie bei früheren Forschergenerationen die Möglichkeit, den Blutdruck, das Cholesterin oder die Insulinempfindlichkeit zu messen. Die Mikrobiom-Forschung ist noch sehr neu und daher in einem noch sehr vorläufigen Stadium.

Als absolut neues Thema in der Adipositas- und Diabetes-Forschung bekommen Darmbakterien dennoch ein übertriebenes Maß an Aufmerksamkeit, insbesondere seitens der Medien, obgleich wir vielleicht noch jahrzehntelang nicht wissen werden, was wir mit den sich daraus ergebenden Beobachtungen machen sollen – was ist der Auslöser, was die Störung? Der Großteil der bisherigen Forschungsarbeit erfolgte bei Labormäusen und -ratten und welche Relevanz dies für den Menschen (oder sogar für andere Labortiere) hat, ist unklar. Die Beobachtungen aus Studien beim Menschen und die sehr wenigen Versuche beim Menschen lassen sich bisher noch nicht verlässlich interpretieren. Bestimmte Veränderungen im Darm-Mikrobiom stehen mit Adipositas, dem metabolischen Syndrom und Diabetes in Zusammenhang, aber, wie die Forscher sicher einräumen werden, »muss erst noch festgestellt werden, ob sie die Ergebnisse eines veränderten Glucosestoffwechsels und von Insulinresistenz sind oder zu deren Entwicklung beitragen«.[845]

Seit den 1950er-Jahren, wenn nicht sogar früher, wissen Forscher, dass die Nahrungsmittel, die wir essen, und die Form, in der wir sie zu uns nehmen – unverdauliche Ballaststoffe, raffiniertes Getreide und raffinierter

Zucker und alles andere –, beeinflussen, welche Bakterienarten gedeihen und welche nicht. Dies wiederum beeinflusst zumindest die Verdaulichkeit von Fett, Eiweiß und Kohlenhydraten in den weiteren Nahrungsmitteln und die Auswirkungen auf die Cholesterin- und Triglyceridblutspiegel.[846]

Was wir letztlich nicht vergessen dürfen, wenn wir die aktuellsten Artikel über neue Entwicklungen in der Wissenschaft lesen, sind die entscheidend wichtigen Beobachtungen, für die so dringend eine Erklärung benötigt wird: Wenn spezifische Veränderungen bei den Bakterienarten, die unseren Verdauungstrakt besiedeln, mit Adipositas und Diabetes zusammenhängen, deutet dies darauf hin, dass diese Veränderungen eine weitere Auswirkung derselben Grundursache sind. Und der Verdächtige, der höchstwahrscheinlich alle damit verbundenen pathologischen Veränderungen bei diesen Bakterienpopulationen antreibt, dürfte erneut die radikale Zunahme des Zuckerkonsums sein, die mit dem westlichen Lebensstil einhergeht. »Es wäre ein außerordentlicher Zufall«, wie Peter Cleave schrieb und wie er bereits zitiert wurde, »wenn diese raffinierten Kohlenhydrate, von denen bekannt ist, dass sie die Zähne so stark schädigen, während der Passage nicht auch tiefgreifende Auswirkungen auf andere Teile der Verdauungswege und nach ihrer Resorption auf andere Teile des Körpers hätten.«[847]

Ernährungsforscher und Gesundheitsbehörden waren typischerweise geteilter Meinung über die Hypothese, wonach ein einziger Nährstoff für dieses Spektrum chronischer Krankheiten verantwortlich gemacht werden könne, das mit Insulinresistenz, metabolischem Syndrom, Adipositas und Typ-2-Diabetes verbunden ist, oder dass ein einzelnes Phänomen dafür verantwortlich sein könnte.

Andererseits waren sie, wie bereits erwähnt gewillt, den betroffenen »Opfern«, zumindest den übergewichtigen oder fettleibigen, vorzuwerfen, dass sie zu viel essen und sich zu wenig bewegen, und der Lebensmittelindustrie vorzuwerfen, zu viele Lebensmittel zur Verfügung zu stellen und den Geschmack mit Zucker, Salz und Fett so zu manipulieren, dass wir es nicht schaffen, mit der notwendigen Mäßigung zu essen. Sie haben auch die Möglichkeit in Erwägung gezogen, dass Nahrungsfett, insbesondere gesättigtes Fett, eine einzigartige kausale Rolle spielt. Ihren Studien zu dieser Hypothese vom Nahrungsfett ist es jedoch in den meisten Fällen nicht gelungen, diese auch zu bestätigen.

Seit den 1970er-Jahren haben sie es jedoch für Quacksalberei gehalten, Zucker dafür verantwortlich zu machen. Seither wurden in der von

Experten begutachteten medizinischen Literatur deutlich über eine halbe
Million Artikel zu den Themen Adipositas und/oder Diabetes veröffentlicht, während die Prävalenz dieser Krankheiten in der Gesellschaft unaufhaltsam stieg. Die Folgerung ist, dass wir dieses Problem, wenn es ein
einfaches Problem gewesen wäre, nun gelöst hätten, es musste also mul-
tifaktoriell und komplex sein – zwei Begriffe, die so konsequent genannt
werden, um die Entstehung dieser Krankheiten zu erklären, dass sich die
Frage stellt, ob diese Begriffe eine Erklärung beinhalten oder einfach das
mangelnde Verständnis für das Problem zeigen.

Die Art und Weise, in der wir die Wissenschaft im Bereich der Ernährungsforschung und der Erforschung chronischer Krankheiten finanzieren, ist für diese Ansicht zum Teil mitverantwortlich. Das Zusammentreffen von Ernährung und chronischer Krankheit ist keine wissenschaftliche
Disziplin, in der sich alle oder viele Forscher zusammentun, um einige
entscheidend wichtige Fragen zu beantworten, auch wenn es meiner Meinung genau so sein sollte. Die National Institutes of Health und andere
Forschungseinrichtungen finanzieren Tausende oder Zehntausende von
Forschern, um Antworten auf tausende oder zehntausende kleine Fragen
zu finden, und hoffen, aus diesen Einzelteilen würde sich dann ein zusam-
menhängendes Bild ergeben. Was wir stattdessen haben, ist eine Kako-
phonie und die Annahme, wenn so viele Forscher so viele verschiedene
Puzzleteile untersuchen, müsse es sich um ein sehr komplexes Problem
handeln.

In neuerer Zeit haben Fachjournalisten zum Thema Lebensmittel und
Gesundheit ebenfalls ihr Missfallen darüber ausgedrückt, dass »ein Nährstoff« unsere Krankheiten erklären soll. Sie empfinden solche Erklärungen
als übermäßige Vereinfachung, wenn nicht gar als eine Art idealistisches
Wunschdenken. Dies wiederum führt zu der Auffassung, dass die Industrialisierung der Lebensmittelindustrie und die industrielle Verarbeitung
der meisten modernen Lebensmittel so viele potenziell schädliche Veränderungen mit sich bringt, dass es den Bereich der Wissenschaft übersteigt,
dies alles zu verstehen, und wir den Versuch daher mehr oder weniger aufgeben sollten. Wie es der Experte Michael Pollan von der University of California, Berkeley so denkwürdig formuliert hat, sollten wir »Lebensmittel
essen. Nicht zu viel. Hauptsächlich Pflanzliches«. Wenn wir dies tun, kommen wir einer gesunden Ernährung so nah, wie uns dies in einem vernünf-
tigen Maß möglich ist.[848]

Aber in der Wissenschaft geht es darum, etwas zu erklären, was wir in der Natur beobachten, und zwar so einfach wie möglich zu erklären – wie Newton empfahl mit der einfachsten Erklärung, die sowohl wahr als auch ausreichend ist. In der Wissenschaft geht es dann um den Konflikt zwischen dem Wunsch, eine einfache Erklärung zu glauben – vor allem unsere einfache Erklärung –, und der erforderlichen Skepsis, um zuverlässig festzustellen, ob unsere Beobachtung dadurch auch erklärt wird oder nicht.

Damit sind wir wieder bei diesen wenigen Beobachtungen, die unbestreitbar sind und für die wir Erklärungen finden müssen. In der zweiten Hälfte des 19. Jahrhunderts tauchten in westlichen Bevölkerungen und in noch neuerer Zeit auch in anderen Bevölkerungsgruppen Adipositas und Typ-2-Diabetes auf, um schließlich die beherrschenden Krankheiten der modernen Zeiten zu werden. Beide Störungen werden durch Insulinresistenz gekennzeichnet. Und diejenigen, die an Adipositas und Typ-2-Diabetes leiden und insulinresistent sind, haben ein höheres Risiko für viele andere chronische Krankheiten – die westlichen Krankheiten, wie Burkitt und Trowell sie beschrieben –, und auch diese Krankheiten sind mit Insulinresistenz verbunden.

Wie erklären wir diese Beobachtungen? Was hat sich verändert, was das Auftauchen dieser Krankheiten weltweit und die Insulinresistenz verursachen könnte, die mit vielen von ihnen verbunden ist? Welche Veränderungen in unserer Ernährung und unserem Lebensstil können diese Veränderungen der Krankheitsmuster erklären? Reicht eine einfache Hypothese dafür aus? Lautet die einzige einfache Antwort, die das Establishment in Sachen Ernährung aufgreifen will, tatsächlich, dass wir einfach zu viel essen und uns zu wenig bewegen, angesichts einer so großen Evidenz für das Gegenteil? Eine andere einfache Antwort und eine wahrscheinlichere lautet: Es liegt am Zucker.

EPILOG

Wie wenig ist noch zu viel?

———————•———————

Das lässt sich nicht sagen. Als die FDA 1986 zu dem Schluss kam, die meisten Experten betrachteten den Zucker als sicher (zumindest in der Menge des Pro-Kopf-Jahresverbrauchs von 19 Kilogramm, die in den Vereinigten Staaten laut FDA-Administratoren damals verzehrt wurden), und als die relevanten Forscher sich auf eine unausgewogene Kalorienbilanz als Ursache für Adipositas und gesättigtes Fett als ernährungsbedingte Ursache für Herzkrankheiten geeinigt hatten, wurden klinische Studien, die nötig gewesen wären, um diese Frage beantworten zu können, niemals durchgeführt.

Die herkömmliche Antwort auf die Frage, wie wenig noch zu viel ist lautet, dass wir Zucker in Maßen –, dass wir nicht zu viel Zucker essen sollen. Das ist jedoch die Logik einer allgemeingültigen Aussage. Wir wissen nur, dass wir zu viel Zucker essen, wenn wir immer dicker werden oder andere Symptome der Insulinresistenz und des metabolischen Syndroms aufweisen. Dann, so die Annahme, können wir den Zuckerkonsum etwas reduzieren und es geht uns wieder gut – ein oder zwei gezuckerte Getränke pro Tag anstatt drei oder, wenn wir Kinder haben, diesen nur am Wochenende ein Eis erlauben anstelle einer täglichen Süßigkeit. Wenn es jedoch Jahre oder Jahrzehnte, wenn nicht sogar Generationen dauert, bis wir an den Punkt kommen, wo sich Symptome des metabolischen Syndroms zeigen, ist es gut möglich, dass sich sogar diese scheinbar mäßigen Zuckermengen als zu viel erweisen, um die Situation umzukehren und uns wieder gesund werden zu lassen. Und wenn es nicht eine Gewichtszunahme ist, die als erstes Symptom oder als Komplikation des metabolischen Syndroms und der Insulinresistenz auftritt – sondern beispielsweise Krebs –, haben wir wirklich Pech.

Die Experten (oder selbsternannten Experten), die sich für eine Mäßigung in unseren Essgewohnheiten aussprechen, sind tendenziell Menschen, die relativ schlank und gesund sind, sie geben die Mäßigung als das an, was bei ihnen funktioniert. Dies setzt voraus, dass dieses Vorgehen und diese Verzehrmenge auch bei allen anderen Menschen dieselbe günstige Wirkung zeigt (und auch bei ihnen selbst weiterhin funktionieren wird). Ist dies nicht der Fall, wenn es uns oder unseren Kindern also nicht gelingt, schlank und gesund zu bleiben, folgt darauf natürlich erneut die Annahme, dass es uns nicht gelungen ist, das richtige Maß zu halten – wir oder unsere Kinder haben zu viel Zucker gegessen.

Um diese Logik besser zu verstehen, stellen Sie sich eine Situation vor, in der Zigarettenraucher, die keinen Lungenkrebs (oder Herzkrankheit oder Lungenemphysem) bekommen, de facto annehmen, dass Raucher, die daran erkranken, »zu viel« geraucht haben. Damit haben sie sicherlich recht, aber wir wissen deshalb noch immer nicht, was ein gesundes Maß an Rauchen ist oder ob es so etwas wie mäßiges Rauchen überhaupt gibt. Wie viele Zigaretten könnten geraucht werden, ohne die Gesundheit zumindest leicht zu schädigen, und könnte man dies als Rauchen in Maßen bezeichnen? Diese Fragen können wir zu Recht mit nein beantworten, haben damit aber zumindest definiert, wie wir mit dem Begriff der Mäßigung umgehen wollen. Diese Logik lässt sich auch auf den Zucker anwenden. Wenn es 20 Jahre dauert, bis sich die Folgen des Zigarettenrauchens oder des Zuckerkonsums zeigen, wie können wir dann wissen, ob wir zu viel geraucht oder zu viel Zucker gegessen haben, bevor es zu spät ist? Ist es nicht vernünftiger, frühzeitig im Leben (oder in der Kindererziehung) zu entscheiden, dass nicht zu viel, so wenig wie möglich bedeutet?

Erinnern wir uns an die Ansicht von Priscilla White, die 1924 zusammen mit Elliott Joslin in dessen Diabetes-Klinik in Boston zu arbeiten begann und die Behandlung der pädiatrischen Fälle in der Klinik überwachte. »Kein Kind kann ohne eine Kugel Eis einmal pro Woche aufwachsen«,[849] hatte White gesagt, auch wenn die Umsetzung dieser Überzeugung in der Praxis verlangte, dass die Kinder, die ihr wöchentliches Eis bekamen, zeitlebens mehr Insulin injizieren mussten als Kinder, deren Eltern und Ärzte eine strengere Linie verfolgten. Hätte White gewusst (was damals noch nicht möglich war), dass der wöchentliche Genuss einer Kugel Eis und die darauffolgende höhere Insulindosis dazu führen würde, dass diese Kinder unter schwereren Komplikationen ihres Diabetes leiden und früher sterben würden als die Kinder, denen das Eis versagt wurde, hätte dies ihre

Meinung beeinflusst? Ich wette, ja. Ich wette auch, White hätte – genau wie die Eltern – gerne von der zunehmenden Last der Erkrankung und der abnehmenden Lebenserwartung pro verzehrter Kugel Eis gewusst, wenn dies möglich gewesen wäre, bevor sie die Entscheidung getroffen hätte, ob eine Kugel pro Woche für diese Kinder »zu viel« ist. Und wenn diese Kinder nie Eis gegessen hätten, würden sie als Erwachsene eine gelegentliche Kugel Eis je vermissen? Würde ein Erwachsener, der sich nie frühzeitig das Rauchen angewöhnt hatte, die gelegentliche Zigarette je vermissen?

Bei jeder Diskussion darüber, wie wenig Zucker noch zu viel ist, muss die Möglichkeit in Betracht gezogen werden, dass Zucker eine Droge ist und vielleicht süchtig macht, so wie Charles C. Mann geschrieben hat, dass die »Menschen sich benehmen, als wäre er eine Droge«.[850] Die Gelegenheit, wenigstens etwas Zucker (oder Eis) zu konsumieren, ist nur in einer Welt bedeutsam, in der ein erheblicher Zuckerkonsum die Norm und praktisch unvermeidlich ist und jeder Mensch Zucker zu sich nimmt. In einer solchen Welt einen wie auch immer definierten Zuckerkonsum in Maßen zu versuchen, wird für manche jedoch wahrscheinlich nicht erfolgreicher sein, als zu versuchen, in Maßen zu rauchen – nur ein paar Zigaretten pro Tag anstatt einer ganzen Packung. Ob wir dadurch bedeutende langfristige Auswirkungen vermeiden können oder nicht – es wird uns möglicherweise nicht gelingen, unsere Gewohnheiten zu kontrollieren, oder das Kontrollieren unserer Gewohnheiten kann zu einem beherrschenden Thema in unserem Leben werden (so wie das Rationieren von Süßigkeiten bei unseren Kindern ein beherrschendes Thema der Erziehung werden kann). Manche finden es sicher einfacher, gar keinen Zucker als ein bisschen Zucker zu konsumieren – besser gar kein Dessert, als einen oder zwei Löffel zu essen und dann den Teller wegzuschieben. Wenn der Zuckerkonsum eine heikle Angelegenheit wird, ist die Empfehlung, Zucker in Maßen zu konsumieren, kein sinnvolles Konzept.

Wir können auch versuchen, »zu viel« unter einem Blickwinkel zu definieren, der sich auf die ganze Bevölkerung bezieht – was vielleicht zu allgemein, zu kurzsichtig ist. George Campbells Schätzung aus den 1960er-Jahren, wonach der Pro-Kopf-Verbrauch bei fast 32 Kilogramm Zucker lag, bevor die Diabetes-Epidemie begann, mag realistisch gewesen sein, ebenso wie die Annahme des FDA-Berichts von 1986, dass 19 Kilogramm pro Kopf eine sichere Menge sind. Jedoch sind der Beginn der Diabetes-Epidemie und die Diabetes-Erkrankung selbst zwei verschiedene Dinge. Wenn die Lunte der Diabetes-Epidemie eine Generation oder noch länger vor der Explosion der Epidemie gezündet wurde, wenn die Veranlagung, insulinresistent, fettleibig und diabetisch zu werden von der Mutter an ihr Kind im Uterus vererbt und verstärkt wird, dann wird es sehr viel schwieriger festzustellen, bei welcher verzehrten Zuckermenge eine Bevölkerung oder gar ein Einzelner gesund bleibt oder wieder gesund wird. Was für die Bevölkerung ein Schwellenwert von 32 Kilogramm pro Kopf und pro Jahr zu sein scheint, könnte eine, zwei oder drei Generationen zuvor bei 14 Kilogramm gelegen haben. Sobald wir die Schwelle einmal überschritten haben und dabei sind, eine fettleibige Bevölkerung von Diabetikern zu werden, hat sich unsere Physiologie wahrscheinlich verändert, sind die Kinder in einer Bevölkerung, die seit Generationen beträchtliche Mengen Zucker zu sich nimmt, als Antwort auf eine zuckerreiche Umgebung anders programmiert worden als »früher Geborene«. Es gibt nun möglicherweise kein Zurück mehr oder zumindest nur mit drastischen Veränderungen der Ernährung. Die existierenden Forschungsarbeiten liefern darüber keine Informationen.

Ich für mich komme immer wieder auf ein paar Beobachtungen zurück – so unwissenschaftlich sie auch sein mögen –, die mich die Richtigkeit jeglicher Definition von Mäßigung im Zusammenhang mit dem Zuckerkonsum hinterfragen lassen. Das eine war die Behauptung hinduistischer Ärzte vor mehr als 2000 Jahren, dass der Zuckerkonsum die Ernährung *und* die Korpulenz fördern könne und, wie Frederick Allen feststellte, dass Diabetes durch das Essen von Zucker hervorgerufen werden könne. Zu dieser Beobachtung gelangte er teilweise durch den süßen Geruch des Urins und teilweise, weil Diabetes damals ausschließlich eine Krankheit der Wohlhabenden zu sein schien, denn nur sie konnten es sich leisten, in Zucker und Mehl zu schwelgen. (»Diese klare Anschuldigung der wichtigen Kohlenhydrat-Lebensmittel ist daher«, wie Allen schrieb, »frei von Vorurteilen über die chemischen Zusammenhänge und stützt sich, wenn nicht auf reinen Zufall, dann auf reine klinische Beobachtung.«)[851]

Dann gab es in den 1670er-Jahren Thomas Willis, den ersten Arzt in Europa, der den süßen Geschmack und Geruch von diabetischem Urin feststellte, trotz einer langen Tradition unter europäischen Ärzten der damaligen Zeit, den Urin als diagnostisches Mittel zu kosten. Warum hatten die Ärzte das bisher nicht bemerkt, so primitiv die Kunst der Diagnose auch gewesen sein mag? Willis' Identifizierung von Diabetes und der Süße des Urins fiel zufälligerweise sowohl mit der ersten Zuckerflut aus den karibischen Kolonien nach England als auch der ersten Nutzung von Zucker

zum Süßen von Tee zusammen, der nun aus China nach England impor-
tiert wurde.

Zu weiteren Beobachtungen, die bei mir Anklang finden, wenn ich mit
dem Konzept der Mäßigung kämpfe, ist einer von Frederick Slares Kom-
mentaren 1715 in seiner Schrift zur Verteidigung des Zuckers gegen die
Anklage von Dr. Willis. In einer Zeit, als der Zucker in England gerade erst
anfing, wie Sidney Mintz es formuliert hatte, vom »Luxus der Könige zu einem königlichen Luxus der einfachen Bürger« zu werden, stellte Slare fest,
dass Frauen, die auf ihre Figur achteten, aber »dazu neigten, zu dick zu
werden«, Zucker meiden sollten, weil er »sie dicker werden lassen könnte, als es ihnen lieb ist«.[852] Ähnlich behauptete Jean Anthelme Brillat-Savarin, der französische Richter und große Freund der Kochkunst und Ernährung, 1825 in *Die Physiologie des Geschmacks*, dem vielleicht bekanntesten
Buch, das je über das Essen geschrieben wurde, dass Fettleibigkeit durch
den Verzehr von Stärke und Brot verursacht wird (und dass dieser Prozess des Fettwerdens »schneller und mit größerer Sicherheit« erfolgt, wenn
solche Lebensmittel mit Zucker verzehrt werden).[853] In den 1860er-Jah-
ren kommentierte der portugiesische Arzt Abel Jordão, Zucker sei wahrscheinlich ein Dickmacher, was wiederum Charles Brigham von der Harvard University zu der Beobachtung veranlasste, dass junge Frauen seiner
Zeit, »die sich für das skelettartige Aussehen ihrer Schultern und Arme
schämten, wenn diese unbedeckt waren«, angewöhnt hatten, Zuckerwasser zu trinken, um etwas Fett anzusetzen und weiblicher zu wirken.[854]

In allen diesen Fällen werden selbst die Wohlhabenden wahrscheinlich weniger Zucker konsumiert haben, als die von Campbell geschätzten
32 Kilogramm oder die von der FDA genannten 19 Kilogramm. Als Slare
1715 seine Beobachtung machte, nahmen die Engländer im Durchschnitt
vielleicht 2 Kilogramm Zucker pro Jahr zu sich.

Kombiniert man diese Beobachtungen mit der Forschung über hohe
Blutzuckerwerte und über Insulinresistenz in der intrauterinen Umgebung – also mit dem Einfluss der metabolischen Programmierung oder
des metabolischen Imprintings auf künftige Generationen –, so legt dies
nahe, dass unser Zuckerkonsum über die Jahrhunderte unsere Spezies verändert haben könnte. Verwandeln Sie ein Milieu so drastisch – wie der Zucker unser Essen und Trinken verwandelt hat –, so werden auch die Spezies in diesem Milieu verwandelt. Es legt nahe, dass heute die Reaktion der
einzelnen Menschen auf jegliche Zuckermenge eine deutlich andere ist,
als sie es vor einigen Jahrhunderten war. Vielleicht können wir weniger

vertragen, vielleicht mehr, darüber lässt sich nur spekulieren. Ebenso wenig können wir sagen, wie der Zuckerkonsum in einer Bevölkerung über Generationen hinweg das Muster chronischer Krankheiten verändert, die auftreten und das Leben verkürzen, und wie dies sich, wie Denis Burkitt sagen würde, in verschiedenen Bevölkerungsgruppen mit unterschiedlicher Genetik unterscheidet.

Machen Sie beispielsweise folgendes Gedankenexperiment: Stellen Sie sich eine Gruppe von Menschen vor, die noch nie in irgendeiner Menge raffinierten Zucker gegessen hat, die nur den Zucker kennt, der von Natur aus in Obst und Gemüse enthalten ist. Diese Gruppe wird geteilt und über Generationen nachuntersucht. Die eine Population hat Zugang zu raffiniertem Zucker und fructosereichem Maissirup und nimmt beides in ständig zunehmenden Mengen zu sich und die andere führt ihr relativ zuckerfreies Leben fort. Beide Populationen haben Zugang zu denselben Fortschritten der medizinischen Versorgung und öffentlichen Gesundheit, die im Lauf der Generationen erreicht werden. Haben beide Populationen am Ende dasselbe Spektrum chronischer Krankheiten – eine ähnliche Häufigkeit von Herzkrankheiten, Diabetes, Krebs und Demenz? Und wenn die Population, die Zucker konsumiert, wie ich behaupte, die weit schwerere Last chronischer Krankheiten trägt und dann von der Zuckerversorgung abgeschnitten wird, wie viele Generationen müssten vergehen, bevor beide Populationen wieder auf demselben Stand wären? Würden sie dies jemals wieder sein?

Dieses Experiment kann nur in unserer Vorstellung existieren – im echten Leben wurden alle Populationen auf eine zuckerreiche Ernährung gesetzt. Daher wissen wir nicht, was »normal« oder »gesund« in einer zuckerfreien oder zuckerarmen Welt bedeutet hätte. Wir wissen nicht, was aus unserer Spezies geworden wäre. Würden wir mit zunehmendem Alter dicker werden? Würden unser LDL-Cholesterin, unsere Triglyceridwerte und unser Blutdruck mit zunehmendem Alter steigen? Würden wir immer glucoseintoleranter und resistenter gegenüber der Insulinwirkung werden? Wie lange würden wir normalerweise leben? Welche Krankheiten würden uns letztlich umbringen? Diese Fragen lassen sich alle nicht beantworten.

Dieses Gedankenexperiment hilft uns zu verstehen, warum diese Fragen auch durch künftige Forschungsarbeiten möglicherweise nie endgültig beantwortet werden können. Das betrifft den bereits weiter oben erwähnten Punkt, einzuräumen, dass die Evidenz gegen den Zucker nicht definitiv,

nicht zwingend ist, auch wenn ich persönlich dies so sehe. Nehmen wir einmal an, dass wir Personen aus unserer Population randomisiert einer modernen Ernährung mit Zucker beziehungsweise ohne Zucker zugeteilt haben. Da praktisch alle industriell verarbeiteten Lebensmittel Zuckerzusätze
enthalten oder, wie die meisten Brotsorten, mit Zucker hergestellt werden,
würde die Gruppe, die Zucker meiden soll, gleichzeitig praktisch auch alle
industriell verarbeiteten Lebensmittel meiden. Sie würde den Verzehr von
Lebensmitteln, die Michael Pollan so denkwürdig als »lebensmittelähnliche
Substanzen«[855] bezeichnet hat, drastisch reduzieren und falls sie gesünder
wäre, gäbe es dafür eine Menge möglicher Gründe. Vielleicht haben diese
Menschen weniger raffiniertes Getreide jeglicher Art gegessen, weniger Gluten, weniger Transfette, Konservierungsstoffe oder künstliche Aromastoffe?
Wir hätten keine praktische Möglichkeit, dies mit Sicherheit zu erfahren.

Wir könnten versuchen, alle diese Lebensmittel nach einer neuen Rezeptur herzustellen, sodass sie keinen Zucker mehr enthalten, dann würde sich jedoch ihr Geschmack verändern – es sei denn, der Zucker würde
durch künstliche Süßstoffe ersetzt. Unsere Population, die so wenig Zucker
wie möglich essen soll, würde wahrscheinlich an Gewicht abnehmen, aber
wir würden nicht wissen, ob es daran liegt, dass sie weniger Zucker, oder
daran, dass sie insgesamt weniger Kalorien zu sich genommen hat. Praktisch alle Ernährungsempfehlungen leiden tatsächlich unter diesem Problem: ob man versucht, Gluten zu meiden, Transfette, gesättigte Fette oder
raffinierte Kohlenhydrate jeglicher Art, oder ob man einfach versucht, weniger Kalorien aufzunehmen – weniger und gesünder zu essen. Das Ergebnis dieser Empfehlung ist, dass man dadurch häufig industriell verarbeitete
Lebensmittel meidet, die Zucker und eine Menge anderer Zutaten enthalten. Wenn es uns guttut, können wir nicht genau sagen, warum. Es ist zu
kompliziert.* Ernährungstipps, die uns empfehlen, Vollwertkost zu essen
und industriell verarbeitete Lebensmittel (lebensmittelähnliche Substanzen) zu meiden, schließen definitionsgemäß praktisch jeden raffinierten

---

*   Die Ernährung, die viele Gesundheitsexperten als die gesündeste ansehen, ist bekannt als
     DASH – Dietary Approaches to Stop Hypertension, also eine Ernährungsumstellung mit dem
     Ziel, den Bluthochdruck zu senken. Die Autoren der ersten Studie mit DASH beschrieben
     diese Form der Ernährung als »reich an Obst, Gemüse und fettarmen Milchprodukten und
     mit weniger gesättigtem Fett und Fett insgesamt«. Ein primäres Ziel dieser Ernährungsemp-
     fehlung ist die Zufuhr größerer Mengen von Kalium, Magnesium und Calcium, da man an-
     nimmt, dies würde den Blutdruck senken. Verboten sind aber zugleich Zucker, Süßigkeiten
     und gezuckerte Getränke mit Ausnahme von Obstsäften. Die Vorteile können also ebenso gut
     von dieser Einschränkung wie von jeder anderen kommen. (Appel et al. 1997)

Zucker aus, und Ernährungstipps, die empfehlen, Zucker zu meiden, bedeuten definitionsgemäß, dass wir praktisch alle industriell verarbeiteten Lebensmittel meiden.

Künstliche Süßstoffe (kalorienfreie Süßungsmittel, wie das US-Landwirtschaftsministerium sie nennt) als Zuckerersatz, machen die Dinge noch unklarer. Viele Bedenken bezüglich dieser Süßstoffe wurden in den 1960er- und 1970er-Jahren durch die, wie wir gesehen haben, teilweise von der Zuckerindustrie finanzierte Forschung erzeugt, die zum Verbot von Cyclamat als möglicherweise krebserregend und zu der Behauptung führte, Saccharin könne Krebs verursachen (zumindest bei Ratten und in außerordentlich hohen Dosen). Zwar sind speziell diese Bedenken mit der Zeit zurückgegangen, wurden jedoch durch die Behauptung ersetzt, diese künstlichen Süßstoffe könnten möglicherweise das metabolische Syndrom und damit Adipositas und Diabetes verursachen.[856]

Diese Mutmaßung stammt hauptsächlich aus epidemiologischen Studien, die einen Zusammenhang zwischen der Nutzung künstlicher Süßstoffe und Adipositas und Diabetes zeigen. Ob dies jedoch bedeutet, dass künstliche Süßstoffe Adipositas und Diabetes auch wirklich *verursachen*, kann wiederum unmöglich gesagt werden. Es ist nahe liegend, dass Menschen mit einer Veranlagung für Gewichtszunahme und für Diabetes künstliche Süßstoffe anstelle von Zucker verwenden. Die neuesten Übersichtsartikel zum Thema möglicher Gefahren durch künstliche Süßstoffe legen nahe, dass die Evidenz tatsächlich alles andere als eindeutig ist. Auch wenn die Möglichkeit nicht ausgeschlossen werden kann, dass der Verzehr künstlicher Süßstoffe zu höherer Morbidität und Mortalität führt, erscheint es doch unwahrscheinlich.

Wie Philip Handler, der Leiter der National Academies of Sciences, 1975 oder Präsident Teddy Roosevelt 1907 äußerte, wollen wir wissen, ob die Verwendung künstlicher Süßstoffe auf Lebenszeit – oder auch während einiger Jahre oder Jahrzehnte –, besser oder schlechter für uns ist, als irgendeine Zuckermenge, die stattdessen verzehrt wird. Ich kann mir nur schwer vorstellen, dass Zucker die gesündere Wahl wäre. Die Forschung kann zu dieser Frage jedoch nicht mehr *Endgültiges* sagen als zu den langfristigen Auswirkungen des Zuckerkonsums. Die Laborforschung hat Mechanismen identifiziert, durch die künstliche Süßstoffe physiologische Reaktionen im Körper auslösen *könnten*, die den durch Zucker ausgelösten ähnlich sind. Beispielsweise haben wir Rezeptoren für den süßen Geschmack nicht nur im Mund, sondern auch im Darm und im Verdauungstrakt, daher könnten dieselben Moleküle, die diese Rezeptoren aktivieren und dem Gehirn vorgaukeln, wir würden Zucker zu uns nehmen, dies auch dem Körper vorgaukeln.[857] Sollte dies der Fall sein, gibt es jedoch nur eine geringe Evidenz dafür, dass dies zu schädlichen Auswirkungen auf die Nahrungsaufnahme, das metabolische Syndrom und das Körpergewicht führen würde, wie sie beim Zucker selbst beobachtet werden. Wenn es das Ziel ist, vom Zucker wegzukommen, dann ist der Ersatz durch künstliche Süßstoffe eine Möglichkeit, dies zu erreichen. Ob der Konsum künstlicher Süßstoffe über Jahre oder Jahrzehnte hinweg seine eigenen schädlichen Wirkungen mit sich bringt oder verhindert, dass wir von einer zucker-freien Ernährung vollständig profitieren können, ist etwas, wozu die For-schung bisher nichts sagen kann.

Die Forschergemeinschaft kann bei der Prüfung all dieser Fragen si-cher eine viel bessere Arbeit leisten, als dies in der Vergangenheit der Fall war. Aber wir werden möglicherweise sehr lange darauf warten müssen, bis die Gesundheitsbehörden solche Studien finanzieren und uns die end-gültigen Antworten geben, nach denen wir suchen. Was tun wir bis dahin?

Letztlich wird die Frage, wie viel zu viel ist, eine persönliche Entschei-dung, genauso wie wir als Erwachsene über unser Maß an Alkohol, Koffein oder Zigaretten entscheiden müssen. Ich habe im vorliegenden Buch dar-gelegt, dass es genügend Evidenz gibt, um Zucker mit großer Wahrschein-lichkeit als toxische Substanz betrachten zu können und auf dieser Grund-lage eine Entscheidung zu treffen, wie die wahrscheinlichen Risiken mit den Vorteilen am besten im Gleichgewicht gehalten werden können. Um zu wissen, welche Vorteile es überhaupt gibt, hilft es, sich einmal anzuse-hen, wie sich das Leben ohne Zucker anfühlt. Einstige Raucher (zu denen ich zähle) werden Ihnen sagen, dass es ihnen intellektuell oder emotional nicht möglich war, zu erfassen, wie sich ein Leben ohne Zigaretten anfüh-len würde, bis sie mit dem Rauchen aufhörten, was ein wochen- oder mo-natelanger, manchmal sogar jahrelanger Kampf war. Dann erreichten sie eines Tages den Punkt, an dem sie sich nicht vorstellen konnten, auch nur noch eine einzige Zigarette zu rauchen und sich auch nicht mehr vorstel-len konnten, warum sie jemals geraucht hatten oder dies wünschenswert gefunden hatten.

Eine ähnliche Erfahrung dürfte wohl auch mit dem Zucker zu erwar-ten sein – bevor wir nicht versuchen, ohne Zucker zu leben, bevor wir nicht versuchen, dieses Bemühen länger als einige Tage oder einige Wo-chen fortzusetzen, werden wir es nicht wissen.

Danksagung

Der süße Tod ist mein drittes Buch über Ernährung und chronische Krankheiten. Ebenso wie die beiden vorherigen Bücher, ist es ein Ergebnis meiner Reportagen zu diesem Thema, mit denen ich Ende der 1990er-Jahre begonnen hatte. Den vielen hundert Forschern und Gesundheitsexperten, die liebenswürdigerweise ihre Zeit geopfert haben, um sich befragen zu lassen, und den Herausgebern, Lesern und Forschungsassistenten, die dazu beigetragen haben, diesen früheren Projekten eine Form zu geben und sie zu ermöglichen, bin ich zu großem Dank verpflichtet.

Die Entstehungsgeschichte des vorliegenden Buches begann am 23. Januar 2008, als ich eine E-Mail von Lynn Rogut erhielt, damals stellvertretende Direktorin der Robert Wood Johnson Foundation, von der Preise für Forschungsprogramme zur Gesundheitspolitik verliehen werden. In ihrer E-Mail schlug Lynn vor, ich solle mich um eines der sehr großzügigen Fördergelder dieses Programms bewerben, was ich sehr schnell tat. Mein Antrag bildete die Grundlage für dieses Buch, dessen Realisierung möglich wurde, als ich tatsächlich eine Förderung durch die Stiftung RWJF erhielt. Allen an diesem RWJF-Programm Beteiligten bin ich zutiefst dankbar, insbesondere David Mechanic, Lynn Rogut und Cynthia Church von der Rutgers University, die dieses Programm während meiner dreijährigen Förderung leiteten. Ebenfalls zu Dank verpflichtet bin ich der University of California, Berkeley, sowie der verstorbenen Pat Buffler (die ich sehr vermisse) und ihren Kolleginnen Amber Sanchez und Theresa Saunders von der School of Public Health, die die finanzielle Förderung verwalteten und mir für meine Forschung eine akademische Basis zur Verfügung stellten.

Kapitel 8, »Zur Verteidigung des Zuckers«, erschien ursprünglich als Artikel mit dem Titel »Süße kleine Lügen« in der November-/Dezemberausgabe 2012 des Magazins *Mother Jones*. Dieser Artikel war eine Gemeinschaftsarbeit mit Cristin Kearns, die sich im Februar 2011 erstmals bei mir vorgestellt hatte, nachdem ich an einer Gesprächsrunde in einer freien Buchhandlung in Denver teilgenommen hatte. Cristin arbeitete damals als Zahnärztin, erzählte mir jedoch, sie habe begonnen, über die Zuckerindustrie zu recherchieren, und dabei eine Sammlung vertraulicher

Unterlagen der Sugar Association, Inc., entdeckt, die deren PR-Strategie der 1970er-Jahre offenlegten. Diese Dokumente wurden die Grundlage für den Artikel in *Mother Jones* und nun auch für Kapitel 8. Für beides waren Cristins investigative und schriftstellerische Fähigkeiten und ihr kritisches Denkvermögen unentbehrlich. (Der Artikel kann online gelesen werden unter: http://www.motherjones.com/environment/2012/10/former-dentist-sugar-industry-lies.) Ebenfalls zu danken habe ich dem Team von *Mother Jones*, das den Artikel bis zur Veröffentlichung betreut hat – insbesondere Mike Mechanic (Davids Sohn), Maya Dusenberry, Maddie Oatman, Elizabeth Gettleman und Cathy Rodgers.

Die Argumente, die letztlich die Anklage gegen den Zucker im vorliegenden Buch bilden, erschienen erstmals öffentlich im April 2011 in einer Titelgeschichte im *New York Times Magazine* unter dem Titel »Ist Zucker giftig?« Dankbar bin ich auch Hugo Lindgren, Vera Titunik, David Ferguson und dem Team des Magazins für die Hilfe, diese Argumente so zu formulieren, dass sie für die Leser leicht verständlich wurden.

Ich danke Clarke Read und Maya Dusenberry (erneut) für ihre große Hilfe bei den Recherchen für dieses Buch und bedanke mich auch bei Nathan Riley, Devon Simpson und Ethan Litman, die sich mit ihren Nachforschungen ebenfalls eingebracht haben. Dankbar bin ich Dan Palenchar und meinem lieben alten Freund Scott Schneid, die alles dafür getan haben, um mir zu helfen, die Fakten klarzustellen. Mark Friedman, Michael Rosenbaum und Robert Kaplan nahmen sich die Zeit, die Rohfassung dieses Buches zu lesen, und halfen mir, meine Gedanken zu ordnen, wofür ich ihnen ebenfalls dankbar bin. Für Fehler, die möglicherweise geblieben sind, übernehme ich natürlich die alleinige Verantwortung. Ich möchte mich bei Jeffrey Mifflin, Archivar am Massachusetts General Hospital in Boston, und bei Stacey Peeples, leitende Archivkuratorin am Pennsylvania Hospital in Philadelphia, für ihre großzügige Unterstützung bedanken. Sie stellten mir die Daten stationärer Diabetes-Patienten in ihren Krankenhäusern zur Verfügung, die bis ins 19. Jahrhundert zurückreichen.

Ich bin meinem Agenten Kris Dahl (ICM) dankbar für seine inzwischen dreißigjährige unerschütterliche Unterstützung. Sehr verbunden bin ich auch meinem Lektor Jonathan Segal beim Verlag Knopf, der meine Berichte aus dem Bereich der Ernährung von Anfang an unterstützt und mich als Autor dabei gefördert hat. Er ist ein Lektor, von dem jeder Autor nur träumen kann. Im Hause Knopf möchte ich mich außerdem bedanken bei Redaktionsassistentin Julia Ringo, Publizist Jordan Rodman, Produktionsmanagerin Claire Ong und Textdesignerin Maggie Hinders. Besonderer Dank geht an Produktionsredakteurin Victoria Pearson.

Meine drei Bücher über Ernährung und chronische Krankheiten sind letztlich Appelle, die Ernährungswissenschaft zu verbessern und die erforderlichen gründlichen Studien durchzuführen, um entscheidend wichtige Thesen über eine gesunde Ernährung zu überprüfen, die über Jahre hinweg als Dogma öffentlich akzeptiert waren. Laura und John Arnold und ihre Kollegen bei der Laura and John Arnold Foundation haben die Überzeugung bereitwillig übernommen, dass eine bessere und kritischere Ernährungsforschung für die Gesundheit des Landes erforderlich ist, und waren gerne bereit, sich zum Wohle der Menschen dafür einzusetzen. Dafür werde ich ihnen immer dankbar sein. Außerdem möchte ich mich bei allen meinen Kollegen für ihre Unterstützung und Freundschaft während der gemeinsamen Jahre in der Nutrition Science Initiative bedanken und auch dafür, dass sie es möglich gemacht haben, für die erste Stufe der von uns für nötig befundenen Studien, finanzielle Mittel aufzutreiben und diese Studien zu erleichtern.

Sollte meine zuckerfeindliche Tendenz bisher noch nicht eindeutig erkennbar geworden sein, stelle ich sie hier zweifelsfrei klar, indem ich sage, dass ich auch den Forschern und Ärzten zutiefst dankbar bin, die die Kühnheit hatten, gegen den Zucker Stellung zu beziehen, wohl wissend, dass zumindest ein Teil ihrer Berufskollegen sie dafür kritisieren würden. Peter Cleave und John Yudkin haben dazu entscheidend beigetragen, wie ich es im vorliegenden Buch besprochen habe, wofür alle ihnen dankbar sein sollten. Robert Lustig von der University of California, San Francisco, hat kürzlich den Stab von Yudkin übernommen und war einzigartig effektiv darin, neue Diskussionen über Zucker und Gesundheit in der Öffentlichkeit wie in den Wissenschaftskreisen zu erzwingen. Richard Johnson von der University of Colorado führt einmalige und möglicherweise lebenswichtige Forschungen durch und ich fürchte, dass ich sie nicht annähernd so behandeln und besprechen konnte, wie sie es verdienen. Aus narrativen Gründen wurde William Duftys Beitrag zu dieser sich ständig weiter entwickelnden Kontroverse – der Bestseller *Sugar Blues*, der 1975 erstmals erschien – im vorliegenden Buch nicht erwähnt, aber sein Beitrag muss dennoch anerkannt und ihm dafür gedankt werden. Ebenfalls danken und anerkennend erwähnen möchte ich Connie Bennet, Nancy Appleton, Ann Louise Gittleman und die zahlreichen weiteren Ernährungswissenschaftler, Diätetiker und ärztlichen Autoren, die sich öffentlich für dieses Thema eingesetzt haben.

Schließlich danke ich meiner Frau Sloane Tanen, die dieses Buch mit ihrer Liebe und Unterstützung und ihrem Humor letztlich möglich gemacht hat, ganz zu schweigen von ihrer heiteren Bereitschaft, Wochenende für Wochenende, Jahr für Jahr unsere Söhne zu ihren Freunden und zu Sportereignissen zu bringen (und dabei gelegentlich »Cat's in the Cradle« vor sich hinzusummen), während ihr Vater sich wieder einmal in sein Büro zurückzog, um an einem Buch zu schreiben oder gegen Windmühlen zu kämpfen. An meine beiden Jungen, Nick und Harry, geht wie immer mein ewiger Dank dafür, dass sie mich daran erinnern, warum ich das alles tue, und die sich dabei ihren Humor bewahren.

Der Autor

Gary Taubes ist der Autor von *Why We Get Fat* und *Good Calories, Bad Calories*. Er war früher angestellter Journalist bei *Discover* und Korrespondent für die Zeitschrift *Science*. Seine Artikel erschienen in *The New York Times Magazine*, *The Atlantic* und *Esquire* und tauchten in zahlreichen »Best of«-Anthologien auf wie *The Best of the Best American Science Writing* (2010). Er wurde von der National Association of Science Writers drei Mal mit dem Science in Society Journalism Award ausgezeichnet. Er bekam einen Robert Wood Johnson Foundation Investigator Award verliehen für Health Policy Research und ist Mitbegründer der Nutrition Science Initiative (NuSI). Er lebt in Oakland, Kalifornien.

www.garytaubes.com

Gary Taubes steht für Vorträge zur Verfügung. Für Anfragen besuchen Sie bitte www.prhspeakers.com

Bibliografie

Abbot, E.: *Sugar: A Bittersweet History.* Toronto Penguin Canada, 2007.

Abel, M. H.: »*Sugar and Its Value as Food*«, *Farmers* Bulletin 535, U.S. Department of Agriculture. Washington, D.C.: Government Printing Office, 1915.

Abraham, C.: »*How the Diabetes-Linked ›Thrifty Gene‹ Triumphed with Prejudice Over Proof*«, Globe and Mail, 25. Feb. 2011, unter: http://www.theglobeandmail.com/news/national/how-the-diabetes-linked-thrifty-gene-triumphed-with-prejudice-over-proof/article569423/?page=all.

Ahmed, S. H.: »*Is Sugar as Addictive as Cocaine?*« In *Food and Addiction: A Comprehensive Handbook.* K. D. Brownell und M. S. Gold (Hrsg.). Oxford, U.K.: Oxford University Press, 2012, 231–38.

Ahrens, E. H., Jr.: »*Nutritional Factors and Serum Lipid Levels*«. American Journal of Medicine, 23, Ausgabe 6 (Dezember), 1957, 928–52.

Ahrens, E. H., Jr., Hirsch, J., Insull, W., Tsaltas, Jr. T. T., Blomstrand, R. und M. L. Peterson: »*Dietary Control of Serum Lipids in Relation to Atherosclerosis*«, J.A.M.A., 164, Ausgabe 17, 24. Aug., 1957, 1905–11.

Ahrens, E. H., Jr., Hirsch, J., Oette, K., Farquhar, J. W., und Stein, Y.: »*Carbohydrate-Induced and Fat-Induced Lipemia*«, Transactions of the Medical Society of London, 74, 1961, 134–46.

Ahrens, E. H., Jr., Insull, W., Blomstrand, Jr. R., Hirsch, J., Tsaltas, T. T., und Peterson, M. L.: »*The Influence of Dietary Fats on Serum-Lipid Levels in Man*«, Lancet, 272. 11. Mai, 1957, 943–53.

Albrink, M. J.: »*Diet and Cardiovascular Disease*«, Journal of the American Dietetic Association, 46 (Januar), 1965, 26–29.

———: »*The Significance of Serum Triglyceride*«, Journal of the American Dietetic Association, 42, (Januar), 1963, 29–31.

Albrink, M. J., Lavietes, P. H., Man, E. B., und Paul, J. R.: »*Relationship Between Serum Lipids and the Vascular Complications of Diabetes from 1931 to 1961*«, in: Transactions of the Association of American Physicians 75, 1962, 235–41.

Alcoholics Anonymous (AA): *Alcoholics Anonymous,* 4. Auflage, Alcoholics Anonymous, 2001, unter: https://www.aa.org/pages/en_US/alcoholics-anonymous.

Allen, F. M.: *Studies Concerning Glycosuria and Diabetes,* Cambridge, Mass.: Harvard University Press, 1913.

Alonso, L. G., und Maren, T. H.: »*Effect of Food Restriction on Body Composition of Hereditary Obese Mice*«, in: American Journal of Physiology, 183, Ausgabe 2 (Oktober), 1955, 284–90.

American Cancer Society (ACS): »*Lifetime Risk of Developing and Dying from Cancer*«, 2016, unter: http://www.cancer.org/cancer/cancerbasics/lifetime-probability-of-developing-or-dying-from-cancer.

American Diabetes Association (ADA): »*Statistics about Diabetes*«, 2016, unter: http://www.diabetes.org/diabetes-basics/statistics/.

———: »*Diabetes Myths*«, 2015, unter: http://www.diabetes.org/diabetes-basics/myths/.

———: »*Healthy Eating*«, 2014, unter: http://www.diabetes.org/.

———: »*Economic Costs of Diabetes in the U.S. in 2012*«, Diabetes Care, 36, Ausgabe 4, 14. März, 2013, 1033–46.

———: »*Principles of Nutrition and Dietary Recommendations for Patients with Diabetes Mellitus*«, Diabetes, 20, Ausgabe 9 (September), 1971, 633–34.

American Heart Association (AHA): »*Dietary Fat and Its Relation to Heart Attacks and Strokes: Report by the Central Committee for Medical and Community Program of the American Heart Association*«, J.A.M.A. 175, Ausgabe 5, 4. Februar, 1961, 389–91.

American Lung Association (ALA), Epidemiology and Statistics Unit.: »*Trends in Lung Cancer Morbidity and Mortality*«, November, 2014, unter: http://www.lung.org/assets/documents/research/lc-trend-report.pdf.

Anderson, J. T., Grande, F., Matsumoto, Y., und Keys, A.: »*Glucose, Sucrose and Lactose in the Diet and Blood Lipids in Man*«, Journal of Nutrition, 79 (März), 1963, 349–59.

Anitschkow, N., Chalatow, S.: »*Über experimentelle Cholesterinsteatose und ihre Bedeutung für die Entstehung einiger pathologischer Prozesse*«, Centralblatt Allgemeiner Pathologie Pathologie Anatatomie, 24, 1913, 1–9.

Anon.: »*Bottled and Canned Soft Drinks and Carbonated Water*«, Highbeam Business, 2016, unter: https://business.highbeam.com/.

———: *Corn Annual*, Corn Refiners Association, Inc., 1996.

———: *An Eating Plan for Healthy Americans:* The American Heart Association Diet. Dallas: American Heart Association, 1995.

———: »*AHA Conference Report on Cholesterol*«, Circulation 80, Ausgabe 3 (September), 1989, 715–48.

———: »*Julius Bauer*«, Lancet, 313, 23. Juni, 1979, 1359.

———: »*Merchandising: Bubbling Along*«, Time, 7. August, 1964, http://content.time.com/time/subscriber/article/0,33009,871356,00.html.

———: »*The Fat of the Land*« Time, 13. Januar, 1961, 48–52.

———: »*News of the Advertising and Marketing Fields*«, New York Times, 26. Juli, 1956, 32.

———: »*Calculating Calories*«, Forbes, (Oktober), 1955a, 22.

———: »*Sugar Bowled Over by Photo*«, New York Times,15. August, 1955b, 4.

———: »*Combined Staff Clinic: Obesity*«, American Journal of Medicine, 19, Ausgabe 1 (Juli), 1955c, 111–25.

———: »*News of the Advertising and Marketing Fields*«, New York Times, 12. Januar, 1954, 38.

———: »*Modern Living: Battle of the Bulge*«, Time, 10. August, 1953, http://content.time.com/time/magazine/article/0,9171,818679,00.html.

———: »*Little Known Sugar Facts*«, New York Amsterdam News, 29. September, 1951a., 21.

———: »*To Stress Sugar for Energy*«, New York Times, 28. April, 1951b, 31.

———: »*Reports of Local Heart Association Activities*«, American Heart Journal, 36, 1948a, 158–59.

———: »*National Heart Week*«, American Heart Journal, 35, 1948b, 528.

———: »*The Bitter End*«, Time, 8. Oktober, 1945a, unter: http://content.time.com/time/subscriber/article/0,33009,776288,00.html.

———: »*Additional Grants of the Sugar Research Foundation*«, Science, 101, 2. Februar, 1945b, 110–11.

———: »*War Seen Changing Our Eating Habits*«, New York Times, 4. Oktober, 1944a, 22.

———: »*100,000,000 Pounds of Candy for Army*«, New York Times, 7. Juni, 1944b, 22.

———: »*The Sugar Research Foundation*«, Science, 98, Ausgabe 2, 554, 10. Dezember, 1943, 509–10.

———: »*Sugar Rationing Called a ›Godsend‹ to National Health*«, Science News Letter, 41, Ausgabe 11, 14. März, 1942a, 164.

———: »*Scientists Are Offered $45,000 to Find New Uses for Sugar*«, Boston Globe, 3. März, 1942b, 2.

———: »*Professor of Medicine Augments Teaching with Research*«, Michigan Alumnus, 45, 10. Juni, 1939, 415.

———: »*Sugar Institute Closes; Main Activities Banned*«, New York Times, 19. November, 1936a, 39.

———: »*Find Trust Abuses in Sugar Institute*«, New York Times, 30. März, 1936b, 1.

———: »*Advises Reducing Sugar in Diet to Avoid Tooth Decay*«, Science News Letter, 26, 10. November, 1934, 300.

———: »*Starts Suit to End Sugar Institute*«, New York Times, 10. Februar, 1932, 33.

———: »*Business: Chadbourne Home*«, Time, 2. Februar, 1931, unter: http://content.time.com/time/subscriber/article/0,33009,740959-1,00.html.

———: »*Trim Figure Mode, Sugar Crisis Factor*« New York Times, 5. April, 1929, 6.

———: »*Americans Saturated with Sugar*«, Science News Letter, 22. Dezember, 1928a, 329.

———: »*Sugar Institute Is Organized Here*«, New York Times, 8. Januar, 1928b, 43.

———: »*Use of Sugar by Crews Not New, Says Stevens*«, New York Times, 30. März, 1926, 28.

———: »*Sugar and Athletics*«, Lancet, 206, 19. September, 1925a, 611.

———: »*Tells of Big Drop in Our Use of Whisky*«, New York Times, 18. Juli, 1925b, 5.

———: »*Blames Auto for Diabetes Spread*«, Boston Globe, 13. Mai, 1925c, 23.

———: »*Sees Champions Made by Chocolate Bars*«, New York Times, 16. März, 1925d, 19.

———: »*Yale Soccer Team Eats Sugar to Increase Energy, but Loses*«, New York Times, 11. November, 1924, 28.

———: »*War on Diabetes*«, Time, 21. April, 1923, 20.

———: »*Columbus Brought First Sugar Cane*«, New York Times, 26. Juni, 1921a, 21.

———: »*To Be Record Year in Use of Sugar*«, New York Times, 19. Juni, 1921b, 24.

———: »*Candy Stores Get Old Saloon Trade*«, New York Times, 22. Februar, 1920, 23.

———: »*Scarcity in Sugar Puzzles Officials*«, New York Times, 19. Oktober, 1919a, 46.

———: »*Much Food Value in Soft Drinks*«, New York Times, 25. Mai, 1919b, 27.

———: »*Calls Sugar a Human Bane*«, New York Times, 22. Juli, 1910, 1.

———: »*Concerning Sugar as a Cure for Inebriety*«, New York Times, 28. Februar, 1909, 51.

———: »*Papers Relating to Cancer Research*«, in: Parliamentary Papers: 1850–1908, Ausgabe 53. Great Britain: Parliament. House of Commons, 1906.

———: »*Candy Trade's Growth*«, New York Times, 20. Dezember, 1903, 18.

———: »*The Royal Colleges and the Investigation of Cancer*«, Lancet, 159, 19. April, 1902, 1131–32.

———: »*Diabetes and Tumours*«, British Medical Journal, 1, Ausgabe 1, 468, 16. Februar, 1889, 376.

———: »*Saccharin*«, British Medical Journal, 2, Ausgabe 1, 398, 15. Oktober, 1887, 838–39.

———: »*Editorial article*«, 6, New York Times, 17. September, 1886, 4.

———: »*Suppose We Had No Sugar*«, New York Times, 21. Dezember, 1884, 11.

———: »*House of Commons*«, Pall Mall Budget, 10. April, 1873, 28.

———: »*Discouraging for Sugar Consumers*«, New York Times, 22. Mai, 1857, 4.

———: »*Sugar*«, New York Times, 14. November, 1856, 4.

Appel, L. J., Moore, T. J., Obarzanek, E., et al.: »*A Clinical Trial of the Effects of Dietary Patterns on Blood Pressure*«, New England Journal of Medicine, 336, Ausgabe16, 17. April, 1997, 1117–24.

Aretaeus of Cappadocia: »*On Diabetes*«, T. F. Reynolds (Übers.), in: Diabetes: A Medical Odyssey, Tuckahoe, N.Y.: USV Pharmaceutical Corp., 1971, 1837, 1–6.

Atchley, D. W., Loeb, R. F., Richards, D. W., Jr., Benedict, E. M., und Driscoll, M. E.: »*On Diabetic Acidosis: A Detailed Study of Electrolyte Balances Following the Withdrawal and Reestablishment of Insulin Therapy*«, Journal of Clinical Investigation, 12, Ausgabe 2, 1. März, 1933, 297–326.

Atwater, W. O.: »*What We Should Eat*«, Century Illustrated Magazine, 36, Ausgabe 2 (Juni), 1888, 257.

Auerbach, S.: »*Roughing It —Tonic for Our Time*«, Washington Post, 19. August, 1974, B1.

Avena, N. M., Rada, P., und Hoebel, B. G.: »*Evidence for Sugar Addiction: Behavioral and Neurochemical Effects of Intermittent, Excessive Sugar Intake*«, Neuroscience and Biobehavioral Reviews, 32, Ausgabe 1, 18. Mai, 2008, 20–39.

Aykroyd, W. R.: *The Story of Sugar*, Chicago: Quadrangle Books, 1967.

Babst, E. D.: *Occasions in Sugar*. New York: Selbstverlag, 1940.

Bacon, F.: *Novum Organum*, P. Urbach und J. Gibson. Peru (Hrsg. und Übers.), Ill.: Carus Publishing Company, 1994, (im Original 1620 veröffentlicht).

Bahner, F.: »*Fettsucht und Magersucht*», in: Bahner, F., Bansi, W., Fanconi, G., Jores, A. und Zimmerman, W. (Hrsg.): *Innersekretorische Krankheiten Fettsucht Magersucht*, Bahner, F., Bansi, H. W., Fanconi, G., Jores, A., und Zimmerman, W.: Vol. VII, Ausgabe. 1, in: Handbuch der Inneren Medizin, 4. Auflage, Berlin: Springer-Verlag, 1955, 978–1163.

Bantle, J. P., Laine, D. C., Castle, G. W., Thomas, J. W., Hoogwerf, B. J., und Goetz, F. C.: »*Postprandial Glucose and Insulin Responses to Meals Containing Different Carbohydrates in Normal and Diabetic Subjects*«, New England Journal of Medicine, 309, Ausgabe 1, 7. Juli, 1983, 7–12.

Barker, T. C., Oddy, D. J., und Yudkin, J.: *The Dietary Surveys of Dr Edward Smith 1862-3: A New Assessment*, London: Staples Press, 1970.

Barlow, G. M., Yu, A. und Mathur, R.: »*Role of the Gut Microbiome in Obesity and Diabetes Mellitus*«, Nutrition in Clinical Practice, 30, Ausgabe 6, (Dezember), 2015, 787–97.

Barnard, E. F.: »*Too Much Sugar for the World to Eat*«, New York Times, 8. April, 1928, 112–14.

Bart, P.: »*Advertising: Calorie Craze and Its Impact*«, New York Times, 25. Februar, 1962, F12.

Bashford, E. F.: *Third Scientific Report on the Investigations of the Imperial Cancer Research Fund*, London: Taylor and Francis, 1908a.

———: »*The Ethnological Distribution of Cancer*«, in: Bashford 1908a, 1908b, 1–26.

Bauer, J.: »*Obesity: Its Pathogenesis, Etiology and Treatment*«, Archives of Internal Medicine, 67, Ausgabe 5, (Mai), 1941, 968–94.

———: »*Endogene Fettsucht*«, Verhandlung der deutschen Gesellschaft für Verdauungs- u. Stoffwechselkr., 9, 116, 1929, übernommen aus. Bauer 1941.

———: »*Some Conclusions from Observations on Obese Children*«, Archives of Pediatrics, 57, 1940, 631–40.

Bauer, W., Klemperer, F.: »*Gout*«, in: Duncan, G. G. (Hrsg.): *Diseases of Metabolism*, Philadelphia: W. B. Saunders, 1947, 609–56.

Beighton, P., L., Solomon, C. L. Soskolne, Sweet, M.B. E.: »*Rheumatic Disorders in the South African Negro: Part IV, Gout and Hyperuricaemia*«, South African Medical Journal, 25. Juni, 1977, 1969–72.

Belair, F., Jr.: »*Sugar Again Causes Legislative Battle*«, New York Times, (8. August), 1937, 7.

Bender, A., Damji, K. B.: »*Some Effects of Dietary Sucrose*«, in: Yudkin, Edelman, Hough, (Hrsg.), 1971, 172–82.

Bender, A. E., Damji, K. B., Khan, M. A., Khan, I. H., McGregor, L., Yudkin, J.: »*Sucrose Induction of Hepatic Hyperplasia in the Rat*«, Nature, 238, 25. August, 1972, 461–62.

Benedek, T. G.: »*Gout*«, in: Kiple, K. F. (Hrsg.): *The Cambridge World History of Human Disease*, Cambridge, U.K.: Cambridge University Press, 1993, 763–72.

Benedict, F. G., Miles, W. R., Roth, P., Smith, H. M.: *Human Vitality and Efficiency Under Prolonged Restricted Diet*, Washington, D.C.: Carnegie Institution of Washington, 1919.

Bennett, P. H., Burch, T. A., Miller, M.: »*Diabetes Mellitus in American (Pima) Indians*«, Lancet, 298, 17. Juli, 1971, 125–28.

Beresford, S. A., Johnson, K. C., Ritenbaugh, C., et al.: »*Low-Fat Dietary Pattern and Risk of Colorectal Cancer: The Women's Health Initiative Randomized Controlled Dietary Modification Trial*«, J.A.M.A., 295, Ausgabe 6, 8. Februar, 2006, 643–54.

Bergman, G. von, Stroebe, F.: »*Die Fettsucht*«, in: *Handbuch der Biochemie des Menschen und der Tiere*, Oppenheimer, C. (Hrsg.), Jena: Verlag von Gustav Fischer, 1927, 562–98.

Bernstein, A. R.: *American Indians and World War II*, Norman: University of Oklahoma Press, 1991.

Bernstein, L. M., Grossman, M. I.: »*An Experimental Test of the Glucostatic Theory of Regulation of Food Intake*«, Journal of Clinical Investigation, 35, Ausgabe 6, (Juni), 1956, 627–33.

Berson, S. A., Yalow, R. S.: »*Some Current Controversies in Diabetes Research*«, Diabetes, 14, Ausgabe 9; (September), 1965, 549–72.

Bierman, E. L.: »*Carbohydrate and Sucrose Intake in the Causation of Atherosclerotic Heart Disease, Diabetes Mellitus, and Dental Caries*«, Supplement, American Journal of Clinical Nutrition, 32, Ausgabe 12, (Dezember), 1979, 2644–47.

Bierman, E. L., Nelson, R.: »*Carbohydrates, Diabetes, and Blood Lipids*«, World Review of Nutrition and Dietetics, 22, 1975, 280–87.

Blackburn, H.: »*Ancel Keys*«, ohne Datum, unter: http://mbbnet.umn.edu/firsts/blackburn_h.html.

———: »*Contrasting Professional Views on Atherosclerosis and Coronary Disease*«, New England Journal of Medicine, 292, Ausgabe 2, 9. Januar, 1975, 105–7.

Blass, E. M.: »*Opioids, Sweets and a Mechanism for Positive Affect: Broad Motivational Implications*«, in: Dobbing, J. (Hrsg.): *Sweetness*, Berlin: Springer-Verlag, 1987, 115–24.

Bleed, D. M., Risser, D. R., Sperry, S., Hellhake, D., Helgerson, S. D.: »*Cancer Incidence and Survival Among American Indians Registered for Indian Health Service Care in Montana, 1982–1987*«, Journal of the National Cancer Institute, 84, Ausgabe 19, 7. Oktober, 1992, 1500–1505.

Bluher, M., Kahn, B. B., Kahn, C. R.: »*Extended Longevity in Mice Lacking the Insulin Receptor in Adipose Tissue*«, Science, 288, 24. Januar, 2003, 572–74.

Bollenbeck, G. N.: »*Letter to Heads of Member Companies, Public Communications Committee. Subject: Tentative Evaluation of the Health Aspects of Sucrose as a Food Ingredient*« Washington, D.C., 30. Januar. Sugar Association, Inc., Records of the Great Western Sugar Company, Colorado Agricultural Archive, Colorado State University, 1976.

Borders, W.: »*New Diet Decried by Nutritionists*«, New York Times, 7. Juli, 1965, 16.

Borrell, B., Duncan, R. C.: »*A Survey of World Sugar Policies*«, in: Marks, Maskus, (Hrsg.), 1993, 15–48.

Bowers, L. W., Rossi, E. L., O'Flanagan, C. H., de Graffenreid, L. A., Hursting, S. D.: »*The Role of the Insulin/ IGF System in Cancer: Lessons Learned from Clinical Trials and the Energy Balance – Cancer Link*«, Frontiers in Endocrinology, 6, (Mai), 2015, 1–16.

Bramen, L.: »*The Evolution of the Sweet Tooth*«, Smithsonian.com, 10. Februar, 2010, unter: http://www.smithsonianmag.com/arts-culture/the-evolution-of-the-sweet-tooth-79895734/?no-ist.

Braudel, F.: *Civilization and Capitalism, 15th–18th Century: The Wheels of Commerce,* Berkeley: University of California Press, 1992.

Bray, G. A., Nielsen, S. J., Popkin, B. M.: »*Consumption of High-Fructose Corn Syrup in Beverages May Play a Role in the Epidemic of Obesity*«, American Journal of Clinical Nutrition, 79, Ausgabe 4, (April), 2004, 537–43.

Bremer, A. A., Stanhope, K. L., Graham, J.L., et al.: »*Fructose-Fed Rhesus Monkeys: A Nonhuman Primate Model of Insulin Resistance, Metabolic Syndrome, and Type 2 Diabetes*«, Clinical and Translational Science, 4, Ausgabe 4, (August), 2011, 243–52.

Brigham, C. B.: »*An Essay upon Diabetes Mellitus*«, in: *Diabetes: A Medical Odyssey,* Tuckahoe, N.Y.: USV Pharmaceutical Corp., 1971, 1868, 71–107.

Brillat-Savarin, J. A.: *The Physiology of Taste,* Fisher, M. F. (Übers.), San Francisco: North Point Press, 1986. (Original veröffentlicht 1825).

Brody, J. E.: »*Sugar: Villain in Disguise?*«, New York Times, (25. Mai): C1.

Brooks, C. M.: »*The Relative Importance of Changes in Activity in the Development of Experimentally Produced Obesity in the Rat*«, American Journal of Physiology, 147, Ausgabe 4, (Dezember), 1946, 708–16.

Brooks, C. M., Lambert, E. F.: »*A Study of the Effect of Limitation of Food Intake and the Method of Feeding on the Rate of Weight Gain During Hypothalamic Obesity in the Albino Rat*«, American Journal of Physiology, 147, Ausgabe 4, (Dezember), 1946, 695–707.

Brown, G. M., Cronk, L. B., Boag, T. J.: »*The Occurrence of Cancer in an Eskimo*«, Cancer, 5, Ausgabe, 1. Januar, 1952, 142–43.

Bruce, S., Crawford, B.: *Cerealizing America: The Unsweetened Story of American Breakfast Cereal,* Winchester, Mass.: Faber and Faber, 1995.

Brunzell, J. D., Lerner, R. L., Hazzard, W. R.; Porte, D., Jr., Bierman, E. L.: »*Improved Glucose Tolerance with High Carbohydrate Feeding in Mild Diabetes*«, New England Journal of Medicine, 284, Ausgabe10, 11. März, 1971, 521–24.

Bruyère, O., Ahmed, S. H., Atlan, C., et al.: *Review of the Nutritional Benefits and Risks Related to Intense Sweeteners,* Archives of Public Health, 73, 1. Oktober, 2015, 41.

Buchanan, K. D.: »*Diabetes Mellitus and Gout*«, Seminars in Arthritis and Rheumatism, 2, Ausgabe 2, (Herbst), 1972, 157–62.

Buell, P.: »*Changing Incidence of Breast Cancer in Japanese-American Women*«, Journal of the National Cancer Institute, 51, Ausgabe 5, (November), 1973, 1479–83.

Burkitt, D. P.: »*Significance of Relationships*«, in: Burkitt, Trowell, (Hrsg.), 1975, 9–20.

Burkitt, D. P., Trowell, H. C., (Hrsg.): »*Refined Carbohydrate Foods and Disease: Some Implications of Dietary Fibre*«, New York: Academic Press, 1975.

Burroughs, K. D., Dunn, S. E., Barrett, J. C., Taylor, J. A.: »*Insulin-Like Growth Factor I: A Key Regulator of Human Cancer Risk?*«, Journal of the National Cancer Institute, 91, Ausgabe 7, 7. April, 1999, 579–81.

Burrows, E. G., Wallace. M.: *Gotham: A History of New York City to 1898,* New York: Oxford University Press, 1999.

Buzdar, A. U.: »*Dietary Modification and Risk of Breast Cancer*«, J.A.M.A., 295, Ausgabe 6, 8. Februar, 2006, 691–92.

Byers, T.: »*The Epidemic of Obesity in American Indians*«, American Journal of Diseases of Children, 146, Ausgabe 3, (März), 1992, 285–86.

Cahill, G. F., Jr.: »*Obesity and Diabetes*«, in: Bray, G. A. (Hrsg.): Recent Advances in Obesity Research, Bd. 2, London: Newman Publishing, 1978, 101–10.

Calle, E. E., Rodriguez, C., Walker-Thurmond, K. Thun, M. J.: »*Overweight, Obesity, and Mortality from Cancer in a Prospectively Studied Cohort of U.S. Adults*«, New England Journal of Medicine, 348, Ausgabe 17, 24. April, 2003, 1625–38.

Campbell, G. D.: »*Diabetes in Asians and Africans in and Around Durban*«, South African Medical Journal, 37, 30. November, 1963, 1195–1208.

Cantor, S. M.: »*Patterns of Use*«, in: NAS, 1975, 19–35.

Castro, A. V., Kolka, C. M., Kim, S. P., Bergman, R. N.: »*Obesity, Insulin Resistance and Comorbidities– Mechanisms of Association*«, Arquivos Brasileiros de Endocrinologia e Metabologia, 58, Ausgabe 6, (August), 2014, 600–609.

Catalano, P. M., Hauguel-De Mouzon, S.: »*Is It Time to Revisit the Pedersen Hypothesis in the Face of the Obesity Epidemic?*«, American Journal of Obstetrics and Gynecology, 204, Ausgabe 6, (Juni), 2010, 479–87.

Centers for Disease Control and Prevention (CDC): »*Chronic Disease Overview*«, 2016a, unter: http://www.cdc.gov/chronicdisease/overview/.

————: »*Obesity and Overweight*«, 2016b, unter: http://www.cdc.gov/nchs/fastats/obesity-overweight.htm.

————: »*Long-Term Trends in Diabetes*«, (Oktober), 2014a, unter: http://www.cdc.gov/diabetes/statistics.

————: »*National Diabetes Statistics Report, 2014*«, 2014b, unter: https://www.cdc.gov/diabetes/pdfs/data/2014-report-estimates-of-diabetes-and-its-burden-in-the-united-states.pdf.

Chamberlain, J.: »*Mr. Chamberlain to Governors and High Commissioners of Crown Colonies and Protectorates*«, in: Correspondence Relating to Cancer Research, London: His Majesty's Stationery Office, 1905, 1903, 6.

Charles, R. H.: »*Discussion on Diabetes in the Tropics*«, British Medical Journal, 2, 19. Oktober, 1907, 1051–64.

Chaudhuri, S., Esterl, M.: »*U.K. Unveils Levy on Sugary Drinks*«, The Wall Street Journal, 16. März, 2016, unter: http://www.wsj.com/articles/u-k-unveils-levy-on-sugary-drinks-1458144731.

Cheek, D. W. (Hrsg.): *Sugar Research 1943–1972*, International Sugar Research Foundation, Inc., 1974.

Cleave, T. L.: *The Saccharine Disease: The Master Disease of Our Time*, New Canaan, Conn.: Keats Publishing, 1974.

————: »*The Neglect of Natural Principles in Current Medical Practice*«, Journal of the Royal Naval Medical Service, 42, Ausgabe 2, (Frühjahr), 1956, 55–82.

————: »*Instincts and Diet*«, Lancet, 235, 27. April, 1940, 809.

Cleave, T. L., Campbell, G. D.: »*Diabetes, Coronary Thrombosis and the Saccharine Disease*«, Bristol, U.K.: John Wright & Sons, 1966.

Cohen, A. M.: »*Effect of Environmental Changes on Prevalence of Diabetes and of Atherosclerosis in Various Ethnic Groups in Israel*«, in: Goldschmidt, E.: *The Genetics of Migrant and Isolate Populations*, New York: Williams & Wilkins, 1963, 127–30.

Cohen, A. M., Bavly, S., Poznanski, R.: »*Change of Diet of Yemenite Jews in Relation to Diabetes and Ischaemic Heart-Disease*«, Lancet, 278, 23. Dezember, 1961, 1399–1401.

Cohen, A. M., Teitelbaum, A., Briller, S., Yanko, L., Rosenmann, E., Shafrir, E.: Mc Nutt (Hrsg.): »*Experimental Models of Diabetes*«, 1974, 484–511.

Cohen, B. M.: »*Diabetes Mellitus Among Indians of the American Southwest: Its Prevalence and Clinical Characteristics in a Hospitalized Population*«, Annals of Internal Medicine, 40, Ausgabe 3, (März), 1954, 588–99.

Cohen, P., Miyazaki, M., Socci, N. D., et al.: »*Role for Stearoyl-CoA Desaturase-1 in Leptin-Mediated Weight Loss*«, Science, 297, 12. Juli, 2002, 240–43.

Cohen, R.: »*Sugar Love*«, National Geographic, (August), 2013, unter: https://www.nationalgeographic.com/magazine/2013/08/sugar-love/.

————: »*Sweet and Low*«, New York: Picador, 2006.

Coller, H. A.: »*Is Cancer a Metabolic Disease?*«, American Journal of Pathology, 184, Ausgabe 1, (Januar), 2014, 4–17.

Committee on Medical Aspects (COMA) of Food Policy: »*Report on Health and Social Subjects*«, Ausgabe 37, »*Dietary Sugars and Human Disease*«, London: Her Majesty's Stationery Office, 1989.

Coughlin, S. S., Calle, E. E., Teras, L. R., Petrelli, J., Thun, M. J.: »*Diabetes Mellitus as a Predictor of Cancer Mortality in a Large Cohort of U.S. Adults*«, American Journal of Epidemiology, 159, Ausgabe 12, 15. Juni, 2004, 1160–67.

Council on Foods and Nutrition (CFN): »*Some Nutritional Aspects of Sugar, Candy and Sweetened Carbonated Beverages*«, J.A.M.A, 120, Ausgabe 10, 7. November, 1942, 763–65.

Courtwright, D.: *Forces of Habit: Drugs and the Making of the Modern World*, Cambridge, Mass.: Harvard University Press, 2001.

Coutinho, T. de A., Turner, S. T., Peyser, P. A., Bietak, L. F., Sheedy, P. F., Kuloo, I. J.: »*Association of Serum Uric Acid with Markers of Inflammation, Metabolic Syndrome, and Subclinical Coronary Atherosclerosis*«, American Journal of Hypertension, 20, Ausgabe 1, (Januar), 2007, 83–89.

Cray, D. W.: »*Battle over Sweeteners Turns Bitter*«, New York Times, 1. Juni, 1969, F12.

Cutting, W. C.: »*The Treatment of Obesity*«, Clinical Endocrinology, 3, Ausgabe 2, (Februar), 1943, 85–88.

Dabelea, D., Knowler, W. C., Pettitt, D. J.: »*Effect of Diabetes in Pregnancy on Offspring: Follow-up Research in the Pima Indians*«, Journal of Maternal-Fetal Medicine, 9, Ausgabe 1, (Januar–Februar), 2002, 83–88.

Dahl, R.: *Boy: Tales of Childhood*, New York: Penguin, 1984.

Darby, W. J., Salsbury, C. G., McGanity, W. J., Johnson, H. F., Bridgforth, E. B., Sandstead, H. R.: »*A Study of the Dietary Background and Nutriture of the Navajo Indian*«, (Beiheft), Journal of Nutrition, 60, Ausgabe 2, (November), 1956, 1–85.

Darrow, R. W., Forrestal, D. J.: *The Dartnell Public Relations Handbook*, 4. Auflage, Chicago: Dartnell Corporation., 1979.

Davies, L. E.: »*$4,000,000 Is Raised in Heart Campaign*«, New York Times, 25. Juni, 1950, 37.

Dawber, T. R.: »*Annual Discourse-Unproved Hypotheses*«, New England Journal of Medicine, 299, Ausgabe 9, 31. August, 1978, 452–58.

Deerr, N.: *The History of Sugar*, Band 2, London: Chapman and Hall, 1950.

———: *The History of Sugar*, Band 1, London: Chapman and Hall, 1949.

DeFronzo, R. A.: »*The Effect of Insulin on Renal Sodium Metabolism: A Review with Clinical Implications*«, Diabetologia, 21, Ausgabe 3, (September), 1981, 165–71.

DePue, J. D., Rosen, R. K., Batts-Turner, M., et al.: »*Cultural Translation of Interventions: Diabetes Care in American Samoa*«, American Journal of Public Health, 100, Ausgabe 10, (November), 2010, 2085–93.

Després, J. P., Lamarche, B., Mauriège, P., et al.: »*Hyperinsulinemia as an Independent Risk Factor for Ischemic Heart Disease*«, New England Journal of Medicine, 334, Ausgabe 15, 11. April, 1996, 952–57.

Deutsch, R. M.: »*Sugar in the Diet of Man: A Summary*«, Washington, D.C. Sugar Association, Inc., Records of the Great Western Sugar Company. Colorado Agricultural Archive, Colorado State University, 1975.

DGF: »*Dr. John Hickson*«, 8. September, British American Tobacco, 1972, unter: https://industrydocuments.library.ucsf.edu/tobacco/docs/#id=gjjy0205.

Dickson, J. A. S.: »*Dietary Fat and Dietary Sugar*«, Lancet, 284, 15. August, 1964, 361.

Dix, D.: »*Causes and Cure of Rheumatism*«, New York Times, 21. Februar, 1904, 32.

Doll, R., Hill, A. B.: »*Mortality in Relation to Smoking: Ten Years-Observations of British Doctors*«, British Medical Journal, 1, 30. Mai, 1964, 1399–1410.

Doll, R., Peto, R.: »*The Causes of Cancer: Quantitative Estimates of Avoidable Risks of Cancer in the United States Today*«, Journal of the National Cancer Institute, 66, Ausgabe 6, (Juni), 1981, 1191–1308.

Domino Sugar: *Life*, 20. April, 1953, 116.

Donnison, J. P.: »*Blood Pressure in the African Native*«, Lancet, 213, 5. Januar, 1929, 6–7.

Drummond, J. C., Wilbraham, A.: »*The Englishman's Food*«, London: Pimlico, 1994.

Duffey, K. J., Popkin, B. M.: »*High-Fructose Corn Syrup: Is This What's for Dinner?*«, American Journal of Clinical Nutrition, 88, Beiheft, Ausgabe 6, (Dezember), 2008, 1722S–32S.

Dukes, C. E.: »*The Origin and Early History of the Imperial Cancer Research Fund*«, Annals of the Royal College of Surgeons of England, 36, (Juni), 1964, 325–38.

Economic Research Service (ERS), United States Department of Agriculture: »*Selected Fruit Juices: Per Capita Availability*«, 2015, unter: https://www.ers.usda.gov/webdocs/DataFiles/50472/fruitju.xls?v=0.

Elgin, Bruce, V. A., Earl of: »*The Secretary of State to the Governors*«, &c., Ausgabe 5, in: *Further Correspondence Relating to the Cancer Research Scheme*, London: His Majesty's Stationery Office, 3–5, in: Parliamentary Papers, House of Commons and Command, Bd. 70, 1906.

Ellestad-Sayad, J. J., Haworth, J. C., Hildes, J. A.: »*Disaccharide Malabsorption and Dietary Patterns in Two Canadian Eskimo Communities*«, American Journal of Clinical Nutrition, 31, Ausgabe 8, (August), 1978, 1473–78.

Elson, L. A., Betts, T. E., Passey, R. D.: »*The Sugar Content and the pH of the Smoke of Cigarette, Cigar and Pipe Tobaccos in Relation to Lung Cancer*«, International Journal of Cancer, 9, Ausgabe 3, (Mai), 1972, 666–75.

Emerson, H., Larimore, L. D.: »*Diabetes Mellitus-A Contribution to Its Epidemiology Based Chiefly on Mortality Statistics*«, Archives of Internal Medicine, 34, Ausgabe 5, (November), 1924, 585–630.

Emmerson, B. T.: »*The Management of Gout*«, New England Journal of Medicine, 334, Ausgabe 7, 15. Februar, 1996, 445–51.

Enos, W. F., Holmes, R. H., Beyer, J.: »Coronary Disease Among United States Soldiers Killed in Action in Korea: A Preliminary Report«, J.A.M.A., 152, Ausgabe12, 18. Juli, 1953, 1090–93.

Ervin, R. B.: »Prevalence of Metabolic Syndrome Among Adults 20 Years of Age and Over, by Sex, Age, Race and Ethnicity, and Body Mass Index: United States, 2003– 2006«, National Health Statistics Reports, Ausgabe 13, 5. Mai, 2009, unter: http://www.cdc.gov/nchs/data/nhsr/nhsr013.pdf.

Evans, J. M., Donnelly, L. A., Emslie-Smith, A. M., Alessi, D. R., Morris, A. D.: »Metformin and Reduced Risk of Cancer in Diabetic Patients«, British Medical Journal, 330, 4. Juni, 2005, 1304–5.

Ewen, S.: »Leo Burnett: Sultan of Sell«, Time, 7. Dezember, 1998, http://content.time.com/time/magazine/article/0,9171,989783,00.html.

Fam, A. G.: »Gout, Diet, and the Insulin Resistance Syndrome«, Journal of Rheumatology, 29, Ausgabe 7, (Juli), 2002, 1350–55.

Feig, D. I., Kang, D.-H., Johnson, R. J.: »Uric Acid and Cardiovascular Risk«, New England Journal of Medicine, 359, Ausgabe 17, 23. Oktober, 2008, 1611–21.

Felita, L. S., Sobngwi, E., Serradas, P., Calvo, F., Gautier, J. F.: »Consequences of Fetal Exposure to Maternal Diabetes in Offspring«, Journal of Clinical Endocrinology and Metabolism, 91, Ausgabe 10, (Oktober), 2006, 3718–24.

Ferguson, N.: »Empire: The Rise and Demise of the British World Order and the Lessons for Global Power«, London: Penguin, 2002.

Fernstrom, J. D., Munger, S. D., Sclafani, A., Araujo, de, I. E., Roberts, A., Molinary, S.: »Mechanisms for Sweetness«, Journal of Nutrition, 142, (Beiheft), Ausgabe 6, (Juni), 2012, 1134S–41S.

Feudtner, C.: »Bittersweet: Diabetes, Insulin and the Transformation of Illness«, Chapel Hill: University of North Carolina Press, 2003.

Fitz, R. H., Joslin, E. P.: »Diabetes Mellitus at the Massachusetts General Hospital from 1824 to 1898: A Study of the Medical Records«, J.A.M.A., 31, 23. Juli, 1898, 165–71.

Flanagan, G. M.: »Candy on Two Fronts«, New York Times, 21. Februar, 1943, SM10.

Fleming, H. C.: Medical Observations on the Zuni Indians, New York: Museum of the American Indian Heye Foundation, 1924.

Flexner, A.: Medical Education in the United States and Canada, New York: Carnegie Foundation, 1910.

Food and Agricultural Organization (FAO): »The Nutrition Transition and Obesity«, ohne Datum, unter: http://www.fao.org/focus/e/obesity/obes2.htm.

Fosdick, L. S.: »Some New Concepts Concerning the Role of Sugar in Dental Caries«, Oral Surgery, Oral Medicine, and Oral Pathology, Ausgabe 6, (Juni), 1952, 615–24.

Frantz, I. D., Jr., Dawson, E. A., Ashman, P. L., et al.: »Test of Effect of Lipid Lowering by Diet on Cardiovascular Risk: The Minnesota Coronary Survey«, Arteriosclerosis, 9, Ausgabe 1, (Januar–Februar), 1989, 129–35.

Friedman, J. M.: »Modern Science Versus the Stigma of Obesity«, Nature Medicine, 10, Ausgabe 6, (Juni), 2004, 563–69.

Frost, R.: »Sugar Industry Eyes New Fields«, New York Times, 3. Januar, 1965, 135.

Gale, E. A. M.: »Commentary: The Hedgehog and the Fox: Sir Harold Himsworth (1905– 93)«, International Journal of Epidemiology, 42, Ausgabe 6, (Dezember), 2013, 1602–7.

Galloway, J. H.: The Sugar Cane Industry: An Historical Geography from Its Origins to 1914, New York: Cambridge University Press, 1989.

Galton, L.: The Truth About Fiber in Your Food, New York: Crown, 1976.

Gardner, H. W.: »The Dietetic Value of Sugar«, British Medical Journal, 1, 27. April, 1901, 1010–13.

Garner, W. W.: The Production of Tobacco, Philadelphia: Blakiston Company, 1976.

Geibel, E.: »Why Me? Understanding the Causes of Diabetes«, Diabetes Forecast, (Oktober), 2010, unter: http://www.diabetesforecast.org/2010/oct/why-me-understanding-the-causes-of-diabetes.html.

Genuth, S. M., Bennett, P. H., Miller, M., Burch, T. A.: »Hyperinsulinism in Obese Diabetic Pima Indians«, Metabolism, 16, Ausgabe 11, (November), 1967, 1010–15.

Gertler, M. M., Garn, S. M., Levine, S. A.: »Serum Uric Acid in Relation to Age and Physique in Health and in Coronary Heart Disease«, Annals of Internal Medicine, 36, Ausgabe 6, (Juni), 1951, 1421–31.

Gibson, A.: »The Case Against Sugar«, Medical Summary, 39, (Oktober), 1917, 237–39.

Giovannucci, E.: »Insulin, Insulin-Like Growth Factors and Colon Cancer: A Review of the Evidence«, (Beiheft), Journal of Nutrition, 131, Ausgabe 11, (November), 2001, 3109S–20S.

Glinsmann, W. H., Irausquin, H., Park, Y. K.: »Report from FDA's Sugars Task Force, 1986: Evaluation of Health Aspects of Sugars Contained in Carbohydrate Sweeteners«, Beiheft, Journal of Nutrition, 116, Ausgabe 11, (November), 1986, S1–S216.

Global Energy Balance Network (GEBN): »Energy Balance Basics«, Formerly online, 2015, wurde am 24.Oktober.2015 heruntergeladen, unter: https://gebn.org/energy-balance-basics.

———: »Why Join GEBN?«, Formerly online, heruntergeladen am 24. Oktober, 2015, unter: https://gebn.org/membership.

Gohdes, D.M.: »Diabetes in American Indians: A Growing Problem«, Diabetes Care, 9, Ausgabe 6 (Nov.–Dec.), 1986, 609–13.

Grafe, E.: Metabolic Diseases and Their Treatment, Boise, M. G. (Übers.), Philadelphia: Lea & Febiger, 1933.

Grande, F.: »Sugar and Cardiovascular Disease«, World Review of Nutrition and Dietetics, 22, 1975, 248–69.

Grande, F., Anderson, J. T., Keys, A.: »Sucrose and Various Carbohydrate-Containing Foods and Serum Lipids in Man«, American Journal of Clinical Nutrition, 27, Ausgabe 10, (Oktober), 1974, 1043–51.

Graudal, N. A., Hubeck-Graudal, T., Jurgens, G.: »Effects of Low Sodium Versus High Sodium Diet on Blood Pressure, Renin, Aldosterone, Catecholamines, Cholesterol, and Triglyceride«, Cochrane Database of Systematic Reviews, Ausgabe 11, 9. November, 2011, CD004022.

Greene, R. (Hrsg.): The Practice of Endocrinology, Philadelphia: J. B. Lippincott, 1951.

Greenwood, M. R., Cleary, M., Steingrimsdottir, L., Vaselli, J. R.: »Adipose Tissue Metabolism and Genetic Obesity: The LPL hypothesis«, in: Björntorp, P., Cairella, M., Howard, A. N., (Hrsg.): »Recent Advances in Obesity Research«, Bd. 3 , London: John Libbey, 1981, 75–79.

Gregg, E. W., Zhou, X., Cheng, Y. J., Albright, A. L., Narayan, K. M., Thompson, T. J.: »Trends in Lifetime Risk and Years of Life Lost Due to Diabetes in the USA, 1895–2011: A Modeling Study«, Lancet Diabetes & Endocrinology, 2, Ausgabe 11, (November), 2014, 867–74.

Guthrie, C.: »Is Alzheimer's a Form of Diabetes?«, Time, 18. Oktober, 2007, unter: http://content.time.com/time/health/article/0,8599,1673236,00.html.

Hamilton, A.: Squeezed: What You Don't Know About Orange Juice, New Haven, Conn.: Yale University Press, 2009.

Handler, P.: »Welcome«, in: NAS 1975, 1975, 3–5.

Hannah, A. C., Spence, D.: »The International Sugar Trade«, New York: John Wiley & Sons, 1996.

Harding, W. R., Russell, C. E., Davidson, F., Prior, I. A. M.: »Dietary Surveys from the Tokelau Island Migrant Study«, Ecology of Food and Nutrition, 19, Ausgabe 2, 1986, 83–97.

Hass, H. B.: »Letter to Roger Adams«, 29. April, Sugar Research Foundation, Inc. Papers of Roger Adams, University of Illinois Archives, University of Illinois at Urbana-Champaign, 1960.

He, F. J., Li, J., MacGregor, G. A.: »Effect of Longer Term Modest Salt Reduction on Blood Pressure: Cochrane Systematic Review and Meta-Analysis of Randomised Trials«, Cochrane Database of Systematic Reviews, Ausgabe 4, 30. April, 2013, CD004937.

Heinbecker, P.: »Studies on the Metabolism of Eskimos«, Journal of Biological Chemistry, 80, Ausgabe 2, 1. Dezember, 1928, 461–75.

Helmchen, L. A., Henderson, R. M.: »Changes in the Distribution of Body Mass Index of White US Men, 1890–2000«, Annals of Human Biology, 31, Ausgabe 2, (März–April), 2004, 174–81.

Hess, J. L.: »Harvard's Sugar-Pushing Nutritionist«, Saturday Review, (August), 1978, 10–14.

Hess, J. L., Hess, K.: The Taste of America, Champaign: University of Illinois Press, 2000.

Hetherington, A. W., Ranson, S. W.: »The Spontaneous Activity and Food Intake of Rats with Hypothalamic Lesions«, American Journal of Physiology, 136, Ausgabe 4, (Juni), 1942, 609–17.

———: »Experimental Hypothalamico-Hypophyseal Obesity in the Rat«, Proceedings of the Society for Experimental Biology and Medicine, 41, Ausgabe 2, (Juni), 1939, 465–66.

Heusen, J. C., Coune, A., Heimann, R.: »Cell Proliferation Induced by Insulin Organ Culture of Rat Mammary Carcinoma«, Experimental Cell Research, 45, Ausgabe 2, (Februar), 1967, 351–60.

Hickson, J. L.: »Sucrochemistry: In Planning the Research Effort«, Internes Dokument, 11. September, 12. International Sugar Research Foundation, Inc., Records of the Great Western Sugar Company. Colorado Agricultural Archive, Colorado State University, 1975.

―――: »*Letter to the Scientific Advisory Board*«, 5. November, Sugar Research Foundation, Inc., Papers of Roger Adams, University of Illinois Archives, University of Illinois at Urbana-Champaign, 1962.

Higgins, H. L.: »*The Rapidity with Which Alcohol and Some Sugars May Serve as a Nutriment*«, American Journal of Physiology, 41, Ausgabe 2, 1. August, 1916, 258–65.

Higginson, J.: »*From Geographical Pathology to Environmental Carcinogenesis: A Historical Reminiscence*«, Cancer Letters, 117, Ausgabe 2, 19. August, 1997, 133–42.

―――: »*Developing Concepts on Environmental Cancer: The Role of Geographical Pathology*«, Environmental Mutagenesis, 5, Ausgabe 6, 1983, 929–40.

―――: »*Rethinking the Environmental Causation of Human Cancer*«, Food and Cosmetics Toxicology, 19, Ausgabe 5, (Oktober), 1981, 539–48.

Hildes, J. A., Schaefer, O.: »*The Changing Picture of Neoplastic Disease in the Western and Central Canadian Arctic (1950–1980)*«, Canadian Medical Association Journal, 130, Ausgabe 1, 1. Januar, 1984, 25–32.

Hillebrand, S. S. (Hrsg.): *Is the Risk of Becoming Diabetic Affected by Sugar Consumption: Proceedings of the Eighth International Sugar Research Symposium*, Washington, D.C.: International Sugar Research Foundation, 1974.

Himsworth, H. P.: »*Diet in the Aetiology of Human Diabetes*«, Proceedings of the Royal Society of Medicine, 42, Ausgabe 5, (Mai), 1949a, 323–26.

―――: »*The Syndrome of Diabetes Mellitus and Its Causes*«, Lancet, 253, Ausgabe 6, 551, 19. März, 1949b, 465–73.

―――: »*Diet and the Incidence of Diabetes Mellitus*«, Clinical Science, 2, Ausgabe1, (September), 1935, 117–48.

―――: »*High Carbohydrate Diet in Diabetes*«, Lancet, 218, 14. November, 1931a, 1103.

―――: »*Recent Advances in the Treatment of Diabetes*«, Lancet, 218, 31. Oktober, 1931b, 978–79.

Hockett, R. C.: »*The Progress of Sugar Research*«, Scientific Monthly, 65, Ausgabe 4, (Oktober), 1947, 269–82.

Hoffman, F. L.: *The Mortality from Cancer Throughout the World*, Newark, N.J.: Prudential Press, 1915.

Hooper, L., Martin, N., Abdelhamid, A., Davey Smith, G.: »*Reduction in Saturated Fat Intake for Cardiovascular Disease*«, Cochrane Database of Systematic Reviews, Ausgabe 6, 10. Juni, 2015, CD011737.

Hooper, L., Summerbell, C. D., Thompson R., et al.: »*Reduced or Modified Dietary Fat for Preventing Cardiovascular Disease*«, Cochrane Database of Systematic Reviews, Ausgabe 5, 16. Mai, 2012, CD002137.

House Committee on Government Operations: *Cyclamate Sweeteners*, Hearing before a subcommittee of the Committee on Government Operations, House of Representatives, 91st Congress, 10. Juni. Washington, D.C.: U.S. Government Printing Office, 1970.

Howard, B. V., Manson, J. E., Stefanick, M. L., et al.: »*Low-Fat Dietary Pattern and Weight Change over 7 Years: The Women's Health Initiative Dietary Modification Trial*«, J.A.M.A., 295, Ausgabe1, 4. Januar, 2006, 39–49.

Howard, B. V., Van Horn, L., Hsia, J., et al.: »*Low-Fat Dietary Pattern and Risk of Cardiovascular Disease: The Women's Health Initiative Randomized Controlled Dietary Modification Trial*«, J.A.M.A., 295, Ausgabe 6, 8. Februar, 2006, 655–66.

Hrdlička, A.: *Physiological and Medical Observations Among the Indians of Southwestern United States and Northern Mexico*, Washington, D.C.: U.S. Government Printing Office, 1908.

―――: »*Notes on the Pima of Arizona*«, American Anthropologist, 8, Ausgabe 1, (Januar–März), 1906, 39–46.

Hudson, E. H., Young, A. L.: »*Medical and Surgical Practice on the Euphrates River: An Analysis of Two Thousand Consecutive Cases at Deir-Ez Zor, Syria*«, American Journal of Tropical Medicine, 11, Ausgabe 4, (Juli), 1931, 297–310.

Huetz de Lemps, A.: »*Colonial Beverages and the Consumption of Sugar*«, in: Flandrin, J.-L., Montanari, M. (Hrsg.): »*Food: A Culinary History from Antiquity to the Present*«, New York: Penguin, 1999, 383–93.

Hulthe, J., Bokemark, L., Wikstrand, J., Fagerberg, B.: »*The Metabolic Syndrome, LDL Particle Size, and Atherosclerosis: The Atherosclerosis and Insulin Resistance Study*«, Arteriosclerosis, Thrombosis, and Vascular Biology, 20, Ausgabe 9, (September), 2000, 2140–47.

Huntsman, J., Hooper. A.: *Tokelau: A Historical Ethnography*, Auckland, N.Z.: Auckland University Press, 1996.

Hurd, M. D., Martorell, P., Delavanda, A., Mullen, K. J., Langa, K. M.: »*Monetary Costs of Dementia in the United States*«, New England Journal of Medicine, 368, Ausgabe14, 4. April, 2013, 1326–34.

Hydrick, C. R., Fox, I. H.: »*Nutrition and Gout*«, in: Olson, R. E., Broquist, H. P., Chichester, C. O., Darby, W. J., Kolbye, A. C., Jr., Stalvey, R. M., (Hrsg.): »*Present Knowledge in Nutrition*«, 5. Auflage, Washington, D.C.: Nutrition Foundation, 1984, 1984, 740–56.

Ingram, J.: *The End of Memory*, New York: St. Martin's Press, 2015.

Institute of Medicine (IOM) of the National Academies: »*Dietary Reference Intakes: Energy, Carbohydrate, Fiber, Fat, Fatty Acids, Cholesterol, Protein, and Amino Acids*«, Washington D.C.: National Academies Press, 2005.

Insull, W., Jr., Oiso, T., Tsuchiya, K.: »*Diet and Nutritional Status of Japanese*«, American Journal of Clinical Nutrition, 21, Ausgabe 7, (Juli), 1968, 753–77.

International Diabetes Federation (IDF): »*Diabetes Atlas*«, 7. Auflage, 2015, unter: http://www.idf.org/diabetesatlas.

———: »*Diabetes Atlas*«, 6. Auflage, unter: http://www.idf.org/diabetesatlas.

International Sugar Research Foundation (ISRF). 1976. Memo to members, 30. April, »*Developments in Brief: ISRF Support of Health Research and International Symposia*«, Washington, D.C. Internes Dokument, Sugar Association, Inc., Records of the Great Western Sugar Company, Colorado Agricultural Archive, Colorado State University, 2013.

———: »*Planning the Research Effort*«, Bethesda, Md., Internes Dokument, International Sugar Research Foundation, Inc., Records of the Great Western Sugar Company. Colorado Agricultural Archive, Colorado State University, 1975.

———: »*Minutes of meeting of the Scientific Advisory Board*«, 5. Dezember, 1969, Washington, D.C. International Sugar Research Foundation, Inc. Papers of Roger Adams, University of Illinois Archives, University of Illinois at Urbana-Champaign, 1969.

Intersalt Cooperative Research Group: »*Intersalt, an International Study of Electrolyte Excretion and Blood Pressure: Results for 24 Hour Urinary Sodium and Potassium Excretion*«, British Medical Journal, 297, 30. Juli, 1988, 319–28.

Inter-Society Commission for Heart Disease Resources: »*Report of Inter-Society Commission for Heart Disease Resources: Prevention of Cardiovascular Disease, Primary Prevention of the Atherosclerotic Diseases*«, Circulation, 42, Ausgabe 6, (Dezember), 1970, A55–A95.

Jacobson, M.: »*The Deadly White Powder*«, Mother Jones, (Juli), 1978, 12–20.

Jenkins, D. J., Wolever, T. M., Taylor, R. H., et al.: »Glycemic Index of Foods: A Physiological Basis for Carbohydrate Exchange«, American Journal of Clinical Nutrition, 34, Ausgabe 3, (März), 1981, 362–66.

Joe, J. R., Young, R. S., (Hrsg.): *Diabetes as a Disease of Civilization: The Impact of Culture Change on Indigenous Peoples*, New York: Mouton de Gruyter, 1994.

Johnson, R. J., Herrera-Acosta, J., Schreiner, G. F., Rodriguez-Iturbe, B.: »*Subtle Acquired Renal Injury as a Mechanism of Salt-Sensitive Hypertension*«, New England Journal of Medicine, 346, Ausgabe12, 21. März, 2002, 913–23.

Johnson, R. J., Segal, M. S., Nakagawa, T., et al.: »*Potential Role of Sugar (Fructose) in the Epidemic of Hypertension, Obesity and the Metabolic Syndrome, Diabetes, Kidney Disease, and Cardiovascular Disease*«, American Journal of Clinical Nutrition, 86, Ausgabe 4, (Oktober), 2007, 899–906.

Jordão, A.: »*On Some Symptoms of Diabetes: A Clinical Lecture Delivered in the Medical School of Lisbon*«, American Journal of the Medical Sciences, 53, Ausgabe 106, (April), 1867, 510–12.

———: »*Studies on Diabetes*«, American Journal of the Medical Sciences, 54, Ausgabe 104, (Oktober), 1866, 467–80.

Jørgensen, M. E., Borch-Johnsen, K., Witte, D. R., Bjerregaard, P.: »*Diabetes in Greenland and Its Relationship with Urbanization*«, Diabetic Medicine, 29, Ausgabe 6, (Juni), 2012, 755–60.

Joslin, E. P.: »*A Half Century's Experience in Diabetes Mellitus*«, British Medical Journal, 1, 13. Mai, 1950, 1095–98.

———: »*The Universality of Diabetes*«, J.A.M.A., 115, Ausgabe 24, 14. Dezember, 1940, 2033–38.

———: »*Studies in Diabetes Mellitus. II: Its Incidence and the Factors Underlying Its Variations*«, American Journal of Medical Science, 187, Ausgabe 4, (April), 1934, 433–57.

———: *The Treatment of Diabetes Mellitus*, 4. Auflage, Philadelphia: Lea & Febiger, 1928.

———: »*Arteriosclerosis and Diabetes*«, Annals of Clinical Medicine, 5, Ausgabe 12, 1927, 1061–79.

———: *The Treatment of Diabetes Mellitus*, 3. Auflage. Philadelphia: Lea & Febiger, 1923.

———: »*The Prevention of Diabetes Mellitus*«, J.A.M.A, 76, Ausgabe 2, 8. Januar, 1921, 79–84.

———: *The Treatment of Diabetes Mellitus*, 2. Auflage, Philadelphia: Lea & Febiger, 1917.

———: *The Treatment of Diabetes Mellitus*, Philadelphia: Lea & Febiger, 1916.

Joslin, E. P., Dublin, L. I., Marks, H. H.: »*Studies in Diabetes Mellitus. II: Its Incidence and the Factors Underlying Its Variations*«, American Journal of the Medical Sciences, 187, Ausgabe 4, (April), 1934, 433–57.

Justice, J. W.: »*The History of Diabetes Mellitus in the Desert People*«, in: Joe, Young, (Hrsg.), 1994, 69–127.

Kaaks, R.: »*Nutrition, Hormones, and Breast Cancer: Is Insulin the Missing Link?*«, Cancer Causes and Control, 7, Ausgabe 6, (November), 1996, 605–25.

Kaaks, R., Lukanova, A.: »*Energy Balance and Cancer: The Role of Insulin and Insulin-Like Growth Factor I.*«, Proceedings of the Nutrition Society, 60, Ausgabe 1, (Februar), 2001, 91–106.

Kahn, C. R., Weir, G. C., King, G. L., Jacobson, A. M., Moses, A. C., Smith, R. J. (Hrsg.): *Joslin's Diabetes Mellitus*, 14. Auflage, New York: Lippincott, Williams & Wilkins, 2005.

Kare, M. R.: »*Monellin*«, in: NAS 1975, 196–206.

Karolinska Institute: »*Press Release: The 1977 Nobel Prize in Physiology or Medicine*«, 1977, unter: https://www.nobelprize.org/prizes/medicine/1977/press-release/.Kean, B. H.: »*The Blood Pressure of the Cuna Indians*«, American Journal of Tropical Medicine, 24, Ausgabe 6 (November), 1944, 341–43.

Kean, B. H., Hammill, J. F.: »*Anthropathology of Arterial Tension*«, Annals of Internal Medicine, 83, Ausgabe 3, 1. März, 1949, 355–62.

Kearns, C. E., Glantz, S. A., Schmidt, L. A.: »*Sugar Industry Influence on the Scientific Agenda of the National Institute of Dental Research's 1971 National Caries Program: A Historical Analysis of Internal Documents*«, PLOS Medicine, 12, Ausgabe 3, 10. März, 2015, e1001798.

Kelly, N.: »*What's at Stake in Sugar Research?*«, Bethesda, Md. International Sugar Research Foundation, Inc., Papers of Roger Adams, University of Illinois Archives, University of Illinois at Urbana-Champaign, 1969.

Keys, A.: »*Sucrose in the Diet and Coronary Heart Disease*«, Atherosclerosis, 14, Ausgabe 2, (September–Oktober), 1971, 193–202.

Keys, A., Keys, M.: *How to Eat Well and Stay Well the Mediterranean Way*, Garden City, N.Y.: Doubleday, 1975.

Khardori, R.: »*Diabetes Mellitus Medication*«, Medscape, 2015, http://emedicine.medscape.com/article/117853-medication.

Kinugasa, A., Tsunamoto, K., Furukawa, N., Sawada, T., Kusunoki, T., Shimada, N.: »*Fatty Liver and Its Fibrous Changes Found in Simple Obesity of Children*«, Journal of Pediatric Gastroenterology and Nutrition, 3, Ausgabe 3, (Juni), 1984, 408–14.

Kleinridders, A., Ferris, H. A., Cai, W., Kahn, C. R.: »*Insulin Action in Brain Regulates Systematic Metabolism and Brain Function*«, Diabetes, 63, Ausgabe 7, (Juli), 2014, 2232–43.

Kohn, L. A., Levine, S. A., Matton, M.: »*Sugar Content of the Blood in Runners Following a Marathon Race*«, J.A.M.A., 85, Ausgabe 7, 15. August, 1925, 508–9.

Kolata, G.: »*High-Carb Diets Questioned*«, Science, 235, 9. Januar, 1985, 164.

Koop, C. E.: »*Message from the Surgeon General*«, in: US HHS, 1988.

Kotchen, K.A.: »*Historical Trends and Milestones in Hypertension Research: A Model of the Process of Translational Research*«, Hypertension, 58, Ausgabe 4, (Oktober), 2011, 522–38.

Kraus, B. R., Jones, B. M.: *Indian Health in Arizona: A Study of Health Conditions Among Central and Southern Arizona Indians*, Tucson: University of Arizona Press, 1954.

Krauss, E. A.: »*Soft Drink Industry on Eve of New Growth Phase*«, Forbes, 59, Ausgabe 12, 5. Juni, 1947, 36–37.

Kraybill, H. F.: »*The Question of Benefits and Risks*«, in: NAS 1975, 59–75.

Krebs, H. A.: »*The Making of a Scientist*«, Nature, 215, Ausgabe 5,109, 30. September, 1967, 1441–45.

Kretchmer, N., Hollenbeck, C. B. (Hrsg.): *Sugars and Sweeteners*, Boca Raton, Fla.: CRC Press, 1991.

Laffer, C. L., Elijovich, F.: »*Differential Predictors of Insulin Resistance in Nondiabetic Salt-Resistant and Salt-Sensitive Subjects*«, Hypertension, 61, Ausgabe 3, (März), 2013, 707–15.

Lamborn, O.: »A Suggested Program for the Cane and Beet Sugar Industries«, unveröffentlichtes Dokument der Zuckerindustrie, New York. Braga Brothers Collection, Special and Area Studies Collections, George A. Smathers Libraries, University of Florida, Gainesville, Fla, 1942, unter: http://www.documentcloud.org/documents/480900-a-suggested-program-for-the-cane-and-beet-sugar.html.

Landa, M. M.: »Response to Petition from Corn Refiners Association to Authorize ›Corn Sugar‹ as an Alternate Common or Usual Name for High Fructose Corn Syrup (HFCS)«, Letter to Audrae Erickson, war 2012 auffindbar unter: http://www.fda.gov/aboutFDA/CentersOffices/OfficeofFoods/CFSAN/CFSANFOIAElectronicReadingRoom/ucm305226.htm.

Landsberg, L.: »Insulin-Mediated Sympathetic Stimulation: Role in the Pathogenesis of Obesity-Related Hypertension (or, How Insulin Affects Blood Pressure, and Why)«, Journal of Hypertension, 19, Ausgabe 3, Teil 2, 19. März, 2001, 523–28.

———: »Diet, Obesity and Hypertension: An Hypothesis Involving Insulin, the Sympathetic Nervous System, and Adaptive Thermogenesis«, Quarterly Journal of Medicine, 61, Ausgabe 236, (Dezember), 1986, 1081–90.

Lastra, G., Dhuper, S., Johnson, M. S., Sowers, J. R.: »Salt, Aldosterone, and Insulin Resistance: Impact on the Cardiovascular System«, Nature Reviews: Cardiology, 7, Ausgabe 10, (Oktober.), 2010, 577–84.

Lawrence, J. S., Behrend, T., Bennett, P. H., et al.: »Geographical Studies on Rheumatoid Arthritis«, Annals of Rheumatoid Arthritis 25, Ausgabe 5, (September), 1966, 425–32.

Lawrie, M.: »Nervous Instability and the Intake of Sugar«, Lancet, 211, 21. Januar, 1928, 158.

Lee, M. O., Schaffer, N. K.: »Anterior Pituitary Growth Hormone and the Composition of Growth«, Journal of Nutrition, 7, Ausgabe 3, (März), 1934, 337–63.

Leibson, C. L., Rocca, W. A., Hanson, V. A., et al.: »Risk of Dementia Among Persons with Diabetes Mellitus: A Population Based Cohort Study«, American Journal of Epidemiology, 145, Ausgabe 4, 15. Februar, 1997, 301–8.

LeRoith, D., Roberts, C. T., Jr.: »The Insulin Like Growth Factor System and Cancer«, Cancer Letters, 195, Ausgabe 2, 10. Juni, 2003, 127–37.

Levenstein, H.: Paradox of Plenty: A Social History of Eating in Modern America, New York: Oxford University Press, 1993.

Levin, I.: »Cancer Among the North American Indians and Its Bearing Upon the Ethnological Distribution of Disease«, Zeitschrift für Krebsforschung, 9, Ausgabe 3, (Oktober) 1910, 422–35.

Levitsky, D. A., Faust, I., Glassman, M.: »The Ingestion of Food and the Recovery of Body Weight Following Fasting in the Naive Rat«, Physiology & Behavior, 17, Ausgabe 4, (Oktober), 1976, 575–80.

Li, X., Song, D., Leng, S. X.: »Link Between Type 2 Diabetes and Alzheimer's Disease: From Epidemiology to Mechanism and Treatment«, Clinical Interventions in Aging, 10, 10. März, 2015, 549–60.

Life Sciences Research Office (LSRO): »The Public Responsibility of Scientific Societies«, Federation Proceedings, 36, Ausgabe 11, (Oktober), 1977, 2463–64.

———: Evaluation of the Health Aspects of Sucrose as a Food Ingredient, Bethesda, Md.: Federation of American Societies for Experimental Biology, 1976.

———: Tentative Evaluation of the Health Aspects of Sucrose as a Food Ingredient, Bethesda, Md.: Federation of American Societies for Experimental Biology, 1975.

Lipid Research Clinics (LRC) Program: »The Lipid Research Clinics Coronary Primary Prevention Trial Results: I, Reduction in Incidence of Coronary Heart Disease«, J.A.M.A., 251, Ausgabe 3, 20. Januar, 1984a, 351–64.

———: »The Lipid Research Clinics Coronary Primary Prevention Trial Results: II, The Relationship of Reduction in Incidence of Coronary Heart Disease to Cholesterol Lowering«, J.A.M.A., 251, Ausgabe 3, 20. Januar, 1984b, 365–74.

Long, C. N. H.: »Etiology«, in: Duncan, G. G. (Hrsg.): »Diseases of Metabolism«, 2. Auflage, Philadelphia: W. B. Saunders, 1927, 710–20.

Lovegren, S.: »Breakfast Foods«, in: The Oxford Encyclopedia of Food and Drink in America, Smith, A. (Hrsg.), 2. Auflage, Oxford, U.K.: Oxford University Press, 2012, 207–15.

Lowenstein, F. W.: »Blood-Pressure in Relation to Age and Sex in the Tropics and Subtropics: A Review of the Literature and an Investigation in Two Tribes of Brazil Indians«, Lancet, 277, 18. Februar, 1961, 389–92.

————: »*Some Epidemiologic Aspects of Blood Pressure and Its Relationship to Diet and Constitution with Particular Consideration of the Chinese: A Review of the Pertinent Literature of the Past 40 Years*«, American Heart Journal, 47, Ausgabe 5, (Juni), 1954, 874–86.

Ludmerer, K. M.: *Learning to Heal: The Development of American Medical Education*, New York: Perseus Books, 1988.

Ludwig, J., Viggiano, T. R., McGill, D. B., Oh, B. J.: »*Nonalcoholic Steatohepatitis: Mayo Clinic Experiences with a Hitherto Unnamed Disease*«, Mayo Clinic Proceedings, 55, Ausgabe 7, (Juli), 1980, 434–38.

Lusk, G.: *Nutrition*, New York: Paul B. Hoeber, 1933.

Luzardo, L., Noboa, O., Boggia, J.: »*Mechanisms of Salt-Sensitive Hypertension*«, Current Hypertension Reviews, 11, Ausgabe 1, 2015, 14–21.

Lyons, R. D.: »*F.D.A. Banning Saccharin Use on Cancer Links*«, New York Times, 10. März, 1977, 1.

Lyssiotis, C. A., Cantley, L. C.: »*F Stands for Fructose and Fat*«, Nature, 502, 10. Oktober, 2013, 181–82.

Mann, C. C.: *1493: Uncovering the New World Columbus Created*, New York: Knopf, 2011.

Marble, A., White, P., Bradley, R. F., Krall, L. P., (Hrsg.): »*Joslin's Diabetes Mellitus*«, 11. Auflage, Philadelphia: Lea & Febiger, 1971.

Marks, S. V., Maskus, K. E.: »*Introduction.*«, in: Marks, S. V., Maskus, K. E. (Hrsg.), 1993, 1–14.

Marks, S. V., Maskus, K. E., (Hrsg.): *The Economics and Politics of World Sugar Prices*, Ann Arbor: University of Michigan Press, 1993.

Marmot, M. G., Syme, S. L.: »*Acculturation and Coronary Heart Disease in Japanese-Americans*«, American Journal of Epidemiology, 104, Ausgabe 3, (September), 1976, 225–47.

Marshall, E.: »*Third Strike for NCI Breast Cancer Study*«, Science, 250, 14. Dezember, 1990, 1503–4.

Masironi, R.: »*Dietary Factors and Coronary Heart Disease*«, Bulletin of the World Health Organization, 42, Ausgabe 1, 1970, 103–14.

Mau, M. K., Keawe'aimoku Kaholokula, J., West, J., et al.: »*Translating Diabetes Prevention into Native Hawaiian and Pacific Islander Communities: The PILI 'Ohana Pilot Project*«, Progress in Community Health Partnerships, 4, Ausgabe 1, (Frühjahr), 2010, 7–16.

Mayer, J.: »*The Bitter Truth About Sugar*«, New York Times, 20. Juni, 1976, 177.

————: *Overweight: Causes, Cost, and Control*, Englewood Cliffs, N.J.: Prentice-Hall, 1968.

————: »*Glucostatic Mechanism of Regulation of Food Intake*«, New England Journal of Medicine, 249, Ausgabe 1, 2. Juli, 1953a, 13–16.

————: »*Decreased Activity and Energy Balance in the Hereditary Obesity-Diabetes Syndrome of Mice*«, Science, 117, (8. Mai), 1953b, 504–5.

Mayer, J., Goldberg, J.: »*Signs of Atherosclerosis Show Up at an Early Age in Heart-Disease Study*«, Chicago Tribune, 13. März, 1986.

Mayes, P. A.: »*Intermediary Metabolism of Fructose*«, Beiheft, American Journal of Clinical Nutrition, 58, Ausgabe 5, (November), 1993, S754–S765.

McGandy, R. B., Mayer, J.: »*Atherosclerotic Disease, Diabetes, and Hypertension: Background Considerations*«, in: Mayer, J., (Hrsg.): »*U.S. Nutrition Policies in the Seventies*«, San Francisco: W. H. Freeman, 1973, 37–43.

McGovern, G.: »*Letter to J. W. Tatem, Jr.*«, 1. Juli, Records of the Great Western Sugar Company. Colorado Agricultural Archive, Colorado State University, 1977.

Menke, A., Casagrande, S., Geiss, L., Cowie, C. C.: »*Prevalence of and Trends in Diabetes Among Adults in the United States, 1988–2012*«, J.A.M.A., 314, Ausgabe 10, 8. September, 2015, 1021–29.

Miller, J. H., Bogdonoff, M. D.: »*Antidiuresis Associated with Administration of Insulin*«, Journal of Applied Physiology, 6, Ausgabe 8, (Februar), 1954, 509–12.

Miller, M., Burch, T. A., Bennett, P. H., Steinberg, A. G.: »*Prevalence of Diabetes Mellitus in the American Indians: Results of Glucose Tolerance Tests in the Pima Indians of Arizona*«, Diabetes, 14, Ausgabe 7, (Juli), 1965, 439–40.

Mills, C. A.: »*Diabetes Mellitus: Sugar Consumption in Its Etiology*«, Archives of Internal Medicine, 46, (Oktober), 1930, 582–84.

Mintz, S. W.: »*Pleasure, Profit, and Satiation*«, in: Viola, J. J., Margolis, C. (Hrsg.): »*Seeds of Change*«, Washington, D.C.: Smithsonian Institution, 1991, 112–29.

————: *Sweetness and Power: The Place of Sugar in Modern History*, New York: Penguin, 1985.

Mitchell, H. S.: »Nutrition Survey in Labrador and Northern Newfoundland«, Journal of the American Dietetic Association, 6, Ausgabe 1, (Juni), 1930, 29–35.

Moffat, R. U.: »Principal Medical Officer, Nairobi, to His Majesty's Commissioner«, in: »Anon 1906«, 1904, 35–36.

Monod, J.: »Nobel Lecture: From Enzymatic Adaption to Allosteric Transitions«, Nobelprize.org., 1965, unter: https://www.nobelprize.org/prizes/medicine/1965/monod/lecture/.

Montanari, M.: »The Culture of Food«, Ipsen (Übers.), Oxford, U.K.: Blackwell, 1994.

Moore, J. S.: »The Tax on Sugar: How the Many Are Fleeced for the Sake of a Few«, Letter, New York Times, 19. Februar, 1890, 9.

Moore, W. W.: Fighting for Life: The Story of the American Heart Association, 1911–1975, New York: New York Heart Association, 1983.

Moseley, B.: A Treatise on Sugar, London: G. G. und Robinson, J., 1799.

Mouratoff, G. J., Carroll, N. V., Scott, E. M.: »Diabetes Mellitus in Eskimos«, J.A.M.A., 199, Ausgabe 3, 27. März, 1967, 107–12.

Mouratoff, G. J., Scott, E. M.: »Diabetes Mellitus in Eskimos After a Decade«, J.A.M.A., 226, Ausgabe 11, 10. Dezember, 1973, 1345–46.

Mrosovsky, N.: »Lipid Programmes and Life Strategies in Hibernators«, American Zoologist, 16, Ausgabe 4, (Herbst), 1976, 685–97.

Multiple Risk Factor Intervention Trial Research Group (MRFIT): »Multiple Risk Factor Intervention Trial: Risk Factor Changes and Mortality Results«, J.A.M.A., 248, Ausgabe 12, 24. September, 1982, 1465–77.

Nagle, J. J.: »Soft-Drink Brands Add and Multiply«, New York Times, 18. Juli, 1965, 122.

———: »Cola Producers Enter New Field«, New York Times, 19. Mai, 1963, 218.

National Academy of Sciences (NAS): »Sweeteners: Issues and Uncertainties«, Washington, D.C.: National Academy of Sciences, 1975.

National Analysts, Inc.: »Attitudes Toward Sugar: A Study Conducted for the Sugar Association and the International Sugar Research Foundation«, Records of the Great Western Sugar Company. Colorado Agricultural Archive, Colorado State University, 1974.

National Cancer Institute (NCI): »Artificial Sweeteners and Cancer«, 2009, unter: http://www.cancer.gov/about-cancer/causes-prevention/risk/diet/artificial-sweeteners-fact-sheet.

National Commission on Diabetes: »Report of the National Commission on Diabetes to the Congress of the United States: Band 3, Reports of Committees, Subcommittees, and Workgroups«, HEW Publication No. (NIH) 76-1021. Bethesda, Md.: Department of Health, Education, and Welfare, 1976.

National Heart, Lung, and Blood Institute (NHLBI): »What Is Metabolic Syndrome?«, 2015, unter: http://www.nhlbi.nih.gov/health/health-topics/topics/ms.

National Heart, Lung, and Blood Institute (NHLBI) Communication Office: »News from the Women's Health Initiative: Reducing Total Fat Intake May Have Small Effect on Risk of Breast Cancer, No Effect on Risk of Colorectal Cancer, Heart Disease, or Stroke«, Pressetext am 7. Februar veröffentlicht, 2006.

National Institute of Diabetes and Digestive and Kidney Diseases (NIDDK): »Insulin Resistance and Prediabetes«, 2014a, unter: http://www.niddk.nih.gov/health-information/health-topics/Diabetes/insulin-resistance-prediabetes/Pages/index.aspx.

———: »Nonalcoholic Steatohepatitis«, 2014b, unter: http://www.niddk.nih.gov/health-information/health-topics/liver-disease/nonalcoholic-steatohepatitis/Pages/facts.aspx.

———: »Overweight and Obesity Statistics«, 2012, unter: http://www.niddk.nih.gov/health-information/health-statistics/Pages/overweight-obesity-statistics.aspx#a.

———: Advances and Emerging Opportunities in Diabetes Research: A Strategic Planning Report of the Diabetes Mellitus Interagency Coordinating Committee, NIH Publikationnr. 11-7572. Bethesda, Md.: National Institutes of Health, 2011.

National Research Council (NRC), Committee on Diet and Health, Food and Nutrition Board, Commission on Life Sciences: »Diet and Health: Implications for Reducing Chronic Disease Risk«, Washington, D.C.: National Academies Press, 1989.

Nees, P. O., Derse, P. H.: »Feeding and Reproduction of Rats Fed Calcium Cyclamate«, Nature, 206, Ausgabe 5,005, 2. Oktober, 1965, 81–82.

Newburgh, L. H.: »Obesity«, Archives of Internal Medicine, 70, Ausgabe 6, (Dezember), 1942, 1033–96.

Newburgh, L. H., Johnston, M. W.: »*The Nature of Obesity*«, Journal of Clinical Investigation, 8, Ausgabe 2 (Februar), 1930a, 197–213.

————: »*Endogenous Obesity – A Misconception*«, Annals of Internal Medicine, 8, Ausgabe 3, (Februar), 1930b, 815–25.

Newcombe, D. S.: »*Gout*«, London: Springer-Verlag, 2013.

Nikkilä, E. A.: »*Influence of Dietary Fructose and Sucrose on Serum Triglycerides in Hypertriglyceridemia and Diabetes*«, in: Sipple, McNutt, (Hrsg.), 1974, 441–50.

Noorden, C. von: »*Obesity*«, Spence, D. (Übers.), in: Noorden, C. von, Hall, I. W., (Hrsg.): »*Metabolism and Practical Medicine*«, Band 3: »*The Pathology of Metabolism*«, Chicago: W. Keener, 1907, 693–715.

Noto, H., Goto, A., Tsujimoto, T., Noda, M.: »*Cancer Risk in Diabetic Patients Treated with Metformin: A Systematic Review and Meta-Analysis*«, PLOS One 7, Ausgabe 3, (März), 2012, e33411.

Nuccio, S.: »*Advertising: Sales Clicking for Dietetic Pop*«, New York Times, 20. Mai, 1964, 68.

O'Connor, A.: »*Coca-Cola Funds Effort to Alter Obesity Battle*«, New York Times, 10. August, 2015, A1.

Ors, R., Ozek, E., Baysoy, G., et al.: »*Comparison of Sucrose and Human Milk on Pain Response in Newborns*«, European Journal of Pediatrics, 158, Ausgabe 1, (Januar), 199, 63–66.

Orwell, G.: *Road to Wigan Pier,* New York: Harcourt, 1958, (Original 1937 veröffentlicht).

Osborne, C. K., Bolan, G., Monaco, M. E., Lippman, M. E.: »*Hormone Responsive Human Breast Cancer in Long-Term Tissue Culture: Effect of Insulin*«, Proceedings of the National Academy of Sciences, 73, Ausgabe 12, (Dezember), 1976, 4536–40.

Oscai, L. B., Brown, M. M., Miller, W. C.: »*Effect of Dietary Fat on Food Intake, Growth and Body Composition in Rats*«, Growth, 48, Ausgabe 4, (Winter), 1984, 415–24.

Osler, W.: *The Principles and Practice of Medicine,* 7. Auflage, New York: D. Appleton, 1909.

————: *The Principles and Practice of Medicine,* 4. Auflage, New York: D. Appleton, 1901.

————: *The Principles and Practice of Medicine,* New York: D. Appleton, 1892.

Østbye, T., Welby, T. J., Prior, I. A. M., Salmond, C. E., Stokes, Y. M.: »*Type 2 (Non-Insulin-Dependent) Diabetes Mellitus, Migration and Westernization: The Tokelau Island Migrant Study*«, Diabetologia, 32, Ausgabe 8, (August), 1989, 585–90.

Ott, A., Stolk, R. P., Harskamp, F. van., Pols, H. A., Hofman, A., Breteler, M. M.: »*Diabetes Mellitus and the Risk of Dementia: The Rotterdam Study*«, Neurology, 53, Ausgabe 9, (Dezember), 1999, 1937–42.

Ott, A., Stolk, R. P., Hofman, A., Harskamp, F. van, Grobbee, D. E., Breteler, M. M.: »*Association of Diabetes Mellitus and Dementia: The Rotterdam Study*«, Diabetologia, 39, Ausgabe 11, (November), 1996, 1392–97.

Page, I. H., Stare, F. J., Corcoran, A. C., Pollack, H., Wilkinson, C. F. Jr.: »*Atherosclerosis and the Fat Content of the Diet*«, Circulation, 16, Ausgabe 2, (August), 1957, 163–78.

Page, L. B., Damon, A., Moellering, R. C. Jr.: »*Antecedents of Cardiovascular Disease in Six Solomon Islands Societies*«, Circulation, 49, Ausgabe 6, (Juni), 1974, 1132–46.

Parks, J., Waskow, E.: »*Diabetes Among the Pima Indians of Arizona*«, Arizona Medicine, 18, Ausgabe 4, (April), 1961, 99–106.

PBS NewsHour: »*Michelle Obama: Team Effort Needed to Halt Childhood Obesity*«, 9. Februar, 2010, unter: http://www.pbs.org/newshour/bb/health-jan-june10-firstlady_02-09.

Pendergrast, M.: *For God, Country and Coca Cola,* New York: Basic Books, 1993.

Pennington, N. L., Baker, C. W.: *Sugar: A User's Guide to Sucrose,* New York: Van Nostrand Reinhold, 1990.

Perheentupa, J., Raivio, K.: »*Fructose-Induced Hyperuricaemia*«, Lancet, 290, (September), 1967, 528–31.

Pettitt, D. J., Aleck, K. A., Baird, H. R., Carraher, M. J., Bennett, P. H., Knowler, W. C.: »*Congenital Susceptibility to NIDDM: Role of Intrauterine Environment*«, Diabetes, 37, Ausgabe 5, (Mai), 1988, 622–28.

Pettitt, D. J., Baird, H. R., Aleck, K. A., Bennett, P. H., Knowler, W. C.: »*Excessive Obesity in Offspring of Pima Indian Women with Diabetes During Pregnancy*«, New England Journal of Medicine, 308, Ausgabe 5, (Februar), 1983, 242–45.

Phillips, W. D., Jr.: »*Slavery from Roman Times to the Early Transatlantic Trade*«, Manchester, U.K.: Manchester University Press, 1985.

Plice, M. J.: »*Sugar Versus the Intuitive Choice of Foods by Livestock*«, Journal of Range Management, 5, Ausgabe 2, (März), 1952, 69–75.

Pollak, M. N., Schernhammer, E. S., Hankinson, S. E.: »*Insulin-Like Growth Factors and Neoplasia*«, Nature Reviews of Cancer, 4, Ausgabe 7, (Juli), 2004, 505–18.

Pollan, M.: *In Defense of Food*, New York: Penguin, 2008.

——: »*When a Crop Becomes King*«, New York Times Magazine, 19. Juli, 2002, A17.

——: *The Botany of Desire: A Plant's-Eye View of the World*, New York: Random House, 2001.

Poloz, Y., Stambolic, V.: »*Obesity and Cancer: A Case for Insulin Signaling*«, Cell Death and Disease, 6, Ausgabe 12, 31. Dezember, 2015, e2037.

Popper, K. R.: *Objective Knowledge: An Evolutionary Approach*, überarb. Auflage, 1979, Oxford, U.K.: Clarendon Press.

Porter, R., Rousseau, G. S.: *Gout: The Patrician Malady*, New Haven, Conn.: Yale University Press, 1998.

Prentice, R. L., Caan, B., Chlebowski, R. T., et al.: »*Low-Fat Dietary Pattern and Risk of Invasive Breast Cancer: The Women's Health Initiative Randomized Controlled Dietary Modification Trial*«, J.A.M.A., 295, Ausgabe 6, 8. Februar, 2006, 629–42.

Presley, J. W.: »*A History of Diabetes Mellitus in the United States, 1880–1990*«, Ph.D. Dissertation, University of Texas at Austin, 1991.

Price, R. A., Charles, M. A., Pettitt, D. J., Knowler, W. C.: »*Obesity in Pima Indians: Large Increases Among Post–World War II Birth Cohorts*«, American Journal of Physical Anthropology, 92, Ausgabe 4, (Dezember), 1993, 473–79.

Price, W. A.: *Nutrition and Physical Degeneration*, New York: Paul B. Hoeber, 1993.

Priebe, P. M., Kauffman, G. B.: »*Making Governmental Policy Under Conditions of Scientific Uncertainty: A Century of Controversy About Saccharin in Congress and the Laboratory*«, Minerva, 18, Ausgabe 4, (Winter), 1980, 556–74.

Prinsen Geerligs, H. C.: *The World's Cane Sugar Industry, Past and Present*, Cambridge, U.K.: Cambridge University Press, 2010, (Original 1912 veröffentlicht).

Prior, I. A.: »*The Price of Civilization*«, Nutrition Today, (Juli/August), 1971, 2–11.

Prior, I. A., Beaglehole, R., Davidson, F., Salmond, C. E.: »*The Relationships of Diabetes, Blood Lipids, and Uric Acid Levels in Polynesians*«, Advances in Metabolic Disorders, 9, 1978, 241–61.

Prior, I. A., Rose, B. S., Davidson, F.: »*Metabolic Maladies in New Zealand Maoris*«, British Medical Journal, 1, 25. April, 1964, 1065–69.

Prior, I. A., Stanhope, J. M., Evans, J. G., Salmond, C. E.: »*The Tokelau Island Migrant Study*«, International Journal of Epidemiology, 3, (September), 1974, 225–32.

Prior, I. A., Welby, T. J., Østbye, T., Salmond, C. E., Stokes, Y. M.: »*Migration and Gout: The Tokelau Island Migrant Study*«, British Medical Journal, 295, 22. August, 1987, 457–61.

Proctor, R. N.: *Golden Holocaust: Origins of the Cigarette Catastrophe and the Case for Abolition*, Berkeley: University of California Press, 2011.

Public Relations Society of America (PRSA): »*The Sugar Association Inc. Campaign profile, two-page summary of a Silver Anvil Award Winner, addressing research, planning, execution and evaluation*«, Ausgabe 6BW-7604C, 1976.

Putnam, J. J., Haley, S.: »*Estimating Consumption of Caloric Sweeteners*«, Amber Waves, 1. April, 2003, unter: http://ageconsearch.umn.edu/record/130272/files/indicators.pdf.

Quinzio, J.: »*Of Sugar and Snow: A History of Ice Cream Making*«, Berkeley: University of California Press, 2009.

Reader, G., Melchionna, R., Hinkle, L. E., et al.: »*Treatment of Obesity*«, American Journal of Medicine, 13, Ausgabe 4, (Oktober), 1952, 478–86.

Reaven, G. M.: »*The Kidney: An Unwilling Accomplice in Syndrome X*«, American Journal of Kidney Diseases, 30, Ausgabe 6, (Dezember), 1997, 928–31.

——: »*Banting Lecture 1988: Role of Insulin Resistance in Human Disease*«, Diabetes, 37, Ausgabe 12, (Dezember), 1988, 1595–1607.

Reed, A. C.: »*Diabetes in China*«, American Journal of the Medical Sciences, 151, Ausgabe 4, (April), 1916, 577–81.

Reiser, S.: »*Uric Acid and Lactic Acid*«, in: Reiser, S., Hallfrisch, J., (Hrsg.), 1987, 113–34.

Reiser, S., Hallfrisch, J.: *Metabolic Effects of Dietary Fructose*, Boca Raton, Fla.: CRC Press, 1987.

Reiser, S., Hallfrisch, J., Fields, J., et al.: »*Effects of Sugars on Indices of Glucose Tolerance in Humans*«, American Journal of Clinical Nutrition, 43, Ausgabe 1, (Januar), 1986, 151–59.

Reiser, S., Szepesi, B.: »*SCOGS Report on the Health Aspects of Sucrose Consumption*«, American Journal of Clinical Nutrition, 31, Ausgabe1 (Jan.), 1978, 9–11.

Review Panel of the National Heart Institute: »*Mass Field Trials of the Diet-Heart Question, Their Significance, Feasibility and Applicability: Report of the Diet-Heart Review Panel of the National Heart Institute*«, American Heart Association Monograph, Ausgabe 28, American Heart Association, 1969.

Reynolds, G.: »*Drink Soda? Take 12,000 Steps*«, New York Times, 10. September, 2014, unter: http://well. blogs.nytimes.com/2014/09/10/drink-soda-keep-walking/?_php=true&_type=blogs&ref=health&_r=0.

Rhein, R. W., Jr., Marion, L.: »*The Saccharin Controversy: A Guide for Consumers*«, New York: Monarch Press, 1977.

Richardson, T.: *Sweets: A History of Candy*, New York: Bloomsbury, 2002.

Rippe, J. M., Angelopoulos, T. J.: »*Fructose-Containing Sugars and Cardiovascular Disease*«, Advances in Nutrition, 6, Ausgabe 4, 15. Juli, 2015, 430–39.

Ripperger, H.: »*America's Huge Appetite for Candy*«, New York Times, 15. Juli, 1934.

Roberts, A. M.: »*Effects of a Sucrose-Free Diet on the Serum-Lipid Levels of Men in Antarctica*«, Lancet, 301, 2. Juni, 1973, 1201–4.

Rollo, J.: »*The History, Nature and Treatment of Diabetes Mellitus*«, in: »*Diabetes: A Medical Odyssey*«, Tuckahoe, N.Y.: USV Pharmaceutical Corp., 1971, 1978, 23–44.

Rony, H. R.: *Obesity and Leanness*, Philadelphia: Lea & Febiger, 1940.

Root, W., Rochemont, R. de: »*Eating in America: A History*«, New York: Ecco Press, 1976.

Rose, B. S.: »*Gout in the Maoris*«, Seminars in Arthritis and Rheumatism, 5, Ausgabe 2, (November), 1975, 121–45.

Rose, M. S.: *The Foundations of Nutrition*, New York: Macmillan, 1929.

Rosenberg, C. E.: »*The Care of Strangers: The Rise of America's Hospital System*«, Baltimore: Johns Hopkins University Press, 1987.

Rosenthal, B., Jacobson, M., Bohm, M.: »*Professors on the Take*«, Progressive, November, 1976, 42–47.

Rush, E., Pearce, L.: *Foods Imported into the Tokelau Islands: 10th May 2008 to 1 April 2012*, World Health Organization, Western Pacific Region, 2013, unter: http://aut.researchgateway.ac.nz/handle/10292/5757.

Russell, F.: *The Pima Indians*, Tucson: University of Arizona Press, 1975, (Original 1905 veröffentlicht).

Sagild, U., Littauer, J., Jespersen, C. S., Andersen, S.: »*Epidemiological Studies in Greenland 1962-1964: 1, Diabetes Mellitus in Eskimos*«, Acta Medica Scandinavica, 179, Ausgabe1, (Januar), 1966, 29–39.

Saundby, R.: »*Diabetes Mellitus Among the Chinese*«, British Medical Journal, 1, 1. Januar, 1966,116–17.

———: »*Diabetes Mellitus*«, in: Allbutt, T. C., (Hrsg.): »*A System of Medicine*«, New York: Macmillan, 1901, 195– 233.

———: *Lectures on Diabetes: Including the Bradshawe Lecture, Delivered Before the Royal College of Physicians on August 18th, 1890*, New York: E. B. Treat, 1891.

Schaefer, O.: »*Glycosuria and Diabetes Mellitus in Canadian Eskimos*«, Canadian Medical Association Journal, 99, Ausgabe 5, 3. August, 1968, 201–6.

Schmidt, L. A.: »*What Are Addictive Substances and Behaviours and How Far Do They Extend?*«, in: Anderson, J., Rehm, J., Room, R., (Hrsg.): »*The Impact of Addictive Substances and Behaviours on Individual and Societal Well-Being*«, Oxford, U.K.: Oxford University Press, 2015, 37–52.

Schmitz, A., Christian, D.: »*The Economics and Politics of U.S. Sugar Policy*«, in: Marks, S. V., Maskus, K. E. (Hrsg.), 1993, 49–78.

Schneider, J. A., Arvanitakis, Z., Bang, W., Bennett, D. A.: »*Mixed Brain Pathologies Account for Most Dementia Cases in Community-Dwelling Older Persons*«, Neurology, 69, Ausgabe 24, 11. Dezember, 2007, 2197–2204.

Schulz, K.: *Being Wrong: Adventures in the Margin of Error*, New York: HarperCollins, 2010.

Schweitzer, A.: »*Preface*«, in: Berglas, A. (Hrsg.): *Cancer: Nature, Cause and Cure*, Paris: Institut Pasteur, 1957, ix.

Sclafani, A.: »*Carbohydrate, Taste, Appetite, and Obesity: An Overview*«, Neuroscience and Biobehavioral Reviews, 11, Ausgabe 2, (Sommer), 1987, 131–53.

Seegmiller, J. E., Dixon, R. M., Kemp, G. J., et al.: »*Fructose-Induced Aberration of Metabolism in Familial Gout Identified by 31P Magnetic Resonance Spectroscopy*«, Proceedings of the National Academy of Sciences, 87, Ausgabe 21, (November), 1990, 8326–30.

Seidenberg, C.: »How to Teach Your Kids About Sugar«, Washington Post, 13. Mai, 2015, unter: https://www.washingtonpost.com/lifestyle/wellness/how-to-teach-your-kids-about-sugar/2015/05/12/6b8b7882-f401-11e4-b2f3-af5479e6bbdd_story.html.

Select Committee on Nutrition and Human Needs of the U.S. Senate: »Dietary Goals for the United States«, Washington, D.C.: U.S. Government Printing Office, 1977.

———: Sugar in Diet, Diabetes, and Heart Disease, Hearing Before the Select Committee on Nutrition and Human Needs of the United States Senate, 93rd Congress, 2. Teil, 30. April, 1. und 2. Mai, 1973. Washington, D.C.: U.S. Government Printing Office, 1973.

Shafrir, E.: »Fructose/Sucrose Metabolism: Its Physiological and Pathological Implications«, in: Kretchmer, N., Hollenbeck, C. B. (Hrsg.), 1991, 63–98.

Shaper, A. G.: »Blood Pressure Studies in East Africa«, in: Stamler, J., Stamler, R., Pullman, T. N.: »The Epidemiology of Hypertension«, New York: Grune & Stratton, 1967, 139–49.

Shaper, A. G., Leonard, P. J., Jones, K. W., Jones, M.: »Environmental Effects on the Body Build, Blood Pressure and Blood Chemistry of Nomadic Warriors Serving in the Army in Kenya«, East African Medical Journal, 46, Ausgabe 5, (Mai), 1969, 282–89.

Shattuck, G. C.: »The Possible Significance of Low Blood Pressures Observed in Guatemalans and in Yucatecans«, American Journal of Tropical Medicine, 17, Ausgabe 4, (Juli), 1937, 513–37.

Shryock, R. H.: The Development of Modern Medicine: An Interpretation of the Social and Scientific Factors Involved, Madison: University of Wisconsin Press, 1979.

Silver, S., Bauer, J.: »Obesity, Constitutional or Endocrine?«, American Journal of the Medical Sciences, 181, Ausgabe 1, (Januar), 1931, 769–77.

Sipple, H. L., McNutt, K. W., (Hrsg.): Sugars in Nutrition, New York: Academic Press, 1974.

Siu, R. G. H., Borzelleca, J. F., Carr, C. J., et al.: »Evaluation of Health Aspects of GRAS Food Ingredients: Lessons Learned and Questions Answered«, Federation Proceedings, 36, Ausgabe 11, (Oktober), 1977, 2519–62.

Slare, F.: »Vindication of Sugars Against the Charge of Dr. Willis, Other Physicians, and Common Prejudices«, in: »Observations upon BEZOAR-stones: With a Vindication of Sugars, &c.« London: Tim Goodwin, 1715.

Smith, C. J., Manahan, E. M., Pablo, S. G.: »Food Habit and Cultural Changes Among the Pima Indians«, in: Joe, J. R. ,Young, R. S. (Hrsg.), 1994, 407– 33.

Smith, D.: »Fight Continues Between Dentists, Sugar Industry«, Boston Globe, 1. September, 1952, 34.

Snapper, I.: Bedside Medicine, New York: Grune & Stratton, 1960.

Sniderman, A. D., Williams, K., Contois, J. H., et al.: »A Meta-Analysis of Low-Density Lipoprotein Cholesterol, Non-High-Density Lipoprotein Cholesterol, and Apolipoprotein B as Markers of Cardiovascular Risk«, Circulation: Cardiovascular Quality and Outcomes, 4, Ausgabe 3, (Mai), 2011, 337–45.

Snowden, C.: »The Coca-Cola ›Exposé‹ Had All the Spin of a Classic Anti-Sugar Smear Piece«, Spectator, 12. Oktober, 2015, unter: https://health.spectator.co.uk/the-coca-cola-expose-had-all-the-spin-of-a-classic-anti-sugar-smear-piece/.

Snowdon, D. A., Greiner, L. H., Mortimer, J. A., Riley, K. P., Greiner, P. A., Markesbery, W. R.: »Brain Infarction and the Clinical Expression of Alzheimer's Disease: The Nun Study«, J.A.M.A., 277, Ausgabe 10, 12. März, 1997, 813–17.

Sorem, K. A.: »Cancer Incidence in the Zuni Indians of New Mexico«, Yale Journal of Biology and Medicine, 58, Ausgabe 5, (September–Oktober), 1985, 489–96.

Standage, T.: »A History of the World in 6 Glasses«, New York: Walker & Company, 2005.

Stare, F. J.: Harvard's Department of Nutrition 1942–1986, Norwell, Mass.: Christopher Publishing House, 1987.

———: »The Consequences of Reducing Sugar«, Trends in Biochemical Sciences, 1, Ausgabe 10, (Oktober), 1976a, 226.

———: »Sugar Is a Cheap Safe Food«, Trends in Biochemical Sciences, 1, Ausgabe 6, (Juni), 1976b, N126–28.

——— (Hrsg.): »Sugar in the Diet of Man«, World Review of Nutrition and Dietetics, 22, 1975, 237–326.

Starling, S.: »Groups Unite to Fight US Obesity«, Food Navigator–USA.com., 5. Oktober, 2009, unter: http://www.foodnavigator-usa.com/Suppliers2/Groups-unite-to-fight-US-obesity.

Steiner, J. E.: »*Facial Expressions of the Neonate Infant Indicating the Hedonics of Food- Related Chemical Stimuli*«, in: Weiffenbach, J. M., (Hrsg.): »*Taste and Development: The Genesis of Sweet Preference*«, Washington, D.C.: U.S. Government Printing Office, 1977, 173–88.

Stockard, C. R.: »Hormones of the Sex Glands – What They Mean for Growth and Development«, in: Stieglitz, J. (Hrsg.): »*Chemistry in Medicine*«, New York: Chemical Foundation, Inc., 1929, 1929, 256–71.

Stoddard, B.: *Pepsi: 100 Years*, Los Angeles: General Publishing Group, 1997.

Strom, S.: »*Nation's Sweet Tooth Shrinks*«, New York Times, 27. Oktober, 2012, B1.

Strong, L. A. G.: *The Story of Sugar*, London: Weidenfeld & Nicolson, 1954.

Suddick, R. P., Harris, N. O.: »*Historical Perspectives of Oral Biology: A Series*«, Critical Reviews in Oral Biology and Medicine, 1, Ausgabe 2, (Juni), 1990, 135–51.

Sugar Association, Inc. (SAI): »*Sugar Association, Inc., winter meeting of the board of directors*«, Chicago, Ill., 9. Februar, 1978, Research projects report, Washington, D.C. Sugar Association, Inc., Records of the Great Western Sugar Company, Colorado Agricultural Archive, Colorado State University, 1978.

———: »*President's Report*«, in: Sugar Association, Inc., fall meeting of the board of directors, Palm Springs, Calif., 13. Oktober. Sugar Association, Inc., Records of the Great Western Sugar Company, Colorado Agricultural Archive, Colorado State University, 1977a.

———: »*Annual meeting of the board of directors, Chicago, Ill., May 12. Washington, D.C.*«, Internes Dokument, Sugar Association, Inc., Records of the Great Western Sugar Company, Colorado Agricultural Archive, Colorado State University, 1977b.

———: »*Report of the President*«, in: SAI 1977c.

———: »*Report of the Treasurer*«, in: SAI 1977d.

———: »*Sugar Is Safe!*«, Washington, D.C. Sugar Association, Inc., Records of the Great Western Sugar Company, Colorado Agricultural Archive, Colorado State University, 1977e.

———: »*Memo from Jack O'Connell*«, 15. März, Internes Dokument, Sugar Association, Inc., Records of the Great Western Sugar Company, Colorado Agricultural Archive, Colorado State University, 1976.

———: »*Transcript of the Sugar Association, Inc. program at the Newspaper Food Editors Conference in Chicago. Oct. 10.*«, Internes Dokument, Washington, D.C. Sugar Association, Inc., Records of the Great Western Sugar Company, Colorado Agricultural Archive, Colorado State University, 1975a.

———: »*Scientists Dispel Sugar Fears*«, (Pressestatement des SAI), SAI Leserbrief, 26. September, 1975, »*Sugar in the Diet of Man*«, Zusammenfassung von Deutsch, Ronald, M., Sugar Association, Inc., Records of the Great Western Sugar Company, Colorado Agricultural Archive, Colorado State University, 1975b.

———: »*Confidential memo to Public Relations Committee, July 17. Washington*«, D.C. Sugar Association, Inc., Records of the Great Western Sugar Company, Colorado Agricultural Archive, Colorado State University, 1975c.

———: »*Minutes of meeting of Public Communications Committee. April 21. Chicago, Ill.*«, Internes Dokument, Washington, D.C. Sugar Association, Inc., Records of the Great Western Sugar Company, Colorado Agricultural Archive, Colorado State University, 1975d.

Sugar Information, Inc.: »How Sugar Can Help You Reduce – and Stay There«, Washington Post, 18. Juni, 1957, B4.

———: »*A Timely Report on the Importance of Sugar*«, Washington Post, 10. April, 1956, 10.

Sugar Institute: »*Iced Tea!* ☒ *Iced Coffee!* ☒ *Lemonade!*«, Boston Globe, 30. Juli, 1931, 25.

———: »*It's Very Easy to Catch Cold When You Are Tired Out*«, Boston Globe, 26. Februar, 1931b, 15.

———: »*If You're Tired at 4 o'Clock Get Something to Eat That's Sweet*«, Boston Globe, 16. Oktober, 1930, 14.

Sugar Research Foundation, Inc (SRF): *Some Facts About the Sugar Research Foundation, Inc., and Its Prize Award Program*, (Oktober) Washington: Sugar Research Foundation, Inc, 1945.

Sugarman, J. R., Hickey, M., Hall, T., Gohdes, D.: »*The Changing Epidemiology of Diabetes Mellitus Among Navajo Indians*«, Western Journal of Medicine, 153, Ausgabe 2, (August), 1990, 140–45.

Sugarman, J. R., White, L. L., Gilbert, T. J.: »*Evidence for a Secular Change in Obesity, Height, and Weight Among Navajo Indian Schoolchildren*«, American Journal of Clinical Nutrition, 52, Ausgabe 6, (Dezember), 1990, 960–66.

Swift, T. P.: »*Battle on Sugar Dates to War Days*«, New York Times, 5. September, 1937, 31.

Symonds, B.: »*The Blood Pressure of Healthy Men and Women*«, J.A.M.A., 80, Ausgabe 4, 27. Januar, 1923, 232–36.

Szanto, S., Yudkin, J.: »The Effect of Dietary Sucrose on Blood Lipids, Serum Insulin, Platelet Adhesiveness and Body Weight in Human Volunteers«, Postgraduate Medical Journal, 45, (September), 1969, 602–7.

Talhout, R., Opperhuizen, A., Amsterdam, J. G. van: »Sugars as Tobacco Ingredient: Effects on Mainstream Smoke Composition«, Food and Chemical Toxicology, 44, Ausgabe 11, (November), 2006, 1789–98.

Tanchou, S.: Recherches sur le traitement médical des tumeurs cancéreuses, Paris: Gerner Baillière, 1844.

Tappy, L., Jéquier, E.:. »Fructose and Dietary Thermogenesis«, American Journal of Clinical Nutrition, 58, Ausgabe 5, (November), Beiheft, 1993, S766–S770.

Tappy, L., Lê, L.-A.: »Metabolic Effects of Fructose and Worldwide Increase in Obesity«, Physiological Reviews, 90, Ausgabe 1, (Januar), 2010, 23–46.

Tatem J. W., Jr.: »President's Report«, in: »Board of directors meeting«, 14. Oktober, Internes Dokument, Scottsdale, Ariz. Sugar Association, Inc., Records of the Great Western Sugar Company, Colorado Agricultural Archive, Colorado State University, 1976a.

———: »Letter to Lewis Bergman, editor of The New York Times Magazine«, 25. Juni, Sugar Association, Inc., Records of the Great Western Sugar Company, Colorado Agricultural Archive, Colorado State University, 1976b.

———: »Remarks: John W. Tatem, Jr., President, The Sugar Association, Inc., to the Chicago Nutrition Association Symposium on Sugar in Nutrition«, 19. Januar, Internes Dokument, Sugar Association, Inc., Records of the Great Western Sugar Company, Colorado Agricultural Archive, Colorado State University, 1976c.

———: »Status of Sweeteners in the USA: Remarks by John Tatem, International Sugar Meetings, Paris, France«, 27. November, Internes Dokument, Washington, D.C. Sugar Association, Inc., Records of the Great Western Sugar Company, Colorado Agricultural Archive, Colorado State University, 1975.

Tattersall, R.: Diabetes: The Biography, Oxford, U.K.: Oxford University Press, 2009.

Taubes, G.: »Cancer Research: Unraveling the Obesity-Cancer Connection«, Science, 335, 6. Januar, 2012, 28–32.

———: »Insulin Resistance: Prosperity's Plague«, Science, 325, 17. Juli, 2009, 256–60.

———: Good Calories, Bad Calories, New York: Knopf, 2007.

Temin, H. M.: »Carcinogenesis by Avian Sarcoma Viruses: X, The Decreased Requirement for Insulin-Replaceable Activity in Serum for Cell Multiplication«, International Journal of Cancer, 3, Ausgabe 6, 15. November, 1968, 771–87.

———: »Studies on Carcinogenesis by Avian Sarcoma Viruses: VI, Differential Multiplication of Uninfected and of Converted Cells in Response to Insulin«, Journal of Cell Physiology, 69, Ausgabe 3, (Juni), 1967, 377–84.

Thomas, D. B.: »Epidemiologic Studies of Cancer in Minority Groups in the Western United States«, National Cancer Institute Monograph, Ausgabe 53, (November), 1979, 103–13.

Thomas, L.: »Medicine as a Very Old Profession«, in: Wyngaarden, J. B., Smith, L. H., Jr., (Hrsg.): »Cecil Textbook of Medicine«, 17. Auflage, Philadelphia: W. B. Saunders, 1985, 9–11.

Thomas, W. A.: »Health of a Carnivorous Race: A Study of the Eskimo«, J.A.M.A., 88, Ausgabe 20, 14. Mai: 1928, 1559–60.

Thorne, V. B.: »Effects of Different Foods upon the Growth of Cancer«, New York Times, 1. März, 1914, SM6.

Tilley, N. M.: The Bright Tobacco Industry: 1860–1929, New York: Arno Press, 1972.

Timberlake, C.: »Diet Soft Drinks Becoming Heavyweight in U.S. Market«, Reading Eagle, 20. Februar, 1983, 52.

Trowell, H. C.: »Hypertension, Obesity, Diabetes Mellitus and Coronary Heart Disease«, in: Trowell, H. C., Burkitt, D. P. (Hrsg.), 1981, 3–32.

———: »Obesity in the Western World«, Plant Foods for Man, 1, 1975, 157–68.

———: »A Case of Gout in a Ruanda, African«, East African Medical Journal, 24, (Oktober), 1947, 346–48.

Trowell, H. C., Burkitt, D. P.: »Preface«, in: Trowell, H. C., Burkitt, D. P. (Hrsg.), 1981, xiii–xvi.

Trowell, H. C., Burkitt, D. P., (Hrsg.): »Western Diseases: Their Emergence and Prevention«, Cambridge, Mass.: Harvard University Press, 1981.

Truswell, A. S.: »Dietary Fat and Heart Disease«, Lancet, 310, 3. Dezember, 1977, 1173.

Tuia, I.: »The Tokelau Connection«, in: Howden-Chapman, P., Woodward, A., (Hrsg.): »The Health of Pacific Societies: Ian Prior's Life and Work«, Aotearoa, N.Z.: Steele Roberts, 2001, 32–39.

TV-Show »*Today show*«, Television program, 8. April, 1976, unter:
http://www.nbcuniversalarchives.com/nbcuni/clip/5112796793_s02.do.

Twain, M.: *Autobiography of Mark Twain: The Complete and Authoritative Edition*, Band 1, Berkeley:
University of California Press, 2010.

Umegaki, H.: »*Type 2 Diabetes as a Risk Factor for Cognitive Impairment: Current Insights*«, Clinical
Interventions in Aging, 9, 28. Juni, 2014, 1110–19.

Urbinati, G.C.: »*Hillebrand SS. (Ed.): Is the Risk of Becoming Diabetic Affected by Sugar Consumption*«,
Acta Diabetologica Latina, 12, Ausgaben 3–4, (Mai–August), 1975, 256–57.

U.S. Congress: *Food Additive Amendment of 1958, Public Law*, 6. September, 85th Congress, 72 Stat.
1784–89, Washington, D.C., 1988.

U.S. Department of Agriculture (USDA): »*Loss-Adjusted Food Availability Documentation*«, 2016, unter:
https://www.ers.usda.gov/data-products/food-availability-per-capita-data-system/loss-adjusted-food-
availability-documentation/.

———: »*For Health ⊠ Eat Some Food from Each Group ⊠ Every Day!*«, 1942, unter:
http://www.todayifoundout.com/wp-content/uploads/2013/09/The-Basic-Seven.jpg.

U.S. Department of Agriculture (USDA) and U.S. Department of Health, Education, and Welfare (HEW):
»*Nutrition and Your Health: Dietary Guidelines for Americans*«, Home and Garden Bulletin, Ausgabe
232, 2. Auflage, Washington, D.C., 1985.

———: »*Nutrition and Your Health: Dietary Guidelines for Americans*«, Home and Garden Bulletin,
Ausgabe 228, 1980.

U.S. Department of Health and Human Services (US HHS): *The Surgeon General's Report on Nutrition and
Health*, Washington, D.C.: U.S. Government Printing Office, 1988.

U.S. Department of Health, Education, and Welfare (US HEW): *Arteriosclerosis: A Report by the National
Heart and Lung Institute Task Force on Arteriosclerosis*, U.S. Department of Health, Education, and
Welfare publication, Ausgaben (NIH) 72-137 und 72-219, 2. Auflage, Washington, D.C.: National Institutes
of Health, 1971.

U.S. Food and Drug Administration (FDA): »*History of the GRAS List and SCOGS Reviews*«, 2015, unter:
http://www.fda.gov/Food/IngredientsPackagingLabeling/GRAS/SCOGS/ucm084142.htm.

———: »*Food Additives*«, Federal Register, 9. Dezember: 23 (239), 1958, 9511–17.

Vander Heiden, M. G., Cantley, L. C., Thompson, C. B.: »*Understanding the Warburg Effect: The Metabolic
Requirements of Cell Proliferation*«, Science, 324, 22. Mai, 2010, 1029–33.

Vaughan, J.: »*Abstract and Results from Eight Annual Statements (1809 to 1816)*«, veröffentlicht vom
Board of Health, of the Deaths, with the Diseases, Ages, &c. in the City and Liberties of Philadelphia,
Transactions of the American Philosophical Society, 1, 1818, 430–34, 453–54.

Ventura, E. E., Davis, J. N., Goran, M. I.: »*Sugar Content of Popular Sweetened Beverages Based on
Objective Laboratory Analysis: Focus on Fructose Content*«, Obesity 19, Ausgabe 4, (April), 2011,
868–74.

Vermeer, S. E., Prins, N. D., Heijer, T. den, Hofman, A., Koudstaal, P. J., Breteler, M. M.: »*Silent Brain Infarcts
and the Risk of Dementia and Cognitive Decline*«, New England Journal of Medicine, 348, Ausgabe 13,
27. März, 2003, 1215–22.

Veterans Health Administration (VHA): »*Close to 25 Percent of VA Patients Have Diabetes*«, 2011, unter:
https://militaryconnection.com/veterans/veterans-and-diabetes/.

Vinik, A. I., Crapo, P. A., Brink, S. J., u.a.: »Nutritional Recommendations and Principles for Individuals with
Diabetes Mellitus: 1986«, Diabetes Care, 10, Ausgabe 1, (Januar–Februar), 1987, 126–32.

Walker, G.: »*The Great American Dieting Neurosis*«, New York Times, 23. August, 1959, SM12.

Walter, B. J.: »*Sweetener Economics*«, in: Iglett, G. E. (Hrsg.): »*Symposium: Sweeteners*«, Westport, Conn.:
Avi Publishing, 1974, 45– 62.

Walvin, J.: *Fruits of Empire: Exotic Produce and British Taste, 1660–1800*, New York: New York University
Press, 1997.

Warfield, L. M.: *Arteriosclerosis and Hypertension*, 3. Auflage, Saint Louis: C. V. Mosby, 1920.

Warner, D. J.: *Sweet Stuff: An American History of Sweeteners from Sugar to Sucralose*, Washington, D.C.:
Smithsonian Institution Scholarly Press, 2011.

Warren, J. L.: »*Sugar –The Question Is, Do We Need It at All?*«, New York Times, 4. Juli, 1972, 36.

Weidman, D.: »*Native American Embodiment of the Chronicities of Modernity*«, Medical Anthropology Quarterly, 26, Ausgabe 4, (Dezember), 2012, 595–612.

Weiss, F. J.: »*Tobacco and Sugar*«, Sugar Research Foundation Inc. Oct. Member report, Ausgabe 22, 1950, unter: https://www.industrydocumentslibrary.ucsf.edu/tobacco/docs/mjdm0101.

Wells, J.: »*Sugar v. Corn Syrup: Sweeteners Clash in Court*«, CNBC, 23. Januar, 2014, unter: http://www.cnbc.com/2014/01/23/legal-fight-between-sugar-and-corn-syrup-groups-rages-on.html.

Welsh, J. A., Karpen, S., Vos, M. B.: »*Increasing Prevalence of Nonalcoholic Fatty Liver Diseases Among United States Adolescents, 1988–1994 to 2007–2010*«, Journal of Pediatrics, 162, Ausgabe 3, (März), 2013, 496–500.

Wessen, A.: »*Ian Prior and the Tokelau Island Migrant Studies*«, in: Howden-Chapman, P., Woodward, A., (Hrsgg.): »*The Health of Pacific Societies: Ian Prior's Life and Work*«, Aoteroa, N.Z.: Steele Roberts, 2001, 16–25.

Wessen, A. F., Hooper, A., Huntsman, J., Prior, I. A., Salmond, C. E., (Hrsg.): *Migration and Health in a Small Society: The Case of Tokelau*, Oxford, U.K.: Clarendon Press, 1992.

West, K. M.: *Epidemiology of Diabetes and Its Vascular Lesions*, New York: Elsevier, 1978.

———: »*Diabetes in American Indians and Other Native Populations of the New World*«, Diabetes, 23, Ausgabe 10, (Oktober), 1974, 841–55.

Whelan, E. M., Stare, F. J.: *The One-Hundred-Percent Natural, Purely Organic, Cholesterol-Free, Megavitamin, Low-Carbohydrate Nutrition Hoax*, New York: Atheneum, 1983.

White, P., Joslin, E. P.: »*The Etiology and Prevention of Diabetes*«, in: Joslin. E. P., Root, H. F., White, P., Marble, A., (Hrsg.): »*The Treatment of Diabetes Mellitus*», 10. Auflage, Philadelphia: Lea & Febiger, 1959, 47–98.

White, W. S.: »*House Group Warns of Crisis in Sugar*«, New York Times, 22. Mai, 1945, 21.

Whitehouse, F. W., Cleary, W. J., Jr.: »*Diabetes Mellitus in Patients with Gout*«, J.A.M.A., 197, Ausgabe 2, 11. Juli, 1966, 113–16.

Wilde, O.: *The Picture of Dorian Gray*, Leipzig: Bernhard Tauchnitz, 1908.

Wilder, R. M.: *Clinical Diabetes Mellitus and Hyperinsulinism*, Philadelphia: W. B. Saunders, 1914.

Wilder, R. M., Wilbur, D. L.: »*Diseases of Metabolism and Nutrition*«, Archives of Internal Medicine, 61, Ausgabe 2, (Februar), 1938, 297–365.

Willaman, J. J.: »*The Race for Sweetness*«, Scientific Monthly, 26, Ausgabe 1, (Januar), 1928, 76–78.

Williams, R. H., Daughaday, W. H., Rogers, W. F., Asper, S. P., Towery, B. T.: »*Obesity and Its Treatment, with Particular Reference to the Use of Anorexigenic Compounds*«, Annals of Internal Medicine, 29, Ausgabe 3, 1. September, 1948, 510–32.

Williams, W. R.: »*Shortage of Sugar Expected to Last*«, New York Times, 13. Mai, 1945, 54.

Willis, T.: *The London Practice of Physick, Or the Whole Practical Part of Physick Contained in the Works of Dr. Willis*, London: Thomas Baffet, 1685.

———: »*Of the Diabetes or Pissing Evil*«, in: Diabetes: A Medical Odyssey, Tuckahoe, N.Y.: USV Pharmaceutical Corp., 1971, 1679, 7–22.

Woloson, W. A.: *Refined Tastes: Sugar, Confectionary, and Consumers in Nineteenth-Century America*, Baltimore: Johns Hopkins University Press, 2002.

World Cancer Research Fund (WCRF) and American Institute for Cancer Research (AICR): *Food, Nutrition and the Prevention of Cancer: A Global Perspective*, Washington, D.C.: American Institute for Cancer Research, 1997.

World Health Organization (WHO): »*Obesity and Overweight*«, 2015, unter: http://www.who.int/mediacentre/factsheets/fs311/en/.

Wyngaarden, J. B., Kelley, W. N., (Hrsg.): *Gout and Hyperuricemia*, New York: Grune & Stratton, 1976.

Xu, Y., Wang, L., He, J., et al.: »*Prevalence and Control of Diabetes in Chinese Adults*«, J.A.M.A., 310, Ausgabe 9, 4. September, 2013, 948–58.

Yalow, R. S., Berson, S. A.: »*Immunoassay of Endogenous Plasma Insulin in Man*«, Journal of Clinical Investigation, 38, Ausgabe 7, 1. Juli, 1960, 1157–75.

Yatabe, M. S., Yatabe, J., Yoneda, M., et al.: »*Salt Sensitivity Is Associated with Insulin Resistance, Sympathetic Overactivity, and Decreased Suppression of Circulating Renin Activity in Lean Patients with Essential Hypertension*«, American Journal of Clinical Nutrition, 92, Ausgabe 1, (Juli), 2010, 77–82.

Yoshitake, T., Kiyohara, Y., Kato, I., et al.: »*Incidence and Risk Factors of Vascular Dementia and Alzheimer's Disease in a Defined Elderly Japanese Population: The Hisayama Study*«, Neurology, 45, Ausgabe 6, (Juni), 1995, 1161–68.

Young, T. K., Reading, J., Elias, B., O'Neil, J. D.: »*Type 2 Diabetes Mellitus in Canada's First Nations: Status of an Epidemic in Progress*«, Canadian Medical Association Journal, 163, Ausgabe 5, 5. September, 2000, 561–66.

Yudkin, J.: *Pure, White and Deadly*, überarb. Auflage, New York: Viking, 1986.

———: *Pure, White and Deadly*, London: Davis-Poynter, 1972a.

———: *Sweet and Dangerous*, New York: P. H. Wyden, 1972b.

———: »*Sucrose in the Aetiology of Coronary Thrombosis and Other Diseases*«, in: Yudkin, Edelman, Hough, (Hrsgg.), 1971, 232–41.

———: »*Nutrition and Palatability with Special Reference to Myocardial Infarction, and Other Diseases of Civilization*«, Lancet, 281, 22. Juni, 1963, 1335–38.

———: »*Diet and Coronary Thrombosis: Hypothesis and Fact*«, Lancet, 273, 27. Juli, 1957, 155–62.

Yudkin, J., Edelman, J., Hough, L., (Hrsg.): *Sugar*, London: Butterworths, 1971.

Yudkin, J., Kakkar, V. V., Szanto, S.: »*Sugar Intake, Serum Insulin and Platelet Adhesiveness in Men With and Without Peripheral Vascular Disease*«, Postgraduate Medical Journal, 45, (September), 1969, 608–11.

Zelman, S.: »*The Liver in Obesity*«, Annals of Internal Medicine, 90, Ausgabe 2, (August), 1950, 141–56.

Zhu, Y., Pandya, B. J., Choi, H. K.: »*Prevalence of Gout and Hyperuricemia in the U.S. General Population*«, Arthritis and Rheumatism, 63, Ausgabe 10, (Oktober), 2011, 3136–42.

Ziegler, R. G., Hoover, R. N., Pike, M. C., et al.: »*Migration Patterns and Breast Cancer Risk in Asian-American Women*«, Journal of the National Cancer Institute, 85, Ausgabe 22, 17. November, 1993, 1819–27.

Zimmet, P., Alberti, K. G., Shaw, J.: »*Global and Societal Implications of the Diabetes Epidemic*«, Nature, 414, 13. Dezember, 2001, 782–87.

Anmerkungen

1 Anon. 1857.

2 Chaudhuri und Esterl 2016.

3 Centers for Disease Control and Prevention 2016b.

4 Menke et al. 2015.

5 American Cancer Society 2016.

6 Zitiert aus: Feudtner 2003, S. 45.

7 Ebd.: 45–48. Siehe auch Wright 1990, S. 325.

8 Fitz und Joslin 1898.

9 Ebd.

10 Joslin 1921

11 National Institute of Diabetes and Digestive and Kidney Diseases 2012.

12 World Health Organization 2015.

13 Helmchen und Henderson 2004.

14 Tattersall 2009, S. 10.

15 Aretaeus 1837, S. 1–3.

16 Rollo 1798.

17 Vaughan 1818.

18 E-Mail von Jeffrey Mifflin, Archivar im Massachusetts General Hospital, 15. Januar 2014.

19 Saundby 1891, S. 1, 26, 34.

20 Osler 1892, S. 296.

21 Osler 1901, S. 418.

22 Osler 1909, S. 409.

23 Jährliche Diabeteseinweisungen im Pennsylvania Hospital wurden von Stacey Peeples, der kuratorisch leitenden Archivarin, durchgeführt. Pennsylvania Hospital, E-Mail vom 12. März 2009.

24 Joslin 1934.

25 Emerson und Larimore 1924.

26 Joslin 1934.

27 Menke et al. 2015.

28 Gregg et al. 2014.

29 Centers for Disease Control and Prevention 2014b.

30 Veterans Health Administration 2011.

31 https://www.rki.de/DE/Content/Gesundheitsmonitoring/Gesundheitsberichterstattung/GBEDownloadsF/degs1/Diabetes_mellitus.pdf?__blob=publicationFile

32 American Diabetes Association 2014.

33 Khardori 2015.

34 American Diabetes Association 2013.

35 Saundby 1901.

36 Wilder 1940, S. 38.

37 Joslin 1950.

38   West 1978, S. ix.

39   Saundby 1908; Reed 1916.

40   Xu et al. 2013.

41   Sagild et al. 1966; Schaefer 1968.

42   Mouratoff et al. 1967.

43   Mouratoff und Scott 1973.

44   Jørgensen et al. 2012.

45   Young et al. 2000.

46   Abraham 2011.

47   West 1974.

48   Sugarman et al. 1990.

49   West 1978; Zimmet et al. 2001; IDF 2015.

50   West 1974.

51   Emerson und Larimore 1924.

52   National Analysts 1974, S. 33.

53   Bruce und Crawford 1995, S. 213.

54   McGandy und Mayer 1973.

55   Siehe z. B. National Academy of Sciences 1975.

56   World Health Organization 2015.

57   TV-Show *Today* 1976.

58   Siehe z. B. DePue et al. 2010; Mau et al. 2010.

59   Centers for Disease Control and Prevention 2014a.

60   Starling 2009.

61   *PBS NewsHour* 2010.

62   National Institute of Diabetes and Digestive and Kidney Diseases 2014b.

63   https://www.aerzteblatt.de/archiv/160842/Nichtalkoholische-Fettlebererkrankung

64   Die CDC schätzt die direkten und indirekten Kosten von Herzerkrankungen und Schlag
     anfällen auf 315 Milliarden Dollar jährlich, für Krebs auf 157 Milliarden Dollar, Diabetes
     245 Milliarden Dollar und Fettleibigkeit (2008) auf 147 Milliarden Dollar (CDC 2016a).
     Die Rand Corporation schätzt die Gesamtkosten von Demenz, inkl. Alzheimer, auf 157 bis
     215 Milliarden Dollar (Hurd et al. 2013).

65   Siehe z. B. Guthrie 2007.

66   https://en.wikiquote.org/wiki/Isaac_Newton.

67   https://en.wikiquote.org/wiki/Albert_Einstein.

68   Siehe z. B. National Institute of Diabetes and Digestive and Kidney Diseases 2011,
     S. 117–38.

69   American Lung Association 2014, S. 5.

70   West 1978, S. ix.

71   Siehe z. B. Doll und Hill 1964.

72   Siehe z. B. Reynolds 2014; Seidenberg 2015.

73   Siehe z. B. Bray et al. 2004; Pollan 2002.

74   Interview, Marion Nestle, 5. Januar 2011.

75   Wells 2014.

76   Landa 2012.

77   Tappy und Lê 2010.

78　Siehe z. B. Putnam und Haley 2003. USDA.

79　Siehe Tabelle 49 und 50 auf http://www.ers.usda.gov/data-products/sugar-and-sweeteners-yearbook-tables

80　Glinsmann et al. 1986.

81　U.S. Department of Agriculture 2016.

82　Siehe Tabelle 51 und 52 auf http://www.ers.usda.gov/data-products/sugar-and-sweeteners-yearbook-tables.

83　Zitiert in Strom 2012.

84　https://de.statista.com/statistik/daten/studie/175483/umfrage/pro-kopf-verbrauch-von-zucker-in-deutschland/

85　Mintz 1985, S. 99.

86　Richardson 2002, S. 292–293.

87　Ellestad-Sayad et al. 1978.

88　Deerr 1950, S. 529.

89　Ripperger 1934.

90　Mann 2011, S. 289.

91　Mintz 1985, S. 100.

92　Ebd., S. 99.

93　Courtwright 2001, S. 29.

94　Zitiert in Pendergrast 1993, S. 194.

95　Ebd., S. 439.

96　Zitiert in ebd., S. 24–25.

97　Weiss 1950, S. 2.

98　Ferguson 2002, S. 13.

99　Mann 2011, S. 372.

100　Barker et al. 1970.

101　Mintz 1985, S. 186.

102　Wilde 1908, S. 106.

103　Slare 1715, S. 8.

104　Steiner 1977.

105　Siehe z. B. Bramen 2010.

106　Mintz 1991.

107　Anon. 1928b.

108　Blass 1987.

109　Gardner 1901.

110　Ors et al. 1999.

111　Kare 1975.

112　Anon. 1886.

113　Plice 1952.

114　Anon. 1884.

115　Siehe z. B. Avena et al. 2008; Schmidt 2015.

116　Ahmed 2012.

117　Zitiert in Anon. 1909.

118　AA 2001, S. 133–134.

119 Anon. 1919a.

120 Anon. 1920.

121 Anon. 1925b.

122 Deerr 1950, S. 490–491, 532.

123 Woloson 2002, S. 187.

124 http://ieg-ego.eu/de/threads/hintergruende/essen-und-trinken

125 Anon. 1909.

126 TV-Show *Today* 1976.

127 Warner 2011, S. 169–170.

128 Root und de Rochemont 1976, S. 40–41.

129 Warner 2011, S. 162.

130 Galloway 1989. S. 2–3.

131 Warner 2011, S. 147.

132 Zur Geschichte von Zucker und Zuckerrohr siehe Prinsen Geerligs 2010; Deerr 1949; Deerr 1950; Aykroyd 1967; Mintz 1985; Richardson 2002 (S. 69); Abbott 2007.

133 Cohen 2013.

134 Mintz 1985, S. 22.

135 Siehe z. B. Stare 1976b.

136 Mintz 1985, S. 22.

137 Pennington und Baker 1990

138 Deerr 1949, S. 68.

139 Ebd., S. 92.

140 Mintz 1985, S. 28

141 Phillips 1985, S. 93.

142 Prinsen Geerligs 2010.

143 Mintz 1985, S. 82.

144 Aykroyd 1967, S. 26.

145 Mintz 1985, S. 99.

146 Walvin 1997, S. 99.

147 Montanari 1994, S. 120–121.

148 Braudel 1992, S. 191.

149 Mann 2011, S. 139.

150 Weil diese Beziehung so eng miteinander verknüpft war, wird ihre Geschichte sowohl in der Geschichte des Zuckers als auch in der Geschichte der Sklaverei ausführlich erzählt. Besonders nützlich waren für mich die Ausführungen von Phillips 1985.

151 Deerr 1949, S. 115–123.

152 Ebd., S. 104.

153 Ebd., S. 138.

154 Huetz de Lemps 1999, S. 385.

155 Deerr 1949, S. 148

156 Ebd., S. 158–166.

157 Die Schätzung stammt von slavevoyages.org und wird als die zuverlässigste verfügbare Schätzung angesehen.

158 Ferguson 2002, S. 61.

159 Proctor 2011, S. 49.

160 Hierzu und zur Geschichte der Besteuerung siehe Mintz 1985, S. 188–195; Strong 1954, S. 87–107.

161 Burrows und Wallace 1999, S. 72.

162 Deerr 1950, S. 462.

163 Burrows und Wallace 1999, S. 120.

164 Mintz 1991.

165 Mintz 1985, S. 96.

166 Anon. 1873.

167 Moore 1890.

168 Deerr 1950.

169 Ebd., S. 475.

170 Ebd., S. 478.

171 Woloson 2002, S. 31.

172 Warner 2011.

173 Ebd., S. 91.

174 Dieser Vergleich basiert auf Anon 1921a.

175 Unter der Annahme von Deerrs Statistik, dass mindestens zehn Raffinerien in New York City betrieben wurden, siehe Deerr 1950, S. 462.

176 Mintz 1985, S. 129–147.

177 Twain 2010, S. 2.

178 Hess und Hess 2000, S. 57–60.

179 Pennington und Baker 1990, S. 132.

180 Woloson 2002, S. 33–40.

181 Richardson 2002, S. 327.

182 Anon. 1903.

183 Woloson 2002, S. 144–150.

184 CandyFavorites.c om, http://www.c andyfavorites.com/shop/history-american-candy.php.

185 Quinzio 2009, S. 75–102.

186 Woloson 2002, S. 88.

187 Für diese und andere Erfindungen siehe Quinzio 2009, S. 127, 173, 174, 175.

188 Diese Geschichte beschreibt ursprünglich Pendergrast 1993.

189 Ebd., S. 463.

190 Ebd., S. 29.

191 Ebd., S. 89.

192 Stoddard 1997, S. 26–28.

193 Babst 1940, S. 57–59.

194 Anon. 1921b.

195 Anon. 1919b.

196 Weiss 1950, S. 2

197 Für Zahlen zu jährlichen Sterbefällen durch Lungenkrebs siehe Proctor 2011, S. 57.

198 https://de.statista.com/statistik/daten/studie/37785/umfrage/tabak-tote-durch-lungen-krebs/

199 Proctor 2011, S. 33.

200 Weiss 1950, S. 2.

201 Ebd., S. 6.

202 Garner 1946, S. 436.

203 Proctor 2011, S. 34.

204 Proctor 2011, S. 34.

205 Weiss 1950, S. 18.

206 Proctor 2011, S. 34.

207 Garner 1946, S. 442.

208 Proctor 2011, S. 31.

209 Weiss 1950, S. 31.

210 Ebd., S. 514.

211 Weiss 1950, S. 5.

212 Tilley 1972, S. 622–623.

213 Weiss 1950, S. 45.

214 Talhout et al. 2006.

215 Elson et al. 1972.

216 Weiss 1950, S. 64–65.

217 Courtwright 2001, S. 98.

218 Orwell 1958, S. 32.

219 Zur Softdrink-Industrie siehe z. B. Krauss 1947.

220 Ripperger 1934.

221 Pendergrast 1993, S. 174.

222 Ebd., S. 174.

223 Marks und Maskus 1993.

224 Borrell und Duncan 1993; Hannah und Spence 1996, S. 46–67.

225 Babst 1940, S. 23.

226 Anon. 1945a.

227 Anon. 1931.

228 Schmitz und Christian 1993; Walter 1974; Babst 1940.

229 Belair 1937.

230 Swift 1937.

231 Quinzio 2009, S. 177.

232 Pendergrast 1993, S. 176–177.

233 Krauss 1947.

234 White 1945.

235 Williams 1945.

236 White 1945.

237 Flanagan 1943.

238 Anon. 1944b.

239 Anon. 1944a.

240 Anon. 1944b.

241 Stoddard 1997, S. 95–98.

242 Pendergrast 1993.

243 Ebd., S. 212.

244 Ebd., S. 236.

245   Ebd., S. 232.

246   Stoddard 1997, S. 12–131.

247   Pendergrast 1997, S. 269.

248   Quinzio 2009, S. 200.

249   Hamilton 2009.

250   Lovegren 2012, S. 213.

251   Economic Research Service 2015.

252   Bruce und Crawford 1995.

253   Ebd., S. 10–59.

254   Ebd., S. 17.

255   Ebd., S. 50–51.

256   Ebd., S. 214.

257   Ebd., S. 103.

258   Ebd., S. 106.

259   Ebd., S. 106.

260   Ebd., S. 106.

261   Ebd., S. 108.

262   Ebd., S. 109.

263   Ebd., S. 111.

264   Ebd., S. 111.

265   Ebd., S. 111.

266   Ebd., S. 240.

267   Ebd., S. 158.

268   Ebd., S. 155.

269   Ebd., S. 261.

270   Anon. 1856.

271   Willaman 1928.

272   Zucker wird für eine Menge an Krankheiten verantwortlich gemacht: siehe Emerson und Larimore 1924 (Diabetes); Thorne 1914 (Krebs); Dix 1904 (Rheuma); Anon. 1909 (Gallensteine, Gelbsucht, Leberkrankheit, Entzündung, Magenverstimmung und Schlaflosigkeit); Anon 1928a (Magengeschwüre und Darmkrankheiten); Lawrie 1928 (»nervöse Labilität«); Anon. 1910 (»degeneriertes Volk«).

273   Gibson 1917.

274   Zur Geschichte der Ernährung und zu den Anfängen der modernen Ernährung siehe Lusk 1933; Rose 1929.

275   Atwater 1888.

276   Karolinska Institut 1977.

277   Flexner 1910; Ludmerer 1988; Shryock 1979; Rosenberg 1987.

278   Ludmerer 1988, S. 37.

279   Krebs 1967.

280   Deerr 1949, S. 46.

281   Willis 1679.

282   Ebd.

283   Willis 1685, S. 372.

284   Slare 1715, S. 22.

285 Ebd., S. 8.

286 Ebd., S. 63.

287 Ebd., S. 19.

288 Hannah und Spence 1996, S. 10.

289 Ibid., S. E4.

290 Moseley 1799, S. 157.

291 Ebd., S. 144.

292 Ebd., S. 144.

293 Jordãos Vorlesungen und sein Artikel erschienen zusammengefasst in zwei Berichten in *The American Journal of Medicine*: Jordão 1866; Jordão 1867.

294 Brigham 1868.

295 Gardner 1901.

296 Higgins 1916.

297 Gardener 1901.

298 Ebd.

299 Anon. 1926.

300 Gardener 1901.

301 Ebd.

302 Anon. 1926.

303 Kohn et al. 1925.

304 Anon. 1925a.

305 Abel 1915, S. 30.

306 Gardener 1901.

307 Gardener 1901.

308 Anon. 1887.

309 Anon. 1929.

310 Proctor 2011, S. 61.

311 Allen 1913, S. 146.

312 Ebd., S. 148–149.

313 Ebd., S. 146.

314 Charles 1907.

315 Allen 1913, S. 147.

316 Ebd., S. 147–148.

317 Ebd. S. 152.

318 Anon. 1923.

319 Emmerson und Larimore 1924.

320 Joslin 1916.

321 Feudtner 2003, S. 133.

322 Anon 1925d.

323 Joslin 1923, S. 74.

324 Joslin 1917, S. 59.

325 Anon. 1925c.

326 Joslin 1927.

327 Long 1927.

328 Himsworth 1931b; Himsworth 1931a.

329 Himsworth 1949a;; Himsworth 1949b.

330 Siehe White und Joslin 1959, S. 70; Himsworth 1935; Joslin 1934; Mills 1930; Joslin 1928, S. 165.

331 Insull et al. 1968.

332 Himsworth 1949a.

333 Marble et al. (Hrsg.) 1971.

334 Joslin 1921.

335 Bart 1962.

336 siehe Food and Agricultural Organization, o. J.

337 Domino Sugar 1953.

338 von Noorden 1907, S. 693.

339 Newburgh und Johnston 1930a.

340 Newburgh und Johnston 1930b.

341 Anon. 1939.

342 von Bergmann und Stroebe 1927.

343 Bauer 1929.

344 Friedman 2004.

345 Newburgh 1942.

346 Wilder und Wilbur 1938, S. 312.

347 Anon. 1979.

348 Bauer 1940 (Die beste Quelle im Englischen für Bauers Beobachtungen über Fettleibigkeit ist Bauer 1941).

349 Stockard 1929.

350 Newburgh 1942.

351 Grafe 1933, S. 148.

352 Silver und Bauer 1931; Bauer 1940.

353 Bauer 1941.

354 Wilder and Wilbur 1938, S. 312.

355 Rony 1940, S. 173–174.

356 Siehe vor allem: Bahner 1955.

357 Anon. 1955c.

358 Zu den Tierstudien siehe Lee und Schaffer 1934; Hetherington und Ranson 1939; Hetherington und Ranson 1942; Brooks1946; Brooks und Lambert 1946; Mayer 1953b; Alonso und Maren 1955; Levitsky et al.1976; Mrosovsky 1976; Greenwood et al. 1981: Oscai et al. 1984 (Viel-Fett-Diäten); Sclafani 1987 (Viel-Zucker-Diäten); Cohen et al. 2002; Bluher et al. 2003.

359 Cahill 1978.

360 Yalow und Berson 1960.

361 Karolinska Institute 1977.

362 Berson und Yalow 1965.

363 Ebd.

364 Ebd.

365 Um einen guten Bericht über Faltas und Himsworths Arbeit zu Insulinresistenz zu bekommen, siehe Gale 2013.

366 Berson und Yalow 1965.

367 Siehe z. B. National Institute of Diabetes and Digestive and Kidney Diseases 2014a.

368 Borders 1965.
369 Anon. 1956.
370 Sugar Information, Inc., 1956.
371 Anon 1955b.
372 Sugar Information, Inc., 1956.
373 O'Connor 2015.
374 Snowden 2015.
375 Global Energy Balance Network 2015b.
376 Global Energy Balance Network 2015a.
377 Anon. 1955a.
378 Barnard 1928.
379 Sugar Institute 1931b.
380 Sugar Institute 1931a.
381 Sugar Institute 1930.
382 Anon. 1932.
383 Urteil des Obersten Gerichtshofs: Anon 1936b.
384 Anon. 1936a.
385 Levenstein 1993, S. 53–68.
386 Levenstein 1993, S. 68.
387 https://research.archives.gov/id/514288.
388 Dokument zur Zuckerindustrie: Lamborn 1942.
389 Bericht: Council on Foods and Nutrition 1942.
390 Anon. 1942a.
391 Lamborn 1942.
392 Ebd.
393 Anon. 1951a
394 Anon. 1945b.
395 Anon 1943.
396 Anon 1942b.
397 Siehe z. B. Hockett 1947.
398 Aykroyd 1967, S. 117–126.
399 Mintz 1985, S .134.
400 Mintz 1985, S. 105.
401 Suddick und Harris 1990.
402 Drummond und Wilbraham 1994, S. 387.
403 Orwell 1958, S. 33.
404 Price 1939.
405 Fosdick 1952.
406 Ebd.
407 Anon. 1934.
408 Anon.1945b.
409 Kearns et al. 2015.
410 Kearns et al. 2015.
411 Smith 1952.

412 Anon. 1951a.
413 Smith 1952.
414 Anon. 1953.
415 Walker 1959.
416 Walker 1959.
417 Anon 1951b.
418 Anon. 1954.
419 Williams et al. 1948.
420 Reader et al. 1952.
421 Cutting 1943.
422 Greene (Hrsg.) 1951, S. 348.
423 Sugar Information, Inc., 1956.
424 Mayer 1953a.
425 Cheek (Hrsg.) 1974, S. 100–103.
426 Siehe z. B. Bernstein und Grossman 1956.
427 Sugar Information, Inc., 1956.
428 Sugar Information, Inc., 1957.
429 House Committee 1970, S. 6; Cray 1969.
430 Priebe und Kauffman 1980; Cohen 2006; Warner 2011, S. 181–207.
431 Cohen 2006, S. 96.
432 Cohen 2006, S. 96–97.
433 Cohen 2006, S. 96–97
434 Warner 2011, S. 92–93.
435 Cohen 2006.
436 Handler 1975.
437 Warner 2011, S. 187–189.
438 Ebd., S. 195–207.
439 Ebd., S. 197.
440 Nagle 1963.
441 Nuccio 1964.
442 Nagle 1965.
443 Anon 1964.
444 Ebd.
445 Frost 1965.
446 Hickson 1975, S. 24–25.
447 Hickson 1962
448 Cray 1969.
449 U.S. Congress 1958 Änderung, S. 1786)
450 Kelly 1969.
451 Warner 2011, S. 200.
452 Nees und Derse 1965.
453 House Committee 1970, S. 23.
454 House Committee 1970, S. 23–24.
455 Warner 2011, S. 201–202.

456 Pendergrast 1993, S. 290.

457 Warner 2011, S. 202; House Committee 1970, S. 24.

458 National Academy of Sciences 1975, S. 219.

459 DGF 1972.

460 Lyons 1977.

461 Rhein und Marion 1977, S. 58.

462 Priebe und Kauffman 1980; Warner 2011, S. 203–204.

463 National Cancer Institute 2009.

464 Timberlake 1983; Anon. 2016; Interview; Manny Goldman, Berater für Verbrauchsgüter, 21. März 2002.

465 National Academy of Sciences 1975, S. 96.

466 Tatem 1976c

467 Tatem 1976a

468 Tatem 1976c.

469 Mayer 1976.

470 Tatem 1976c.

471 Ebd.

472 U.S. Congress 1958.

473 Tatem 1976c.

474 Anon. 1948a; Anon. 1948b; Davies 1950; Moore 1983, S. 77.

475 Anitschkow und Chalatow 1913.

476 Sugar Research Foundation, Inc .,1945, S. 16.

477 Siehe z. B. Blackburn o. J.

478 Page et al. 1957.

479 American Heart Association 1961.

480 Anon. 1961.

481 Frantz et al. 1989.

482 Hooper et al. 2015.

483 Inter-Society Commission 1970.

484 Dawber 1978.

485 Taubes 2007, S: 10–13.

486 Yudkin 1963.

487 Cohen 1963.

488 Cohen et al. 1961.

489 Campbells Aussage im Select Committee 1973, S. 208–218.

490 Campbell 1963; Cleave und Campbell 1966.

491 Cleave and Campbell 1966, S. 25.

492 Select Committee 1973, S. 213.

493 Campbell 1963

494 Zu seinem Hintergrund siehe Wellcome Library, http://www.aim25.ac.uk/cgi-bin/ search2?coll_id=4602&inst_id=20.

495 Cleave 1940.

496 Cleave und Campbell 1966, S. 1.

497 Cleave und Campbell 1966, S. 1.

498   Cleave 1956.

499   Cleave 1975, S. 8.

500   Ebd., S. 84.

501   Monod 1965.

502   Yudkin 1963.

503   Siehe z. B. Sniderman et al. 2011.

504   Albrink et al. 1962; Albrink 1963; Albrink 1965.

505   Ahrens 1957; Ahrens, Hirsch et al. 1957; Ahrens, Insull et al. 1957; Ahrens et al. 1961.

506   Siehe z. B. Szanto und Yudkin 1969; Yudkin et al. 1969; Bender et al. 1972; Yudkin 1986,
      S. 94–103.

507   Siehe z. B. Anon. 1989.

508   Dickson 1964.

509   Hickson 1962.

510   Hass 1960.

511   Kelly 1969.

512   Der Originaltitel lautet: *What's at Stake in Sugar Research*; Kelly 1969.

513   Sugar Association, Inc., http://www.sugar.org/about-us/.

514   Yudkin 1957.

515   Keys 1971.

516   Ebd.

517   Keys und Keys 1975, S.58.

518   Interview, Richard Bruckerdorfer, 12. Februar 2004.

519   Mayer und Goldberg 1986; Enos et al. 1953.

520   Huetz de Lemps 1999.

521   Mintz 1985, S. 190.

522   Brody 1977.

523   Masironi 1970.

524   Truswell 1977.

525   Interviews, Richard Ahrens, 7. Dezember 2002; Donald Naismith, 11. Dezember 2002;
      Richard Bruckendorfer, 29. Januar 2003 und 12. Februar 2004; sowie Michael Yudkin,
      13. Februar 2004.

526   Yudkin 1972a; Yudkin 1972b.

527   Warren 1972.

528   Select Committee 1973

529   Ebd., S. 256.

530   Ebd., S. 155.

531   Hillebrand (Hrsg.) 1974, S. 56.

532   Ebd., S. 61.

533   Urbinati 1975.

534   International Sugar Research Foundation1975, S. 6.

535   International Sugar Research Foundation1976.

536   Sugar Association, Inc., 1977b.

537   Sugar Association, Inc., 1976.

538   Ebd.

539 Tatem 1975.

540 Blackburn 1975.

541 Tatem 1976b.

542 Deutsch 1975.

543 Edwin Biermans Rolle beim Gestalten der Ernährungsrichtlinien der ADA manifestierte sich zuerst in einem Paper über Diäten für Diabetiker, die einen hohen Kohlenhydrat- und einen geringen Fettanteil beinhalteten. Dieses Paper veröffentlichte er 1971 zusammen mit John Brunzell (Brunzell et al. 1971). Im selben Jahr fuhr Bierman als Vorsitzender des Komitees für Essen und Ernährung der ADA fort und war der Erste, der begann, die empfohlene Menge an Kohlenhydrate bei der Diät für Diabetiker zu lockern (American Diabetes Association 1971).

544 National Commission 1976, S. 81–105.

545 Ebd., S. 96.

546 Ebd., S. 97.

547 Bierman 1979. Biermans Übersichtskapitel über Kohlenhydrate und Zucker war im Bericht des Kommitees der American Society of Clinical Nutrition, und dieses wurde dann von den Sachbearbeitern bei der USDA verwendet, um die ersten Ernährungsrichtlinien für Amerikaner zu verfassen, diese wurden ein Jahr später veröffentlicht.

548 Cheek (Hrsg.) 1974, S. 100–103.

549 Stare 1987, S. 175.

550 Whelan und Stare 1983, S. 194.

551 Stare 1987, S. 175–176.

552 Dokumente der Tabak-Industrie unter: http://legacy.library.ucsf.edu/tid/qhn96b00/pdf für eine Beschreibung der Studie; Beschreibung der Schlussfolgerung, bevor sie durchgeführt wurde: Dieser Körpertyp könnte eher als Rauchen für Herzerkrankungen verantwortlich gemacht werden. Siehe unter: http://legacy.library.ucsf.edu/tid/eam96b00/pdf zu Stares Anfragen für Gelder für seine Studie.

553 Hess 1978.

554 Stare 1976a.

555 Sugar Association, Inc., 1975d.

556 Stare (Hrsg.) 1975.

557 Grande 1975.

558 Bierman und Nelson 1975.

559 Darrow und Forrestal 1979, S. 739.

560 Sugar Association, Inc., 1975a, S. 2.

561 Sugar Association, Inc., 1975b.

562 Sugar Association, Inc., 1975c.

563 Rosenthal et al. 1976.

564 Hess 1978.

565 Zu der Geschichte der GRAS-Berichte, siehe U.S. Food and Drug Administration 2015.

566 Life Sciences Research Office 1977.

567 Siu et al. 1977, S. 2530.

568 International Sugar Research Foundation 1969.

569 Cheek (Hrsg.) 1974, S. 4.

570 Siu et al. 1977, S. 2534 f.

571 Bollenbeck 1976.

572 Life Sciences Research Office 1975, S. 7.

573 Dies waren Belege 30 und 46–58. Beleg 56 war Grandes Kapitel; 46, 50 und 51 stammten aus seinem Labor; und 47 wurde von der Zuckerindustrie finanziell gefördert.

574 Dies betrifft Beleg 10.

575 Belege 94–97; von denen waren 95 und 96 Studien von Biermans Labor, und Beleg 97 sein Kapitel, das er zusammen mit Nelson veröffentlicht hat.

576 Life Sciences Research Office 1976, S. 13–14.

577 Ebd., S. 14.

578 Ebd., S. 29.

579 Sugar Association, Inc., 1977c, S.2.

580 Ebd., S. 30.

581 Reiser und Szepesi 1978.

582 Life Sciences Research Office 1977, S. 2553.

583 Sugar Association, Inc., 1977c, S. 2.

584 Sugar Association, Inc., 1977e.

585 Sugar Association, Inc., 1978, S. 13–43.

586 Sugar Association, Inc., 1977d, S. 34.

587 Sugar Association, Inc., 1978, S. 21

588 Interviews, Ron Arky, 2. Februar 2012; Paul Robertson, 6. Januar 2012.

589 Sugar Association, Inc., 1977a, S. 4.

590 Select Committee 1977.

591 Sugar Association, Inc., 1977a, S. 4.

592 McGovern 1977.

593 Interview: Mark Hegsted, am 30. März 1999.

594 U.S. Department of Agriculture und

U.S. Department of Health, Education, and Welfare 1980.

595 Reiser et al. 1986; Reiser und Hallfrisch 1987.

596 Glinsmann und andere 1986, S. S15.

597 U.S. Department of Health and Human Services 1988.

598 National Research Council 1989, S. 273–279.

599 Institute of Medicine 2005, S. 295–324.

600 U.S. Department of Health and Human Services 1988, S. 111.

601 Koop 1988.

602 Siehe unter: http://www.sugar.org/sugar-xour-diet/what-does-the-science-say/.

603 Glinsmann et al. 1986, S. 15.

604 Interview, Walter Glinsmann, 7. Februar 2011.

605 Glismann und andere. 1986, S. S. 150–216.

606 https://de.statista.com/statistik/daten/studie/175483/umfrage/pro-kopf-verbrauch-von-zucker-in-deutschland/

607 Committee on Medical Aspects 1989, S. 43.

608 Popper 1979, S. 81.

609 Review Panel 1969, und U.S. Department of Health, Education, and Welfare 1971.

610 Multiple Risk Factor Intervention Trial Research Group 1982; Lipid Research Clinics Program 1984a; Lipid Research Clinics Program 1984b.

611 Interview, Basil Rifkind, 6. August 1999.

612 Siehe Taubes 2007, S. 58–61.

613 Marshall 1990.

614 Prentice et al. 2006 (Brustkrebs); Howard, Van Horn et al. 2006 (Herzerkrankungen und Schlaganfall); Howard, Manson et al. 2006 (Gewicht); Beresford et al. 2006 (Dickdarmkrebs).

615 Siehe z. B. National Heart, Lung, and Blood Institute Communication Office 2006; Buzdar 2006; und WHO-Pressemitteilung: http://www.who.int/nmh/media/Response_statement_16_feb_06F.pdf.

616 Koop 1988.

617 Hooper et al. 2012.

618 Interview, William Harlan, 24. Januar 1999.

619 Yudkin 1971.

620 Bender und Damji 1971.

621 Yudkin 1971.

622 Zur Biochemie von Fructose und Saccharose siehe auch Shafrir 1991.

623 Lyssiotis und Cantley 2013.

624 Interview, Walter Glinsmann, 11. April 2002.

625 Shafrir 1991.

626 Siehe auch Kraybill 1975; Roberts 1973.

627 Siehe z. B. Nikkilä 1974

628 Siehe z. B. Bender und Damji 1971.

629 Cohen et al. 1974

630 Jenkins et al. 1981.

631 Bantle et al. 1983.

632 Vinik et al. 1987.

633 Für Zahlen zur Verfügbarkeit von Zucker siehe die Website der USDA https://www.ers.usda.gov/data-products/food-availability-per-capita-data-system/food-availability-documentation/#sugar

634 Anon. 1995.

635 Anon. 1996, S. 16–18.

636 Siehe auch Duffey und Popkin 2008.

637 Siehe z. B. Reaven 1988; Després et al. 1996; National Heart, Lung, and Blood Institute2015.

638 Ervin 2009.

639 https://de.statista.com/themen/1468/uebergewicht-und-adipositas/

640 Kolata 1987.

641 Reaven 1988.

642 Siehe z. B. Hulthe et al. 2000.

643 Siehe z. B. Coutinho et al. 2007.

644 Taubes 2009.

645 Interview, Gerald Reaven, 9. Dezember 2010.

646 Zelman 1950.

647 Ludwig et al. 1980 (Erwachsene); Kinugasa et al. 1984 (Kinder).

648 Welsh et al. 2013.

649 National Institute of Diabetes and Digestive and Kidney DiseasesNIDDK 2014b.

650 Siehe z. B. Tappy und Lê 2010.

651 Interviews, Khosrow Adeli, 30. November 2010; Luc Tappy, 2. Dezember 2010; Michael Paglisotti, 3. Januar 2011; Claire Hollenbeck, 4. Januar 2011; Peter Havel, 12. Februar 2011.

652 Bremer et al. 2011.
653 Interview, Luc Tappy, 2. Dezember 2010.
654 Siehe z. B. Rippe und Angelopoulos 2015.
655 November 1993.
656 Tappy und Jéquier 1993.
657 Tappy und Lê 2010.
658 Ergebnis basiert auf der Suche auf clinicaltrials.gov nach »sucrose OR fructose AND United States«.
659 Joslin 1940.
660 Justice 1994; Interviews, David Pettitt, 27. März 2003; Peter Bennett, 24. März 2005; James Justice, 7. April 2005.
661 Zur Geschichte der Pima siehe auch Russell 1975; Smith et al. 1994; Taubes 2007, S. 235–239.
662 Smith et al. 1994, S. 409.
663 Russell 1975, S. 33.
664 Price et al. 1993.
665 Weidman 2012.
666 Bernstein 1991.
667 Ebd., S. 89
668 Hrdlička 1908, S. 156–157.
669 Russell 1975, S. 66.
670 Hrdlička 1906.
671 Russell 1975, S. 66.
672 Hrdlička 1908, S. 347–348.
673 Justice 1994.
674 Ebd.
675 Joslin 1940.
676 Sugarman, Hickey et al. 1990.
677 Kraus and Jones 1954.
678 Ebd., S. 25.
679 Ebd., S. 118.
680 Cohen 1954.
681 Parks und Waskow 1961.
682 Interview, Peter Bennett, 24. März 2005.
683 Lawrence et al. 1966.
684 Miller et al. 1965.
685 Genuth et al. 1967; Bennett et al. 1971.
686 Justice 1994.
687 Gohdes 1986.
688 Sugarman, White et al. 1990; Sugarman, Hickey et al. 1990.
689 Interview, Eric Ravussin, 22. Februar 2005.
690 Justice 1994.
691 Interview, Peter Bennett, 24. März 2005.
692 Hrdlička 1906.
693 Darby et al. 1956.

694 Hesse 1959.

695 Justice 1994.

696 Byers 1992.

697 Richardson 2002, S. 292–293.

698 Feudtner 2003, S. 150.

699 Joslin 1923, S. 649.

700 Tattersall 2009, S. 94.

701 Interview, David Pettitt, 27. März 2003.

702 Pettitt et al. 1983.

703 Pettitt et al. 1988.

704 Interview, Boyd Metzger, 30. Oktober 2006.

705 Zu dieser Hypothese siehe auch Catalano und Hauguel-De Mouzon 2010.

706 Dabelea et al. 2000.

707 Felita et al. 2006.

708 Allen 1913, S. 146.

709 American Diabetes Association 2015.

710 American Diabetes Association 2014.

711 Geibel 2010.

712 Pettitt et al. 1988.

713 Auerbach 1974.

714 Trowell und Burkitt 1981, S. xvi.

715 Chamberlain 1903.

716 Higginson 1997.

717 Trowell und Singh 1956.

718 Galton 1976, S. 63).

719 Trowell und Singh 1956.

720 Trowell 1975.

721 Trowell und Burkitt 1981, S. viv.

722 Burkitt 1975.

723 Burkitt 1975.

724 Ebd.

725 Cleave 1975, S. 24.

726 Siehe https://en.wikiquote.org/wiki/Isaac_Newton.

727 International Diabetes Federation 2013, S. 33; International Diabetes Federation 2015, S. 95. In der 6. Ausgabe des IDF-Diabetesatlas, veröffentlicht im Jahr 2013, wurde berichtet, das Vorkommen von Diabetes bei Erwachsenen in Tokelau (im Alter von 20 und älter) liegt bei 37,5 Prozent. In der 7. Ausgabe wurde das Vorkommen von »Erwachsenendiabetes« offenbar für die ganze Bevölkerung geschätzt – diejenigen unter und über 20 Jahre – und mit 30 Prozent angegeben, immer noch die höchste Anzahl weltweit.

728 WHO Global Database on Body Mass Index, siehe unter: http://www.who.int/nutrition/databases/bmi/en/.

729 Wessen et al. (Hrsg.) 1992; Huntsman und Hooper 1996 (siehe S. 1–20 für Details zur Studie und S. 286–294 zur Ernährung); Wessen 2001.

730 Harding et al. 1986.

731 Prior et al. 1974.

732 Tuia 2001; Wessen et al. (Hrsg.) 1992, S. 13.

733 Prior et al. 1987.

734 Østbye et al. 1989.

735 Wessen et al. (Hrsg.) 1992, S. 288–289.

736 Ebd., S. S291–296; Harding et al 1986.

737 Prior et al. 1978.

738 Østbye et al. 1989.

739 Prior et al. 1978.

740 Wessen et al. (Hrsg.) 1992, S. 299.

741 Rush und Pearce 2013.

742 Wessen et al. (Hrsg.) 1992, S. 383–388

743 Newcombe 2013, S. 2.

744 Zhu et al. 2011.

745 Porter und Rousseau 1998, S. 3.

746 Bauer und Klemperer 1947

747 Hydrick und Fox 1984.

748 Ebd.

749 Bauer und Klemperer 1947.

750 Hydrick und Fox 1984.

751 Siehe z. B. Bernedek 1993; Trowell 1947.

752 Benedek 1993; Beighton et al. 1977.

753 Rose 1975.

754 Bauer und Klemperer 1947; Reaven 1997.

755 Siehe z. B. Buchanan 1972; Whitehouese und Kelley (Hrsg.) 1976, S. ix.

756 Gertler et al. 1951.

757 Reiser 1987; Reaven 1997.

758 Wyngaarden und Kelley (Hrsg.) 1976, S. ix.

759 Mintz 1985, S. 96. Für einen guten Abriss der Geschichte über Gicht und wie sie sich ver-
     breitet, siehe Porter und Rousseau1998.

760 Perheentupa und Raivio 1967.

761 Mayers 1993; Hydrick und Fox 1984.

762 Seegmiller et al. 1990.

763 Perheentupa und Raivio 1967.

764 Hydrick und Fox 1984.

765 Mayes 1993.

766 Interviews, Irving Fox am 18. Mai 2004; Peter Mayes, am 26. Mai 2004; William Kelley, am
     6. August 2004.

767 Siehe z. B. Fam 2002; Emmerson 1996.

768 Johnson et al. 2007; Feig et al. 2008.

769 Kotchen 2011.

770 Warfield 1920, S. 106.

771 Symonds 1923.

772 Für Berichte über die frühe Literatur über Hypertonie und isolierte Populationen, siehe
     Kean und Hammill 1949; Lowenstein 1954.

773 Diskutiert in Shattuck 1937.

774 Fleming 1924.

775 Thomas 1928.

776 Donnison 1929.

777 Hudson und Young 1931.

778 Shattuck 1937.

779 Kean 1944.

780 Trowell 1981.

781 Lowenstein 1961.

782 Intersalt 1988.

783 Page et al. 1974.

784 Schulz 2010, S. 310.

785 Für systematische Berichte über Hinweise , siehe He et al. 2013; Graudal et al. 2011.

786 Jacobson 1978.

787 In Rony 1940, S. 154.

788 Benedict et al. 1919, S. 195.

789 Atchey et al. 1933.

790 Ein guter Bericht ist DeFronzo 1981.

791 Miller und Bogdonoff 1954.

792 Landsberg 1986; Landsberg 2001.

793 Johnson et al. 2007.

794 Yatabe et al. 2010; Laffer und Elijovich 2013.

795 Tanchou 1844, S. 263.

796 Dukes 1964.

797 Anon. 1902.

798 Elgin 1906.

799 Anon. 1906.

800 Moffat 1904.

801 Bashford 1908a.

802 Bashford 1908b, S. 9.

803 Fitz und Joslin 1898.

804 Bashford 1908b.

805 Levin 1910; Hoffman 1915, S. 151.

806 Thomas 1979; Sorem 1985; Bleed et al. 1992; Interview mit James Justice am 7. April 2005.

807 Hoffman 1915.

808 Ebd.

809 Ebd., S. 4.

810 World Cancer Research Fund und American Institute for Cancer Research 1997, S. 36.

811 Schweitzer 1957.

812 Über seine Studien: Higginson 1981 und Higginson 1997.

813 Doll und Peto 1981.

814 Brown et al. 1952.

815 Hildes und Schaefer 1984.

816 Higginson 1983.

817 Siehe z. B. Buell 1973; Ziegler et al. 1993.

818 Doll und Peto 1981.

819 Anon. 1889.

820 Calle et al. 2003.

821 Coughlin et al. 2004.

822 Taubes 2012.

823 Verbindungen zwischen Krebs und Insulin: Giovannucci 1995; Kaaks 1996; Burroughs et al. 1999; Kaaks und Lukanova 2001; LeRoith und Roberts 2003; Pollak et al. 2004. Weitere aktuelle Berichte schließen Taubes 2012; Poloz und Strambolic 2015 mit ein.

824 Evans et al. 2005.

825 Noto et al. 2012.

826 Temin 1967; Temin 1968.

827 Taubes 2012.

828 Heusen et al. 1967.

829 Osborne et al. 1976.

830 Coller 2014; Bowers et al. 2015.

831 Vander Heiden et al. 2009.

832 Interview mit Craig Thompson, 1. Februar 2011.

833 Interview mit Lewis Cantley am 1. Februar 2011.

834 Ingram 2015, S. 24–29.

835 Yoshtika et al. 1995.

836 Ott et al. 1996.

837 Leibson et al. 1997.

838 Ott et al. 1999.

839 Lie et al. 2015.

840 Umegaki 2014.

841 Guthrie 2007.

842 Kleinridders et al. 2014.

843 Snowdon et al. 1997. Für mehr aktuelle Nachweise dieser Ergebnisse, siehe Vermeer et al. 2003; Schneider et al. 2007.

844 Castro et al. 2014.

845 Barlow et al. 2015.

846 Ahrens 1957.

847 Cleave et al. 1975, S. 24.

848 Pollan 2008, S. 1.

849 Feudtner 2003, S. 133.

850 Mann 2011, S. 289.

851 Allen 1913, S. 147.

852 Slare 1915, S. E4.

853 Brillat-Savarin 1986, S. 240.

854 Brigham 1868.

855 Pollan 2008, S. 1.

856 Siehe z. B. Bruyère et al. 2015.

857 Fernstrom et al. 2012.

Register